# Ginecologia Clínica
## Diagnóstico e Tratamento

# Ginecologia Clínica
## Diagnóstico e Tratamento

INSTITUTO MATERNO-INFANTIL PROFESSOR FERNANDO FIGUEIRA (IMIP)
CENTRO DE ATENÇÃO À MULHER (CAM)

### EDITORES

**Luiz Carlos Santos**
Coordenador do CAM-IMIP

**Sônia Regina Figueiredo**
Coordenadora do CAM-IMIP
Mestre em Saúde Materno-infantil

**Melânia Maria Ramos de Amorim**
Professora do Mestrado e Doutorado do IMIP
Doutora em Medicina pela UNICAMP

**Vilma Guimarães**
Coordenadora do Serviço de Ginecologia
Mestre em Saúde Materno-infantil

**Ana Maria Porto**
Coordenadora do Serviço de Obstetrícia
Mestre em Saúde Materno-infantil

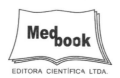

EDITORA CIENTÍFICA LTDA.

**Ginecologia Clínica – Diagnóstico e Tratamento**
Direitos exclusivos para a língua portuguesa
Copyright © 2007 by
MEDBOOK Editora Científica Ltda.

Nota da Editora: Os autores desta obra verificaram cuidadosamente os nomes genéricos e comerciais dos medicamentos mencionados; também conferiram os dados referentes à posologia, objetivando informações acuradas e de acordo com os padrões atualmente aceitos. Entretanto, em função do dinamismo da área de saúde, os leitores devem prestar atenção às informações fornecidas pelos fabricantes, a fim de se certificarem de que as doses preconizadas ou as contra-indicações não sofreram modificações, principalmente em relação a substâncias novas ou prescritas com pouca freqüência. Os autores e a editora não podem ser responsabilizados pelo uso impróprio nem pela aplicação incorreta de produto apresentado nesta obra.

Apesar de terem envidado o máximo esforço para localizar os detentores dos direitos autorais de qualquer material utilizado, os autores e os editores desta obra estão dispostos a acertos posteriores caso, inadvertidamente, a identificação de algum deles tenha sido omitida.

Editoração Eletrônica e Capa:
REDB STYLE – Produções Gráficas e Editorial Ltda.

Desenho da Capa:
Isa Pontual

ISBN: 978-85-99977-09-5

Reservados todos os direitos. É proibida a duplicação ou reprodução deste volume, no todo ou em parte, sob quaisquer formas ou por quaisquer meios (eletrônico, mecânico, gravação, fotocópia, distribuição na Web, ou outros), sem permissão expressa da Editora.

 Editora Científica Ltda.
Rua Pereira de Almeida, 14
CEP 20260-100 – Praça da Bandeira
Rio de Janeiro – RJ
Tel.: (21) 2502-4438 e 2221-6089
medbook@superig.com.br

# Instituto Materno-infantil Professor Fernando Figueira (IMIP)

**PRESIDENTE DE HONRA**
Professor Fernando Figueira

**DIRETORIA DO IMIP**

**Presidente**
Raul Pereira Cunha Neto

**Vice-Presidente**
Bertoldo Kruse Grande de Arruda

**1º Secretário**
Ítalo Rocha Leitão

**2º Secretário**
Roseane Victor Alves

**1º Tesoureiro**
Carlos Santos da Figueira

**2º Tesoureiro**
Frederick Lapa Santos

## Diretoria do Complexo Hospitalar do IMIP

**Superintendente**
Antonio Carlos Figueira

**Superintendente Adjunto**
Silvia Figueira Vidon

**Organização e Revisão Científica**
Luiz Carlos Santos

# Colaboradores

**Adriana Scavuzzi**
Médica G.O. do IMIP

**Aletheia Soares Sampaio**
Médica G.O. do IMIP

**Ana Eunice Rodrigues da Silva**
Médica G.O. do IMIP

**Ana Laura Ferreira**
Médica G.O. do IMIP

**Ana Paula Guimarães Barbosa**
Médica G.O. do IMIP

**Ariani Impieri de Souza**
Médica G.O. do IMIP

**Artur Eduardo de Oliveira Rangel**
Médico G.O. da UPE

**Aurélio Antônio Ribeiro da Costa**
Médico G.O. do IMIP

**Carmem Lúcia de Souza**
Médica G.O. do IMIP

**Cláudia Viana Henriques**
Médica G.O. do IMIP

**Eduarda Pontual Santos**
Psicóloga do IMIP

**Flavia Gusmão**
Médica G.O. do IMIP

**Gláucia Virgínia Guerra**
Médica G.O. do IMIP

**Isabela Coutinho Neiva Coelho**
Médica G.O. do IMIP

**Leila Katz**
Médica G.O. do IMIP

**Luiz Cláudio Arraes**
Infectologista do IMIP

**Luiz André Lippo**
Médico G.O. do IMIP

**Luiz Carlos Santos**
Médico G.O. do IMIP

**Madalena Caldas**
Médica G.O. do IMIP

**Márcio Alves Vieira Belo**
Ex-residente do G.O. do IMIP

**Maria Judite Pontual**
Ultra-sonografista do CAM/IMIP

**Melânia Maria Ramos de Amorim**
Médica G.O. do IMIP

**Rosilda José do Nascimento**
Médica G.O. do IMIP

**Sônia Regina Figueiredo**
Médica G.O. do IMIP

**Thereza Selma Soares**
Médica Pediatra do IMIP

**Vamberto Maia Filho**
Ex-residente de G.O. do IMIP

**Vilma Guimarães**
Médica G.O. do IMIP

# Dedicatória

*Dedicamos este trabalho à memória do Professor Fernando Figueira, fundador e idealizador do IMIP; a nossos pais, esposos, esposas, filhos e filhas com amor, respeito e muito carinho.*

CAM/IMIP

*Aos netos João Felipe, Maria Eduarda, Julia, Luiz Henrique e Marina; que Deus ilumine o futuro de vocês e que seja tão bom como foi a minha vida.*

L.C.S.

# Agradecimentos

*Agradecemos ao Dr. Antonio Carlos Figueira e Silvia Figueira Vidon, pelo apoio e amizade demonstrados durante mais de 20 anos de relacionamento.*

L.C.S.

# Prefácio

Nos tópicos da **ginecologia clínica** que selecionamos para este livro não há somente progresso recente ou marcante. Escolhemos um grupo de problemas bem definidos e extremamente comuns na prática clínica, e seu diagnóstico e tratamento devem ser assumidos pelos ginecologistas. Uma análise mais cuidadosa mostra que estamos lidando com situações ou estados que, em geral, não são cuidados corretamente, seja porque não são tiradas as vantagens de todos os métodos de investigação, seja pela adoção de uma abordagem mecânica segundo a qual sintomas e sinais devem constituir uma doença, e todas as doenças devem ter tratamento e cura. Portanto, tanto em relação ao diagnóstico como à terapêutica, o ginecologista exibe um sentimento de insatisfação.

As dificuldades impostas por nossos enigmas levam alguns médicos a inventarem uma terminologia que nem sempre é bem compreendida por outros médicos, e esses "inventores" nem sempre avaliam o significado e as implicações de sua própria terminologia, especialmente quando é má compreendida ou aplicada erroneamente pelos outros.

É clássico que a anatomia deve ser aprendida na mesa de disecção, e se pode argumentar que o tratamento ginecológico deve ser aprendido ao lado do paciente, nos ambulatórios, nos consultórios, nas enfermarias, e muitas vezes nas salas cirúrgicas. Nesses temas ginecológicos que são sempre enigmas, não existem caminhos claros para o tratamento. As pacientes ainda são submetidas a investigações ou tratamentos inadequados que podem não controlar a doença ou o sintoma.

Esperamos que o grupo do CAM/IMIP que escreveu estes capítulos possa proporcionar ao jovem ginecologista um amplo esboço terapêutico dentro de uma abordagem clínica tradicional, quase hipocrática, e não apenas uma análise baseada em investigação tecnológica mais moderna. Existem inúmeras investigações sofisticadas, porém sua aplicação nas situações clínicas é muito variável. Isso se deve, em parte, à falta de disponibilidade e, em parte, ao fato de os clínicos muitas vezes ainda duvidarem da metanálise ou da medicina baseada em evidências.

O corrimento vaginal é um dos problemas mais comuns. Observa-se uma certa tendência, especialmente do ginecologista geral, em oferecer à paciente que se queixa de corrimento vaginal uma infinidade de tratamentos, na maioria das vezes após uma anamnese mínima e, com freqüência, sem exames ou estudos laboratoriais complementares. Muitos dos casos mais resistentes constituem o resultado direto de uma terapêutica inadequada prescrita por ocasião da primeira consulta.

É de fundamental importância que o ginecologista tenha sempre em mente os antecedentes psicológicos para os sintomas ginecológicos, e não custa lembrar que os princípios em relação às doenças não-orgânicas venham a ser observados quando o médico se depara com o simples corrimento vaginal ou com sintomas menstruais, ou até mesmo com pacientes com patologia oncológica.

Não pedimos desculpas por termos solicitado simplicidade aos nossos autores, pelas restrições a eles impostas quanto a sua contribuição às necessidades clínicas e práticas diárias dos mais jovens de nossa especialidade, às vezes mais isolados do intercâmbio acadêmico. Neste novo livro do CAM/IMIP, cada contribuição vale como uma revisão por seus próprios méritos, e nós esperamos que cada uma delas possa orientar os ginecologistas em relação às pacientes que são de sua exclusiva responsabilidade, permitindo-lhes ao mesmo tempo identificar quais necessitam de ajuda e encaminhar outras pacientes em direção a esta ajuda, o mais rapidamente possível. A dor preocupa a todos nós, sendo provavelmente a razão mais comum que nos induz a procurar ajuda.

> "Seria algo maravilhoso compreender a dor em todo o seu significado."
> (Peter Latham – 1789-1875)

> "É a mãe natureza, da qual nós mulheres, não podemos fugir."
> (Stella Gibbous – 1932)

Muitos ginecologistas já ouviram, pelo menos uma vez: "Da próxima vez voltarei como homem." Essa proposição dramática para uma mudança de sexo em geral está relacionada com a menstruação, "esse castigo que as mulheres suportam" (Shakespeare), apesar de, neste sentido, a contragosto.

A aceitação da menstruação está relacionada, clara e intimamente, com a abordagem individual em relação a esse processo fisiológico, o que também ocorre com a estrutura psicológica de cada paciente. Essa variabilidade na resposta individual torna difícil, para o ginecologista, avaliar as queixas de cada paciente, dificuldade que aumenta pelo fato de não existir uma etiologia orgânica de aceitação geral para os "sintomas patológicos" em um processo fisiológico quanto ao resto normal. Nos processos relacionados à menstruação devem ser enfatizadas as estruturas psicossociais, nas quais uma tendência familiar ou fatores psicogênicos desencadeantes podem levar a uma incapacidade subjacente para enfrentar os estresses da vida diária. Contrariamente, o termo alternativo "síndrome de tensão cíclica", criado por Jeffcoate (1975), parece-nos mais freqüente na mulher introvertida, intelectualizada e freqüentemente obsessiva.

A tensão sexual gerada pela dispareunia, assim como o fato de a mulher estar sempre "indisposta" e incapaz de participar nas relações, produz graves conseqüências pessoais e conjugais.

No contexto social, os assuntos familiares, as privações, a mudança no estilo de vida, de *status* e do lugar das mulheres na sociedade moderna, como resultado de maiores liberdades sexuais e sociais, terão de ser explorados e avaliados como fatores desencadeantes, potencializadores ou mantenedores na etiologia de sintomas orgânicos e não-orgânicos da saúde feminina.

O essencial é que fique em alguma parte aquilo que vivemos e construimos.

Até mesmo um silêncio não se parece com outro silêncio. Há um silêncio da paz, quando os homens se conciliam, quando a noite traz sua frescura, e parece que a gente pára, as velas dobradas em um porto tranqüilo. Há um silêncio de meio-dia, quando o sol impede os pensamentos e os movimentos. Existem muitos outros tipos de silêncio, mas o que mais mexe com o nosso interior é o silêncio melancólico, se nós nos lembramos dos que amamos. O destino de cada um dos que amo me atormenta mais que uma doença instalada em mim. Sinto-me ameaçado em minha essência pela fragilidade deles. Como fazem poucos ruídos os verdadeiros milagres, como são simples os acontecimentos essenciais. Estou inteiramente em paz, bem integrado ao abrigo da desordem em uma civilização definitiva. Mas o sentimento que me domina é o da segurança. De uma segurança quase orgulhosa, de concluirmos mais uma etapa. Gostaríamos de terminar com a consciência do dever cumprido, sabendo que a verdade de ontem está morta e a de amanhã ainda está para ser construída.

*Luiz Carlos Santos*

# Sumário

## PARTE I – PROPEDÊUTICA GINECOLÓGICA, 1

### Capítulo 1 – Saúde da Mulher, 3
Luiz Carlos Santos
Sônia Regina Figueiredo
Vilma Guimarães

### Capítulo 2 – A Consulta Ginecológica – Anamnese e Exame Físico, 13
Melânia Maria Ramos de Amorim

### Capítulo 3 – Exame a Fresco – Bacteriologia e Cultura, 28
Melânia Maria Ramos de Amorim

### Capítulo 4 – Colpocitologia Oncótica, 34
Luiz Carlos Santos
Sônia Regina Figueiredo
Vilma Guimarães

### Capítulo 5 – Colposcopia, 43
Adriana Scavuzzi

### Capítulo 6 – Ultra-sonografia Transvaginal, 52
Maria Judite Pontual

### Capítulo 7 – Histerossonografia, 101
Maria Judite Pontual

## PARTE II – PROBLEMAS MAIS COMUNS, 109

### Capítulo 8 – Tensão Pré-menstrual, 111
Melânia Maria Ramos de Amorim
Isabela Coutinho Neiva Coelho
Leila Katz

### Capítulo 9 – Câncer de Mama na Ótica do Ginecologista, 123
Vilma Guimarães

### Capítulo 10 – Distopias Genitais, 136
Melânia Maria Ramos de Amorim

### Capítulo 11 – Educação Sexual e Sexualidade, 144
Ana Laura Ferreira
Eduarda Pontual Santos

**Capítulo 12 – Abordagem das Queixas Sexuais pelo Ginecologista, 149**
*Ana Laura Ferreira*
*Márcio Alves Vieira Belo*

**Capítulo 13 – Assistência à Mulher Vítima de Violência Sexual, 155**
*Eduarda Pontual Santos*
*Luiz Carlos Santos*

## PARTE III – GINECOLOGIA INFANTO-PUBERAL, 161

**Capítulo 14 – Consulta de Ginecologia Infanto-puberal, 163**
*Ariani Impieri de Souza*
*Gláucia Virgínia Guerra*

**Capítulo 15 – Distúrbios Ginecológicos Comuns na Infância e na Adolescência, 166**
*Ariani Impieri de Souza*
*Gláucia Virgínia Guerra*

**Capítulo 16 – Puberdade Precoce, 181**
*Ariani Impieri de Souza*
*Thereza Selma Soares*

**Capítulo 17 – Puberdade Tardia, 189**
*Ariani Impieri de Souza*
*Thereza Selma Soares*

**Capítulo 18 – Intersexo, 194**
*Ariani Impieri de Souza*
*Thereza Selma Soares*

**Capítulo 19 – Malformações do Sistema Genital, 200**
*Ariani Impieri de Souza*
*Ana Laura Ferreira*

## PARTE IV – DOENÇAS INFECCIOSAS EM GINECOLOGIA, 205

**Capítulo 20 – Vulvovaginites, 207**
*Melânia Maria Ramos de Amorim*

**Capítulo 21 – HPV, 219**
*Melânia Maria Ramos de Amorim*

**Capítulo 22 – Doença Inflamatória Pélvica, 230**
*Isabela Coutinho Neiva Coelho*
*Leila Katz*
*Melânia Maria Ramos de Amorim*

**Capítulo 23 – Infecção pelo HIV na Mulher, 236**
*Aletheia Soares Sampaio*
*Ariani Impieri de Souza*
*Luiz Cláudio Arraes*

## PARTE V – PLANEJAMENTO FAMILIAR, 243

**Capítulo 24 – Planejamento Familiar, 245**
*Luiz Carlos Santos*
*Sônia Regina Figueiredo*
*Vilma Guimarães*

**Capítulo 25 – Planejamento Familiar em Situações Especiais, 251**
*Luiz Carlos Santos*
*Sônia Regina Figueiredo*
*Vilma Guimarães*

**Capítulo 26 – Dispositivo Intra-uterino, 264**
*Melânia Maria Ramos de Amorim*

**Capítulo 27 – Novas Vias de Contracepção Hormonal, 273**
*Melânia Maria Ramos de Amorim*

**Capítulo 28 – Lactância-amenorréia (LAM) – Método, 281**
*Luiz Carlos Santos*
*Melânia Maria Ramos de Amorim*

**Capítulo 29 – Contracepção de Emergência – Profilaxia das DST/AIDS, 289**
*Luiz Carlos Santos*
*Melânia Maria Ramos de Amorim*

## PARTE VI – UROGINECOLOGIA, 293

**Capítulo 30 – Incontinência Urinária, 295**
*Artur Eduardo de Oliveira Rangel*
*Ana Laura Ferreira*

## PARTE VII – ENDOCRINOLOGIA GINECOLÓGICA, 321

**Capítulo 31 – Síndrome de Anovulação Crônica, 323**
*Melânia Maria Ramos de Amorim*

**Capítulo 32 – Sangramento Uterino Disfuncional, 333**
*Melânia Maria Ramos de Amorim*

**Capítulo 33 – Hiperprolactinemia, 352**
*Melânia Maria Ramos de Amorim*

**Capítulo 34 – Hirsutismo/Hiperandrogenismo, 363**
*Melânia Maria Ramos de Amorim*

## *PARTE VIII – PATOLOGIA BENIGNA E LESÕES PRECURSORAS DE CÂNCER DO TRATO GENITAL FEMININO, 373*

**Capítulo 35 – Patologia Benigna do Colo Uterino, 375**
*Rosilda José do Nascimento*

**Capítulo 36 – Lesões Precursoras do Câncer Cervical, 381**
*Melânia Maria Ramos de Amorim*

**Capítulo 37 – Lesões Precursoras do Câncer de Endométrio, 392**
*Vilma Guimarães*

## *PARTE IX – INFERTILIDADE, 397*

**Capítulo 38 – Infertilidade Conjugal, 399**
*Melânia Maria Ramos de Amorim*

**Capítulo 39 – Indução da Ovulação, 406**
*Madalena Caldas*
*Vamberto Maia Filho*

**Capítulo 40 – Inseminação Artificial, 423**
*Ana Eunice Rodrigues da Silva*
*Carmem Lúcia de Souza*
*Flavia Gusmão*
*Madalena Caldas*

## *PARTE X – CLIMATÉRIO, 431*

**Capítulo 41 – Climatério, 433**
*Luiz Carlos Santos*
*Melânia Maria Ramos de Amorim*

**Capítulo 42 – Climatério em Situações Especiais, 449**
*Luiz Carlos Santos*
*Melânia Maria Ramos de Amorim*

## PARTE XI – CIRURGIA GINECOLÓGICA, 453

### Capítulo 43 – Principais Cirurgias Ginecológicas e suas Indicações, 455
*Ana Laura Ferreira*
*Cláudia Viana Henriques*

### Capítulo 44 – Cirurgia Ambulatorial, 459
*Ana Laura Ferreira*
*Aurélio Antônio Ribeiro da Costa*

### Capítulo 45 – Vídeo-histeroscopia Cirúrgica, 469
*Ana Laura Ferreira*
*Ana Paula Guimarães Barbosa*

### Capítulo 46 – Videolaparoscopia Cirúrgica, 476
*Ana Laura Ferreira*
*Ana Paula Guimarães Barbosa*

### Capítulo 47 – Complicações da Cirurgia Videolaparoscópica, 487
*Luiz Carlos Santos*
*Sônia Regina Figueiredo*
*Vilma Guimarães*

### Capítulo 48 – Avaliação Pré-operatória, 492
*Luiz Carlos Santos*
*Melânia Maria Ramos de Amorim*
*Vilma Guimarães*

### Capítulo 49 – Transoperatório, 503
*Ana Laura Ferreira*
*Luiz André Lippo*

### Capítulo 50 – Cuidados Pós-operatórios, 512
*Leila Katz*

### Capítulo 51 – Complicações da Ferida Operatória, 517
*Luiz Carlos Santos*
*Sônia Regina Figueiredo*
*Vilma Guimarães*

### Leituras Recomendadas, 527

### Índice Remissivo, 533

# PARTE I

# Propedêutica Ginecológica

# Capítulo 1

# Saúde da Mulher

Luiz Carlos Santos
Sônia Regina Figueiredo
Vilma Guimarães

## ■ INTRODUÇÃO

A atenção primária à saúde compreende os cuidados essenciais de saúde baseados em métodos e tecnologias aceitos científica e socialmente. Deve ser universalmente acessível para indivíduos e famílias na comunidade através de sua plena participação e a um custo aceitável para a comunidade e o país. Deve ser o principal foco do sistema de saúde do país e do desenvolvimento social e econômico da comunidade.

É bem conhecido o fato de que, na esfera da ginecologia, encontram-se diversas doenças ou situações consideradas preveníveis ou evitáveis; o câncer do colo do útero, a osteoporose e as gravidezes indesejadas são alguns exemplos. Com o melhor conhecimento da distribuição, da freqüência e dos determinantes de várias doenças ginecológicas, pode-se obter um sucesso apreciável na alocação de recursos para medidas preventivas ou profiláticas. Evidentemente, esse sucesso dependerá da aplicação de medidas adequadas, no momento adequado, a pessoas adequadas. A introdução de novas tecnologias preventivas, tais como a cirurgia de alta freqüência e a mamografia, não chegou a aumentar significativamente o custo dessas medidas.

A abordagem utilizada orienta-se pela óptica do ginecologista clínico, e não em nível de saúde pública. Já o ginecologista, na sua atuação individual, deve priorizar os conhecimentos epidemiológicos e clínicos sobre uma doença ou situação para determinar os procedimentos mais adequados em cada caso, voltados para a saúde preventiva das mulheres.

## ■ DOENÇAS SEXUALMENTE TRANSMISSÍVEIS (DST)/AIDS

Compõem um grupo de doenças que têm em comum a transmissão sistêmica através da relação sexual. As DST são um grande problema de saúde pública em todo o mundo; no entanto, podem ser prevenidas e controladas pela aplicação comunitária. No Brasil só é exigida notificação de duas DST: a AIDS e a sífilis. Devido à subnotificação destas e à ausência quase absoluta de registros das outras DST, os dados disponíveis no país são precários. Quase nada se sabe sobre a incidência e a prevalência de moléstias importantes, como o herpes genital, a clamídia, o HPV, a tricomoníase e a gonorréia. As conseqüências de muitas delas são bem conhecidas: a infertilidade, a dor pélvica crônica, a gravidez ectópica e o câncer uterino. A infecção pelo HIV tem aumentado entre as mulheres em todo o mundo, e também no Brasil. A proporção de homens e mulheres infectadas caiu de 28:1 em 1985 para 3:1 na atualidade. Portanto, as medidas preventivas entre as mulheres devem ser incrementadas e incentivadas com rigor.

Alguns fatos importantes devem ser analisados:

- a diminuição da incidência da sífilis e da gonorréia;
- um aumento da prevalência da clamídia;
- o reconhecimento de que o HPV é uma das principais causas de câncer do colo do útero;
- a emergência da transmissão heterossexual do HIV;
- a demonstração de que o uso abusivo de álcool e drogas está relacionado com o comportamento sexual não seguro.

Na abordagem preventiva, diante do seu ginecologista clínico, a paciente necessitará de orientação e, eventualmente, de triagem. O comportamento sexual das pacientes e de seus eventuais parceiros deve ser sempre investigado. Isso ajudará na identificação dos grupos de risco para eventuais exames de triagem, uma vez que uma substancial proporção de mulheres infectadas com patógenos das DST não apresenta sintomas.

## Grupos-alvo

### ADOLESCENTES E ADULTOS JOVENS

Homens e mulheres abaixo de 25 anos respondem por cerca de dois terços dos casos de clamídia e gonorréia. HPV, herpes, tricomoníase e outras doenças também são mais freqüentes entre jovens. Dois terços dos casos de AIDS aparecem até os 35 anos.

### COMPORTAMENTO DE ALTO RISCO

Pessoas que têm muitos parceiros, prostitutas, viciados em drogas e prisioneiros são vítimas contumazes das DST/AIDS.

### COMPORTAMENTO SEXUAL

Evitar o contato sexual e não compartilhar agulhas de injeções com parceiros infectados são as maneiras mais efetivas de prevenir infecções por HIV e outras DST. Certas práticas sexuais podem aumentar o risco de DST. O coito anal desprotegido é um fator de risco importante para a infecção pelo HIV por homens homossexuais e por mulheres parceiras de homens infectados pelo HIV. O contato orogenital pode transmitir herpes e gonorréia e pode trazer um risco de transmissão do HIV. O crescimento da porcentagem de adolescentes com atividade sexual obriga o ginecologista a desempenhar um papel mais ativo na identificação dos grupos de risco, no aconselhamento sobre comportamento sexual, DST e contracepção, e nas intervenções clínicas adequadas para esse grupo.

## PRESERVATIVOS MASCULINOS

O uso apropriado e consistente dos preservativos de látex pode reduzir a transmissão de muitas DST, inclusive a AIDS. O rompimento do preservativo pode ocorrer em cerca de 5% das relações e pode ser atribuído à colocação incorreta ou ao armazenamento inadequado (dentro de carteiras, porta-luvas de carros). O uso de condom deve ser estimulado sempre que possível, inclusive concomitante ao uso de outros métodos contraceptivos, propiciando a chamada "dupla proteção".

## PRESERVATIVOS FEMININOS

O aparecimento do preservativo feminino de poliuretano permitiu à mulher a escolha de sua própria proteção contra DST e gravidezes indesejadas.

# ■ CÂNCER DO COLO UTERINO

O câncer do colo uterino acomete mais de 20.000 mulheres por ano, no Brasil, e mais de 500.000 em todo o mundo. Anteriormente considerado o câncer mais incidente entre as mulheres brasileiras, caiu hoje para o segundo lugar (26% dos casos), depois do câncer de mama (39% dos casos). Essa inversão se deve ao crescimento da incidência do câncer da mama e, também, às medidas preventivas adotadas contra o câncer do útero.

A história natural da doença mostra que o câncer do colo do útero está relacionado com vários aspectos do comportamento sexual como, por exemplo, a iniciação precoce da atividade sexual e múltiplos parceiros sexuais. Por trás desses fatores aparece o papiloma vírus humano (HPV), considerado o agente etiológico principal dessa doença.

Uma das características do carcinoma do colo uterino é apresentar lesões pré-clínicas, inclusive o carcinoma *in situ*, as quais ocorrem 10 a 20 anos mais cedo do que o câncer invasor. Ou seja, existe um longo período de latência, quando se podem tomar medidas preventivas apropriadas. A faixa etária mais incidente para o câncer invasor, no Brasil, é entre 30 e 35 anos.

## Grupos-alvo

1) adolescentes com atividade sexual, adultos jovens e mulheres até 55 anos;
2) mulheres que nunca fizeram o exame preventivo ou que não o fazem há muito tempo.

## Medidas preventivas

### ESFREGAÇO DE PAPANICOLAU

A detecção precoce de displasias do colo do útero permite a oportunidade de evitar ou retardar a progressão para o câncer invasor através da realização de intervenções clínicas, tais como a colposcopia, a cauterização, a conização, a vaporização a *laser* ou a cirurgia de alta freqüência.

O esfregaço de Papanicolau destaca-se como um dos grandes êxitos da medicina moderna. Simples, prático e barato, é considerado um exame de rastreamento por excelência para o câncer do colo uterino. A taxa de falso-negativo está na faixa de 10% e a especificidade é maior que 90%. Para se obter um impacto epidemiológico, a cobertura do exame deve ser ampla. A OMS calcula que é necessária uma cobertura de 85% da população feminina. No Brasil, infelizmente, a cobertura estimada não ultrapassa 10%.

O primeiro esfregaço de Papanicolau deve ser colhido quando se inicia a atividade sexual. Mulheres que não são sexualmente ativas têm risco muito baixo de câncer do colo uterino e não necessitam de um rastreamento regular. A idade limite para a descontinuação da coleta do esfregaço não é conhecida.

Embora seja de costume a coleta anual do esfregaço, existem poucas evidências de que a coleta com menos de três anos de intervalo traga benefícios adicionais para aquelas mulheres que já tenham um exame prévio negativo. A incidência da doença influencia apenas o custo/benefício do rastreamento e pode determinar se o rastreamento de uma dada doença é vantajoso ou não.

Os dados da American Cancer Society mostram que 90,8% dos cânceres serão detectados pelo rastreamento a cada três anos e 93,5% pelo rastreamento anual, independentemente se a população rastreada seja de baixo ou de alto risco. As mulheres de alto risco para o câncer do colo uterino são aquelas que raramente procuram os serviços de saúde e dificilmente se envolvem em um programa de rastreamento regular. Todos os esforços devem ser dirigidos para alcançar essas mulheres, mas elas não necessitam ser rastreadas com mais freqüência do que as outras.

## COLPOSCOPIA

A colposcopia, que tem sido erroneamente utilizada como método de rastreamento no Brasil, apresenta, nesses casos, uma sensibilidade baixa (34% a 43%), uma especificidade razoável (68%) e um valor preditivo positivo muito baixo (4% a 13%). Na realidade, a colposcopia é um método diagnóstico, e não de rastreamento.

## TIPAGEM DO HPV

Outra estratégia proposta para a prevenção do câncer do colo uterino é o teste para infecção pelo HPV e sua tipagem. Dos mais de 70 tipos de HPV, alguns se sobressaem por seu poder oncogênico. Sua identificação poderia orientar o seguimento e o tratamento preventivo das pacientes portadoras destes tipos potencialmente cancerígenos, mas sua utilização atual como exame de rastreamento está limitada pelo pobre valor preditivo positivo (a maior parte das portadoras do vírus oncogênico não progride para o câncer invasor) e pelo alto custo.

# ■ CÂNCER DE MAMA

O câncer de mama ocorre em mais de 30.000 mulheres por ano, no Brasil. É o câncer mais incidente entre as mulheres, tendo superado inclusive o câncer do colo uterino.

O maior fator de risco para o câncer de mama é a idade. Outros fatores são: história familiar de câncer (principalmente entre mãe e irmãs), hiperplasia atípica, menarca precoce e primeiro filho em idade mais avançada.

## Medidas preventivas

A mamografia é o exame de rastreamento mais utilizado, no momento, na prevenção do câncer de mama. A sua eficácia está relacionada com os parâmetros de sensibilidade e especificidade. A sensibilidade depende de uma série de fatores, incluindo a qualidade da imagem. Esta dependerá da qualidade do equipamento e também de fatores como a idade, o uso de hormônio e a substituição adiposa presente. Se o tecido gorduroso predomina, a sensibilidade pode chegar a 98%, contra 84% em mamas densas. O uso de hormônios no climatério e a idade jovem também diminuem a sensibilidade do método.

O objetivo final da mamografia é a redução da mortalidade por câncer de mama. Apesar das fortes evidências de que o rastreamento anual pela mamografia de mulheres entre 50 e 69 anos leve a uma redução na mortalidade por câncer de mama de 25% a 30%, entre mulheres de 40 a 49 anos as evidências para apoiar a eficácia da mamografia como rastreamento são menos convincentes. Embora o risco do câncer de mama aumente com a idade, os dados disponíveis atualmente não fornecem informações suficientes sobre a eficácia da mamografia em mulheres com mais de 70 anos.

Devido às controvérsias de avaliação dos dados disponíveis nas pesquisas, existem discordâncias sobre as recomendações para o rastreamento mamográfico. O painel de consenso do National Institute of Health recomenda a discussão entre o médico e a paciente entre 40 e 49 anos sobre as vantagens e desvantagens do rastreamento nesta faixa etária. Já a American Cancer Society e o National Cancer Institute recomendam o rastreamento regular iniciando-se aos 40 anos. A freqüência recomendada varia de anual (American Cancer Society) a bianual (National Cancer Institute). Nos EUA, onde a incidência de câncer de mama é cinco vezes maior que a do Brasil, as mulheres apresentarão uma relação custo/benefício muito melhor na utilização do rastreamento. Como o sistema de saúde brasileiro sobrevive na escassez de recursos, seria justificável a concentração de esforços em pacientes a partir de 50 anos.

A realização do auto-exame da mama tem efeito muito limitado na redução da mortalidade por câncer de mama.

## ■ CÂNCER DO ENDOMÉTRIO

O câncer do endométrio apresenta cerca de 5.000 novos casos por ano no Brasil, estando em sexto lugar entre os cânceres que afetam a mulher brasileira. Os fatores de risco mais conhecidos são: o uso de estrogênio sem progesterona associada, uso de tamoxifeno, obesidade, dieta gordurosa, nuliparidade, menarca precoce e menopausa tardia. Além do mais, mulheres com câncer colorretal não-polipóide hereditário apresentam um risco dez vezes maior para o câncer do endométrio.

### Medidas preventivas

Nenhum exame de rastreamento para o câncer do endométrio mostrou-se benéfico e aceitável de ter diminuído a mortalidade, incluindo-se a obtenção de amostras do endométrio e o ultra-som endovaginal rotineiros. O esfregaço de Papanicolau, tão eficiente no rastreamento do câncer do colo do útero, mostra-se pouco sensível para a detecção do câncer do endométrio.

A avaliação da mulher pós-menopausada sintomática, com sangramento genital, pode incluir o ultra-som endovaginal. Nesses casos, esse exame demonstra alta sensibilidade para detecção do câncer do endométrio. Um teste negativo (< 5mm de espessura para o endométrio) indica pouca probabilidade de câncer em 90% dos casos. Por outro lado, 96% das mulheres com câncer do endométrio têm uma espessura endometrial acima de 5mm.

A aspiração do endométrio, a coleta de esfregaço endometrial ou a biópsia do endométrio, utilizados como exames de rastreamento, não estão baseadas em evidências científicas suficientes para a sua utilização rotineira.

# ■ CÂNCER DO OVÁRIO

Não existem dados disponíveis sobre a real incidência do câncer do ovário entre as mulheres no Brasil. Nos EUA, é a quinta causa de morte entre as mulheres e o que tem a maior taxa de letalidade entre todos os cânceres ginecológicos (não se inclui o câncer de mama). A idade mediana para o diagnóstico é de 63 anos. O risco pode aumentar em mulheres com história familiar de câncer de ovário. Como fatores de proteção podem-se citar a paridade, o uso de contraceptivos orais e a amamentação.

## Medidas preventivas

Alguns exames têm sido relatados como de rastreamento para o câncer do ovário, tais como o exame pélvico bimanual, o ultra-som endovaginal e o CA-125. Na realidade, o exame pélvico revelará apenas a doença avançada. O ultra-som tem sido proposto como exame de rastreamento devido à sua capacidade de detectar e detalhar pequenas massas. No entanto, diversos estudos controlados não mostraram os seus benefícios no rastreamento, apenas no diagnóstico.

O CA-125 é um antígeno associado a tumor e tem sido utilizado para monitorar clinicamente pacientes com carcinomas ovarianos epiteliais. Os seus níveis elevados não são específicos para o câncer do ovário e podem ser observados em pacientes com cânceres não-ginecológicos ou endometriose. Sendo assim, o CA-125 não tem sensibilidade suficiente para ser recomendado como rastreamento de rotina para o câncer do ovário.

# ■ OSTEOPOROSE

Doença esquelética sistêmica caracterizada pela redução da massa óssea e deterioração microarquitetônica com conseqüente aumento da fragilidade óssea e susceptibilidade a fraturas, a osteoporose pode ser definida como um valor de densidade mineral óssea 2,5 vezes inferior ao desvio padrão da média dos adultos jovens. O aumento na expectativa de vida tem colaborado para o aumento de sua incidência, uma vez que a mulher passa a viver mais no período da pós-menopausa, em que ocorre deficiência estrogênica natural, com conseqüente perda óssea. Existe uma relação direta entre a perda óssea e o aumento da incidência de fraturas ósseas e deformidades vertebrais, que aumentarão de acordo com a idade. Existe uma série de fatores de risco definidos para a osteoporose (Quadro 1.1).

## Medidas preventivas

O papel do ginecologista na prevenção da osteoporose não se deve restringir à prescrição de terapia de reposição hormonal (TRH) na pós-menopausa. Pelo contrário, em sua prática clínica diária, ele terá a oportunidade de se deparar com diversos fatores de risco anteriormente citados e tomar as medidas preventivas e terapêuticas adequadas. Todo o esforço deve ser feito para a correção de hábitos de vida inadequados, em qualquer idade, uma vez que se refletirão no futuro da mulher. As medidas preventivas incluem a prescrição de medicamentos apropriados, associadas à nutrição adequada, à atividade física e à diminuição de fatores de risco (p. ex., o fumo).

Deve-se aumentar o consumo de cálcio para 1.000 a 1.500mg por dia. Outras drogas que podem ser utilizadas são a calcitonina, os fluoretos, os bifosfonados e o raloxifeno. Este último é um

**Quadro 1.1**
■ Fatores de risco para osteoporose

**Fatores genéticos**
   Parente de primeiro grau com fratura por traumatismo reduzido

**Fatores ambientais**
   Tabagismo
   Consumo excessivo de álcool
   Emagrecimento
   Dieta com teor reduzido de cálcio
   Exposição insuficiente ao sol

**Perfil menstrual**
   Menopausa precoce (antes dos 45 anos de idade)
   História de amenorréia
   Pós-menopausa

**Terapêutica medicamentosa**
   Glicocorticóides
   Antiepiléticos (p. ex., fenitoína)
   Terapêutica de substituição excessiva (tiroxina, hidrocortisona)
   Anticoagulantes

**Doenças endócrinas**
   Hiperparatireoidismo primário
   Tireotoxicose
   Síndrome de Cushing
   Mal de Addison

**Doenças reumatológicas**
   Artrite reumatóide
   Espondilite anquilosante

**Doenças gastrintestinais**
   Síndromes de absorção deficiente
   Doença hepática crônica

**Doenças hematológicas**
   Mieloma múltiplo
   Linfoma, leucemia
   Anemia, perniciosa

Adaptado de Simões RD, Baracat EC, Szejnfeld VL et al. Aspectos do metabolismo ósseo. *Fascículos de Atualização em Climatério*, 1998: 4-12.

modulador seletivo dos receptores do estrogênio (SERM), não-hormonal, que age como agonista no osso e no metabolismo de colesterol e como antagonista sobre a mucosa do útero e tecido mamário.

## ■ DOENÇAS CARDIOVASCULARES

A doença coronariana é a maior causa de morte da mulher acima de 55 anos em quase todos os países. Para se ter uma idéia de sua magnitude, uma mulher com 50 anos tem aproximadamente 46% de chance de ter um infarto do miocárdio no restante de sua vida e de 31% de falecer por esta causa. Essa mesma mulher teria uma chance de aproximadamente 10% de adquirir um câncer de mama e de apenas 3% de morrer por esta causa.

Do mesmo modo que na osteoporose, o ginecologista, como médico da mulher, deve exercer um papel importante na orientação sobre hábitos de vida, dieta, tabagismo, exercícios físicos e outras medidas preventivas para as doenças cardiovasculares, embora estas afetem muito raramente as mulheres antes da menopausa. Os estrogênios podem causar efeito benéfico ao sistema cardiovascular. O estrogênio relaxa as artérias coronarianas e cerebrais, aumenta o fluxo sanguíneo e o rendimento cardíaco, reduz a resistência vascular sistêmica, protege o endotélio diretamente e produz efeitos moduladores benéficos nos sistemas nervosos autônomos simpático e parassimpático.

Todos esses achados estimularam o uso da terapia de reposição hormonal (TRH) como medida preventiva para doenças cardiovasculares na mulher menopausada, adicionando-se seus efeitos benéficos na prevenção da osteoporose, além da melhoria de vários parâmetros na mulher privada de estrogênios.

Vários estudos epidemiológicos têm demonstrado que a terapia estrogênica depois da menopausa diminui significativamente as taxas de doenças cardíacas, em comparação com mulheres não tratadas. Na prevenção secundária, a avaliação de diversos estudos mostra diminuição de recorrência de eventos e mortes nos grupos usuários de estrogênios.

Desse modo, com base nos dados disponíveis, a prescrição da TRH como medida preventiva para as doenças cardiovasculares tornou-se bastante divulgada. No entanto, embora exista uma plausibilidade biológica de ação dos estrogênios e os dados recolhidos na literatura sejam consistentes, deve-se fazer uma análise crítica desses resultados. Em primeiro lugar, todos os trabalhos publicados que sugerem efeitos benéficos do TRH são observacionais. Esse tipo de estudo, embora forneça importantes informações, não pode produzir resposta conclusiva sobre algum tratamento específico, uma vez que os grupos estudados podem diferir de várias maneiras. Um exemplo é o de que as mulheres que usam TRH tendem a ser mais saudáveis, mais educadas, mais conscientes e com menos fatores de risco para doenças cardiovasculares do que as não usuárias. Isso poderia causar um viés, exagerando o efeito cardioprotetor dos estrogênios ministrados. Seria então necessária a realização de estudos clínicos randomizados para que se tenha uma posição definitiva sobre essa questão. Infelizmente, o primeiro grande estudo clínico randomizado, o HERS (*Estrogen/Progestin Replacement Study*), causou grande surpresa, uma vez que não mostrou proteção secundária para mulheres que já haviam tido doença coronariana e que utilizaram estrogênios conjugados eqüinos associados ao acetato de medroxiprogesterona. Diversos outros estudos clínicos randomizados estão em andamento (WHI, ERA, WAVE).

# ■ PLANEJAMENTO FAMILIAR

O planejamento familiar, incluído dentro da assistência materno-infantil, é um dos oito componentes da atenção primária à saúde. Planejamento familiar não é apenas tecnologia contraceptiva. É direito humano básico. É ação básica de saúde. Por meio do planejamento familiar é reconhecido às famílias o direito inalienável de determinar livre e responsavelmente o número de filhos e o espaçamento entre as gravidezes. Esse direito deve ser acompanhado de atividades educativas e do fornecimento de meios necessários para que os casais possam exercê-lo de maneira consciente. Sendo assim, o Estado, nos seus vários níveis, tem a responsabilidade e o dever de fornecer um sistema de saúde eficaz do qual faça parte, no seu devido lugar, o planejamento familiar.

A situação do planejamento familiar no Brasil é muito variável, uma vez que não existe uma coordenação de ações em nível federal. Cada município é responsável, através do SUS, pelo provimento das ações básicas de saúde, mas, no universo de milhares de municípios no Brasil, poucos têm a consciência da importância do planejamento familiar. É importante ressaltar que o planejamento familiar baseia-se em três pilares: direito, informação e provimento. Não existe planejamento familiar sem este último pilar: a disponibilidade de todos os métodos. Sendo assim, a prevalência de uso de métodos contraceptivos no Brasil reflete a inexistência de uma política séria de planejamento familiar no país.

A esterilização feminina e a pílula anticoncepcional são os dois principais métodos. A primeira abrange 40,1% e a segunda 20,7% das mulheres. Os outros métodos têm uma taxa de utilização residual (Quadro 1.2). A tradução desses dados pode indicar uma falta de informação para os casais e a falta de disponibilidade dos outros métodos.

A lei 9.263, chamada "Lei de Planejamento Familiar", estabeleceu normas que podem, por um lado, liberar a esterilização a um maior número de mulheres, permitindo sua realização em mulheres maiores de 25 anos com pelo menos dois filhos, e, por outro lado, podem dificultá-la na prática, pelo fato de ser vedada a sua realização durante os períodos de parto ou aborto, exceto nos casos de necessidade comprovada por cesarianas sucessivas anteriores. É também vedada a realização de cesariana para o fim exclusivo de esterilização.

O planejamento familiar pode beneficiar a saúde:

- *Paridade* — existe uma relação direta entre o número de gestações e a morbimortalidade, principalmente materna.
- *Idade* — a faixa etária ideal para a mulher ter filhos situa-se entre 18 e 35 anos. As possibilidades de complicações na gravidez e no parto estão aumentadas de duas a seis vezes nas faixas etárias impróprias.
- *Intervalo intergestacional* — o intervalo entre as gestações tem grande importância para a saúde materno-infantil. Intervalos curtos, abaixo de dois anos, estão associados tanto com maior morbimortalidade materna como infantil.

**Quadro 1.2**
■ Prevalência de uso de anticoncepcionais entre mulheres em idade fértil

| Método | % |
|---|---|
| **Algum método** | **76,7** |
| **Métodos modernos** | **70,3** |
| Métodos vaginais | 0,1 |
| DIU | 1,1 |
| Injetáveis | 1,2 |
| Esterilização masculina | 2,6 |
| Condom | 4,4 |
| Pílula | 20,7 |
| Esterilização feminina | 40,1 |
| **Métodos tradicionais** | **6,4** |
| Outro | 0,3 |
| Abstinência periódica | 3,0 |
| Coito interrompido | 3,1 |

BEMFAM – DSH. Pesquisa Nacional sobre Demografia e Saúde. Rio de Janeiro, 1997.

- *Aborto* – em países em que o aborto é ilegal, só permitido em casos excepcionais, pode ocorrer uma elevada morbimortalidade devido às complicações das intervenções clandestinas. Abortamento ilegal, em última análise, significa gravidez não desejada, não planejada.
- *Gravidez de alto risco* – existem dezenas de situações, permanentes ou transitórias, que oferecem riscos aumentados para a mãe ou o feto. Esses casos, na maior parte das vezes, indicam formalmente a contracepção, temporária ou permanente.

# Capítulo 2

# A Consulta Ginecológica Anamnese e Exame Físico

Melânia Maria Ramos de Amorim

## ■ A PRIMEIRA CONSULTA

A consulta ginecológica consta basicamente da avaliação da paciente por meio de anamnese e exame físico, conduzindo à elaboração de hipótese(s) diagnóstica(s), requerendo ou não exames complementares. O plano terapêutico deve ser elaborado a partir das informações obtidas nessas etapas.

Destacamos a importância da primeira consulta como o primeiro contato entre o médico e a paciente, a qual deve ser avaliada como um todo, e não apenas a partir de sua queixa ginecológica. As complexas interações biopsicossociais devem ser consideradas, em uma visão abrangente do processo saúde-doença, lembrando, como afirma Speroff, que o ginecologista é o verdadeiro "administrador da saúde geral da mulher".

Ao mesmo tempo, o profissional deve registrar conscienciosamente todas as informações obtidas, o que constitui uma etapa fundamental da consulta, tanto em clínica privada como em instituições públicas. Todos os passos da consulta devem ser minuciosamente descritos, recomendando-se fichas padronizadas para facilitar o preenchimento e sistematizar a coleta de informações, evitando tanto omissões como informações supérfluas.

No presente capítulo, abordaremos a consulta ginecológica da mulher adulta, com ênfase na anamnese e no exame físico, destacando ainda as orientações básicas para promoção da saúde. Aspectos peculiares da consulta em outras etapas da vida (infância, adolescência, climatério) serão discutidos em outros capítulos.

## ■ AVALIAÇÃO NÃO-VERBAL

Antes mesmo de iniciada a anamnese, deve-se elaborar uma "impressão" geral sobre a paciente, baseando-se na observação visual das expressões faciais e da postura. Basicamente, cinco impressões gerais podem ser transmitidas: felicidade, apatia, medo, raiva e tristeza.

Baseando-se nessas pistas não-verbais, o médico irá determinar o modo de conduzir a consulta, considerando as peculiaridades de cada paciente. Uma alternativa válida para iniciar a anamnese pode ser questionar a paciente, delicadamente, sobre seu estado de humor, utilizando-se perguntas como: "A senhora me parece triste hoje, eu poderia ajudá-la?" ou "Estou achando que a senhora está com raiva, gostaria de me dizer por quê?". Esse tipo de abordagem permite ao médico expressar sua empatia com os problemas que afligem a paciente e transmitir-lhe compreensão e conforto.

## ■ ANAMNESE

A anamnese talvez constitua a etapa mais importante da consulta ginecológica, exigindo grande habilidade do ginecologista no sentido não apenas de coletar as informações pertinentes, como também de estabelecer um *rapport* com a cliente e, de imediato, elucidar dúvidas e inquietações que possam afligi-la. Além de uma história precisa da doença atual, o ginecologista deve fazer um inquérito minucioso acerca dos antecedentes pessoais, ginecológicos, obstétricos e familiares, anotando todos os dados essenciais à formulação das hipóteses diagnósticas, tanto presentes como futuras. Afirma-se, classicamente, que o diagnóstico em 80% dos casos já pode ser presumido unicamente pela anamnese, enquanto os 20% restantes dependeriam da associação entre o exame físico e os exames complementares.

Uma boa anamnese deve fornecer um quadro preciso da história médica da cliente e, ao mesmo tempo, transmitir informações sobre suas características socioculturais e psicológicas, garantindo, assim, uma visão holística da mulher, que transcende sua momentânea situação de "paciente".

Devido à necessidade de sistematização da consulta médica, detalharemos aqui os tópicos específicos da anamnese, segundo o modelo que é recomendado no nosso serviço, e que inclui os seguintes tópicos: identificação, queixa principal, história da doença atual, interrogatório sintomatológico, antecedentes pessoais, antecedentes familiares, antecedentes ginecológicos e reprodutivos, história de abuso físico, psicológico e sexual.

### Identificação

Este tópico destina-se a coletar informações gerais que permitam identificar a paciente, obter seu endereço e conhecer suas características gerais, como:

- *Nome completo.*
- *Data de nascimento* – idade (fundamental devido aos conceitos específicos de atenção à saúde nas diversas faixas etárias – infância, adolescência, menacme, climatério, senilidade).
- *Registro no serviço* (número do prontuário médico).
- *Endereço* – anotar rigorosamente rua, número, complemento, bairro e cidade. Número de telefone (se houver) e outras indicações para contato.
- *Cor* (branca, negra ou parda) – algumas doenças são mais comuns em determinadas raças.
- *Escolaridade* – educação infantil, nível médio, nível superior (permite avaliar o nível cultural e, de certa forma, o nível socioeconômico da paciente).
- *Profissão* (além de avaliar o nível socioeconômico, também é importante porque existem algumas doenças ocupacionais, e o nível de estresse do trabalho também pode determinar complicações médicas).

- *Religião* (pesquisar sempre, já que algumas religiões influenciam a decisão da paciente em algumas questões médicas, como contracepção, sexualidade, hemotransfusão) – anotar se é praticante ou não.
- *Naturalidade* – cidade e estado de origem.
- *Procedência* – cidade onde se localiza a atual moradia.

## Queixa principal e duração (QPD) – ou motivo da consulta

Aqui deve ser anotado o motivo da consulta, que se pode referir tanto à(s) queixa(s) específica(s) como à necessidade de elucidar dúvidas, adquirir informações sobre saúde reprodutiva (incluindo contracepção), realizar exames pré-concepcionais ou simplesmente fazer a avaliação anual.

Deve-se perguntar à paciente por que ela procurou ajuda médica, por meio de questões como: "qual o tipo de problema que a traz aqui?" ou "como eu posso ajudá-la?" Esta pergunta (como, aliás, todo o restante da entrevista) deve ser realizada mantendo-se o contato visual com a paciente.

Não há necessidade de anotar detalhes (que devem ser descritos no tópico seguinte), mas apenas transcrever a informação da paciente acerca das razões que a trazem à consulta ginecológica, incluindo a duração da queixa, se existente. A queixa principal deve ser registrada conforme verbalizada pela paciente.

## História da doença atual (HDA)

Neste tópico prossegue-se a transcrição, em termos técnicos, da história que é fornecida pela paciente. Inicialmente, deve-se ouvir todo o problema, evitando-se interromper a paciente, salvo para elucidar eventuais detalhes ou direcioná-la em caso de digressões muito longas. A seguir, procede-se à investigação de pontos específicos, seguindo-se um roteiro de perguntas abertas para esclarecê-los.

Devem ser anotados os seguintes parâmetros:

1) *Queixa inicial* – início, duração e relação com as funções do órgão que provocou a doença; modo de aparecimento (súbito ou gradual); fatores desencadeantes, agravantes ou atenuantes; intensidade do sintoma, localização, irradiação e características (em caso de dor); ocorrência (contínua ou intermitente, periódica ou não); tratamentos efetuados, repercussões psicológicas, passado fisiológico ou patológico do órgão acometido.
2) *Evolução da doença* – evolução dos sintomas com o evolver do tempo (exacerbação, melhora ou estacionamento), surgimento de outros sintomas e tratamentos efetuados e resultados.
3) Intercorrência de outros sintomas – com sua análise detalhada.
4) *Estágio atual da doença* – atuais características dos sintomas referidos e tratamentos vigentes (citar drogas e posologia).

Em ginecologia, habitualmente lidamos com três queixas mais freqüentes, que são dor, corrimento genital e sangramento. Assim, apresentaremos o roteiro que deve ser seguido na história da doença atual para esses problemas:

- *Dor* – anotar as dez características: início (época), modo de surgimento (súbito ou gradual), duração (dias, meses, anos), localização (região pélvica, abdominal ou lombar), intensidade (leve, moderada, forte), tipo (contínua, surda, intermitente, paroxística, "em pontada", "furando", "abrindo", "queimando"), ocorrência e periodicidade (incluindo relação ou não com o ciclo menstrual), irradiação, fatores desencadeantes, agravantes ou atenuantes (fenômenos que melhoram e fenômenos que pioram). Anotar possíveis queixas gastrintestinais, geniturinárias e musculoesqueléticas que possam estar relacionadas ao sintoma. Descrever a evolução temporal, os tratamentos efetuados e a resposta terapêutica.

- *Corrimento* – queixa extremamente freqüente nos ambulatórios de ginecologia, porém muitas vezes mal investigada. Deve-se perguntar sobre a cor (amarelada, esbranquiçada, esverdeada etc.), o aspecto (fluido, viscoso, grumoso, espumoso), a quantidade, o odor, o início e a evolução temporal, relação com o ato sexual, associação com prurido, dor pélvica e outros sintomas (disúria, desconforto local, dispareunia). Investigar os tratamentos realizados e a resposta; questionar se houve tratamento do parceiro. Anotar se há história pregressa de vulvovaginites de repetição, o número anual de episódios e o estado atual do problema (melhora, piora ou sem alteração).
- *Sangramento* – a história de sangramento genital cíclico (alterações menstruais) ou acíclico é, às vezes, difícil de se obter com fidedignidade, uma vez que o sintoma é bastante subjetivo e o que para uma mulher é sangramento intenso para outra pode ser moderado ou até discreto. Recomenda-se, portanto, seguir uma seqüência lógica, abordando:
  - Padrão menstrual – anotar duração e intervalo da menstruação. Em relação à intensidade, solicitar que a paciente avalie se considera os sangramentos discretos, moderados ou intensos, porém anotar dados mais objetivos, como a cor (vermelho-viva ou escura), presença ou não de coágulos e número de absorventes trocados por dia. Evitar quantificação do volume do sangue menstrual, em geral muito imprecisa e sem importância clínica.
  - Registrar sempre a data da última menstruação.
  - Anotar a fórmula número de dias, seguindo-se a avaliação do
    - intervalo;
    - fluxo menstrual.
  - Comparar o atual padrão menstrual com o padrão anteriormente observado. Anotar há quanto tempo se verifica a mudança de padrão (aumento ou diminuição do número de dias ou do intervalo, fluxo mais ou menos intenso) e como foi a evolução da queixa (p. ex., o padrão menstrual anterior era de 5/30 dias, fluxo moderado, há cinco anos, depois de ligadura tubária, começou a apresentar irregularidade, ciclos espaçados de até 60 dias, com redução do fluxo menstrual – antes trocava cinco absorventes/dia, agora apenas dois – que era vermelho-vivo, de quantidade moderada e no presente é escuro, amarronzado, escasso, tipo "borra de café").
  - Sangramento cíclico × acíclico – além da alteração dos ciclos menstruais, a paciente pode referir outros tipos de sangramento, como no meio do ciclo (hemorragia ovulatória) ou vários dias no intervalo entre uma menstruação e outra, em maior ou menor quantidade (*spottings*).

## Interrogatório sintomatológico (IS)

- *Queixas gerais* – investigar sono, apetite, história de cefaléia, alterações do peso, edema, astenia, mal-estar, enfim, quaisquer sintomas gerais que possam estar associados a complicações ginecológicas. Efetuar o interrogatório dos diversos sistemas.
- *Sintomas vasomotores* (pacientes climatéricas) – indagar sobre os fogachos (ondas de calor).

- *Queixas ginecológicas* – além dos sintomas básicos (dor, corrimento ou alterações menstruais), perguntar sobre queixas mamárias (mastalgia cíclica ou acíclica, palpação de tumorações, descarga papilar), sintomas pré-menstruais (irritabilidade, cansaço, edema, cefaléia, dor pélvica) e queixas sexuais (dispareunia, sinusorragia, alterações da libido, anorgasmia). Anotar minuciosamente as queixas acaso não descritas na história da doença atual.
- *Queixas urinárias* – disúria, polaciúria, estrangúria, urgência miccional, perda de urina constante ou aos esforços, hematúria, nictúria.
- *Queixas gastrintestinais* – pesquisar sobre náuseas, vômitos, epigastralgia, pirose, hábito intestinal (investigar constipação crônica e incontinência fecal).

## Antecedentes pessoais (AP), hábitos, estilo de vida

Além de pesquisar doenças da infância (rubéola, parotidite, varicela, sarampo e outras), questionar sobre as vacinas recebidas, especialmente em crianças e mulheres na idade fértil. Entre outras, são importantes as vacinas para rubéola, hepatite B, antidiftérica e antitetânica. Nessa oportunidade, realizar orientação para as vacinas eventualmente não recebidas.

Em relação às doenças da idade adulta, é fundamental um questionário detalhado, incluindo os diversos sistemas: antecedentes cardiovasculares (hipertensão, doença coronariana, acidentes vasculares), endocrinopatias (diabetes, dislipidemias, intolerância aos carboidratos, distúrbios da tireóide e outros), tromboembolia, tuberculose, asma, alergoses, nefropatias, hepatopatias, doenças gastrintestinais, osteomusculares, câncer, história de depressão ou síndrome do pânico. Na presença de qualquer um desses distúrbios, anotar época do diagnóstico e estado atual (p. ex., hipertensão há 10 anos, atualmente controlada com dieta, exercícios ou medicação). Anotar ainda os antecedentes cirúrgicos, descrevendo o tipo e a época das cirurgias realizadas.

Importante questionar sobre ingestão de álcool (anotar o padrão) e tabagismo (número de cigarros/dia), presentes ou pregressos (se a paciente parou de fumar ou de beber, anotar há quanto tempo). Descrever uso de medicamentos, especialmente anti-hipertensivos, medicações hormonais, hipoglicemiantes, antidepressivos, tranqüilizantes, quimioterápicos e quaisquer outros que possam interferir na fisiologia menstrual. Indagar também sobre uso de drogas ilícitas (*crack*, maconha, cocaína, *ecstasy*), com os devidos cuidados para evitar constrangimento da cliente.

A prática de exercícios deve ser pesquisada, descrevendo-se o tipo de atividade e o padrão (duração e número de vezes por semana). Aproveitar a ocasião para encorajar essa prática, discutindo os benefícios da atividade física regular. Lembrar que o sedentarismo é importante fator de risco cardiovascular. Por outro lado, atividade física excessiva em algumas atletas pode estar associada a alterações do ciclo menstrual.

## Antecedentes familiares (AF)

Investigar os antecedentes cardiovasculares (hipertensão, doença coronariana, acidentes vasculares), diabetes, dislipidemias, osteoporose e câncer, entre outros. Descrever o grau de parentesco com a pessoa afetada. Entre os cânceres ginecológicos, deve-se dar atenção especial ao câncer de mama, de ovário e de endométrio. Para o câncer de mama, importa sobretudo a história de parente de primeiro grau (mãe, irmã) afetada, devendo-se anotar ainda com que idade foi diagnosticado o tumor. Para as pacientes em idade fértil, importam ainda os antecedentes obstétricos familiares, para aconselhamento e avaliação pré-concepcional, pesquisando-se história de consangüinidade, eclampsia, malformações congênitas, gemelaridade, diabetes gestacional e macrossomia fetal. Além destes, história de hirsutismo, infertilidade ou anovulação crônica também deve ser valorizada.

## Antecedentes ginecológicos (AG)

- *História menstrual e desenvolvimento puberal* – anotar a seqüência e a idade de aparecimento dos eventos puberais (telarca, pubarca, menarca). Caracterizar os ciclos menstruais, desde a menarca, conforme roteiro já apresentado. Anotar história de dismenorréia, sintomas de tensão pré-menstrual, irregularidade menstrual, amenorréia, galactorréia, destacando sua evolução cronológica e o estado atual, caso não tenha sido referido no interrogatório sintomatológico.
- *História sexual* – investigar a idade de início das relações sexuais, o número de parceiros, atividade sexual presente, tipo do(s) relacionamento(s), indivíduos envolvidos, freqüência das relações, história de dispareunia (de penetração ou profundidade), sinusorragia, libido, orgasmo, uso de métodos contraceptivos, uso de preservativo masculino ou feminino, infecções sexualmente transmissíveis (incluindo o parceiro) e tratamentos efetuados. Importante pesquisar a presença de disfunções sexuais tanto da paciente como do parceiro. Manter uma atitude simpática e compreensiva, evitando julgamentos de valor, especialmente com as respostas envolvendo homossexualidade e práticas sexuais menos comuns.
- *História contraceptiva* – descrever os métodos contraceptivos, tanto os usados no passado como na atualidade, se for o caso. Anotar a duração de uso, lembrando que, por exemplo, o uso de contraceptivos hormonais protege contra câncer de ovário e de endométrio, um efeito que é tanto maior quanto maior a duração de uso. Em pacientes na idade fértil, fazendo ou não uso de contraceptivos, questionar a programação em termos de gravidez e a motivação para escolha do método, pesquisar eventuais efeitos colaterais, contra-indicações específicas e uso correto. Todos estes itens são importantes na seleção de um método anticoncepcional, devendo-se ainda fornecer orientação pré-concepcional, de acordo com a programação de cada paciente (p. ex., iniciar ácido fólico para prevenção de defeitos do tubo neural).
- *Rastreamento do câncer de colo uterino* – indagar se a paciente com atividade sexual submete-se periodicamente ao Papanicolau, época de início dos exames, periodicidade, data e resultado do último exame.
- *Rastreamento do câncer de mama* – questionar se a paciente realiza periodicamente auto-exame, exame clínico das mamas e mamografia (caso indicado pela faixa etária). Anotar data e resultado do último exame mamográfico.
- *Tratamentos efetuados* – além do tratamento das infecções sexualmente transmissíveis, qualquer outro tratamento ginecológico realizado, como eletrocauterização, criocauterização, cirurgia de alta freqüência.
- *Cirurgias ginecológicas* – descrever cada cirurgia, se realizada, anotando a época de realização e, se apropriado, o resultado histopatológico. Em pacientes com histerectomia prévia, indagar se foi total ou subtotal, com ou sem salpingectomia ou anexectomia. Anotar complicações intra- ou pós-operatórias, quando presentes.

## Antecedentes reprodutivos (AR)

Anotar o número de gestações (Gesta), partos (Para) e abortamentos. Investigar história de infertilidade, incluindo exames e tratamentos realizados, bem como seus resultados (p. ex., gestação gemelar após indução da ovulação, gravidez após fertilização *in vitro* etc.).

Registrar o ano de ocorrência de cada gravidez, considerando-se a data do término.

Em relação aos abortamentos, perguntar se foram espontâneos ou induzidos. Em todos os casos, anotar época da interrupção (primeiro ou segundo trimestre) e método utilizado para interrupção ou tratamento do abortamento (uso de misoprostol, aspiração manual, vácuo-aspiração, curetagem uterina, outras manobras abortivas). Anotar casos de abortamento retido, mola hidatiforme e perdas gestacionais recorrentes.

Nos casos de prenhez ectópica, registrar a localização, a duração da gravidez e o tratamento efetuado (uso de metotrexato, tratamento cirúrgico por laparoscopia ou laparotomia, salpingostomia ou salpingectomia).

Para os partos, anotar a idade gestacional no parto (em meses, caso não seja possível saber em semanas), a via de parto (vaginal ou cesárea), história de parto instrumental (fórceps ou vácuo), o local do parto (domiciliar, casa de partos, hospitalar), complicações gestacionais (pré-eclampsia, placenta prévia, diabetes e outras), causas de prematuridade (p. ex., amniorrexe prematura) e peso de cada concepto. A evolução neonatal e puerperal deve também ser investigada, anotando-se as características do aleitamento (exclusivo ou misto), sua duração e quaisquer problemas enfrentados (mastites, abscessos), além de complicações, como hemorragia e infecção puerperal, e os tratamentos realizados.

## História de abuso físico, psicológico e sexual

Recomenda-se a inclusão de questões específicas para pesquisar abuso físico e sexual, em geral relacionados à violência doméstica, mas também promovidos por estranhos. Essas questões devem abordar questões delicadas, como incesto, estupro e qualquer forma de abuso físico ou sexual, na infância ou na idade adulta. Intimidação e quaisquer outras formas de abuso psicológico devem também ser pesquisadas.

## ■ EXAME FÍSICO

Realizar sempre em ambiente adequado, com boa iluminação, mesa ginecológica e todo o instrumental necessário (Quadro 2.1) disponível. A paciente deve receber as orientações, esvaziar a bexiga e despir suas vestimentas, permanecendo com bata descartável ou de tecido, que lhe resguarda o pudor e pode ser aberta ou fechada nas diversas etapas do exame.

**Quadro 2.1**
■ Instrumental utilizado no exame ginecológico

| Permanente | Descartável |
| --- | --- |
| Mesa ginecológica acolchoada | Solução de Lugol |
| Escada | Ácido acético a 3% |
| Banco giratório | Soro fisiológico |
| Foco de luz | Azul de toluidina |
| Colposcópio | Solução de formol e frascos |
| Fita métrica | Gel lubrificante ou vaselina |
| Lençóis e batas | Lâminas de vidro |
| Pinças de biópsia | Frascos para o exame citológico |
| Balança antropométrica | Espátulas de Ayre e escovas para citologia |
| Esfigmomanômetro | |
| Estetoscópio | |
| Espéculo de tamanhos diversos | |
| Pinças de Cherron | |
| Pinças de Pozzi | |
| Histerômetros | |

Embora o exame ginecológico possa ser desconfortável para um grande número de pacientes, a maioria delas é capaz de tolerá-lo. Reações de profunda dor ou rejeição ao exame devem ser investigadas, podendo constatar-se até mesmo casos de vaginismo. Mulheres vítimas de estupro também podem relutar em submeter-se ao exame ginecológico ou apresentar reações extremas durante o exame, incluindo medo, dor e até mesma reação dissociativa. Algumas pacientes podem ter lembranças desagradáveis de exames anteriores, dificultando seu relaxamento no presente exame.

Em outros casos, a paciente pode estar hesitante ou mesmo não concordar em realizar o exame. O médico deve explorar as razões por trás de sua recusa. Em alguns casos, pode ser aconselhável adiar o exame, enquanto se investigam os motivos da recusa ou, simplesmente, se aprofunda o relacionamento médico-cliente. Discussão e aconselhamento são essenciais para se programar, em outra etapa, a realização do exame ginecológico.

Garantir a privacidade da mulher é fundamental, devendo o exame ser acompanhado apenas por auxiliar de enfermagem. Nos ambulatórios de ensino, a presença de estudantes ou residentes deve ser restrita ao mínimo de pessoas possível, evitando-se realizar o exame ginecológico para grandes grupos. A paciente deve ser previamente esclarecida de que o ambulatório é de ensino, e que o exame irá ser realizado ou acompanhado por estudantes sob supervisão. Caso não concorde com a presença de estudantes, pode ser encaminhada para os ambulatórios exclusivamente assistenciais. Tudo isso deve ser discutido antes de se iniciar o exame ginecológico e, de preferência, antes mesmo da consulta, durante a marcação.

Em relação à presença de acompanhante durante o exame, este assunto deve ser discutido durante a anamnese, permitindo-se a presença do acompanhante desde que esta seja desejada e autorizada pela paciente.

## Exame físico geral

Realizar, inicialmente, o exame antropométrico, registrando-se peso e altura (calcular o índice de massa corpórea) e medindo-se a circunferência da cintura e do quadril (fita métrica) para cálculo da relação cintura/quadril.

O índice de massa corpórea (IMC) é calculado pela relação Peso (kg) ÷ Altura (m)$^2$.

Deve-se avaliar se a paciente tem peso normal, subnormal, sobrepeso ou obesidade, de acordo com o valor do IMC:

- Peso subnormal – abaixo de 18,5.
- Peso normal – entre 18,5 e 24,9.
- Excesso de peso – entre 25 e 29,9.
- Obesidade I (leve) – entre 30,0 e 34,9.
- Obesidade II (moderada) – entre 35,0 e 39,9.
- Obesidade III (extrema) – igual ou superior a 40.

Em relação à cintura-quadril, esta deve ser menor ou igual que 0,8. Valores normais expressam obesidade central e maior risco cardiovascular.

A seguir, anotam-se os sinais vitais (freqüência cardíaca, pressão arterial, freqüência respiratória e temperatura), os quais devem ser rigorosamente registrados na ficha.

A medida da pressão arterial deve obedecer às normas específicas, devendo ser realizada inicialmente depois de repouso de pelo menos cinco minutos, com a paciente sentada e o braço direito no nível do coração. Registram-se o primeiro e o quinto som de Korotkoff como medida da pressão sistólica e diastólica, respectivamente. Em se encontrando níveis de 140mmHg de sistólica e/ou 90mmHg de diastólica, repete-se a aferição e investiga-se hipertensão arterial.

Na avaliação do estado geral, deve-se considerar a grande responsabilidade do ginecologista como "administrador geral da saúde da mulher" (Speroff, 1999) e realizar o exame mais completo possível, incluindo tegumento, mucosas, avaliação dos pêlos (propedêutica do hirsutismo), pesquisa de edemas e outras anomalias.

Pesquisa da acuidade visual e auditiva deve ser realizada, envolvendo testes simples e anotando-se os resultados.

Realiza-se ausculta cardiopulmonar, registrando eventuais anormalidades, que devem ser investigadas.

A palpação da tireóide faz parte do exame ginecológico. A freqüência de tireoidopatias no sexo feminino é elevada, podendo estar associada a diversos distúrbios do ciclo menstrual, incluindo amenorréia e sangramento uterino disfuncional. Anotam-se alterações de tamanho e consistência e a presença de nódulos (descrever as características).

## ■ EXAME MAMÁRIO

"O exame mamário deve ser realizado sistematicamente em todas as pacientes, independente do motivo da consulta."

- *Inspeção* — realiza-se inicialmente a inspeção estática, com a paciente sentada, mantendo os braços apoiados nas coxas. Descrevem-se os seguintes parâmetros:
  - *Números* — normalmente existem duas mamas com os respectivos complexos areolopapilares, mas anomalias podem estar presentes, como amastia (ausência congênita da mama), atelia (ausência congênita da papila), polimastia (uma ou mais mamas supranumerárias) ou politelia (papilas extranumerárias, dentro dos limites da linha mamária).
  - *Tamanho* — as mamas podem ser pequenas, médias ou grandes (hipertróficas).
  - *Forma* — as mamas podem ser cônicas, hemisféricas, aplanadas ou pendulares (ptose).
  - *Simetria* — as mamas podem ser simétricas ou apresentar discreta assimetria de tamanho, que pode ser mais acentuada em determinados casos, sem necessariamente ter conotação patológica.
  - *Contornos* — podem ser regulares ou irregulares, estando presentes ou não abaulamentos e retrações.
  - *Pele* — pode estar íntegra ou apresentar alterações, como eritema, úlcera, edema, eczema, nódulos e outras lesões. Descrever também cicatrizes e tatuagens, quando presentes.
  - *Características dos complexos areolopapilares* — descrever se são centrados ou desviados, se as papilas são protrusas, planas ou invertidas, e as características da pele (descamação, erosão).

A seguir, realiza-se inspeção dinâmica, solicitando-se à paciente que eleve os braços acima da cabeça ou pressione a cintura. Esta manobra permite ressaltar qualquer alteração eventualmente presente no parênquima mamário, podendo detectar abaulamentos, retrações e assimetrias. Também se realiza a inclinação anterior da paciente, tornando as mamas pêndulas (manobra de Auchincloss), para verificar se surge alguma tumoração. A papila pode retrair-se durante essas manobras (sinal de Benzadon), na presença de tumores retroareolares.

- *Exame dos linfonodos axilares, supra- e infraclaviculares* – ainda com a paciente sentada, examinam-se as regiões axilares, descrevendo-se tumorações ou abaulamentos e realizando-se a palpação. A palpação da axila deve ser realizada com o antebraço da paciente pousado sobre o antebraço homônimo do examinador, que o mantém suspenso, enquanto a mão heterônima realiza a palpação da axila (profundamente) e da região retropeitoral, buscando identificar linfonodos. Quando estes são palpáveis, descrevem-se o número, o tamanho, a consistência e a mobilidade.

   A palpação dos linfonodos supra- e infraclaviculares é realizada também com a paciente em posição supina, os braços caídos ao longo do corpo e o examinador à sua frente. Percorrem-se as regiões supra- e infraclaviculares com a ponta dos dedos das mãos. Descrevem-se as características dos nódulos, quando presentes.

- *Palpação* – nesse tempo, a paciente deve estar deitada, com as mãos abaixo do pescoço, elevando-se em 45 graus a cabeceira da mesa ginecológica. O examinador se posta ao lado da mama que vai palpar. Caso haja queixa localizada, inicia-se o exame pela mama normal. A palpação deve ser realizada em ambas as mamas, iniciando-se no quadrante superior externo da mama e seguindo o sentido horário, sempre radialmente, na direção dos ductos. O exame termina com a palpação da região retroareolar.

   Utilizam-se basicamente duas técnicas: Bloodgood (ou toque de piano), em que se utilizam as falanges distais dos dedos, e Velpeaux, em que a face palmar dos dedos comprime a mama de encontro ao gradeado costal. Descrevem-se as características do parênquima, podendo ser anotados espessamentos, condensações ou nodulações. Na presença de nódulos, registram-se suas características (número, tamanho, consistência, mobilidade e localização).

   Em pacientes mastectomizadas, além da mama restante, deve-se palpar minuciosamente a cicatriz cirúrgica e a parede torácica.

   Recomenda-se representar graficamente os achados no esquema mamário que consta da ficha ginecológica.

- *Expressão* – realiza-se a pesquisa de descarga papilar, com a expressão da papila, em cruz, a partir da mama circunjacente (não apertar somente a papila) e seguindo o trajeto dos ductos mamários. Quando positiva, anotam-se as características do derrame papilar (seroso, hialino, lácteo, purulento, esverdeado, hemático), que podem indicar sua etiologia. A expressão é contra-indicada se há suspeita de tumores malignos, devido ao risco de disseminação de células tumorais.

## ABDOME

Todo o abdome deve ser examinado, descrevendo-se a topografia dos achados de acordo com a região:

- Andar superior – epigástrio e hipocôndrios (direito e esquerdo).
- Andar médio – mesogástrio e flancos (direito e esquerdo).
- Andar inferior – hipogástrio e fossas ilíacas (direita e esquerda).

   O exame deve incluir inspeção, palpação, percussão e ausculta. A paciente deve estar em decúbito dorsal, relaxada, com os braços ao lado do corpo, postando-se o examinador ao lado direito:

- *Inspeção* – descrever forma, volume e simetria, além do aspecto da pele. O abdome pode ser plano, escavado, abaulado ou pendular. Quando o abdome é abaulado, deve-se localizar a topografia do abaulamento, que pode indicar a presença de tumor. Alterações assimétricas têm maior significado patológico. Devem-se descrever as lesões de pele, as cicatrizes (especialmente de cirurgias anteriores) e a presença de circulação colateral, comum em casos de ascite e tumores volumosos.

    Na inspeção estática, observa-se, após esforço (manobra de Valsalva), se surgem sinais de hérnia da parede abdominal. Anotar sua topografia e extensão do defeito.
- *Palpação* – realiza-se a palpação superficial e profunda, avaliando detalhadamente todas as regiões do abdome, e não apenas o andar inferior. Anormalidades nos órgãos abdominais (hepatomegalia, esplenomegalia) devem ser registradas. Normalmente, útero e anexos não são palpáveis pelo abdome, porém tumorações no andar inferior são sempre sugestivas de patologia ginecológica. É importante descrever todas as tumorações em termos de tamanho, consistência, superfície e mobilidade.

    Registra-se a presença de dor à palpação ou à descompressão (sinal de Blumberg). A resistência muscular e a obesidade podem dificultar o exame abdominal, devendo-se registrar o fato no prontuário.

    Recomenda-se efetuar a palpação das regiões inguinocrurais, pesquisando linfadenomegalias (caracterizar número, tamanho, consistência, mobilidade e se existe dor).
- *Percussão* – percute-se o dedo índice de uma mão com o dedo médio da outra, sobre a região que se vai examinar. A finalidade é caracterizar o som obtido, detectando-se macicez ou timpanismo. O sinal de piparote deve ser pesquisado quando há suspeita de ascite.
- *Ausculta* – registra-se a presença dos ruídos hidroaéreos e suas características (hipoativos, normoativos, hiperativos).

## ■ EXAME DA GENITÁLIA EXTERNA

Nesse momento, a paciente deve estar na posição de litotomia, ou seja, em decúbito dorsal, com as nádegas o mais próximo possível da borda da mesa, as pernas fletidas sobre as coxas e estas sobre o abdome, em ampla abdução. Realizam-se então inspeção (estática e dinâmica) e palpação para o exame da genitália externa. Devido aos riscos de contaminação, recomenda-se que esse exame seja realizado com luvas, que não precisam ser necessariamente esterilizadas (a finalidade é a proteção do examinador):

- *Inspeção estática* – observam-se vulva e períneo, analisando-se as estruturas anatômicas (grandes e pequenos lábios, monte-de-vênus, clitóris, vestíbulo e uretra), descrevendo-se anormalidades, se existentes. Descreve-se a pele da vulva, anotando-se lesões, quando presentes. Analisam-se adiposidade, trofismo e distribuição de pêlos. Os grandes lábios podem ser afastados com o polegar e o indicador de cada mão, para permitir uma avaliação das estruturas mais internas.
- *Inspeção dinâmica* – solicita-se à paciente que realize esforço para baixo, semelhante ao da defecação (manobra de Valsalva), para analisar melhor as distopias, quando presentes. O exame também permite identificar incontinência urinária de esforço.

    Analisam-se, nesse momento, os componentes do perfil vaginal (PV), a saber:

_1_ _2_ _3_ _4_ _5_ _6_

1 = Uretra
2 = Bexiga
3 = Útero
4 = Enterocele
5 = Retocele
6 = Ruptura perineal

Cada um desses itens recebe um número que varia de 0 (ausência de distopia) até 3 (distopia de terceiro grau), considerando-se a seguinte classificação:

a) *Uretra, bexiga, útero, enterocele e retocele* – consideram-se as carúnculas himenais como o ponto de referência, sendo então os prolapsos classificados como ausentes (0); de primeiro grau (1), quando a estrutura prolapsada não atinge as carúnculas; de segundo grau (2), quando chega até as carúnculas, e de terceiro grau (3), quando ultrapassa as carúnculas.
b) *Ruptura perineal* – é considerada de primeiro grau (1), quando interessa apenas pele e mucosa; de segundo grau (2), quando compromete a integridade muscular, e de terceiro grau (3), quando atinge o esfíncter retal.

- *Palpação* – palpa-se a região das glândulas de Bartholin (normalmente não são palpáveis); caso palpáveis, descrever tamanho e consistência, bem como a presença ou não de sinais flogísticos. Palpa-se também o períneo, para complementar a propedêutica das distopias.

# ■ EXAME DA GENITÁLIA INTERNA

## Exame especular

Utiliza-se espéculo bivalvar, articulado, descartável (de plástico) ou de aço, em geral, disponível em três tamanhos (pequeno, médio e grande). O examinador, calçado com luvas de plástico ou de borracha, afasta os grandes lábios com os dedos médios e polegar da mão não-dominante. Com a mão dominante, segura o espéculo fechado, introduzindo-o suave, porém firmemente, através do intróito (no sentido longitudinal, ligeiramente oblíquo, para evitar traumatismo uretral), até a profundidade da vagina. Realiza-se rotação de 90 graus e abrem-se as valvas até expor o colo do útero, obtendo-se sua completa visualização. As valvas ficam paralelas às paredes anterior e posterior da vagina.

Avaliam-se inicialmente as paredes vaginais (cor, rugosidade) e os conteúdos vaginais, cujas características devem ser descritas (cor, aspecto, quantidade, odor, presença ou não de bolhas). Vale lembrar que em determinados casos essas características irão contra-indicar a coleta do exame citológico (p. ex., corrimento purulento). Procede-se, então, à coleta de material para o exame citológico (Papanicolau), que deve ser dupla (ectocérvice, com espátula de Ayre, e endocérvice, com escova, em um giro de 360 graus), dispondo-se o material no sentido longitudinal, em lâmina única, conforme as recomendações do Ministério da Saúde (Brasil). A lâmina deve ser imersa imediatamente na solução fixadora (álcool a 95%), para evitar o ressecamento do material.

Na presença de conteúdo patológico, coletar material para exame a fresco em duas lâminas (uma com soro fisiológico e outra com hidróxido de potássio a 10%) e, na oportunidade, realizar o teste de Whiff (pela adição do hidróxido de potássio), sendo positivo quando se constata a liberação do odor de peixe podre, característico.

A seguir, limpa-se o colo com ácido acético a 3% e realiza-se sua inspeção criteriosa. Descrevem-se o tamanho do colo (pequeno, médio, grande), sua posição (anterior, centrado, posterior, látero-desvios), a presença ou não de mácula rubra e o aspecto do orifício cervical externo (puntiforme, circular, em fenda, estrelado). Anotam-se ainda a presença ou não de cistos de Naboth e eventuais áreas acetobrancas. Lesões vegetantes, ulceradas e eventualmente necróticas podem estar presentes, devendo ser descritas.

Realiza-se, ao final, o teste de Schiller, que consiste na aplicação de solução de Lugol (solução iodo-iodetada) no colo uterino, observando-se a coloração assumida. O epitélio escamoso estratificado da ectocérvice, rico em glicogênio, capta bem o iodo, que assume coloração intensa (iodo-escura), enquanto a endocérvice cora-se menos (iodo-clara) e as áreas atípicas não se coram (iodo-negativas). O teste de Schiller é dito negativo na presença de coloração iodo-escura e iodo-clara e é positivo quando se identificam áreas iodo-negativas.

Gira-se então o espéculo para observar melhor as paredes vaginais, que também devem ser pinceladas com a solução de Lugol para realização do teste de Schiller. A seguir, recua-se o espéculo, liberando o colo, e fecham-se as valvas para que o espéculo seja retirado fechado, como foi introduzido.

## Toque vaginal combinado

O toque é bimanual, para avaliar adequadamente útero e anexos. Sempre com a mão calçada com luva, o examinador introduz dois dedos da mão dominante na vagina (primeiro o indicador, em seguida o médio) e, com a outra mão, pressiona o hipogástrio. Recomenda-se apoiar o pé contralateral à mão que realiza o exame em um banquinho, apoiando-se o braço sobre o joelho, para não transferir seu peso para a vagina.

Com os dedos da mão introduzidos na vagina, palpam-se as paredes vaginais e realiza-se a expressão uretral, anotando-se se há ou não saída de material (descrever as características como, por exemplo, expressão uretral purulenta). Descreve-se a elasticidade ou flacidez da vagina. Palpa-se o colo, anotando-se tamanho, posição, consistência (a consistência habitual do colo ginecológico assemelha-se à da cartilagem nasal), mobilidade, presença ou não de dor à mobilização e permeabilidade (colo pérvio ou impérvio à polpa digital). Podem ser palpados tumores endurecidos, de superfície irregular, no caso de carcinomas.

A etapa seguinte depende da combinação entre o toque vaginal e a palpação manual do hipogástrio. O examinador eleva o colo com os dedos introduzidos na vagina, até a sínfise púbica e, com a mão espalmada no abdome (os dedos calcando o hipogástrio), avalia as características uterinas: posição (anteversoflexão, retroversoflexão ou medioversão), tamanho (usar fita métrica para medir o diâmetro longitudinal e transverso), consistência (habitualmente fibroelástica; na presença de tumorações, pode estar endurecida, enquanto o útero grávido tem consistência pastosa), superfície (normalmente regular; irregularidades sugerem miomas uterinos), mobilidade (normal, diminuída, ou se pode até mesmo encontrar o útero fixo) e dor à mobilização. Individualizados os tumores, anotam-se suas dimensões.

Para o exame dos anexos, os dedos introduzidos na vagina deslocam-se para os fundos-de-saco laterais, procurando-se identificar os anexos nessa topografia com a ajuda da mão abdominal. Descrevem-se o tamanho (diâmetro transverso e longitudinal), a consistência (cística, sólida, pastosa) e a mobilidade dos anexos. Na presença de obesidade ou rigidez do abdome, os anexos podem não ser palpados, o que também é freqüente em mulheres na pós-menopausa.

Na presença de tumor abdominal volumoso, medir suas dimensões pelo exame abdominal e descrever consistência, superfície e mobilidade. Para diferenciar tumores uterinos de ovarianos, procurar mobilizar a tumoração e, ao mesmo tempo, observar se ocorre mudança na posição do colo uterino (manobra de Weibel), que é característica dos tumores de origem uterina.

Avaliar também os fundos-de-saco (anterior, laterais e posteriores), que podem estar livres, ocupados ou abaulados por tumorações pélvicas de qualquer etiologia (uterina ou anexial); nestas duas últimas situações, descrever as características tumorais.

## Toque retal

Não é obrigatório no exame ginecológico, mas deve ser realizado em algumas circunstâncias, sendo obrigatório, por exemplo, para o estadiamento do câncer de colo uterino, permitindo a avaliação dos paramétrios e a pesquisa de extensão tumoral para a pelve. Também deve ser realizado para complementar a propedêutica das distopias, tanto para a avaliação adequada da ruptura perineal como das retoceles e enteroceles. Em pacientes virgens, pode ser dispensado em algumas circunstâncias, sendo substituído pela ultra-sonografia para avaliação de útero e anexos.

## ■ OUTROS TEMPOS COMPLEMENTARES

- *Teste de Collins* – para avaliação das lesões vulvares, utiliza-se o azul de toluidina, pintando-se toda vulva e retirando-se o corante após cinco minutos, com ácido acético a 3%. O azul de toluidina é um corante nuclear, captado pelas células com rica atividade mitótica, de modo que as áreas atípicas persistem coradas em azul, após o uso do ácido acético (Collins positivo). O teste é considerado negativo quando não permanece nenhuma área azul.
- *Pinçamento e tração do colo uterino* – o pinçamento do colo uterino com pinça de Pozzi deve ser realizado na presença de prolapso uterino, para melhor avaliação do grau de prolapso. O exame é complementado para histerometria, permitindo o diagnóstico diferencial entre prolapso uterino e alongamento hipertrófico do colo.
- *Colposcopia* – todo o exame especular pode ser acompanhado por colposcopia ou videocolposcopia, permitindo o aumento da área examinada (12 a 29 vezes) e a melhor avaliação de lesões cervicais que podem não ser identificadas a olho nu. A aparelhagem é cara e pode não estar disponível na sala de exame ginecológico, sendo o procedimento solicitado como exame complementar.

## ■ HIPÓTESES DIAGNÓSTICAS

Ao término da anamnese e do exame físico, o médico deve listar as hipóteses diagnósticas pertinentes, baseando-se nas informações obtidas durante a consulta. Essas hipóteses irão nortear a conduta, que deve levar em conta não apenas as queixas específicas e os problemas clínicos encontrados, mas também as peculiaridades de cada paciente (p. ex., exames de rastreamento para cada idade, podendo incluir a realização de citologia oncótica, solicitação de mamografia, lipidograma, glicemia, pesquisa de sangue oculto nas fezes e outros). O plano terapêutico será então elaborado individualizando cada caso.

## ■ CONSULTAS SUBSEQÜENTES

Anamnese sucinta deve ser realizada a cada retorno, anotando-se a data da última menstruação, a evolução das queixas que motivaram a consulta inicial (melhora, piora, desaparecimento dos sintomas), o surgimento de outras queixas e eventuais modificações da história pessoal e ginecológica. Atualizar sempre a idade, por conta de exames de rastreamento que variam em função da faixa etária. Questionar sobre uso de medicamentos e anotar todos os que estão sendo utilizados.

Repetir o exame físico completo anualmente em todas as pacientes. Nos retornos com menos de um ano, repetir o exame ginecológico quando indicado, ou seja, se persiste alguma queixa específica (p. ex., corrimento) ou se surgem novos sintomas. Os exames de rastreamento podem ser realizados de acordo com a faixa etária.

## ■ ORIENTAÇÕES GERAIS

Dentro de seu papel como médico de atenção primária à mulher, o ginecologista deve estar preparado para discutir questões importantes pertinentes aos hábitos de vida e à promoção da saúde, como estilo de vida, nutrição e prática de exercícios.

A nutrição representa um tópico essencial a ser discutido com a paciente. O cálculo do IMC faz parte da consulta ginecológica, e seu resultado deve ser apresentado e explicado à paciente. Devem ser dadas orientações sobre o aporte calórico necessário para manter o peso ideal e evitar a obesidade, além de se esclarecer a composição da dieta, evitando-se gorduras saturadas e trans. A preocupação com consumo adequado de cálcio (1,2 a 1,5g/dia) também deve ser abordada. Mulheres com sobrepeso ou obesidade devem ser encaminhadas para consulta especializada com o endocrinologista, mas cabe ao ginecologista esclarecer a importância da perda de peso e da prática de exercícios físicos.

A prática de exercícios deve ser recomendada a todas as mulheres, salvo contra-indicações específicas. O tipo de exercício vai depender da idade, da forma física, das necessidades e das preferências da mulher.

Deve-se também recomendar a adoção de estilo saudável de vida, incluindo sono (seis a oito horas diárias), evitar o fumo e o consumo exagerado de bebidas alcoólicas. Situações que motivam estresse devem ser identificadas, ouvindo-se com atenção a paciente e buscando identificar soluções viáveis ou estimular a mudança de comportamento. Casos mais complexos, em que se julgue necessária intervenção de um psicólogo ou psiquiatra, devem ser encaminhados para esses profissionais.

O esquema de vacinações deve ser orientando e de acordo com as normas de saúde pública conforme a faixa etária das pacientes. As crianças e adolescentes devem receber as vacinas preconizadas pelo Ministério da Saúde (checar estado vacinal e solicitar a apresentação do cartão).

Todas as mulheres em idade fértil devem receber vacinação anti-rubéola, caso esta não tenha sido realizada na infância. O esquema de vacina antitetânica e antidiftérica (dT) deve ser completado (três doses com intervalo de dois meses) e, em seguida, preconizam-se reforços a cada dez anos. Pacientes susceptíveis devem receber vacinação contra varicela. Para mulheres nos grupos de risco, vacinas MMR, para hepatite B, gripe, antipneumocócica e para HPV devem ser indicadas. A vacina antigripe deve ser oferecida anualmente, a partir dos 55 anos. A partir dos 65 anos, prossegue-se com a vacinação anual contra a gripe e recomenda-se, a cada cinco anos, a vacina antipneumocócica.

# Capítulo 3

# Exame a Fresco Bacteriologia e Cultura

Melânia Maria Ramos de Amorim

## ■ CONSIDERAÇÕES INICIAIS

O exame a fresco do conteúdo vaginal representa um teste muito útil, realizado durante a própria consulta ginecológica, que permite o diagnóstico imediato de diversas infecções. Trata-se, na verdade, da bacterioscopia do conteúdo vaginal realizada sem corantes, com soro fisiológico e hidróxido de potássio. É uma ferramenta relativamente simples que apresenta boa relação custo-efetividade para um rápido diagnóstico de infecções vaginais.

### Indicações

Deve ser realizado em toda paciente com suspeita de infecção vaginal e/ou conteúdo vaginal anormal.

### Técnica – Exame a fresco

O material para exame a fresco deve ser coletado do fundo-de-saco vaginal com espátula de Ayre e espalhado uniformemente sobre duas lâminas. À primeira, adicionam-se uma ou duas gotas de hidróxido de potássio (KOH) a 10%, realizando-se de imediato o teste de Whiff. À segunda, adicionam-se uma ou duas gotas de soro fisiológico. Ambas as lâminas devem ser recobertas com lamínula para observação ao microscópio óptico, com aumento de 10 e 40 vezes.

O ideal é que o microscópio fique montado na própria sala de exame ginecológico, evitando o deslocamento do médico. As lâminas podem ser preparadas e colocadas sobre a mesa do microscópio até que o médico termine o exame ginecológico, quando deverá proceder ao exame microscópico.

O exame microscópico inicia-se com o aumento de 10 vezes, pesquisando-se tricomonas móveis, células-guia e fungos (com ou sem hifas). A seguir, altera-se a magnificação para um aumento maior (40 vezes), para verificar os elementos já identificados com o menor aumento.

## Resultados

### PREPARAÇÃO COM SORO FISIOLÓGICO

Na lâmina com soro fisiológico, o achado microscópico normal inclui a presença das células escamosas da vagina (em maior número que os leucócitos), quantidade variável de cocos e ausência de *Trichomonas vaginalis*, hifas e células-guia. Leucócitos são normais no conteúdo vaginal, porém uma relação entre leucócitos e células epiteliais maior que 1:1 é sugestiva de infecção subjacente.

A observação de *Trichomonas* móveis tem sensibilidade e especificidade de 60% e 99%, respectivamente, para o diagnóstico de tricomoníase. Os tricomonas são ovalados, ligeiramente maiores que os leucócitos e móveis, com flagelos ondulantes (Figura 3.1). Na tricomoníase, observa-se ainda um grande número de polimorfonucleares.

Os achados característicos da vaginose bacteriana são representados pelas células-guia, ou *clue-cells* (células escamosas com aspecto granulado), revelando a aderência dos cocobacilos às células epiteliais da vagina (Figura 3.2). A presença dessas células tem sensibilidade de 60% e especificidade de 98% para o diagnóstico de vaginose bacteriana. O esfregaço em geral é pobre em polimorfonucleares.

As pseudo-hifas características da candidíase vaginal podem também ser observadas nessa preparação, mas são mais bem individualizadas na lâmina com hidróxido de potássio.

*O exame a fresco tem baixa sensibilidade, porém alta especificidade para vaginose bacteriana e tricomoníase.*

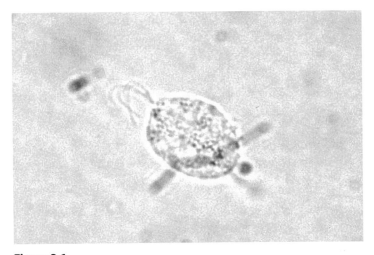

**Figura 3.1**
■ *Trichomonas* (exame a fresco).

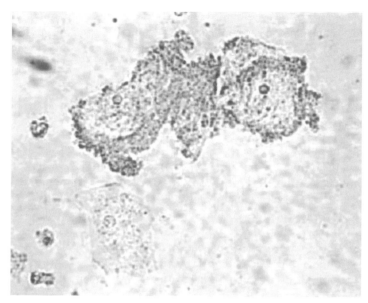

**Figura 3.2**
■ *Clue-cells* (exame a fresco).

## PREPARAÇÃO COM KOH A 10%

- *Teste de Whiff* – após adição do KOH a 10%, considera-se o teste positivo quando se constata o odor característico de peixe podre. Este odor é decorrente da volatilização das aminas putrescina e cadaverina, em decorrência da alcalinização pelo hidróxido de potássio, indicando presença de anaeróbios na vagina. O teste positivo é sugestivo de vaginose bacteriana, mas também pode ser encontrado na tricomoníase.
- *Exame microscópico* – o hidróxido de potássio dissolve as células epiteliais da vagina, e o material queratinizado permite com maior facilidade a detecção das pseudo-hifas e esporos da *Candida*, bem como outros fungos, como *Leptotrix* (Figura 3.3).
- *pH vaginal* – também constitui um teste bastante rápido, fácil de realizar, indolor, representando grande auxílio para o diagnóstico das infecções vaginais.

## Técnica para medir o pH vaginal

Com o uso da fita reagente colocada sobre a parede lateral da vagina durante um minuto. A seguir, compara-se a cor obtida com a tabela de cores e os valores correspondentes aos do pH no cartão do produto.

## Interpretação

O pH vaginal normal encontra-se entre 3,8 e 4,2. Valores abaixo de 4 sugerem candidíase. Um pH vaginal maior que 4,5 é encontrado em 80% a 90% das pacientes com vaginose bacteriana e em praticamente todas as pacientes com tricomoníase. O pH também pode estar elevado na

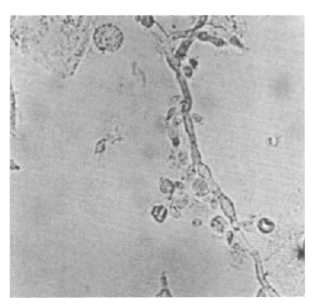

**Figura 3.3**
■ *Leptotrix*.

vaginite atrófica, bem como na presença de sangue ou muco cervical (recomenda-se cautela para não tocar o colo com a fita reagente).

## ■ BACTERIOLOGIA

O esfregaço corado pelo Gram representa também um método útil para o diagnóstico de infecções vaginais. Evidências mostram, por exemplo, que o Gram é melhor que a cromatografia gás-líquido e que o teste para prolina aminopeptidase no diagnóstico de vaginose bacteriana. A realização do Gram está indicada sempre que não se dispõe do microscópio no consultório para se fazer de imediato o exame a fresco.

### Técnica

O material para o esfregaço deve ser coletado das paredes laterais do terço médio da vagina (representando o conteúdo vaginal) e espalhado sobre uma lâmina, sem adição de qualquer reagente. A lâmina deve ser seca ao ar ambiente e acondicionada em envelope próprio e enviada ao laboratório, onde será efetuada a coloração pelo Gram.

### Achados

Achados normais incluem a presença de células epiteliais da vagina em quantidade moderada, superando o número de leucócitos; predominam os lactobacilos em relação às outras bactérias (representando em torno de 90% do total); podem ser encontradas outras bactérias na vagina, como bacilos e cocos gram-positivos ou gram-negativos, porém em quantidade inferior à dos lactobacilos (10% do total). Além disso, não devem ser visualizados os achados anormais, que incluem hifas e esporos dos fungos, *clue-cells* e *Trichomonas vaginalis*.

O Gram é menos sensível que o exame a fresco para pesquisa de *Trichomonas*, porque não há movimentação, além de poder também apresentar resultados falso-positivos. O *Trichomonas* é gram-negativo, e o esfregaço apresenta elevado número de polimorfonucleares.

Na vaginose bacteriana, podem ser encontradas as *clue-cells*, resultantes da aderência bacteriana às células epiteliais da vagina. Verificam-se cocobacilos gram-negativos pleomórficos. As *comma-cells*, ou células-vírgula, são sugestivas de *Mobiluncus*. Quando são utilizados sistemas de escores, como o de Nugent (Quadro 3.1), a sensibilidade é de 94% e a especificidade, de 82%.

O Gram é bastante sensível para a presença de fungos, evidenciando hifas ou pseudo-hifas e esporos da cândida (em 80% a 90% dos casos). Outras espécies de fungos, como *C. glabrata* e *S. cerevisiae*, produzem apenas blastoporos. Filamentos longos sugerem *Leptotrix*.

O achado de diplococos celulares gram-negativos dentro dos leucócitos sugere infecção por *N. gonorrhoeae*, sobretudo quando se avalia a secreção intracervical.

## ■ CULTURA VAGINAL E CERVICAL

### Considerações iniciais

A cultura do conteúdo vaginal constitui um exame freqüentemente utilizado e, na maior parte das situações clínicas, interpretado equivocadamente. As culturas não-quantitativas em meios de rotina não são suficientes para estabelecer o diagnóstico etiológico das infecções vaginais, porque o ecossistema normal da vagina pode incluir tanto bactérias saprófitas como patogênicas.

Na cultura inespecífica, podem ser isolados diversos microrganismos que fazem parte do ecossistema vaginal normal: *E. coli*, *Klebsiella*, *Staphylococcus* etc. O tratamento desses microrganismos pode provocar desequilíbrio da flora vaginal e destruição dos lactobacilos e propiciar o surgimento posterior de infecções vaginais. O diagnóstico de *Gardnerella vaginalis* através da cul-

---

**Quadro 3.1**
■ Critérios de Nugent para o diagnóstico de vaginose bacteriana

O sistema baseia-se em um escore (zero a 7+) que representa a combinação de A + B + C:

A) *Lactobacillus acidophilus* (grandes bastões gram-positivos)
B) *Gardnerella vaginalis* e bacteróides (pequenos bastões gram-variáveis ou gram-negativos)
C) *Mobiluncus* (bastões gram-variáveis curvos)

O escore total é a soma da pontuação de cada um dos três morfotipos bacterianos:

• Escore para os morfotipos bacterianos:

Zero = nenhum morfotipo por campo em óleo de imersão
1+ = menos de um morfotipo por campo em óleo de imersão
2+ = um a quatro morfotipos por campo em óleo de imersão
3+ = cinco a 30 morfotipos por campo em óleo de imersão
4+ = mais de 30 morfotipos por campo em óleo de imersão

Para o escore combinado (A + B + C), zero a 3 representa a flora normal, 4 a 6 indeterminada, e 7 ou mais é diagnóstico de vaginose bacteriana (Nugent *et al.*, 1991).

tura não implica necessariamente a presença de vaginose bacteriana, que é definida clinicamente a partir dos critérios de Amsel. A cultura, embora bastante sensível, não se correlaciona necessariamente com sintomatologia clínica.

Em princípio, a cultura vaginal só tem valor quando realizada em meios específicos: Sabouraud (*Candida*), Diamond/Trichosel/In Pouch TV (*Trichomonas*); porém estas devem ser solicitadas apenas em situações especiais, como recorrência ou ausência de diagnóstico pelos métodos convencionais, já descritos anteriormente. O maior problema da cultura é que os resultados são mais demorados, e geralmente a paciente com infecção vaginal sintomática necessita tratamento imediato. A cultura é mais sensível que o exame a fresco para o diagnóstico de tricomoníase, porém os resultados só estão disponíveis em um período que varia entre dois e sete dias.

A cultura de secreção cervical também deve ser específica, para permitir o diagnóstico de gonorréia, *Chlamydia*, *Mycoplasma* e *Ureaplasma*. A cultura para gonorréia é realizada no meio de Thayer-Martin e tem uma sensibilidade em torno de 90% e especificidade de 100%. Outros métodos mais rápidos estão atualmente disponíveis, como reação em cadeia da polimerase (PCR) ou da ligase (LCR).

Apesar de ser o teste padrão para o diagnóstico de *Chlamydia*, a cultura demanda maior tempo e trabalho, com uma sensibilidade variando entre 50% e 85%, de modo que na prática clínica são mais freqüentemente utilizados outros testes, como imunofluorescência direta e, mais recentemente, PCR e LCR.

O rastreamento de *Chlamydia* está indicado em mulheres jovens (abaixo de 25 anos) e com fatores de risco: intercurso sexual com novo parceiro nos últimos dois meses, cervicite mucopurulenta, sangramento induzido pela coleta endocervical e ausência de contracepção. Se há suspeita de cervicite, culturas para *Chlamydia* e *N. gonorrhoeae* devem ser obtidas.

# Capítulo 4

# Colpocitologia Oncótica

Luiz Carlos Santos
Sônia Regina Figueiredo
Vilma Guimarães

## ■ CITOLOGIA

### Significado e importância

A palavra citologia vem do grego *kitos*, que significa célula, e *logos*, que significa estudo. Na citologia estudam-se as estruturas celulares citoplasmáticas e nucleares. A preparação da lâmina para o exame ao microscópio é uma técnica simples. No caso do material cervicovaginal, ele é corado pelo método de Papanicolau. Como as células são geralmente incolores, usam-se os corantes, que dão cores vivas a partes específicas da célula. As estruturas celulares ficam, então, mais visíveis ao microscópio. Algumas células são eosinófilas, coram-se em tom avermelhado, e outras são cianófilas, corando-se em tom verde-arroxeado.

### Histórico

O crédito, em nível mundial, pelo desenvolvimento do método citológico para diagnóstico de carcinoma cervical é dado a George Papanicolau. Em 1928, ele verificou que células malignas do colo uterino podiam ser identificadas em esfregaços vaginais. Papanicolau coletou amostras que resultaram em descrições detalhadas sobre lesões pré-invasoras. Assim, desde que Papanicolau lançou, no final da década de 1940, as bases de diagnóstico de malignidade através da citologia esfoliativa, o surto de progresso no combate ao câncer atingiu valores incalculáveis no mundo inteiro. Coube a Papanicolau o mérito de colocá-la no terreno prático do uso rotineiro em larga escala. Não há dúvidas de que o diagnóstico citológico em oncologia revela-se a grande arma de combate ao câncer e outras neoplasias em termos de prevenção e de diagnóstico precoce, que são fatores essenciais para o prolongamento da vida.

# ANATOMIA CERVICAL

O colo é composto de epitélio colunar, que reveste o canal endocervical, e epitélio escamoso, que recobre a ectocérvice. O ponto em que estes se encontram é denominado junção escamocolunar (JEC). A JEC raramente permanece restrita ao orifício externo cervical. É um ponto dinâmico que se altera em resposta a puberdade, gravidez, menopausa e estímulo hormonal. Em recém-nascidas, a JEC está localizada na ectocérvice. Na menarca, a produção de estrogênio faz com que o epitélio vaginal se torne rico em glicogênio. Os lactobacilos atuam sobre o glicogênio com reflexos no pH, estimulando as células de reserva subcolunares a sofrerem metaplasia. A metaplasia avança, internamente, da JEC original em direção ao orifício externo do colo uterino. Este processo estabelece uma área denominada zona de transformação (ZT). A ZT estende-se da JEC original até a JEC fisiologicamente ativa. À medida que o epitélio metaplásico na ZT amadurece, começa a produzir glicogênio e, finalmente, assemelha-se ao epitélio escamoso original à colposcopia e à histologia. Na maioria dos casos, acredita-se que a neoplasia intra-epitelial cervical (NIC) origina-se como um único foco na ZT, na JEC que avança. A JEC com células metaplásicas iniciais é mais susceptível a fatores oncogênicos, que podem transformar essas células em neoplasia intra-epitelial cervical (NIC). Assim, a NIC é mais propensa a se iniciar durante a menarca ou após a gravidez, quando a metaplasia é mais ativa. Inversamente, uma mulher que chegou à menopausa sem desenvolver NIC tem metaplasia pequena e corre menor risco. Fatores oncogênicos podem ser introduzidos através da atividade sexual.

## Zona de transformação normal

A ectocérvice e a vagina são revestidas por epitélio estratificado pavimentoso que possui quatro camadas:

1) *Camada basal* – constituída por fileira única de células imaturas com núcleos grandes e citoplasma escasso.
2) *Camada parabasal* – constituída por duas a quatro fileiras de células imaturas que possuem figuras de mitose normais. Essas células são observadas em esfregaços de mulheres pós-menopausadas, sem terapia de reposição hormonal (TRH). O epitélio não amadurece devido à falta de estrogênio. Essas células podem ser vistas também em mulheres usuárias de pílulas anticoncepcionais, no período pós-parto e de aleitamento.
3) *Camada intermediária* – constituída por células poliédricas com citoplasma abundante e núcleo vesiculoso. O citoplasma em geral mostra-se cianófilico, corando-se em tonalidade verde-arroxeada. Essas células são menos amadurecidas que as células superficiais.
4) *Camada superficial* – constituída por células grandes, poligonais, com citoplasma abundante e núcleo central picnótico. São células maduras. O citoplasma é geralmente acidófilo, corando-se em tonalidade laranja-avermelhada.

## Epitélio colunar

O epitélio glandular da ectocérvice é constituído por células altas do tipo cilíndrico com núcleo basal, as quais podem ser observadas sob a forma de paliçada ou colméia.

## Epitélio metaplásico

O epitélio metaplásico inicia-se na JEC a partir da célula de reserva subcolunar. As células metaplásicas imaturas possuem grandes núcleos e quantidade reduzida de glicogênio. Os orifícios glandulares e os cistos de Naboth marcam a borda externa da ZT original. A metaplasia escamosa é um processo fisiológico que ocorre constantemente na cérvice sob a influência de estímulo externo, seja químico ou bacteriano, quando as células basais de reserva da endocérvice amadurecem em células escamosas, em vez de endocervicais.

## Flora vaginal normal

A flora vaginal microbiana normal é dominada pelos lactobacilos (bacilo de Doderlein). A cultura microbiana revela a presença de outros microrganismos aeróbicos e facultativos que são saprófitos, mas podem tornar-se patogênicos.

Os lactobacilos são bastonetes gram-positivos, imóveis e não-encapsulados. Provocam a fermentação do glicogênio celular em ácido láctico e contribuem para a manutenção do pH ácido (cerca de 4) do meio vaginal.

## ■ ESTUDOS ESPECÍFICOS DO COLO UTERINO

A cérvice merece ser estudada como um órgão independente. O colo uterino tem mostrado, por meio das publicações sobre sua embriologia, anatomia, fisiologia e patologia, que este segmento uterino constitui, sob vários aspectos, um *órgão* inteiramente distinto do corpo uterino. Existe, obviamente, uma relação anatômica e embriológica entre corpo e colo, sendo a fisiobiologia, entretanto, independente. Mais um argumento é o aparecimento da *mácula rubra*. O revestimento epitelial pode transformar-se (metaplasia) e mudar de posição (dinâmico), considerando ações hormonais e/ou inflamatórias que atuam na superfície de revestimento do colo. O epitélio colunar sofre uma mudança, depois de determinado período, para escamoso. Isso vem demonstrar que se pode considerar o colo uterino como um pequeno órgão autônomo, dinâmico e regido por influências fisiológicas, hormonais e biológicas.

## ■ COLETA DE MATERIAL DO COLO UTERINO

O esfregaço citológico cervicovaginal de rastreamento deve incluir amostras da endocérvice e da ectocérvice. Deve-se coletar o material, de preferência, com a espátula de Ayre, fazendo-se uma rotação de 360 graus e recolhendo material da ectocérvice e da junção escamocolunar (JEC). A coleta endocervical deverá ser realizada com a escovinha, fazendo-se um movimento circular no canal cervical. O esfregaço não deve ser muito fino nem muito espesso. O uso rotineiro de duas lâminas, uma para o esfregaço de material endocervical e outra para o esfregaço de material ectocervical, acarreta aumento excessivo de trabalho da equipe responsável pela leitura. Aconselha-se a utilização de duas lâminas separadas apenas nos controles de casos com carcinoma invasor ou seus precursores.

A coleta de material no fundo-de-saco vaginal é feita para detecção de patologia endometrial e para avaliação hormonal (na ausência de processo inflamatório).

De acordo com a Sociedade Norte-americana de Câncer, para obtenção de um esfregaço cervical ideal, recomendam-se:

- não utilizar ducha vaginal ou lubrificante nas 24 horas que antecedem a coleta;
- utilizar espéculo não lubrificado (só água morna, se necessário);
- visualização de colo e vagina no exame;

**Quadro 4.1**
■ Agentes fixadores citológicos

| Agentes | Concentração da solução (%) |
|---|---|
| Álcool etílico (desnaturado ou não) | 70 a 90 |
| Ácido isopropílico | 70 a 90 |
| Atomizador (álcool isopropílico e polietileno glicol) | — |

- coleta de material ecto e endocervical;
- coleta de material ectocervical com espátula de Ayre, com rotação de 360 graus;
- coleta de material endocervical com a escovinha.

## Fixação e fixadores

O objetivo da fixação é preservar o estado morfológico das células. A fixação dos esfregaços deve ser imediata, para evitar a dessecação, que deforma as células e altera suas afinidades tintoriais.

O agente fixador não deve ser tóxico ou volátil e deve ter um preço razoável. Por esses motivos, o álcool é o fixador de escolha, em forma líquida ou de aerossol. A mistura de álcool e éter preconizada por Papanicolau foi abandonada por motivos de segurança (o éter é volátil e inflamável). O tempo de fixação é de 15 minutos, no mínimo. O Quadro 4.1 lista os diferentes fixadores.

Antes da coloração, é aconselhável mergulhar novamente os esfregaços em álcool durante alguns minutos. Os esfregaços fixados e secos são facilmente transportados em caixinhas de papelão ou plástico.

## Coloração

A coloração de Papanicolau é hoje universalmente utilizada em citologia genital. O corante nuclear é a hematoxilina que, por oxidação pelo óxido de mercúrio, se transforma em hemateína. A hematoxilina cora o núcleo em azul. Os corantes citoplasmáticos mais empregados são a eosina em combinação com o orange.

## ■ ESFREGAÇO ADEQUADO

Na maioria dos casos, não é difícil avaliar se um esfregaço é adequado ou não. O esfregaço que contém células escamosas e endocervicais bem preservadas, devidamente identificadas, junto à requisição com os dados mínimos (idade e última menstruação da paciente), é considerado satisfatório.

O Quadro 4.2 mostra os critérios atualmente aceitos pela maioria dos autores para caracterizar esfregaços adequados ou insatisfatórios. O esfregaço que não possui células endocervicais não é considerado insatisfatório. Porém, nesses casos, deve-se enfatizar que a avaliação está limitada devido à ausência de células endocervicais ou dos componentes da ZT.

**Quadro 4.2**
■ Critérios para avaliação de esfregaço adequado

**Critérios satisfatórios para avaliação**
Todos os elementos a seguir devem estar presentes:
- identificação apropriada da lâmina;
- informes clínicos relevantes (idade e última menstruação);
- número adequado de células escamosas (deve cobrir mais de 10% da superfície da lâmina);
- componentes adequados de células endocervicais e da ZT.

**Critérios satisfatórios para avaliação, porém limitados devido à ocorrência de um ou mais dos seguintes elementos:**
- ausência de informes clínicos;
- esfregaços hemorrágicos, purulentos, espessos, mal fixados, dessecados, com contaminantes (dificultando a avaliação de 50% a 75% das células);
- Ausência de componentes de células endocervicais e da ZT.

Obs.: não requer necessariamente a repetição do esfregaço.

**Critérios insatisfatórios para avaliação devido à ocorrência de um ou mais dos seguintes elementos:**
- falta de identificação da paciente;
- lâmina inaceitável (irremediavelmente quebrada);
- células escamosas escassas (cobrem menos de 10% da superfície da lâmina);
- esfregaços hemorrágicos, purulentos, espessos, mal fixados, dessecados, com contaminantes (que dificultam avaliação de 75% ou mais das células epiteliais).

## ■ INFORMAÇÕES CLÍNICAS NECESSÁRIAS

Para um perfeito exame citológico, além das técnicas de preparação de material, são necessárias informações clínicas da paciente. As células sofrem modificações em diversas situações.

Quanto às informações clínicas, o citopatologista necessita saber: idade, data da última menstruação, tipo menstrual, história gestacional, uso de medicamentos, procedimentos químicos, físicos e cirúrgicos, tratamentos prévios e exames histopatológicos e os respectivos resultados.

## ■ CLASSIFICAÇÃO DA CITOLOGIA

O resultado da colpocitologia oncótica é sintetizado nas cinco classes de Papanicolau, que são:

- Classe I – normal (ausência de células anormais).
- Classe II – inflamatória (células anormais, mas sem características de malignidade).
- Classe III – suspeito (células atípicas suspeitas de malignidade, mas não conclusivas).
- Classe IV – positivo (células com fortes suspeitas de malignidade).
- Classe V – positivo (células conclusivas para malignidade).

Em 1989, um seminário do Instituto Nacional de Câncer (NCI), realizado em Bethesda, Maryland, resultou no desenvolvimento do sistema de Bethesda para laudo citológico. Esta é uma classificação descritiva da citologia cervicovaginal. A inovação do sistema de Bethesda consiste em agrupar as lesões escamosas potencialmente pré-malignas em três categorias: células escamosas atípicas de significado indeterminado (ASCUS), lesões intra-epiteliais escamosas de baixo grau

(LSIL) e lesões intra-epiteliais escamosas de alto grau (HSIL I – displasia leve) e as alterações do HPV, denominadas atipias coilocitóticas. As lesões intra-epiteliais escamosas de alto grau incluem NIC II e NIC III (displasia moderada, displasia acentuada e carcinoma *in situ*).

O diagnóstico citológico cervicovaginal, segundo o sistema de Bethesda (1989 e revisado em 1991), é o que se segue:

## Diagnóstico geral

- Esfregaço nos limites da normalidade;
- modificações celulares benignas;
- células epiteliais anormais.

## Diagnóstico descritivo

- Modificações celulares benignas
- Infecções:
  - *Trichomonas vaginalis;*
  - Microrganismos fúngicos.
  - Predomínio de cocobacilos compatíveis com uma modificação de flora vaginal.
    - Bactérias compatíveis morfologicamente com os actinomicetos.
    - Modificações celulares associadas com o herpes.
  - Outras.

## Anomalias das células epiteliais

- Células escamosas:

### A) Alterações reacionais
1) Modificações celulares associadas com a inflamação.
2) Atrofia acompanhada de inflamação, radiações.
3) Dispositivo intra-uterino (DIU).
4) Outras causas.

### B) Alterações atípicas
1) Células escamosas atípicas de significado indeterminado:
   a) Lesões intra-epiteliais escamosas de baixo grau (NIC I, displasia leve, inclusive as lesões devidas ao HPV).
   b) Lesões intra-epiteliais escamosas de alto grau (NIC II e III, displasia moderada, acentuada e carcinoma *in situ*).
2) Carcinoma escamoso invasor.

- Células glandulares:
  - Células endometriais, citogicamente benignas, em mulher menopausada.
  - Células glandulares atípicas de significado indeterminado.

- Outros tumores malignos:
  - Adenocarcinoma endocervical.
  - Adenocarcinoma endometrial.

- Adenocarcinoma extra-uterino.
- Adenocarcinoma sem definição.

Avaliação hormonal (somente para o esfregaço vaginal):

- Aspecto hormonal compatível com a idade e a história clínica.
- Aspecto hormonal incompatível com a idade e a história clínica.
- Avaliação hormonal impossível.

As possíveis causas de falso-negativos em citologia (carcinoma ou seus precursores presentes, com exame citológico cervicovaginal negativo) são as seguintes:

- Erros datilográficos nos dados do esfregaço cervicovaginal:
  - No local onde foi realizada a coleta.
  - No laboratório de citopatologia.
  - Na resposta do laboratório de citopatologia.
- Coleta inadequada ou imprópria:
  - Escolha técnica de coleta inadequada para o fim desejado.
  - Material insuficiente.
  - Esfregaço mal feito.
  - Ausência de elementos da ZT em mulher na pré-menopausa (células cilíndricas endocervicais e/ou) (metaplásicas).
  - Lesão inacessível ao exame, mesmo com uma coleta adequada, por:
    - ser muito pequena;
    - situar-se muito alta na endocérvice;
    - ser muito queratinizada;
    - estar aberta na superfície por necrose;
    - ulceração e sangramento;
    - haver possibilidade de variações significativas fisiológicas ou biológicas da descamação de células;
    - realizada durante o período de fluxo.
- Presença de substâncias que interferem:
  - material celular entremeado com sangue e resíduos; células menstruais;
  - material celular entremeado com sangue por coleta muito traumática;
  - material celular entremeado com lubrificantes;
  - presença de exsudato inflamatório excessivo;
  - presença de talco;
  - morfologia celular alterada pela ação bacteriana.
- Problemas técnicos por fixação inadequada do esfregaço:
  - ressecado;
  - fixado de maneira não-uniforme;
  - coloração e preparação inadequadas.
- Erros na leitura:
  - visualização incompleta da lâmina;
  - subestimativa das anormalidades celulares por preparação e experiência inadequadas;
  - por supervisão e controle de qualidade inadequados.

## ■ NEOPLASIAS QUE SE PRESTAM A UM PROGRAMA DE RASTREAMENTO

O principal critério de avaliação da eficácia de um programa de rastreamento de um tumor é a diminuição do índice de mortalidade específica na população à qual foi oferecido esse programa. Atualmente, uma evidência de eficácia é disponível somente no rastreamento citológico do carcinoma cervical e no rastreamento mamográfico do carcinoma mamário. Os programas de rastreamento mamográfico evidenciaram uma acentuada redução de mortalidade pelo carcinoma mamário nas mulheres na faixa etária após os 50 anos. O carcinoma de colo uterino é a neoplasia que mais se presta a um diagnóstico pré-clínico porque satisfaz, de fato, as seguintes exigências:

- tem uma longa fase pré-invasiva;
- o diagnóstico e o tratamento da neoplasia intra-epitelial cervical (NIC) permitem prevenir a neoplasia invasora;
- os estágios invasivos diagnosticados, quando assintomáticos, podem ser tratados menos radicalmente e com maior sucesso do que os estágios diagnosticados quando sintomáticos.

Os meios para o diagnóstico pré-clínico consistem na citologia, em primeira instância, e na colposcopia, em segunda instância. A citologia representa o primeiro nível no rastreamento. É um método estático que fornece uma negatividade ou uma positividade citológica; há necessidade, portanto, de um método de segundo nível que identifique a lesão e dê a indicação do tratamento. O método de segundo nível é a colposcopia. O diagnóstico precoce do carcinoma diminui o índice de mortalidade porque reduz o número de casos em fase avançada. O diagnóstico pré-clínico (diagnóstico de NIC) com a citologia cervicovaginal e o tratamento do NIC após a colposcopia reduziram a morbidade do câncer invasivo. É inequívoca a utilidade do rastreamento citológico para carcinoma cervical. As dificuldades do rastreamento citológico podem ser resumidas da seguinte maneira:

- o comparecimento ao teste citológico diminui com o aumento da idade.
- o comparecimento ao teste citológico diminui conforme o nível socioeconômico.
- a citologia é capaz de identificar a NIC no primeiro rastreamento com freqüência elevada. Oitenta por cento dos 20% de falso-negativos são identificados no segundo rastreamento. Assim, o risco de falso-negativos é em torno de 4%. No entanto, se um segundo rastreamento não for realizado com intervalo de um ano, o percentual de erro será de 20%. Portanto, torna-se ideal a avaliação anual nas primeiras visitas de um programa de rastreamento.

## ■ AUTOMATIZAÇÃO DA LEITURA DOS ESFREGAÇOS CERVICOVAGINAIS

A Sociedade Americana de Sistemas Neuromédicos (*Neuromedical System*) construiu um aparelho, o *Papnet*, que utiliza programas de informática avançados, chamados redes nacionais, que constituem modelos simplificados de neurônios biológicos. O método encontra sua aplicação na distinção das células malignas e benignas. O sistema *Papnet* é composto por um microscópio automatizado que varre o esfregaço e classifica as imagens celulares. O sistema *Papnet* é também capaz de identificar as células infectadas por herpesvírus, parasitas como o *Trichomonas vaginalis* ou fungos, como a *Candida* sp., e as reações de reparação celular.

O aparelho *Papnet* tem duas indicações possíveis: (1) como sistema de varredura primária, substituindo parcialmente o pessoal técnico; (2) como instrumento de controle de qualidade.

Diversos laboratórios europeus de citologia, que utilizam o *Papnet* para a varredura primária, constataram um rendimento superior e margens de erros inferiores em relação aos resultados obtidos pelos citotécnicos. Nos EUA, o *Papnet* limita-se ao controle de qualidade. A construção, a manutenção e a utilização do *Papnet* são dispendiosas. Entretanto, o aparelho acrescenta uma nova dimensão ao exercício da citologia genital e assegura um grau de controle de qualidade que não se pode obter pelos meios de rotina.

Recentemente, a FDA (Food and Drug Administration) do governo norte-americano reconheceu os sistemas *Neopath* e *Papnet* como métodos de controle de qualidade. Os benefícios potenciais dessa tecnologia são grandes para os países em vias de desenvolvimento, onde o câncer cervical continua a ser uma das principais causas de morte entre a população feminina.

## ■ CONCLUSÕES

Sem dúvida, o principal meio de combate ao câncer do colo uterino consiste no método de rastreamento. Os países que adotaram esse método comprovaram redução acentuada de sua incidência. Por meio do rastreamento é possível identificar e tratar a doença em seus estágios iniciais, evitando, portanto, a evolução para o carcinoma invasor. A partir do ano 2000, o Ministério de Saúde adotou o método de rastreamento das doenças do colo uterino em todo o Brasil. Dá-se assim, no novo milênio, um grande passo rumo à melhoria da saúde da mulher.

# Capítulo 5

# Colposcopia

Adriana Scavuzzi

## ■ INDICAÇÕES PARA A COLPOSCOPIA

Quando se dispõe de um colposcópio e de um médico treinado em colposcopia, há várias indicações para esse exame, entre as quais a mais freqüente é um resultado alterado no exame de triagem. O motivo mais comum para o encaminhamento de mulheres para a colposcopia é a citologia cervical anormal, em geral um achado da triagem citológica (Quadro 5.1).

Deve-se destacar que mulheres com lesões de baixo grau (NIC 1) na citologia têm maior probabilidade de apresentar uma lesão de alto grau que seria encontrada na colposcopia — cerca de 15% das mulheres com atipia e 20% daquelas com NIC 1 na citologia podem ter lesões de maior grau. Em um país em desenvolvimento como o Brasil, é aconselhável que mulheres com NIC de qualquer grau na citologia sejam encaminhadas para colposcopia, tendo em vista a possibilidade de erros de classificação no exame de citologia e a dificuldade de estabelecer o seguimento.

**Quadro 5.1**
■ Indicações para colposcopia

Colo uterino de aspecto suspeito
Carcinoma invasivo na citologia
NIC 2 ou 3 na citologia
Qualidade insatisfatória persistente na citologia
NIC 1 persistindo entre 6 e 12 meses na citologia
Duas citologias consecutivas inconclusivas
Pelo menos dois sinais maiores sugestivos de infecção pelo HPV
Teste de Schiller positivo (área iodo-negativa)

## ■ INSTRUMENTAL

Hinselmann (1925) foi o primeiro a descrever o equipamento colposcópico básico e seu uso, estabelecendo os fundamentos para a prática da colposcopia. Um colposcópio é um microscópio de campo estereoscópico, binocular, de baixa potência, com uma fonte de iluminação potente de intensidade variável que ilumina a área sob exame. A cabeça do colposcópio, que reúne os dispositivos ópticos, contém a lente objetiva, duas lentes oculares usadas pelo colposcopista para ver o colo uterino, uma fonte de iluminação, filtros verdes e/ou azuis, que podem ser interpostos entre a fonte de iluminação e a lente objetiva, uma pega para introduzir o filtro, um botão de ajuste para mudar o aumento da lente objetiva, se o colposcópio possui vários aumentos, e um botão de ajuste para o ajuste fino. O filtro serve para eliminar a luz vermelha e facilitar a visualização dos vasos sanguíneos, que devem parecer escuros.

Os colposcópios modernos permitem, em geral, regular o aumento, comumente entre seis e 40 vezes, com aumentos intermediários de, por exemplo, nove, 15 e 22 vezes. Acessórios como uma ocular lateral para ensino, câmara fotográfica e câmara de vídeo CCD podem ser acoplados a alguns colposcópios e são fundamentais em hospitais-escolas. Contudo, esses itens aumentam substancialmente o custo do equipamento.

## ■ INTRODUÇÃO À ANATOMIA DO COLO DO ÚTERO

O colo uterino é a porção fibromuscular inferior do útero, mede de 3 a 4cm de comprimento e 2,5cm de diâmetro; contudo, varia em tamanho e formato, dependendo da idade, da paridade e da fase do ciclo menstrual da paciente. A ectocérvice é a porção mais facilmente visível do colo uterino; a endocérvice em grande parte não é visível e reside proximal ao orifício cervical externo. A ectocérvice é recoberta por um epitélio escamoso estratificado róseo, consistindo em várias camadas de células; o epitélio colunar avermelhado com uma única camada de células reveste a endocérvice. As células intermediárias e superficiais do epitélio escamoso contêm glicogênio.

A localização da junção escamocolunar em relação ao orifício cervical externo varia na dependência da idade, da fase do ciclo menstrual e de demais fatores, como gravidez e o uso de anticoncepcionais hormonais. O ectrópio corresponde à eversão do epitélio colunar sobre a ectocérvice, quando o colo uterino cresce rapidamente e aumenta sob a influência do estrogênio, depois da menarca e durante a gravidez. A metaplasia escamosa do colo uterino indica a substituição fisiológica do epitélio colunar evertido na ectocérvice por um epitélio escamoso recém-formado de células subcolunares de reserva. A região do colo uterino onde metaplasia escamosa ocorre é denominada zona de transformação. A identificação da zona de transformação é de grande importância na colposcopia, visto que quase todas as manifestações da carcinogênese cervical ocorrem nessa zona.

## ■ PRINCÍPIOS DOS PROCEDIMENTOS DOS EXAMES DE COLPOSCOPIA

Antes do exame do colo, inspecionam-se a vulva e a vagina. A seguir, insere-se o espéculo. A coleta de material para o exame colpocitológico deve ser realizada antes do uso de qualquer substância no colo.

## ■ TÉCNICA COM SOLUÇÃO SALINA

O componente fundamental da prática colposcópica é o exame das características do epitélio cervical depois da aplicação da solução de ácido acético diluída entre 3% e 5% e solução de Lugol (solução de iodo iodetada) em passos sucessivos. O estudo do padrão vascular do colo uterino pode tornar-se difícil depois da aplicação da solução de ácido acético e da solução de Lugol (teste de Schiller). Portanto, convém aplicar solução salina fisiológica antes do ácido acético para o estudo minucioso da arquitetura vascular subepitelial. É aconselhável usar um filtro verde para facilitar a observação do padrão vascular.

## ■ PRINCÍPIOS DA TÉCNICA COM ÁCIDO ACÉTICO

Outro componente fundamental da prática colposcópica, a solução de ácido acético a 3% a 5% é, em geral, usada com um aplicador de algodão.

Essa solução ajuda a coagular e limpar o muco. Acredita-se que o ácido acético cause edema do tecido epitelial, em especial do epitélio colunar e nas áreas de epitélio escamoso anormais. Ele causa uma precipitação ou coagulação reversível das proteínas nucleares e citoqueratinas. Por isso, o efeito do ácido acético depende da quantidade de proteínas nucleares e citoqueratinas presentes no epitélio. Quando o ácido acético é aplicado no epitélio escamoso normal, há pouca coagulação na camada superficial de células, onde os núcleos são escassos. As áreas de NIC apresentam uma coagulação máxima devido a seu conteúdo maior de proteínas nucleares e impedem a passagem da luz através do epitélio. Como resultado, o padrão do vaso subepitelial é obliterado e se torna de visualização mais difícil, e o epitélio adquire uma coloração branca. Esta reação é denominada acetobranqueamento e produz um efeito perceptível que contrasta com a cor rosada do epitélio escamoso normal circundante do colo uterino. Este efeito é comumente visível a olho nu. Nos casos de NIC de baixo grau, o ácido acético precisa penetrar até o terço inferior do epitélio (onde está localizada a maioria das células anormais com densidade nuclear alta). Assim, o aparecimento da brancura é retardado e menos intenso devido à menor quantidade de proteínas nucleares em comparação com as áreas de NIC de alto grau ou neoplasia invasiva pré-clínica. As áreas de NIC de alto grau e neoplasia invasiva tornam-se densamente brancas e opacas imediatamente após a aplicação do ácido acético, devido a sua concentração maior de proteínas nucleares anormais e à presença de um grande número de células displásicas nas camadas superficiais do epitélio acetobranco, assim como ocorre na vagina, na pele da região anogenital e na mucosa anal externa. Como foi mencionado anteriormente, o principal objetivo da colposcopia é detectar áreas de grande suspeição quanto à presença de NIC de alto grau e/ou neoplasia invasiva (confirmada pelo exame histopatológico do material obtido por meio de biópsia dirigida pela colposcopia).

## ■ PRINCÍPIOS DA TÉCNICA DE SCHILLER (TESTE DO LUGOL)

O princípio do teste de Schiller consiste em aproveitar a propriedade que as células que contêm glicogênio têm de captar iodo existente na solução de Lugol. O epitélio escamoso metaplásico maduro original e o epitélio escamoso metaplásico maduro recém-formado contêm glicogênio, e este fixa o iodo contido na solução de Lugol (teste de Schiller negativo ou iodo-positivo), ao passo que nas lesões em que há grande rapidez na reprodução celular o teor de glicogênio celular diminui (teste de Schiller positivo ou iodo-negativo). Temos como principais exemplos as NIC e a neoplasia invasiva. As células do epitélio colunar não contém glicogênio. O epitélio escamoso metaplásico imaturo em geral não tem glicogênio ou, às vezes, pode conter glicogênio em pequenas quantidades.

Assim, o epitélio escamoso normal que contém glicogênio se cora de cor castanho-escura depois da aplicação da solução de Lugol. O epitélio colunar não capta o iodo e não se cora, mas adquire um aspecto ligeiramente descorado devido a uma película fina de solução de iodo; as áreas de epitélio escamoso metaplásico imaturas podem não se corar com iodo ou se corar apenas parcialmente. As áreas de NIC e neoplasia invasiva não captam o iodo (já que não possuem glicogênio) e apresentam-se como áreas espessas de coloração amarelo-mostarda ou cor de açafrão. As áreas com leucoplasia (hiperqueratose) não se coram com iodo. Recomenda-se a aplicação sistemática de solução de Lugol na prática colposcópica, já que isto pode ajudar a identificar lesões que não foram notadas durante o exame com solução salina e com ácido acético e delimitar a extensão anatômica das áreas anormais com maior precisão, o que facilita a melhor demarcação da área ideal para biópsia e define a área a ser extirpada quando indicado o tratamento cirúrgico (conização).

## ■ TERMINOLOGIA COLPOSCÓPICA

A Federação Internacional de Patologia Cervical e Colposcopia (IFCPC) aprovou uma terminologia colposcópica básica no 11º Congresso Mundial em Barcelona, realizado entre os dias 9 e 13 de junho de 2002 (Quadro 5.2), e recomenda que este formato atualizado seja usado imediatamente para diagnóstico clínico, tratamento e pesquisa.

**Quadro 5.2**
■ Terminologia colposcópica – Federação Internacional de Patologia Cervical, Barcelona

**I. Achados colposcópicos normais**
Epitélio escamoso original
Epitélio colunar
Zona de transformação

**II. Achados colposcópicos anormais**
Epitélio acetobranco plano
Epitélio acetobranco denso *
Mosaico fino
Mosaico grosseiro *
Pontilhado fino
Pontilhado grosseiro *
Área parcialmente iodo-positiva
Área iodo-negativa *
Vasos atípicos *

**III. Alterações colposcópicas sugestivas de câncer invasivo**

**IV. Colposcopia insatisfatória**
Junção escamocolunar não-visível
Inflamação severa, atrofia severa, trauma
Cérvice não visível

**V. Miscelânea**
Condiloma
Queratose
Erosão
Inflamação
Atrofia
Deciduose
Pólipo

*Alterações maiores.

## Achados colposcópicos normais
### EPITÉLIO ESCAMOSO ORIGINAL
O epitélio escamoso original é um epitélio liso, onde não existem remanescente de epitélio colunar, orifícios glandulares ou cistos de Naboth. O epitélio não se torna esbranquiçado após a aplicação de uma solução de ácido acético *e cora-se em marrom-escuro depois da aplicação do Lugol*.

### EPITÉLIO COLUNAR
O epitélio colunar é um epitélio de camada única, do tipo mucossecretor, que se localiza entre o endométrio cranial e o epitélio escamoso original ou o epitélio escamoso metaplásico caudal. Após a aplicação do ácido acético, mostra-se com aspecto papilar semelhante a um cacho de uvas. Como as células desse epitélio não contêm glicogênio, não se coram com a solução de Lugol. O epitélio colunar normalmente está presente na endocérvice e pode estar presente na ectocérvice (ectopia) ou, em raras ocasiões, na vagina.

### ZONA DE TRANSFORMAÇÃO
A zona de transformação é a área entre o epitélio escamoso original e o epitélio colunar onde podem ser identificados diversos estágios de maturidade. O epitélio metaplásico pode adquirir coloração esbranquiçada após aplicação de ácido acético e parcialmente marrom após aplicação de Lugol. Dentre os componentes de uma zona de transformação normal podem-se encontrar ilhas de epitélio colunar circundadas por epitélio escamoso metaplásico, orifícios glandulares e cistos de Naboth.

Existem três tipos de zona de transformação:

- **No tipo 1**, a zona de transformação é completamente ectocervical e completamente visível, e pode ser pequena ou grande.
- **No tipo 2**, a zona de transformação tem um componente endocervical, totalmente visível, podendo o componente ectocervical ser pequeno ou grande.
- **No tipo 3**, a zona de transformação tem um componente endocervical que não é completamente visível, independente de seu tamanho. Em uma porcentagem pequena de mulheres, a zona de transformação pode estender-se caudalmente para a parte superior da vagina, usualmente como um triângulo anterior e posterior ou como uma lingüeta. Pode conter vascularização que apresenta um padrão mosaiciforme fino e regular, podendo corar-se irregularmente, parcialmente ou ficar completamente negativa depois da aplicação da solução de Lugol.

## Achados colposcópicos anormais
### EPITÉLIO ACETOBRANCO
É o epitélio que se torna esbranquiçado após a aplicação da solução de ácido acético, devido à alta densidade nuclear que apresenta. Embora isso possa acontecer em casos de metaplasia imatura, em geral, quanto mais denso é o acetobranqueamento, mais rapidamente a alteração acontece, e quanto maior o tempo de duração, mais severa a lesão. Acetobranqueamento denso no epitélio colunar pode indicar doença glandular.

### PONTILHADO
Caracteriza-se por aspecto colposcópico focal no qual os capilares são observados por transparência na disposição vertical entre blocos de epitélio espessado e geralmente acetobranco, em

um desenho vascular de pontilhado. Quanto mais fino e regular for a aparência do pontilhado, apresentando distância intercapilar pequena, mais provavelmente a lesão será de baixo grau ou metaplasia. Quanto mais grosseiro for o pontilhado, e quanto maior for a distância entre os pontos vermelhos (capilares), maior será sua importância, e quanto mais irregular o aspecto, mais se relacionará com a lesão de alto grau.

### MOSAICO

Alteração colposcópica focal na qual a neoformação vascular tem um padrão, formando linhas e divisões ao redor de blocos de epitélio acetobranco, produzindo o aspecto de mosaico. Quanto mais fino e regular for o mosaico, mais provavelmente a lesão será de baixo grau ou metaplasia. Quanto mais grosseiro ele for, e quanto maior for a distância intercapilar, mais provavelmente a lesão será de alto grau.

### IODO PARCIALMENTE POSITIVO/IODO-NEGATIVO

Depois da aplicação da solução de Lugol, o epitélio escamoso maduro que contém glicogênio ficará com uma cor marrom-escura. Áreas iodo-negativas podem representar metaplasia imatura, neoplasia intra-epitelial cervical ou baixa taxa de estrogênio (ou seja, atrofia muito freqüente nas mulheres no climatério). Uma aparência salpicada de marrom (iodo-malhado) em uma área com alteração acetobranca leve pode representar metaplasia imatura ou neoplasia intra-epitelial de baixo grau. Completa negatividade ao iodo e que geralmente mostra uma coloração amarelo-mostarda em uma área que anteriormente apresentava acetobranqueamento denso é altamente sugestiva de neoplasia intra-epitelial de alto grau.

### VASOS ATÍPICOS

Aspecto colposcópico focal ou difuso no qual os vasos perdem o padrão arboriforme normal e se apresentam como vasos irregulares com um curso que pode interromper-se abruptamente, que mudam bruscamente de calibre e de direção e com distância intercapilar grande e irregular. Podem ter aparência de vírgulas, vasos espiralados, grampos ou outras formas bizarras. A presença de vasos atípicos é uma *alteração maior* e altamente significativa de lesão de alto grau ou invasiva. Após a irradiação, a vascularização pode ser bastante irregular e por vezes bizarra, o que pode dificultar a diferenciação diagnóstica com a doença maligna.

## Alterações colposcópicas sugestivas de câncer invasivo

A presença de uma superfície irregular, como cadeia de montanhas em áreas de acetobranqueamento denso, e alterações vasculares extremamente bizarras falam a favor de invasão tecidual. Essas lesões geralmente são sobrelevadas, e é freqüente o sangramento de contato.

## Colposcopia insatisfatória

O exame colposcópico é considerado insatisfatório quando a junção escamocolunar não pode ser visualizada. Isto também pode ocorrer se houver traumatismo associado, inflamação ou atrofia que impeçam uma avaliação colposcópica completa, ou quando a cérvice não é visível.

## Miscelânea
### CONDILOMA
Pode acontecer dentro ou fora da zona de transformação e indica infecção pelo papilomavírus humano. A colposcopia mostra um grupamento de pequenas papilas de base única, nas quais o epitélio superficial recobre alças vasculares. A aplicação do ácido acético produz acetobranqueamento e, ao Lugol, cora-se parcial e irregularmente.

### QUERATOSE
Alteração colposcópica focal que consiste em placa branca, de limites nítidos, visível antes da aplicação do ácido acético, devido a hiperqueratose ou paraqueratose das camadas superficiais do epitélio. Os vasos não são visíveis porque a camada de queratina mascara o tecido conjuntivo subjacente, o que pode impedir sua avaliação adequada. Anteriormente era denominada leucoplasia, e autores como Hinselmann deram-lhe excessiva importância como alteração precoce do câncer invasor do colo uterino. Na verdade, qualquer epitélio escamoso pode sofrer um processo de queratinização se exposto a fatores irritativos inflamatórios ou mecânicos (uso de diafragma, no prolapso uterino etc.) e pode representar apenas alteração da maturidade epitelial provocada pelo HPV. A inserção do termo no item *miscelânea* demonstra que a grande maioria das alterações histológicas é de natureza benigna.

### EROSÃO
Uma erosão representa uma área de epitélio desnudo. Pode ser sido causada por traumatismo, mas também pode indicar que o epitélio de superfície é vulnerável e possivelmente anormal.

### INFLAMAÇÃO
Alteração, geralmente difusa, caracterizada por congestão vascular e edema da mucosa. Pode ser pontilhado-símile, diferenciando-se por apresentar-se com capilares finos e muito próximos entre si em um colo avermelhado. Em geral, cora-se parcialmente com a solução de Lugol.

### ATROFIA
Na pós-menopausa, o aspecto da mucosa é mais pálido e, por ser menos espessa, a trama de capilares subepitelial pode tornar-se mais aparente, sendo freqüente a presença de petéquias, por traumatismo da mucosa. Como as células contêm pouco glicogênio, a coloração com a solução de Lugol mostra-se de cor marrom mais clara.

### DECIDUOSE
Fenômeno conjuntivovascular e edema estromal induzido pela gestação.

### PÓLIPOS
Correspondem a formações hiperplásicas, em geral, focais do epitélio cilíndrico que recobre a endocérvice, sésseis ou pediculadas, que se exteriorizam através do orifício externo (OE) do colo uterino, facilmente identificáveis ao colposcópio. Podem apresentar características de epitélio colunar e/ou da zona de transformação, dependendo da metaplasia que possa ocorrer em sua superfície.

A maior novidade dessa terminologia, entretanto, foi introduzir um guia referencial que facilita a caracterização e a diferenciação entre metaplasia, lesão de baixo e alto grau e suspeita de câncer invasivo.

## Quadro 5.3
■ Índice colposcópico modificado de Reid (ICR)*

| Sinais colposcópicos | Zero ponto | Um ponto | Dois pontos |
|---|---|---|---|
| Cor | Acetobranqueamento de baixa intensidade (não completamente opaco); indiferenciado; transparente ou translúcido<br>Acetobranqueamento ultrapassa a margem da zona de transformação<br>Cor branco-nívea com brilho intenso de superfície (raro) | Cor branco-acinzentada intermediária e superfície brilhante (a maioria das lesões deve ser classificada nesta categoria) | Branco nacarado, denso, opaco; cinza |
| Margem da lesão e configuração de superfície | Contorno microcondilomatoso ou micropapilar<br>Lesões planas com margens indistintas<br>Margens chanfradas ou com denteado fino<br>Lesões angulares (3)<br>Lesões satélite ultrapassam a margem da zona de transformação | Lesões regulares, simétricas, com contornos delicados e retilíneos | Margens deiscentes e enroladas<br>Delimitações internas entre as áreas de aspecto colposcópico distinto – área central de alterações de alto grau e área periférica de alterações de baixo grau |
| Vasos | Capilares finos, próximos, de calibre e disposição uniformes<br>Padrões vasculares malformados de pontilhado e/ou mosaico fino<br>Capilares ultrapassam a margem da zona de transformação<br>Capilares finos em lesões microcondilomatosas ou micropapilares (6) | Ausência de vasos | Ponteado o mosaico grosso bem definido nitidamente delineado e disposto ampla e aleatoriamente |
| Coloração de iodo | Captação positiva de iodo que confere ao tecido cor castanho-escura<br>Lesão insignificante sem captação de iodo, ou seja, coloração amarela de lesão com três pontos ou menos nos três primeiros critérios<br>Áreas que ultrapassam a margem da zona de transformação, evidentes na colposcopia por serem iodo-negativas (costumam ser devidas à paraqueratose) (7) | Captação parcial de iodo; aspecto moteado, especulado | Lesão significativa sem captação de iodo, ou seja, coloração amarela de uma lesão com quatro pontos ou mais nos três primeiros critérios |

*A classificação colposcópica é realizada com solução aquosa de ácido acético a 5% e solução de Lugol.
(1) O contorno superficial microexofítico indicativo de neoplasia manifesta na colposcopia não está incluído neste esquema.
(2) As margens epiteliais se soltam com facilidade do estroma subjacente e se enrolam. Nota: as lesões proeminentes de baixo grau com frequência são interpretadas como mais graves, enquanto é fácil deixar passar sem ser notada a tira avascular sutil de HSIL.
(3) Dê zero embora parte da margem periférica seja retilínea.
(4) Às vezes, os padrões de mosaico vascularizados no centro não são características de anomalias histológicas de baixo grau. Esses padrões capilares de lesões de baixo grau podem ser muito pronunciados. Até que o médico aprenda a diferenciar os padrões vasculares finos dos grosseiros, o diagnóstico exagerado é a regra.
(5) Vasos atípicos ramificados indicativos de neoplasia manifesta na colposcopia não estão incluídos neste esquema.
(6) Em geral, quanto mais microcondilomatosa a lesão, mais baixa é a pontuação. Contudo, a neoplasia também pode apresentar-se como um condiloma, embora esta ocorrência seja rara.
(7) Paraqueratose: zona superficial de células cornificadas com persistência de núcleos picnóticos.

# ■ CRITÉRIOS DE REID

A detecção colposcópica da NIC inclui, essencialmente, o reconhecimento das seguintes características: tonalidade da cor, margem e contorno superficial do epitélio acetobranco na zona de transformação, assim como a disposição do leito vascular terminal e a coloração pelo iodo. As variações na qualidade e na quantidade dos aspectos atípicos mencionados anteriormente contribuem para diferenciar a NIC de alterações fisiológicas, benignas, infecciosas, inflamatórias e reativas no colo uterino. A classificação em graus, baseada nessas variações, serve de guia para o diagnóstico colposcópico.

Incentiva-se também que o colposcopista estabeleça um diagnóstico colposcópico presuntivo (ou preditivo) ao final do exame colposcópico em termos de: normal (ou negativo), NIC de baixo grau, NIC de alto grau, neoplasia invasiva, outros (p. ex., inflamação etc.) ou colposcopia insatisfatória. O uso de uma qualificação ou sistema de classificação pode guiar a interpretação e o diagnóstico colposcópico de maneira menos subjetiva e ajuda no desenvolvimento de uma abordagem sistemática na colposcopia. A pontuação colposcópica de Reid modificada (Quadro 5.3), baseada no índice colposcópico proposto por Reid e Scalzi (1985), é muito útil para este fim. Recomenda-se que os principiantes usem habitualmente esse sistema de qualificação para decidir se uma lesão é ou não NIC e para selecionar os locais de biópsia (ver Quadro 5.4).

**Quadro 5.4**
■ Predição colposcópica do diagnóstico histológico com o uso do índice colposcópico de Reid (ICR)

| ICR (pontuação geral) | Histologia |
|---|---|
| 0 e 2 | Provável NIC 1 |
| 3 e 4 | Lesão sobreposta: provável NIC 1 ou NIC 2 |
| 5 e 8 | Provável NIC 2-3 |

# Capítulo 6

# Ultra-sonografia Transvaginal

Maria Judite Pontual

## ■ INTRODUÇÃO

A primeira avaliação ultra-sonográfica por via transvaginal de uma gestação de seis semanas, foi relatada em 1963, em língua japonesa. Em 1965, um grupo formado por Hisaya Takeuchi, Shigemitsu Mizuno, Koh Nakano e Masao Arima relatou avaliações de uma série de tumores pélvicos por essa via. O surgimento da ultra-sonografia transvaginal proporcionou um ganho significativo na avaliação de órgãos e demais estruturas pélvicas, fornecendo informações importantes para o diagnóstico por imagem da pelve feminina. Com o avanço tecnológico, obtendo-se imagens de melhor resolução, a prática ginecológica foi beneficiada por essa via de exame ecográfico, que se tornou de fácil realização e geralmente bem aceita pelas pacientes.

Por meio desse exame podemos visualizar alterações dos órgãos pélvicos e regiões circunvizinhas com melhor definição, muitas vezes não evidenciada pela via transabdominal.

## ■ EQUIPAMENTO E TÉCNICA

O transdutor ou sonda transvaginal utilizado deve possuir uma freqüência de 5 a 7,5MHz. Quanto menor a freqüência, maior a penetração do feixe sonoro e, quanto maior a freqüência, menor a penetração do feixe.

Como as estruturas objetivadas por essa via de exame encontram-se próximas ao transdutor, não é necessária uma freqüência muito baixa.

### Preparo do transdutor

Coloca-se um pouco de gel (indicado para esse exame) em contato direto com a superfície da extremidade da sonda transvaginal a ser introduzida na vagina. Em seguida, coloca-se o preservativo (condom) recobrindo a sonda, estendendo-se por todo o comprimento do preservativo. Os aparelhos de ultra-sonografia habitualmente trazem uma presilha para fixar o preservativo na sonda.

A colocação de gel na extremidade da sonda evita que bolhas de ar fiquem entre esta e o preservativo, impedindo a transmissão adequada do feixe sonoro. A seguir, coloca-se um pouco de gel também na superfície do preservativo, para facilitar a introdução da sonda na vagina.

Pode-se também usar água para lubrificar a superfície do preservativo, prática pouco freqüente. O uso de substâncias oleosas deve ser evitado, uma vez que elas podem dificultar a transmissão do feixe acústico. Terminado o exame ecográfico, o preservativo é retirado da sonda e desprezado.

Após cada exame, deve-se limpar o transdutor com anti-sépticos. O fabricante do equipamento deve orientar qual a solução anti-séptica a ser utilizada, para que não se corra o risco de danificar o transdutor com uso de substâncias não adequadas.

## Técnica

A bexiga da paciente deve estar vazia, ou apenas em pequena repleção. Essa providência, além de tornar o exame mais confortável para a paciente, evita o rechaço das estruturas a serem avaliadas que, geralmente, ocorre devido à repleção vesical, permitindo assim que elas fiquem em um plano de melhor visualização, sendo evidenciadas no campo de alcance do transdutor.

Em decúbito dorsal na mesa de exame, a paciente deve fletir os joelhos e afastá-los um pouco um do outro. No início ou durante o exame, com certa freqüência será necessário colocar um travesseiro sob as nádegas da paciente, para facilitar o manuseio do transdutor, obtendo-se assim as imagens necessárias. Se possível, realiza-se o exame ecográfico transvaginal em uma mesa ginecológica com os devidos apoios para os pés. Nesse caso, o travesseiro sob as nádegas será desnecessário, pois sem o segmento da mesa de exame sob as pernas e os pés da paciente, não será impossibilitado o rebaixamento da sonda durante seu manuseio.

Introduz-se, então, o transdutor na vagina da paciente, deprimindo-se um pouco o intróito com o transdutor, ou com a mão devidamente enluvada, para facilitar a introdução. Pode-se também perguntar à paciente se ela própria prefere introduzir o transdutor.

### MANUSEIO DO TRANSDUTOR

Nos EUA, determina-se que as imagens obtidas no exame transabdominal no corte longitudinal na linha média da pelve sejam comparadas às imagens obtidas no exame transvaginal no corte sagital, levando-se em conta o maior eixo do órgão, massa ou área de interesse.

O corte coronal será o plano perpendicular. Para se conseguir o corte coronal do corte sagital, gira-se o transdutor 90 graus no sentido anti-horário, mantendo-se a orientação padrão do ultra-som. Desse modo, o lado direito da paciente será exibido no lado esquerdo da tela e o lado esquerdo, no lado direito da tela.

Para o estudo das imagens, são feitos alguns manuseios básicos com o transdutor, de fácil realização:

- Os movimentos ântero-posteriores fornecerão imagens em diversos níveis do corte coronal.
- Os movimentos látero-laterais fornecerão imagens em diversos níveis do corte sagital.
- Mudando-se a profundidade do transdutor na vagina, serão obtidas imagens dela, da bexiga, do útero e dos anexos em vários níveis dessas estruturas.

- Deverão ser feitos giros da sonda em diversos graus para a obtenção de imagens em outros cortes (oblíquos, semicoronais), promovendo, assim, uma avaliação completa das estruturas.

## ORIENTAÇÃO DAS IMAGENS

A bexiga deverá estar na parte superior da tela. O fundo do útero, em anteversoflexão, estará na parte inferior esquerda da tela, no corte longitudinal. Nesse mesmo corte, o fundo do útero, em retroflexão, estará na parte inferior direita da tela.

O exame ecográfico transvaginal também pode ser realizado com manuseio inverso ao descrito, ou seja, a partir do corte longitudinal, girando-se o transdutor 90 graus no sentido horário, obtém-se o corte coronal (transversal). Os transdutores possuem, habitualmente, uma pequenina saliência no segmento onde é segurado pelo profissional, a qual pode ser percebida com os dedos do examinador. Quando a saliência ficar para baixo, posterior à palma da mão e mais próxima da superfície da mesa de exame, a imagem corresponderá ao corte sagital (longitudinal). A partir desse corte, girando-se o transdutor no sentido horário, de modo que a saliência do transdutor fique voltada para o examinador, podendo ser sentida com seu polegar, obtém-se o corte coronal (transversal).

Da mesma maneira que na técnica descrita anteriormente, os movimentos ântero-posteriores fornecerão imagens em diversos níveis do corte transversal. Os movimentos látero-laterais fornecerão imagens do corte longitudinal. Mudando-se a profundidade do transdutor na vagina, serão obtidas imagens também em vários níveis das estruturas. Desse modo, introduzindo-se mais a sonda, obtêm-se imagens das estruturas situadas mais cranialmente e, recuando-se a sonda, obtêm-se imagens das estruturas situadas mais caudalmente.

Nessa última técnica descrita, a bexiga também deverá estar na parte superior da tela. No entanto, ao contrário da técnica anterior, o fundo do útero, em anteversoflexão, estará no canto inferior à direita da tela e o colo estará no canto superior à esquerda, no corte sagital. O fundo do útero, em retroversão, estará no canto inferior à esquerda da tela e o colo, no canto superior à direita, no corte sagital (Figura 6.1).

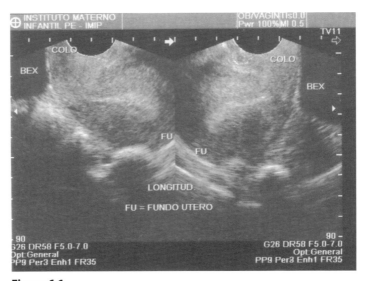

**Figura 6.1**
À esquerda, útero em retroversão observado pelo US.

## ■ INDICAÇÕES

A ultra-sonografia transvaginal deve ser realizada sempre que possível:

- Em pacientes não virgens.
- Em pacientes que não retêm a urina.
- Em pacientes obesas.
- Na presença de aerocolia importante.
- Nas pacientes com parede abdominal com fibroses.
- Para o estudo do útero, oferecendo informações valiosas do endométrio.
- Para o estudo dos ovários, das trompas e dos ligamentos.
- Para o estudo do útero retrovertido ou retrofletido.
- Para dirigir punções de cistos/tumorações.
- Para o estudo da bexiga e da uretra.

## ■ CONTRA-INDICAÇÕES

A ultra-sonografia transvaginal não deve ser realizada:

- Em pacientes virgens.
- Na estenose vaginal.
- No vaginismo importante.
- No sangramento vaginal vultuoso por neoplasia cervical extensa.
- Diante da rejeição dessa via de exame pela paciente.

    Podem-se citar como contra-indicações relativas:

- Amniorrexe prematura com dilatação do canal cervical.
- Placenta prévia.
- Ameaça de abortamento.

## ■ ÓRGÃOS E ESTRUTURAS PÉLVICAS FEMININOS QUE APRESENTAM ANATOMIA NORMAL

### Vagina

A vagina pode ser estudada por via transvaginal, porém sua melhor avaliação será pela via translabial, colocando-se o transdutor no intróito vaginal entre os pequenos lábios. Procedendo assim, visualizam-se as paredes vaginais (hipoecogênicas) quanto a sua regularidade e homogeneidade e a porção inferior do colo uterino. No corte sagital, a imagem ecogênica linear central corresponde às superfícies da mucosa vaginal contíguas. Em pacientes histerectomizadas, o coxim vaginal tem sua medida ântero-posterior no máximo até 2,1cm.

### Bexiga

Para o estudo da bexiga, esta deverá estar em certo grau de repleção, contendo um volume de 200 a 300mL de líquido que, ao exame, se evidencia como imagem anecóica. Uma bexiga normal apresenta-se com paredes regulares, não-espessadas, e os óstios ureterais são observados em sua base. Também é avaliado o colo vesical, observando-se sua mobilidade e posição em relação ao limite inferior da sínfise púbica.

## Útero

Devem-se avaliar sua posição, morfologia, ecotextura e dimensões. Na maioria das vezes, o útero apresenta-se em anteversoflexão e em anteversão. Menos freqüentemente, estará em retroversoflexão e retrovertido ou, ainda, em posição intermediária. Quanto a sua localização na pelve, deverá estar em situação mediana, mas muitas vezes encontra-se em discreto destrodesvio.

Com a anatomia preservada, sua forma piriforme é facilmente identificada e seus contornos são regulares, sem abaulamentos, depressões ou "falhas". A textura é homogênea, hipoecóica de um modo geral, podendo-se observar diferenças sutis da ecogenicidade entre as três camadas miometriais, quais sejam:

- A camada mais externa é fina, com ecogenicidade um pouco menor que a camada intermediária (Figura 6.2).
- A camada intermediária é mais espessa, tendo uma ecogenicidade baixa a moderada e homogênea.
- A camada interna é fina, hipoecóica e circunda o endométrio, sendo também denominada halo subendometrial.

Em mulheres na pós-menopausa, observam-se freqüentemente imagens lineares ou focos fortemente ecogênicos que ocasionam sombra acústica posterior no miométrio, em topografia das artérias arqueadas, correspondendo a calcificações destas.

As dimensões do útero podem variar de maneira importante. Em mulheres nulíparas, costuma medir, no máximo, cerca de 8cm longitudinalmente, 5cm transversalmente e 4cm ânte-

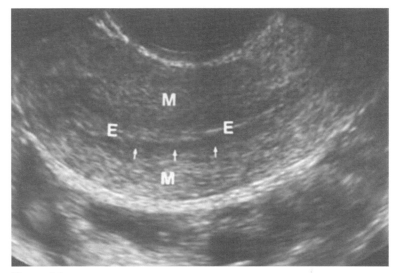

**Figura 6.2**
■ Miométrio mais externo, de ecogenicidade mais baixa.

ro-posteriormente. A multiparidade pode aumentar essas dimensões em mais de 1cm em cada medida.

Na pós-menopausa, com a atrofia do útero, essas dimensões tendem a reduzir-se significativamente, podendo-se encontrar pacientes com mais de 65 anos apresentando uma medida no corte longitudinal de 3,5 a 6,5cm e uma medida no corte ântero-posterior de 1,2 a 1,8cm.

Para a avaliação das dimensões do útero e o cálculo de seu volume, mede-se este órgão no corte longitudinal, no ântero-posterior e no transversal. As dimensões do útero podem ser aferidas pela ultra-sonografia transvaginal, embora esta aferição seja menos precisa que na avaliação transabdominal, uma vez que a não repleção vesical permite uma anteversoflexão ou uma retroflexão mais acentuada, comprometendo em parte a medida no corte sagital. Também é pouco precisa a medida no corte coronal, uma vez que não é possível estarmos totalmente seguros de que nos encontramos em um plano perfeitamente perpendicular ao corte sagital.

As Figuras 6.3 e 6.4 mostram como realizar as medidas uterinas.

Uma vez aferidas as três dimensões do útero, seu volume pode ser calculado. Para tal, multiplicam-se as três medidas entre si, e o resultado é multiplicado pela constante 0,523. Alguns serviços utilizam a constante 0,45.

Cálculo do volume uterino: V = ML × MAP × MT × constante

*Onde* V = volume; ML= medida longitudinal; MAP = medida ântero-posterior e MT = medida transversa.

Os valores obtidos são então comparados aos da tabela de valores normais (Quadro 6.1), utilizada por um grande número de serviços.

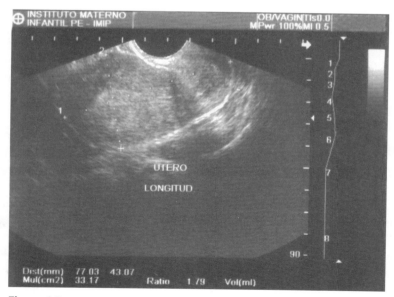

**Figura 6.3**

■ Medidas das dimensões uterinas sagital e ântero-posterior.

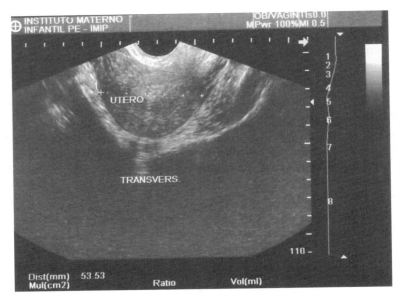

**Figura 6.4**
■ Medida da dimensão uterina coronal.

**Quadro 6.1**
■ Tabela de valores normais do volume uterino

| Período | Útero | Ovários |
|---|---|---|
| Infância | < 10,0cm³ | < 2,0cm³ |
| Adolescência | 10,0 a 40,0cm³ | 2,0 a 5,0cm³ |
| Menacme | | |
|   Paridade 0 | 25,0 a 90,0cm³ | 3,0 a 9,0 cm³ |
|   Paridade 1-2 | até 140,0cm³ | 3,0 a 9,0 cm³ |
|   Paridade 3 | até 160,0cm³ | 3,0 a 9,0cm³ |
|   Paridade 4 | até 180,0cm³ | 3,0 a 9,0cm³ |
| Menopausa | até 70,0cm³ | até 5,0cm³ |

## ■ ENDOMÉTRIO

A avaliação do endométrio pela via transvaginal pode fornecer informações importantes a respeito de sua textura e espessura, caracterizando seus aspectos normais e patológicos.

Obtém-se a medida da espessura do eco endometrial no corte sagital, o qual é mais fidedigno para essa avaliação, uma vez que a medida do eco endometrial no corte coronal pode aumentar sua espessura, já que esse corte está sujeito a inclinações oblíquas, não sendo possível estarmos totalmente seguros de que estamos em um plano perpendicular perfeito do corte sagital, ou seja, perfeitamente perpendicular à cavidade endometrial em relação a seu maior eixo.

A medida é realizada incluindo-se os limites mais externos das camadas anterior e posterior do endométrio, tendo-se o cuidado de não incluir a camada interna do miométrio (Figura 6.5). Caso a cavidade uterina se encontre dilatada por conteúdo líquido, este não será incluído na mensuração, devendo-se proceder à medida da parede endometrial anterior, de seu contorno mais externo até o limite interno, seguindo-se então a medida da parede endometrial posterior, de seu contorno mais interno até seu limite mais externo, somando-se as duas medidas obtidas (Figura 6.6).

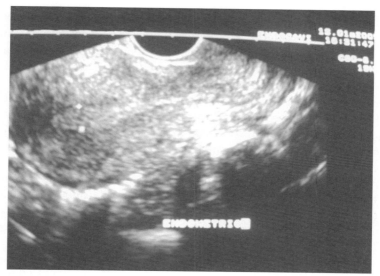

**Figura 6.5**
■ Medida do eco endometrial.

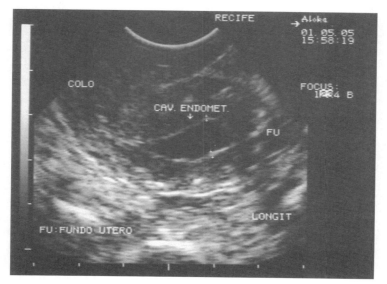

**Figura 6.6**
■ Como proceder a medida do eco endometrial com líquido.

## Espessuras e aspectos do endométrio

- *Fase menstrual* – o endométrio se apresenta como uma linha interrompida, fina e ecogênica.
- *Fase pós-menstrual imediata* – mede de 2 a 4mm e se apresenta fino e regular.
- *Fase proliferativa* – mede de 4 a 8mm e se apresenta fino como uma linha ecogênica na fase proliferativa inicial. Na fase proliferativa tardia, mede de 8 a 12mm, apresentando-se com aspecto de camada tripla (trilaminar), caracterizado por uma linha ecogênica central correspondendo às superfícies endometriais anterior e posterior contíguas circundadas por camada de mais baixa ecogenicidade (hipoecóica), mais espessa, correspondendo à camada funcional e esta, delimitada por linha ecogênica mais externa, correspondendo à camada basal (Figura 6.7).
- *Fase secretora* – mede de 7 a 14mm e se apresenta espessado e ecogênico.
- *Na menopausa* – mede até 5mm (em pacientes sem terapia de reposição hormonal há no mínimo 6 meses) e se apresenta fino, como uma linha ecogênica.
- *Na menopausa com terapia de reposição hormonal* – boa parte dos serviços aceita a orientação de que o endométrio nestas pacientes deve medir até 10mm e apresentar-se de aspecto regular.

Alguns autores relatam estudos onde foram observadas medidas diferentes do endométrio em pacientes com terapia de reposição hormonal, de acordo com "a fase do ciclo", de modo que, do primeiro ao sétimo dia, o endométrio mediu 4,3mm, do oitavo ao décimo quarto dia, 6,8mm, do décimo quinto ao vigésimo primeiro dia, 6,0mm, e do vigésimo segundo ao vigésimo oitavo dia, 6,2mm.

Outros autores referem que, dependendo do tempo em que a reposição hormonal está sendo utilizada e do esquema hormonal administrado, haverá alterações significativas da espessura endometrial. A administração de progesterona e estrogênio conjugados costuma mostrar um endométrio com medida inferior a 8mm.

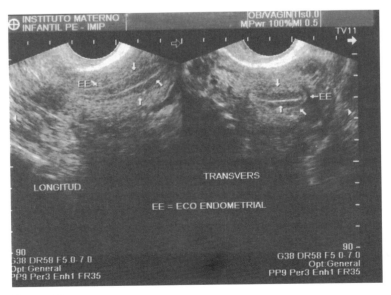

**Figura 6.7**
Eco endometrial trilaminar.

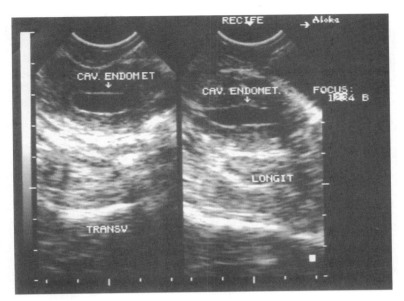

**Figura 6.8**
■ Cavidade uterina preenchida por líquido.

Com a administração de progesterona nos últimos 15 dias do ciclo, a espessura muda, podendo atingir até 15mm na fase estrogênica e medir cerca de 10mm após a fase progestacional. Na administração isolada de estrogênio, o endométrio pode apresentar um espessamento importante, chegando de 10 até 20mm.

Com certa freqüência encontramos imagem anecóica endometrial (conteúdo líquido) nas pacientes menopausadas (Figura 6.8), correspondendo boa parte das vezes a muco, freqüentemente devido à estenose cervical.

## ■ AVALIAÇÃO DO DIU (DISPOSITIVO INTRA-UTERINO)

O DIU é de fácil visibilização, sendo ecograficamente evidenciado como uma imagem fortemente ecogênica, de aspecto linear contínuo, como no caso do "T" de cobre (Figuras 6.9A e B). Pode apresentar-se com algumas variações, dependendo do modelo/fabricante. O tipo alça de Lippes será observado como imagem fortemente ecogênica, de trajeto interrompido. Costuma apresentar atenuação acústica posterior, muitas vezes "pouco intensa". É preciso avaliar sua topografia adequada: ele deve estar em localização central na cavidade uterina e apresentar uma distância máxima de até 1cm entre sua extremidade cranial e a região fúndica do contorno do eco endometrial. Quando é observado de forma excêntrica, sugere penetração no miométrio, podendo ser visibilizado em direção à serosa ou até mesmo através dela. Pode ser visto na cavidade pélvica após uma perfuração completa, ou também em topografia muito baixa, localizando-se parcial ou totalmente na região do orifício cervical interno/externo.

Na existência de uma gravidez tópica concomitante ao DIU, é possível identificá-lo até o primeiro trimestre, e raramente depois disto. A presença de coágulos intra-uterinos e/ou abortamento incompleto pode "mascarar" a visualização do DIU.

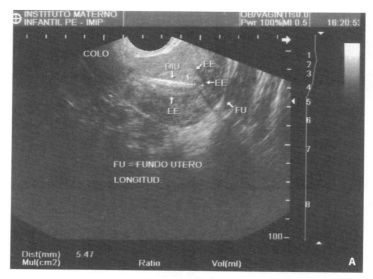
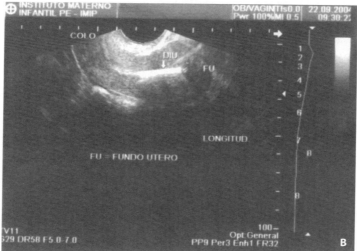

**Figura 6.9**
■ **A e B**. DIU tópico.

## ■ OVÁRIOS

Na paciente com útero em anteversoflexão e na linha média, os ovários serão visibilizados um em cada lado do útero ou posteriormente a este. Caso o útero em anteversoflexão apresente-se com algum desvio da linha média para a direita ou para a esquerda, o ovário ipsolateral será evidenciado acima do fundo uterino.

Na paciente com útero em retroversão, os ovários geralmente serão visibilizados lateral e superiormente, próximo ao fundo uterino. No útero aumentado de volume, os ovários também serão encontrados em posição mais superior e lateralmente a este.

Em pacientes histerectomizadas poderão ser visibilizados na região mediana logo acima do coxim vaginal, porém, nessas pacientes, a identificação dos ovários pode não ser fácil, uma vez que se perde a característica dos reparos anatômicos.

Os ovários são habitualmente identificados usando-se como reparo anatômico os vasos ilíacos internos, localizados posteriormente a eles. Porém, se houver flacidez dos ligamentos, poderá existir uma variação muito importante na posição dos ovários, motivo pelo qual sua identificação poderá ser difícil ou mesmo impossível, caso estejam localizados em topografia bem superior ou lateralmente, pelo fato de se situarem fora do campo de visão. A avaliação pela via transabdominal pode não ser sensível o suficiente para permitir a visibilidade de ovários pequenos.

Quanto à sua ecotextura em mulheres com ciclo reprodutivo, o ovário apresenta a região medular mais ecogênica, e pequenas imagens císticas (anecóicas) podem ser visibilizadas com freqüência na região cortical, correspondendo aos folículos (Figura 6.10). Por volta do oitavo ou nono dia do ciclo menstrual, o folículo dominante destinado à ovulação aumenta de tamanho, medindo até 2 a 2,5cm na ovulação. A ecotextura do ovário em mulheres na menopausa mostra-se hipoecogênica, homogênea e sem a observação de imagens císticas, correspondentes aos folículos. Convém salientar que nessa fase, com freqüência relativa (cerca de 30% em alguns estudos), os ovários podem não ser identificados mesmo pela via transvaginal, devido à atrofia verificada nesse período, além de não se observarem imagens foliculares para conferir uma característica ecoestrutural de mais fácil diferenciação dos tecidos circunvizinhos, dificultando sua identificação.

## Cistos funcionais

São classificados como cistos funcionais os cistos do corpo lúteo, os foliculares e os da teca luteínica. Os cistos de corpo lúteo costumam ser maiores que os foliculares, unilaterais, uniloculares,

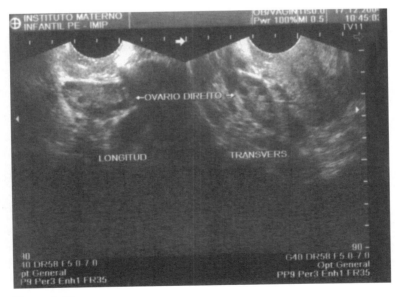

**Figura 6.10**
■ Ovário de textura usual em paciente não-menopausada.

com paredes finas e limites bem definidos, apresentando reforço acústico posterior. Em caso de fertilização, o corpo lúteo continua, podendo tornar-se maior e cístico. Por volta da oitava à décima semana, alcança seu tamanho máximo, desaparecendo em torno da décima sexta semana.

Os cistos foliculares geralmente são unilaterais e costumam regredir espontaneamente. Seu tamanho pode variar de 1 a 20cm, segundo alguns autores. Os folículos "normais" podem variar de tamanho, de poucos milímetros a 2,5cm, por isso não é possível diagnosticar um cisto folicular de forma segura até que se apresente com mais de 2,5cm.

Em casos de cistos funcionais com tamanho significativo, pode ser feito o acompanhamento ecográfico, geralmente dentro de seis semanas, para observar-se o comportamento de seu aspecto ou resolução.

Os cistos da teca luteínica geralmente são bilaterais, grandes ou muito grandes, e multiloculados (Figura 6.11). Como estão associados a níveis altos de gonadotrofina coriônica humana, ocorrem tipicamente em pacientes com doença trofoblástica gestacional, podendo também ser vistos nas pacientes com hiperestimulação ovariana, uma complicação da terapia para infertilidade.

Para o cálculo do volume ovariano utiliza-se a mesma fórmula para o cálculo do volume uterino (para estrutura elíptica achatada):

Cálculo do volume ovariano: V = ML × MAP × MT × constante.

*Onde* V = volume; ML= medida longitudinal; MAP = medida ântero-posterior e MT = medida transversa.

Alguns serviços utilizam a constante 0,523, outros, a constante 0,45, há ainda outros que utilizam 0,42. Uma vez que os ovários apresentam volume variável, alguns autores não vêem problema no uso de constantes diferentes.

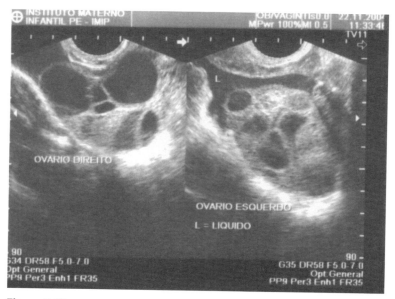

**Figura 6.11**
■ Ovários aumentados de volume por causa de cistos luteínicos.

Alguns estudos mais recentes mostram que um ovário normal pode chegar ao volume de 22cm$^3$ em pacientes que menstruam. Outros autores relatam o volume médio de 9,8cm$^3$ nessas pacientes, de 3cm$^3$ em pacientes antes da menarca e uma variação de 1,2 a 5,8cm$^3$ nas menopausadas.

Em estudo realizado com 563 mulheres menopausadas, com avaliação transvaginal de ovários normais, verificou-se um volume ovariano médio de 2cm$^3$, com limite superior da normalidade de 8cm$^3$. O ovário de uma paciente menopausada com volume superior a 8cm$^3$ é considerado anormal de forma irrefutável.

Há autores que relatam que, nessa fase, o volume ovariano acima do dobro do encontrado no lado oposto, também deve ser considerado anormal, qualquer que seja o tamanho normal.

Um grande número de serviços aceita como normais os valores médios ovarianos mostrados abaixo:

- Infância: até 2cm$^3$.
- Adolescência: 2 a 5cm$^3$.
- Menacme: 3 a 9cm$^3$.
- Menopausa: até 5cm$^3$.

## ■ OUTRAS ESTRUTURAS PÉLVICAS

- *Fundo-de-saco posterior*: Pode ser observado dirigindo-se o transdutor mais posteriormente. É identificado adjacente ao colo uterino, posteriormente. Em condições normais, apresenta-se livre, porém pode-se observar imagem anecóica nessa topografia, correspondendo a líquido em pequena quantidade, sem significado patológico. Se houver ecos no líquido, é sugerido comprometimento hemorrágico ou purulento.
- *A trompa*: Com seu aspecto anatômico usual, dificilmente é visibilizada. Isso ocorre possivelmente devido à sua pequenina dimensão intraluminal e seu trajeto sinuoso. Pode-se ocasionalmente observar sua primeira porção na inserção uterina, seguindo-se lateralmente a invaginação do endométrio, que corresponde à topografia do óstio tubário. O contorno das trompas pode ser visibilizado na presença de líquido intraperitoneal, quando este estiver no fundo-de-saco. Nesse caso, a trompa normal apresenta-se ecogênica e tubular, medindo de 0,5 a 1cm de largura.
  - *Os ligamentos infundibulopélvicos e ovarianos*: habitualmente não são visibilizados.
  - *Os ligamentos redondos* emergem dos cornos uterinos, anteriormente às trompas, estendendo-se até sua inserção na fáscia dos grandes lábios.
  - *O intestino* é identificado como estrutura fusiforme no corte de seu eixo maior e algo arredondado no corte perpendicular a esse maior eixo. Muda de aspecto conforme ocorra peristalse, podendo ser observadas atenuações acústicas provenientes da aerocolia e imagens heterogêneas amorfas, correspondentes a fezes. Havendo líquido no interior da luz (achado freqüente), podem ser identificadas projeções intraluminais correspondentes a válvulas do intestino grosso. A presença de peristalse faz a diferenciação entre uma massa na pelve e a mimetização desta por um segmento de alça intestinal.
- *Artérias e veias:* as artérias ilíacas internas possuem uma largura de 5 a 7mm e tendem a pulsar com expansão de ambas as paredes. A veia ilíaca é de cerca de 1cm maior e não apresenta pulsação. Ocasionalmente podem-se observar ecos de baixo nível, fluindo dentro da veia, correspondendo a sangue. Em seu maior eixo, essas estruturas surgem como imagens anecóicas tubulares.

Os ramos maiores dos vasos uterinos são observados como estruturas tubulares anecóicas, que cursam na região paracervical. As veias ovarianas tendem a localizar-se superiormente ao ovário e medem no máximo 5mm.

# ALTERAÇÕES DOS ÓRGÃOS E ESTRUTURAS PÉLVICAS FEMININOS

## Alterações da vagina

Poderão ser observados ausência ou encurtamento, presença de massa, cistos de Gartner (único ou múltiplos), hematocolpo (imagem de ecotextura líquida com debris), hidrocolpo (conteúdo líquido podendo mimetizar cisto na pelve), septo vaginal, invasão da cúpula vaginal por carcinomas em pacientes histerectomizadas, presença de corpo estranho, pólipo ou mioma exteriorizado pelo orifício do colo.

Pode-se evidenciar também, nesse estudo, a presença de abortamento em curso. Imagens nodulares podem ser decorrentes de fibrose em pacientes que receberam tratamento radioterápico. Um coxim vaginal maior que 2,1cm ântero-posteriormente e com identificação de massa é sugestivo de malignidade.

## Alterações da bexiga

A bexiga deverá estar em repleção moderada (200 a 300mL) para melhor avaliação. O estudo das paredes e de sua luz pode evidenciar a presença de várias alterações.

### CISTITE

É uma alteração muito freqüente nas mulheres. Dependendo do agente causador, podem-se observar diferentes aspectos ecográficos. A cistite infecciosa pode apresentar um espessamento difuso discreto na parede vesical em casos mais leves e um espessamento mais exuberante nas cistites mais graves. A cistite focal que se apresenta com pseudopólipos é indistinguível de um tumor vesical. Pode ser observado nível líquido-líquido em cistites purulentas.

Em casos de cistite após tratamento radioterápico, pode ser visibilizada uma irregularidade importante da mucosa vesical, correspondendo a desprendimento e ulceração em casos mais severos.

### ENDOMETRIOSE

Quando compromete o trato urinário, ocorre mais freqüentemente na bexiga. É visibilizada como uma massa sólida, lesão complexa ou, ainda, como lesão cística mural ou se projetando para sua luz.

### LITÍASE

O cálculo vesical apresenta-se como uma imagem hiperecogênica, geralmente única, que produz sombra acústica posterior, móvel com a mudança de decúbito da paciente. Em casos de inflamação circunvizinha ao cálculo, este pode encontrar-se aderido à parede vesical.

### TUMORES

São visibilizados na parede vesical, projetando-se para a luz como massa de aspecto inespecífico ou apenas como um espessamento.

Outras alterações podem ser encontradas comprometendo a bexiga, como a diminuição de sua capacidade e alteração de seu contorno por compressão extrínseca (devido, por exemplo, a uma massa fixa na pelve), bexiga neurogênica e invasão por carcinomas.

Nas pacientes portadoras de sonda vesical, esta pode ser observada correspondendo a uma imagem ecogênica circular de contornos regulares e limites definidos compatível com a parede do balão, com conteúdo anecóico compatível com o líquido do interior do balão da sonda.

## Alterações do útero

### LEIOMIOMA

Uma das alterações benignas mais freqüentes, pode ser único ou múltiplo, com dimensões variadas. Confere heterogeneidade na ecotextura uterina à custa de imagem tipo nodular, geralmente hipoecóica, mas podendo apresentar-se com ecogenicidade mais baixa, textura ecogênica ou ainda heterogênea, dependendo do predomínio do tecido que o compõe. Menos freqüentemente, podem-se evidenciar área ou áreas anecóicas (císticas) na formação miomatosa devido a degeneração ou necrose, ocorrendo mais freqüentemente durante a gravidez.

Se único ou múltiplos, poderá ou não haver aumento do volume uterino. Podem localizar-se em qualquer segmento do útero. Em muitos casos, apresentam contornos definidos, permitindo sua mensuração precisa. Em outros casos, possuem limites menos precisos, o que dificulta sua mensuração. O comprometimento pode ser difuso e extenso, dando um aspecto globoso ao útero, ou ser apenas focal.

Alguns leiomiomas apresentam-se apenas como áreas de atenuação acústica sem uma massa nodular definida, impossibilitando sua medida. Podem-se encontrar miomas com calcificação (mais freqüentemente em pacientes idosas), apresentando-se como áreas focais hiperecogênicas com sombra acústica posterior, ou como imagens hiperecogênicas em halo circular ou semicircular (Figura 6.12).

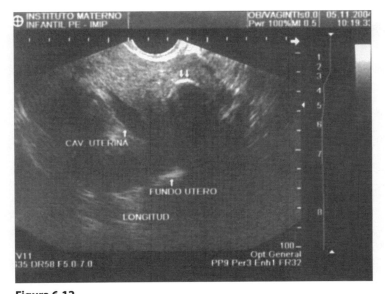

**Figura 6.12**
■ Mioma intramural com calcificação semicircular.

São classificados em subserosos, intramurais e submucosos. Os miomas subserosos (Figuras 6.13 e 6.14) projetam-se a partir da camada superficial do útero, comprometendo seu contorno. Podem também ser pedunculados, sendo algumas vezes observados na topografia do ligamento largo (intraligamentares), e ainda alcançarem a região anexial, mimetizando massa anexial. Os

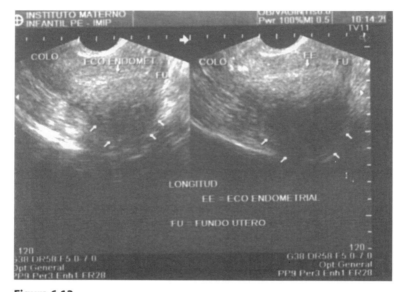

**Figura 6.13**
■ Mioma subseroso em parede posterior (setas).

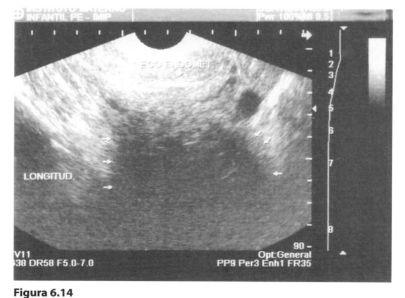

**Figura 6.14**
■ Mioma subseroso (setas).

miomas intramurais (Figuras 6.15 e 6.16) são os mais freqüentes, sendo observados no miométrio e restritos a ele. Dependendo de sua localização, podem rechaçar o eco endometrial ou abaular o contorno uterino. Os submucosos (Figura 6.17) projetam-se do miométrio para a cavidade uterina, distorcem o endométrio, e este envolve seu contorno, auxiliando a diferenciação de um pólipo endometrial.

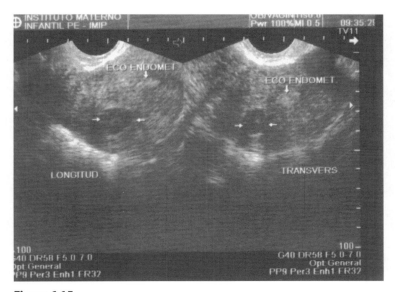

**Figura 6.15**
■ Mioma intramural (setas).

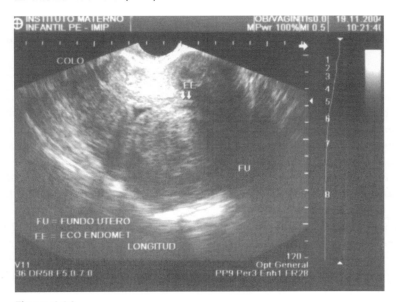

**Figura 6.16**
■ Mioma intramural na parede posterior, rechaçando um pouco o eco endometrial.

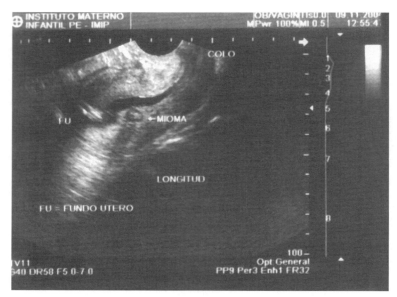

**Figura 6.17**
Mioma submucoso.

A complementação do exame pela via transabdominal é indicada uma vez que, devido ao campo de visão limitado oferecido pela via transvaginal, um mioma subseroso e/ou com pedículo poderá não ser identificado, ficando fora do campo de visão. Já um mioma localizado no fundo do útero em retroversão poderá ser mais bem observado pela via transvaginal.

O leiomiossarcoma é uma alteração rara e apresenta-se com um aspecto semelhante ao leiomioma, podendo observar-se, também, área(s) de degeneração. Pode-se considerar a possibilidade de malignidade quando, em avaliações subseqüentes, evidencia-se um crescimento rápido.

## ADENOMIOSE

Corresponde à presença de glândulas e estroma endometriais dentro do miométrio (Figura 6.18). Pode surgir na forma nodular e difusa. Esta última apresenta-se como focos bastante dispersos no miométrio, enquanto a primeira apresenta-se como nódulos denominados adenomiomas. Os adenomiomas podem ser observados como áreas circunscritas heterogêneas no miométrio, com limites imprecisos, contendo lacunas anecóicas.

Pequenos cistos miometriais podem ser vistos, sendo a causa mais comum a adenomiose, embora cistos no miométrio também possam ter origem congênita ou ser vistos em leiomiomas que sofreram degeneração cística.

Pela via transabdominal pode-se sugerir o diagnóstico, quando é observado aumento difuso do útero, mantendo o contorno regular, textura endometrial normal e textura miometrial muitas vezes dentro da normalidade. Há relatos de comprometimento mais extenso na parede posterior, havendo espessamento da mesma e sendo a área acometida mais anecóica que o miométrio normal. Os adenomiomas e os leiomiomas freqüentemente ocorrem juntos.

Pelo exposto, percebe-se que a adenomiose não costuma ser de fácil diagnóstico pela ultra-sonografia, sendo a ressonância magnética altamente acurada para demonstrar essa patologia.

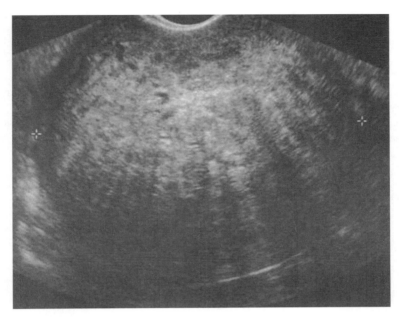

**Figura 6.18**
■ Adenomiose – útero com volume aumentado, parede posterior alargada difusamente.

## LIPOLEIOMIOMA

Alteração incomum, apresenta-se como massa fortemente ecogênica, que provoca atenuação posterior no miométrio, sugerindo esse diagnóstico.

## ANOMALIAS CONGÊNITAS

As malformações uterinas podem decorrer da parada no desenvolvimento dos ductos de Müller, falha da fusão desses ductos e pela falha da reabsorção do septo mediano.

A parada no desenvolvimento dos ductos de Müller pode resultar na ausência do útero (aplasia), no útero unicorno com um só colo e no útero com um corno rudimentar. O útero unicorno apresenta pior prognóstico obstétrico, assim como o útero septado. A falha de fusão dos ductos de Müller pode resultar em útero didelfo, em útero bicorno com duas cérvices, em útero bicorno com uma cérvice, que apresenta melhor prognóstico obstétrico, assim como o útero didelfo, ou em útero arqueado; este último, que resulta de uma falha de fusão leve do fundo, é considerado uma variante do normal. A falha de reabsorção do septo mediano resulta em um útero septado ou subseptado.

As malformações uterinas estão freqüentemente associadas a alterações renais congênitas, especialmente à agenesia e à ectopia renal. Por isso, é sempre importante proceder à avaliação ecográfica dos rins em casos de malformação uterina, e vice-versa. As malformações uterinas podem ser um achado durante um exame ecográfico e ser confundidas com massa anexial. O período pré-menstrual pode ser de grande auxílio para a identificação mais fácil dos ecos endometriais nas duplicações uterinas.

Achados ecográficos:

- *Útero unicorno* – no exame ecográfico observa-se um aspecto assimétrico (assemelhando-se a uma elipse), podendo ser evidenciado ou não um corno rudimentar, e encontra-se um útero de volume reduzido.
- *Útero didelfo* – encontram-se uma grande abertura do fundo do útero, cornos divergentes, duplicação vaginal e duplicação cervical.
- *Útero bicorno* – podem ser visibilizadas uma cérvice (mais freqüente) ou duas cérvices (mais raramente), grande abertura do fundo com mais de 1cm e cornos divergentes (Figura 6.19A e B).

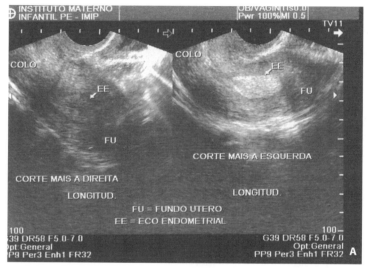

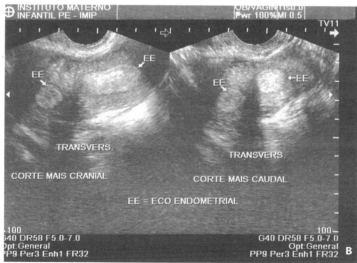

**Figura 6.19**
Útero bicorno. **A.** Corte longitudinal. **B.** Corte transversal.

- *Útero arqueado* – observa-se apenas uma discreta depressão separando levemente o eco endometrial na altura do fundo; não há alteração dos cornos, estando a superfície do fundo de aspecto regular, normal. Pode ser confundido com úteros normais, sendo a ultra-sonografia transvaginal importante para o estudo mais detalhado do endométrio no corte coronal. Este corte é o mais indicado para visibilização do eco endometrial nas malformações.
- *Útero septado* – aqui pode ser visibilizada uma faixa hipoecogênica dividindo o canal endometrial com uma textura que se assemelha ao miométrio adjacente. A superfície do fundo é convexa e regular, apresentando discreta depressão (de 1cm no máximo). Caso a septação seja completa, a faixa segue até o colo.

Alterações por obstrução congênitas ou adquiridas uterovaginais:

- *Hematometrocolpo* – visibiliza-se distensão da cavidade uterina e da vagina por líquido com "debris" (ecos móveis do sangue).
- *Hematocolpo* – observa-se distensão da vagina por líquido com "debris" (sangue) em topografia mais caudal.
- *Hemetométrio* – distenção por sangue apenas da cavidade uterina.
- *Hidrocolpo* – vagina distendida por líquido. Pode simular massa cística pélvica.
- *Hidrometrocolpo* – distenção da cavidade uterina e da vagina por líquido.

Na síndrome de Rokitansky-Küster-Hauser, caracterizada pela displasia dos ductos müllerianos, ocorrendo ausência do útero e ausência total ou parcial da vagina, observamos distensão líquida da vagina remanescente.

O hímen imperfurado determinará obstrução vaginal baixa. Ao exame ecográfico, observa-se distensão do útero e da vagina.

Um septo vaginal transverso e a ausência do colo e de parte da vagina também caracterizam uma obstrução vaginal baixa. Nesses casos, o útero é normal, mas pode ser observada diminuição de sua espessura.

## CÂNCER DO COLO UTERINO

O carcinoma do colo uterino poderá ser observado, dependendo de seu estádio no momento da avaliação ecográfica. Com tempo relativamente curto de evolução da doença, podem-se visibilizar pequeninas imagens ecogênicas, heterogêneas ou hipoecogênicas (Figura 6.20). Poucas vezes, o carcinoma *in situ* pode apresentar áreas focais.

Nos casos de tempo de evolução maior, será observado um colo aumentado de volume, chegando, por vezes, a inverter a proporção fundo/colo, ficando o segundo com maiores dimensões que o primeiro. Os contornos da cérvice se mostram irregulares, com limites pouco precisos. O canal cervical pode não ser visibilizado ou se encontrar com trajeto irregular, interrompido.

É necessária a avaliação do contorno anterior e do colo/parede vesical, assim como o estudo da parede retal e dos linfonodos pararretais, devido à possibilidade de invasão.

## INCOMPETÊNCIA ISTMOCERVICAL

Para o diagnóstico da incompetência istmocervical no útero não-gravídico, não chega a ser indicado o exame ecográfico transvaginal, uma vez que será possível apenas a medição do comprimento do colo, sem maiores esclarecimentos.

74 ■ Propedêutica Ginecológica

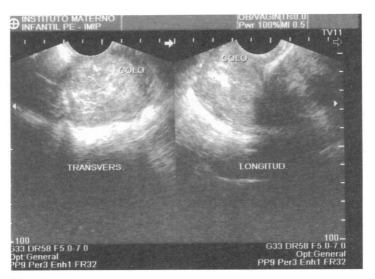

**Figura 6.20**
■ Câncer de colo uterino.

## DEISCÊNCIA DE HISTERORRAFIA

A deiscência da histerorrafia pode mostrar-se como área anecóica ou hipoecogênica, de contornos irregulares nessa região. Uma imagem heterogênea fazendo corpo com a imagem determinada pela deiscência da histerorrafia pode ser encontrada, correspondendo a um hematoma.

## PÓLIPO CERVICAL

O pólipo cervical é visibilizado como uma imagem hipoecogênica, geralmente ovalada, de contornos regulares, podendo apresentar um pedículo ou possuir base larga. Pode ser mais facilmente diagnosticado pela ecografia transvaginal, quando existe líquido no canal cervical, ou pela histerossonografia (abordada mais adiante), promovendo, assim, o contraste de imagem entre o pólipo e as paredes do canal cervical.

## CISTOS DE RETENÇÃO

Os cistos de retenção do colo uterino (cistos de Naboth) com freqüência são únicos, mas podem ser encontrados em maior número. Menos freqüentemente, podem ser vistos em grande quantidade, podendo localizar-se desde a ectocérvice até a endocérvice, próximos do orifício cervical interno, embora estejam habitualmente na ectocérvice. Mostram-se arredondados, anecóicos, com contornos regulares e de dimensões variáveis, apresentando poucos milímetros, mas podendo chegar a 10mm ou mais (Figura 6.21).

## MIOMAS DO COLO

O mioma na cérvice pode comprometer o trajeto do canal e, em alguns casos, ser evidenciado um mioma parido, quando apresenta pedículo e prolapsa para a vagina (Figura 6.22A e B). É geralmente hipoecogênico. Algumas vezes, visibiliza-se um halo ecogênico, correspondendo à sua cápsula. Se sofrer calcificação, apresentará área fortemente ecogênica e, em caso de degeneração, apresentará área anecóica.

Ultra-sonografia Transvaginal ■ 75

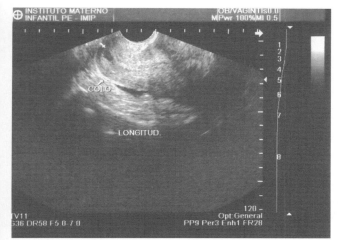

**Figura 6.21**
■ Cisto de retenção no colo uterino (seta).

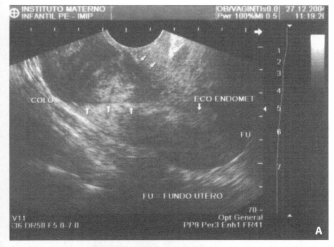

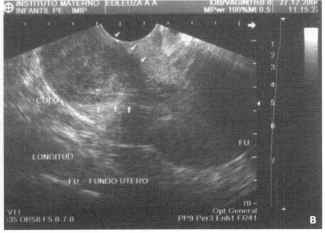

**Figura 6.22**
■ A e B. Mioma no colo uterino (setas).

## DOENÇA TROFOBLÁSTICA GESTACIONAL

A imagem correspondente à doença trofoblástica gestacional (DTG) depende da duração da gestação e também do tamanho das vilosidades hidrópicas. Nas DTG, com cerca de oito a 12 semanas, são visibilizadas imagens predominantemente ecogênicas intra-uterinas, pois com este tempo de evolução as vesículas têm dimensões muito pequenas, em torno de 0,2cm, no máximo. Por volta de 18 a 20 semanas, passam a apresentar um diâmetro de 1cm, sendo visibilizadas ao exame ecográfico como pequeninas imagens císticas de permeio em meio a imagens mais densas, ecogênicas (tecido intra-uterino). Podem também ser encontradas imagens irregulares anecóicas, ou predominantemente anecóicas, correspondentes a uma área da cavidade uterina que não foi comprometida pela mola ou a áreas de hemorragia (Figura 6.23).

Nem sempre será fácil a diferenciação entre uma gravidez molar parcial e uma gravidez molar completa com feto, embora se possa diferenciá-las de uma mola completa quando for visibilizado um feto. Também é sabido que, na mola parcial, a maior parte da placenta apresenta comprometimento vesicular, e apenas uma parte desta está normal. Na mola completa coexistindo com feto, visibilizam-se a placenta normal e a massa molar.

Na DTG poderão estar presentes cistos tecaluteínicos bilaterais, que aumentam o volume ovariano à custa de imagens císticas multisseptadas, podendo atingir grandes dimensões. Os cistos tecaluteínicos podem indicar atividade trofoblástica persistente, porém, pelo fato de poderem persistir até por volta de quatro meses após a curetagem uterina, sua identificação ou sua ausência no seguimento dessas pacientes podem não indicar necessariamente atividade da doença pelo tecido trofoblástico que possa ter restado após a curetagem uterina.

Algumas vezes, os leiomiomas podem mimetizar uma doença trofoblástica gestacional, notadamente quando apresentam áreas de degeneração. Porém, mais freqüentemente será possível

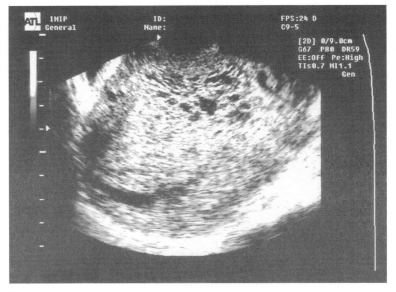

**Figura 6.23**
Doença trofoblástica gestacional.

fazer essa distinção, uma vez que o padrão textural dos miomas é habitualmente mais denso, sólido, algumas vezes causando atenuação acústica posterior. Também, por vezes, o abortamento retido com áreas de hemorragia pode simular uma DTG.

Nos casos de mola invasora observam-se uma ou mais imagens focais ecogênicas irregulares miometriais. Podem também ser vistas regiões de hemorragia miometrial, correspondentes a áreas hipoecóicas irregulares, circundando a imagem ecogênica (tecido trofoblástico).

## Alterações do endométrio

A avaliação por via transvaginal é um excelente meio para o estudo do endométrio, proporcionando melhor definição de imagem. Pode evidenciar várias alterações como hiperplasias, pólipos, lesões malignas (Figura 6.24A e B), atrofia endometrial, hidrometra/hematometra, sinéquia,

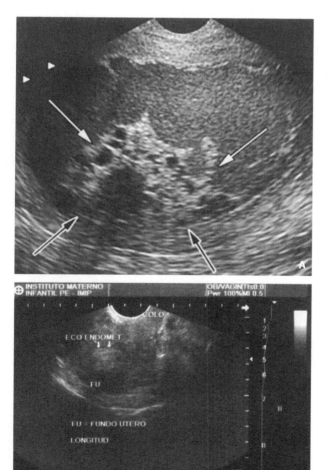

**Figura 6.24**
■ **A.** Câncer endometrial (setas). **B.** Adenocarcinoma mal diferenciado.

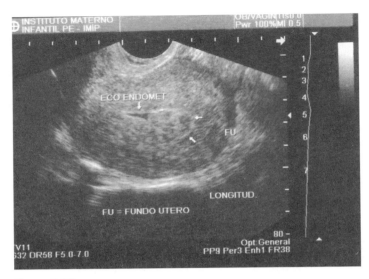

**Figura 6.25**
■ Mioma intracavitário confirmado por histeroscopia.

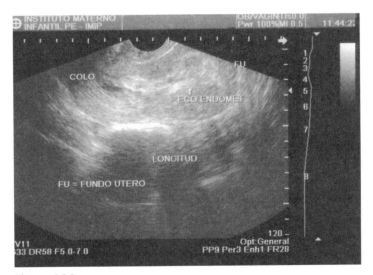

**Figura 6.26**
■ Abortamento incompleto – eco endometrial ecogênico.

endometrite, mioma (Figura 6.25), além de outros quadros, como material retido, abortamento incompleto (Figura 6.26), espessamento em prenhez ectópica e doença trofoblástica.

## HIPERPLASIA

O endométrio apresenta-se ecogênico, espesso e com margens bem definidas. Podem ser evidenciados pequenos cistos endometriais, em caso de hiperplasia cística. Contudo, na atrofia cística, em pólipos e também no carcinoma endometrial, podem ser identificadas formações císticas.

## PÓLIPOS

Podem ser únicos ou múltiplos e apresentam-se como imagem ecogênica focal. Também podem ser visibilizados como um espessamento ecogênico inespecífico do endométrio, localizado ou difuso. Havendo líquido dentro da cavidade endometrial, essa alteração será identificada com muito mais definição e facilidade, motivo pelo qual a histerossonografia é o método ideal para estudá-los, visibilizando a imagem com mais nitidez e precisão, sendo possível definir se o pólipo é pedunculado ou se possui base larga, e auxiliando a distinção entre um pólipo e outra alteração uterina, como, por exemplo, um mioma submucoso.

## LESÕES MALIGNAS

O comprometimento maligno é mais encontrado quando se evidenciam uma ecotextura não-homogênea, contornos irregulares e limites pouco definidos. Geralmente o eco endometrial será espesso, mas há relatos de casos de lesões malignas em endométrios com cerca de 3mm de espessura. Embora formações císticas sejam mais observadas em endométrios atróficos, com pólipos e hiperplásicos, também podem estar presentes no carcinoma (Figura 6.24A e B).

## ATROFIA ENDOMETRIAL

Nesses casos, o endométrio apresenta-se fino, medindo menos de 5mm, e algumas vezes até mesmo "apagado". Quando se observa um endométrio fino com formações císticas, é compatível com atrofia cística.

## HIDROMETRA, HEMATOMETRA

Em pacientes, antes da puberdade, portadoras de obstrução vaginal, a cavidade endometrial poderá ficar distendida, contendo líquido de aspecto mais homogêneo, anecóico (acúmulo de secreção – hidrometra), sendo visto também o mesmo aspecto na vagina. Em pacientes que menstruam será observada uma cavidade endometrial distendida, à custa de imagem caracterizada por material ecogênico no líquido, contendo ecos ou "debris", correspondendo ao sangue acumulado (hematometra), podendo haver também nível líquido-líquido.

## SINÉQUIAS

Em geral, é um diagnóstico difícil, podendo oferecer menos dificuldade nos casos em que há a presença de líquido distendendo a cavidade endometrial; caso contrário, o endométrio poderá ter um aspecto normal. Podem apresentar-se como irregularidades ou uma faixa hipoecogênica em aspecto de "ponte" dentro da cavidade endometrial. Na fase secretora, esse aspecto é de mais fácil visibilização, uma vez que o endométrio está mais ecogênico.

## ENDOMETRITE

Nessa alteração, o endométrio pode ser visibilizado com diversos aspectos. Pode apresentar-se espesso, irregular, contendo líquido ou não, e ainda observar-se presença de gás, sugerida por vários focos hiperecogênicos que ocasionam sombra acústica posterior. Neste último caso, a correlação clínica é indispensável, uma vez que até cerca de 21% das pacientes podem apresentar a cavidade endometrial contendo gás sem complicações clínicas, nas primeiras três semanas após o parto vaginal. Não é infreqüente encontrarem-se pacientes portadoras de endometrite com quadro álgico importante, sem a presença de alterações ecográficas exuberantes no endométrio, sendo visibilizados apenas achados mínimos.

## ■ ALTERAÇÕES DO OVÁRIO

### Cistos hemorrágicos

A hemorragia no interior dos cistos funcionais é observada com mais freqüência nos cistos do corpo lúteo. O aspecto ecográfico varia muito, dependendo da quantidade de sangue presente e do tempo transcorrido entre a hemorragia e a realização do exame. Em geral, o cisto hemorrágico agudo apresenta-se fortemente ecogênico, podendo mimetizar uma massa sólida. A natureza cística pode ser indicada quando estiver presente reforço acústico posterior. Com a hemólise do coágulo, o aspecto torna-se mais complexo, observando-se um tipo reticular com ecos internos e septações, podendo-se também visibilizar nível líquido-líquido entre o coágulo e o componente mais líquido. O coágulo pode ser ecogênico e estar fixo na parte pendente do cisto.

A observação de líquido de aspecto mais ecogênico, contendo pequeninos ecos sugestivos de líquido denso no fundo-de-saco, pode ajudar a confirmação da ruptura do cisto hemorrágico; contudo, esse achado pode simular uma prenhez ectópica rota. Os cistos hemorrágicos também podem ser acompanhados ecograficamente em momentos diferentes do ciclo menstrual (Figuras 6.27 e 6.28A, B e C).

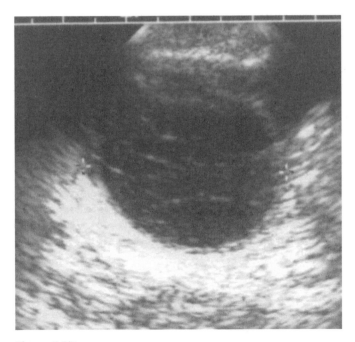

**Figura 6.27**
■ Cisto hemorrágico – padrão mais freqüente.

Ultra-sonografia Transvaginal ■ 81

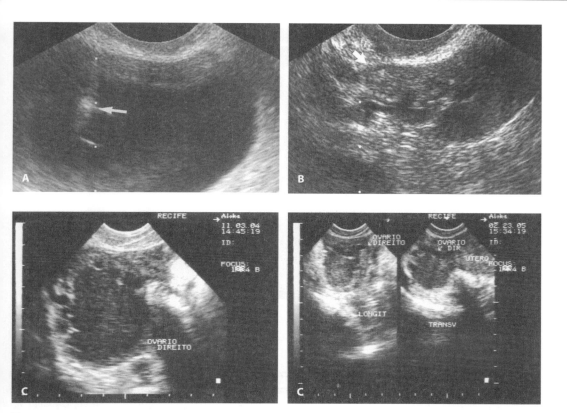

**Figura 6.28**
■ **A.** Aspiração de cisto ovariano hemorrágico. Seta mostrando a agulha. **B.** Final do procedimento. **C.** Cisto hemorrágico.

## Doença dos ovários policísticos

O aspecto ovariano encontrado no exame ecográfico dependerá da fase do ciclo em que esse exame é realizado, uma vez que muitas vezes, em um ciclo menstrual normal, a observação ecográfica na fase proliferativa inicial poderá evidenciar um número relativamente grande de folículos pré-antrais, que podem ser confundidos com ovários policísticos.

Na doença dos ovários policísticos visibiliza-se, com freqüência, o aumento do volume ovariano bilateral, o qual será normal em 30% das pacientes. Os ovários apresentam múltiplos folículos, notando-se aumento da ecogenicidade central (estroma).

Os folículos são observados freqüentemente na periferia (sinal do "colar de pérolas"), podendo também ser visibilizados pelo parênquima ovariano, possuindo dimensões de 0,2 a 0,8cm. Os ovários apresentam "riqueza" de imagens foliculares, observando-se usualmente mais de dez imagens císticas, embora o número dessas imagens possa ser muito variável em cada ovário e possuir várias vezes um aspecto mais arredondado (Figura 6.29). O achado de uma espessura endometrial acima de 0,5cm pode ser um sinal indireto de síndrome dos ovários policísticos, indicando hiperestrogenismo.

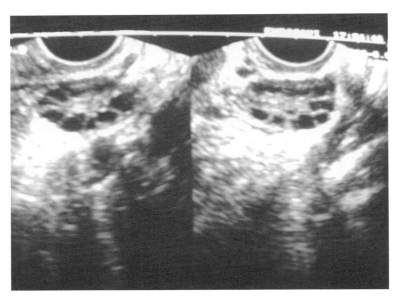

**Figura 6.29**
■ Doença dos ovários policísticos.

Há relatos de que a combinação de volume ovariano e tamanho folicular médio apresenta mais especificidade e sensibilidade que cada característica isolada. Alguns autores referem que o estroma que se apresenta mais ecogênico indica um sinal mais específico e mais sensível de doença dos ovários policísticos, uma vez que revela a ação do LH, auxiliando a distinção dos ovários multifoliculares encontrados temporariamente na fase perimenopausa e na puberdade. É imprescindível a associação de informações clínicas; se há alterações como hirsutismo, obesidade, irregularidade menstrual, acne, galactorréia, e dados laboratoriais, como resistência à insulina, prolactinemia, elevação da relação LH/FSH acima de 2 e deficiência da dopamina.

## Cistadenoma e cistadenocarcinoma serosos

Os cistadenomas serosos correspondem a 20% a 25% de todas as neoplasias ovarianas benignas, e os cistadenocarcinomas serosos, a 40% a 50% de todas as neoplasias ovarianas malignas. O tamanho de ambos os tipos é muito variável, mas geralmente é menor que o dos tumores mucinosos.

Aproximadamente 20% dos tumores serosos benignos são bilaterais, assim como 50% dos malignos. Os cistadenomas serosos habitualmente apresentam-se como massa cística unilocular de grande tamanho, com parede fina, podendo conter septações e, em alguns casos, mostrar projeções papilares.

Os cistadenocarcinomas serosos podem atingir grandes dimensões e geralmente são visibilizados como grande massa cística multiloculada, contendo projeções papilares múltiplas originadas das paredes do cisto e das septações, as quais se podem mostrar espessas. Na superfície do cisto e de órgãos circunvizinhos, podem ser observadas projeções papilares, levando à fixação da massa. Com freqüência, observa-se a presença de ascite.

## Cistadenoma e cistadenocarcinoma mucinosos

Cerca de 85% dos tumores mucinosos são benignos. Menos freqüentemente são bilaterais, com 5% dos benignos e 15% a 20% dos malignos ocorrendo bilateralmente. Podem apresentar-se como massa cística muito grande, chegando a medir 15 a 30cm e ocupando toda a pelve e o abdome. São visibilizados múltiplos septos finos e ecos de nível baixo, causados por material mucóide. Com menos freqüência, podem ser observadas projeções papilares.

Os cistadenocarcinomas mucinosos habitualmente se apresentam como massas císticas multiloculadas de grande tamanho, contendo projeções papilares e material ecogênico, e costumam ter grande semelhança ecográfica com os cistadenocarcinomas serosos.

## Pseudomixoma peritoneal

Se houver a penetração ou a ruptura da cápsula tumoral, poderá ser determinada a disseminação intraperitoneal de células secretoras de mucina, preenchendo a cavidade peritoneal com material gelatinoso. Isso pode ocorrer tanto em um cistadenoma mucinoso como em um cistadenocarcinoma mucinoso, sendo ecograficamente semelhante à ascite ou conter septações múltiplas no líquido que preenche grande parte da pelve e do abdome. Também pode estar presente material ecogênico de nível baixo dentro do líquido.

## Fibromas

Apresentam-se como massa hipoecogênica com atenuação acústica posterior, devido ao tecido fibroso homogêneo desses tumores. O diagnóstico diferencial é feito com o tumor de Brenner e com o leiomioma uterino pedunculado. Em caso de presença de edema e degeneração cística desses tumores, o aspecto ecográfico pode oferecer uma variedade de apresentações. Há relato de ascite na metade das pacientes com fibroma maior que 5cm. A síndrome de Meig caracteriza-se pela presença de um fibroma ovariano concomitante a ascite e efusão pleural. Porém, não é específica, uma vez que há referências da associação desses achados com outras neoplasias.

## Teratomas císticos

Também denominados cistos dermóides, correspondem a 15% a 25% das neoplasias ovarianas, sendo 10% a 15% bilaterais e geralmente benignos. Com mais freqüência, são observados em pacientes com vida reprodutiva, mas podem ser vistos em qualquer faixa etária, não raramente sendo encontrados em mulheres após a menopausa. Apresentam grande variedade de aspecto ecográfico, desde completamente anecóicos até completamente hiperecóicos.

Com freqüência apresentam-se com aspecto característico, visibilizando-se uma massa cística contendo um nódulo mural ecogênico ou fortemente ecogênico, habitualmente provocando sombra acústica posterior "forte" e obscurecendo as paredes posteriores da lesão, sendo chamada sinal da "ponta do *iceberg*". Os focos fortemente ecogênicos correspondem a gordura, cabelos, dente ou osso. Algumas vezes, interfaces hiperecogênicas lineares e múltiplas são vistas flutuando dentro do cisto, correspondendo a fibras pilosas e recebendo nome de "mecha dermóide". Também são descritos níveis gorduroso-líquido ou piloso-líquido.

Um cisto dermóide ecogênico pode ser muito semelhante a gás do intestino, não sendo diagnosticado. Nesses cistos, o estroma ovariano é um teratoma composto total ou predominante-

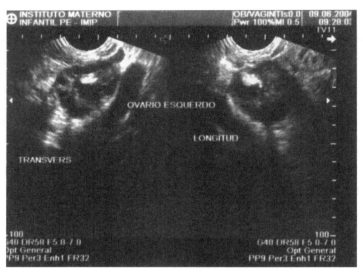

**Figura 6.30**
◼ Cisto dermóide.

mente de tecido tireóideo. Desse modo, é importante proceder à avaliação ecográfica dos ovários em uma paciente hipertireóidea sem evidência de lesão na tireóide, mesmo sendo raros os efeitos hormonais do teratoma cístico (Figura 6.30).

## Teratomas imaturos

São mais freqüentes nas duas primeiras décadas de vida. São tumores malignos de crescimento rápido e apresentam-se como massa sólida.

## Tumores endometrióides

Quase todos são malignos, sendo cerca de 25% a 30% bilaterais. São visibilizados à ecografia como massa cística contendo projeções papilares e, em alguns casos, apresentam-se como uma massa predominantemente sólida, contendo áreas de hemorragia ou necrose.

## Tumores de Brenner

Quase sempre são benignos. Seis a 7% são bilaterais e 30% deles estão associados a cistadenomas serosos, mucinosos ou teratomas císticos, freqüentemente no ovário ipsolateral. São observados no exame ecográfico como massas sólidas hipoecogênicas, podendo ocorrer calcificação na parede externa.

## Disgerminomas

Tumores malignos, ocorrem mais freqüentemente em mulheres com menos de 30 anos, e cerca de 15% são bilaterais. No exame ecográfico são encontrados como massa sólida predominantemente ecogênica, podendo conter pequenas áreas anecóicas devido a hemorragia ou necrose.

## Tumores de células da granulosa

A maior parte ocorre nas mulheres pós-menopausadas, sendo a grande maioria unilateral. Podem ser observadas desde massas pequenas até de grandes dimensões. As pequenas são geralmente sólidas, com ecogenicidade semelhante à dos fibróides do útero. As de grandes dimensões são multiloculadas e císticas, lembrando o aspecto dos cistadenomas. Poucas vezes são malignos.

## Metástase ovariana

Na maioria das vezes é bilateral. Pode apresentar-se como cistos semelhantes ao cistadenocarcinoma. Os tumores metastáticos dos ovários devem-se mais freqüentemente a tumores primários da mama ou do trato gastrintestinal. O tumor de Krukenberg é o que possui células secretoras de mucina, originando-se normalmente do cólon ou do estômago.

## Cistos de inclusão peritoneal

No exame ecográfico, observa-se o ovário de aspecto usual com septações e líquido em seu redor. Com freqüência, o líquido apresenta-se anecóico (homogêneo), mas pode também conter ecos em alguns dos compartimentos, caso ocorra hemorragia, ou por líquido proteináceo. Pode-se visibilizar o ovário em região central da imagem ou em rechaço periférico. Esses cistos podem estar presentes, geralmente, em pacientes menopausadas que passaram por cirurgia abdominal e também em pacientes com endometriose, doença inflamatória pélvica e traumatismos.

## Cistos paraovarianos

Apresentam-se com conteúdo anecóico homogêneo e, em casos de hemorragia, observam-se ecos internos, podendo esses cistos apresentar várias dimensões. Para o diagnóstico específico faz-se necessária a identificação do ovário homolateral de aspecto normal nas proximidades do cisto, mas estando separado dele. São comumente evidenciados acima do fundo uterino e geralmente encontrados na terceira e quarta décadas de vida, mas podem surgir em qualquer idade.

## Endometriomas

A via transvaginal para avaliação dessa condição oferece uma visibilização bem melhor que a via transabdominal. Os endometriomas serão observados como uma massa em que predomina o aspecto cístico, sendo também hipoecóicos à custa de inúmeros pequeninos ecos internos difusos, conferindo-lhes um aspecto homogêneo. Podem ser uni- ou multiloculados. Por vezes, evidencia-se nível líquido-líquido, podendo apresentar-se não obedecendo à lei da gravidade.

Pode-se atribuir o diagnóstico de endometrioma a um cisto hemorrágico. Alguns dados podem auxiliar nessa situação: o endometrioma mostra pouca mudança em seu tamanho e aspecto nos ciclos menstruais que se seguem ao exame ecográfico, enquanto o cisto hemorrágico irá mostrar uma alteração significativa em seu tamanho e características texturais e, em boa parte dos casos, encontraremos sua resolução. Outro dado é o fato de que freqüentemente encontra-se líquido livre no fundo-de-saco em vigência de um cisto hemorrágico, e o mesmo, com relativa freqüência, apresenta um aspecto reticular interno.

Os endometriomas com freqüência apresentam refletores brilhantes em sua parede. Em alguns casos, os cistos hemorrágicos e os endometriomas podem apresentar características pouco típicas, podendo então ser confundidos com um abscesso tubovariano ou com uma neoplasia ovariana (Figura 6.31).

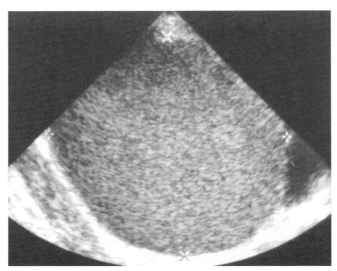

**Figura 6.31**
■ Endometrioma. Padrão usual com riqueza de detalhes.

A endometriose, correspondente à forma difusa de apresentação, dificilmente é diagnosticada na avaliação ecográfica, pois os pequeninos pontos de implante geralmente são pequenos o suficiente para não serem visibilizados dispersos nas trompas de Falópio, no fundo-de-saco posterior, no ligamento largo, no intestinos e na bexiga, por exemplo.

## Síndrome do ovário remanescente

Após uma ooforectomia bilateral em que é deixada uma pequenina parte do ovário, este receberá estimulação hormonal, e poderá surgir um cisto hemorrágico funcional. Este achado não é freqüente.

## Torção do ovário

Essa alteração pode acontecer em ovários que apresentem massa ou cisto, ou mesmo em um ovário sem qualquer comprometimento. O exame ecográfico mostrará o ovário com aumento de volume. O aspecto textural variará de acordo com a presença ou não de uma massa, de um cisto e do grau de comprometimento vascular.

Devido ao comprometimento circulatório, ocorre transudação de líquido para dentro dos folículos, determinando aumento multifolicular. Quando presente, o aspecto multifolicular cortical em ovário aumentado é considerado um sinal característico para essa alteração.

## Cistos ovarianos na pós-menopausa

Em até 15% dos ovários das pacientes pós-menopausadas podem-se observar pequeninos cistos anecóicos (homogêneos), uniloculares, sem componente sólido nem septação, medindo menos de 5cm de diâmetro. Estudos apontam para uma incidência muito baixa de malignidade nesses cistos. Contudo, é prudente o seguimento dessas pacientes com avaliação ecográfica, devido à possibilidade de se surpreender mudança nas características texturais do cisto e de seu tamanho.

## ALTERAÇÕES DO FUNDO-DE-SACO POSTERIOR

A ultra-sonografia transvaginal pode ser de grande auxílio na avaliação da natureza do líquido presente nesse recesso, uma vez que líquidos mais densos, como pus, sangue, exsudatos malignos e mucina, costumam apresentar-se como líquidos contendo ecos; já o líquido seroso habitualmente é anecóico.

Hematomas e abscessos no fundo-de-saco posterior podem apresentar aspectos complexos, heterogêneos, com áreas hipoecogênicas, áreas mais densas e, por vezes, com septos. Os coágulos sanguíneos podem apresentar-se ecogênicos ou bastante ecogênicos (Figuras 6.32 e 6.33).

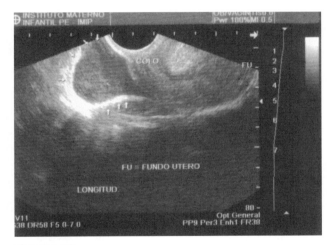

**Figura 6.32**
■ Líquido de aspecto denso, heterogêneo (sugerindo sangue ou pus).

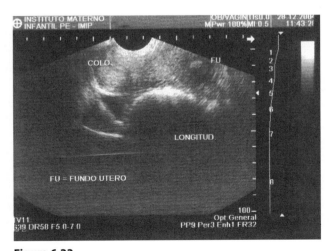

**Figura 6.33**
■ Líquido de aspecto homogêneo (anecóico) em fundo-de-saco.

## Alterações das trompas de Falópio/DIP (doença inflamatória pélvica)

Ao contrário de uma trompa normal, a trompa comprometida que apresenta dilatação por líquido é bem mais facilmente identificada na ultra-sonografia transvaginal. Nesses casos, pode-se observar a trompa distendida com aspecto usualmente alongado, por vezes serpiginoso, com paredes ecogênicas. Se ocorrerem "acotovelamentos", seu aspecto será menos alongado e mais lobulado.

Quando o líquido no interior da trompa é francamente anecóico, estamos diante da hidrossalpinge (Figura 6.34A e B). A visibilização de uma trompa dilatada por líquido contendo ecos ou a identificação de um nível líquido-líquido no interior desta sugerem uma piossalpinge. Se a

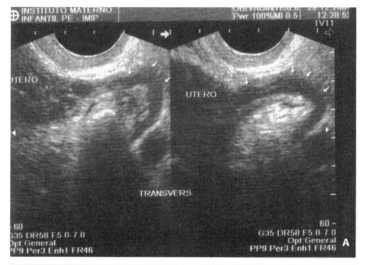

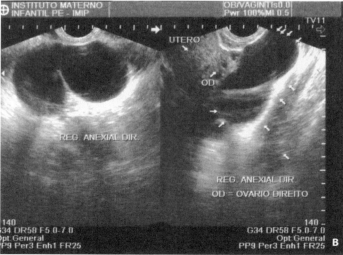

**Figura 6.34**
■ **A e B.** Hidrossalpinge (setas).

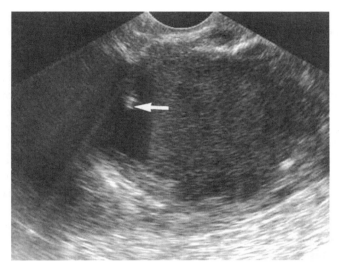

**Figura 6.35**
■ Drenagem de abscesso tubovariano. A seta mostra o local da drenagem.

infecção progride, aderências podem surgir, fundindo o ovário à trompa distendida, condição denominada complexo tubovariano. Se o quadro persiste, encontraremos no exame ecográfico uma massa complexa com septações, contendo ecos e de contornos irregulares, achados presentes no abscesso tubovariano (Figura 6.35). Podem estar presentes também, nesses casos, debris e/ou gás na massa.

Pode não ser possível o diagnóstico diferencial do quadro ecográfico de uma doença inflamatória pélvica com o quadro ecográfico de outras massas anexiais e de fundo-de-saco posterior, de natureza benigna ou maligna.

Dependendo da conduta profissional, pode-se recorrer à aspiração e à drenagem guiadas pela abordagem ecográfica transvaginal. Se o líquido não for purulento, pode-se realizar a aspiração completa. Se o líquido for purulento, procede-se à drenagem com cateter.

Quando um quadro de doença inflamatória pélvica é de longa evolução, há aderências importantes, o que pode determinar "borramento" dos órgãos pélvicos, que se confundem em uma massa pouco definida.

## Avaliação ecográfica transvaginal no pós-parto

Esse exame pode avaliar a retenção de produtos da concepção e outras alterações da pelve, após parto transpelviano e cesariana.

A textura miometrial pode se apresentar não-homogênea, devido a alterações vasculares (vasos ectasiados nos primeiros dias do puerpério), edema e alterações do fluxo sanguíneo. Por volta da terceira ou quarta semana, habitualmente retoma seu aspecto normal.

Também no início do puerpério, o aspecto ecográfico do endométrio pode variar, mesmo não contendo material retido, medindo cerca de menos de 2cm no diâmetro ântero-posterior. Quando a cavidade endometrial se apresenta contendo pequena quantidade de líquido de aspecto predominantemente homogêneo, com o contorno das paredes endometriais liso ou mesmo com alguma irregularidade, na quase totalidade das vezes corresponde a uma condição normal do pós-parto.

O útero hipotônico pode apresentar-se com uma cavidade endometrial aumentada, com diâmetro ântero-posterior maior que 2,5cm, ainda que não haja material retido.

Na endometrite/endomiometrite, pode-se observar uma cavidade endometrial irregular, alargada, com focos ecogênicos, com sombra acústica ou não, devido à presença de microrganismos produtores de gás, algumas vezes contendo líquido e, com freqüência, presença de líquido no fundo-de-saco posterior. Certos procedimentos como dilatação e curetagem uterina, podem determinar imagens muito semelhantes às encontradas na endometrite com microrganismos produtores de gás, uma vez que esses procedimentos podem causar a introdução de bolhas de ar na cavidade uterina, as quais produzem aspecto ecográfico bastante parecido. O diagnóstico diferencial costuma ser estabelecido a partir dos dados clínicos.

Os coágulos intracavitários geralmente apresentam-se ecogênicos e mais homogêneos, e os fragmentos da placenta retida costumam ter áreas de maior ecogenicidade, como uma massa ecogênica/heterogênea e com espessura da cavidade aumentada; contudo, embora a presença de uma massa ecogênica seja muito sugestiva de tecido placentário retido, ainda assim pode não ser fácil distinguir entre um caso e outro, porque, por vezes, podemos encontrar aspectos semelhantes nas duas condições.

Com certa freqüência, podem-se realizar exames ecográficos nos casos em que há dificuldade no diagnóstico diferencial entre as alterações determinadas por produtos retidos, hipotonia uterina ou as variações normais do endométrio no período pós-parto. Será sempre necessária a correlação clínica.

Pode ser observada uma alteração da implantação placentária, causando alterações também no pós-parto, visibilizando-se, no exame ecográfico, restos placentários retidos, observados já próximos à serosa, correspondendo a uma placenta acreta.

Não raramente podem ser visibilizados edemas na topografia da histerorrafia, que se mostram com aspecto homogêneo, mas o achado de área anecóica nessa região com mais de 2cm de diâmetro pode corresponder a um hematoma em formação, e mais uma vez a correlação clínica será importante.

O hematoma também pode surgir na borda da bexiga, sendo observado entre o útero e esta e apresentando-se como massa cística ou sólida, dependendo do tempo entre a formação do hematoma e a realização do exame ecográfico, e da presença ou não de infecção concomitante.

Focos fortemente ecogênicos na região de histerorrafia correspondem aos pontos de sutura.

A ocorrência de febre, alguns dias depois do parto, pode ser causada por alguns quadros, como um abscesso ou fleimão.

Os abscessos variam de aspecto de acordo com o tempo transcorrido entre sua formação e a observação no exame ecográfico. Inicialmente, são visibilizados como uma imagem predominantemente cística, contendo ecos, para a seguir apresentarem-se como massas mais complexas. É pouco freqüente a observação de imagens ecogênicas com sombra acústica posterior, correspondentes a gás. Também é observada ao redor da imagem uma parede ou cápsula que delimita o abscesso, e a espessura dessa parede dependerá também do tempo de sua formação. Não é possível a distinção entre um abscesso ou um hematoma infectado e um hematoma não infectado.

O fleimão sugere uma densidade mais baixa e não é limitado nem encapsulado como o abscesso.

# Estudo Doppler em ginecologia

## AVALIAÇÃO NO CICLO MENSTRUAL NORMAL

No ovário destinado ao crescimento folicular, acontece aumento do fluxo a partir do oitavo até o vigésimo terceiro dia do ciclo. Não acontecendo a gestação, se dá o aumento da resistência e um retorno ao nível do ovário inativo. A artéria do ovário no qual não se dá a foliculogênese se mantém inalterada durante o ciclo, com velocidade baixa e diástole discreta.

O índice de resistência normal das artérias ovarianas é de 1 a 0,7 na fase folicular e de 0,7 a 0,55 na fase lútea. O índice de pulsatilidade normal das artérias ovarianas é de 1,3 a 2,5 na fase folicular e de 0,9 a 1,3 na fase lútea.

As artérias uterinas mostram aumento do fluxo com diminuição da resistência vascular, à medida que prolifera o endométrio. Quando a ovulação acontece, ocorre então uma queda do fluxo, com posterior elevação deste, que se mantém assim até o segundo dia da menstruação.

O índice de resistência normal das artérias uterinas na fase folicular é de 1 a 0,85 e de 0,9 a 0,7 na fase lútea. O índice de pulsatilidade normal das artérias uterinas é de 1,6 a 3,5 na fase folicular e de 1,3 a 2,5 na fase lútea.

## AVALIAÇÃO UTERINA

É relevante o estudo doppler velocimétrico nas pacientes menopausadas em uso de reposição hormonal. Pergunta-se à paciente o tempo de menopausa e por quanto tempo está fazendo uso de hormônio, inclusive a dosagem e o tipo. O estrogênio apresenta efeito vasodilatador, baixando o índice de pulsatilidade, e a progesterona oferece efeito antagônico. Quando a paciente utiliza o hormônio sem esperar o início da menopausa, o fluxo nas artérias uterinas continua apresentando as mesmas características. Quando a paciente utiliza o hormônio dois anos após o início da menopausa, observam-se modificações do fluxo de modo significativo com o uso dos estrogênios naturais.

As malformações arteriovenosas uterinas são raras; comprometem o miométrio e, algumas vezes, o endométrio. A avaliação ecográfica pode evidenciar apenas alterações mínimas.

A visibilização de imagens múltiplas, serpiginosas e anecóicas na pelve pode ser confundida com hidrossalpinge, alças intestinais com líquido e cistos ovarianos multiloculados, sendo então diagnosticada como vasos mediante o exame com Doppler colorido, evidenciando o fluxo dentro dessas estruturas.

O exame ecográfico com Doppler evidencia boa parte dos leiomiomas que apresentam vascularização periférica com fluxo de resistência elevada, podendo ser encontrados índices de 0,67 a 0,84.

Os leiomiomas que apresentam necrose, fibrose, hemorragia ou degeneração são avasculares.

Habitualmente, os leiomiomas que são bem vascularizados respondem melhor ao tratamento clínico que os menos vascularizados.

Os sarcomas mostram vasos finos e irregulares na periferia e no centro da massa, com índice de resistência muito baixo, em torno de 0,2 a 0,3, usual em patologias malignas. Os leiomiomas que parasitam os grandes vasos, podem, no entanto, apresentar fluxo diastólico alto de baixa impedância, semelhante ao encontrado em algumas massas pélvicas malignas.

A doença trofoblástica gestacional (DTG) invasiva pode ser diagnosticada mediante realização de um exame ecográfico com Doppler colorido, sendo evidenciado aumento do volume dos vasos sanguíneos miometriais, que apresentam fluxo de alta velocidade diastólica e baixa impedância. Pelas artérias uterinas se verifica fluxo turbulento e aumentado nos casos de implante trofoblástico no miométrio.

Quando as ondas obtidas das artérias uterinas indicam fluxo diastólico de baixa resistência e aumento do fluxo sistólico, evidenciam a presença de invasão tumoral.

No seguimento da paciente portadora de mola invasora, a avaliação com Doppler pode evidenciar a regressão ou o crescimento do tumor.

No câncer do colo uterino, mais uma vez pode ser identificado fluxo de baixa resistência.

## AVALIAÇÃO ENDOMETRIAL

A avaliação ecográfica com Doppler para o diagnóstico de carcinoma endometrial ainda exige mais estudos com número maior de pacientes para que se estabeleça o papel do Doppler na diferenciação das lesões benignas e malignas.

Há vários relatos de estudos que avaliaram o fluxo endometrial e subendometrial, encontrando-se uma diferença importante entre lesões endometriais malignas e benignas, com as malignas mostrando fluxo de baixa resistência nas artérias endometriais e subendometriais.

Outros estudos, contudo, não encontraram diferenças significativas na avaliação dessas artérias. O estudo Doppler na caracterização de uma massa endometrial, indicando sua malignidade ou benignidade, é utilizado em alguns serviços, porém ainda com certa limitação, devido à importante sobreposição dos dados nessa avaliação (índice de resistência, índice de pulsatilidade e pico de velocidade sistólica). Algumas vezes, o exame com Doppler pode auxiliar a determinação da presença de uma massa tumoral e da extensão de invasão desta, guiando uma biópsia em direção à região de maior fluxo sanguíneo.

Os pólipos endometriais não apresentam imagens vasculares, mas algumas vezes pode-se visibilizar, no pedículo do pólipo, vasculatura que se apresenta usualmente como um vaso principal que nutre o pólipo. Este achado auxilia a distinção entre um pólipo e um leiomioma submucoso, uma vez que, neste último, a vascularização costuma ser composta de vários vasos.

O endométrio espessado, com as características encontradas nas hiperplasias, pode apresentar congestão intra-uterina e um fluxo com índice de resistência em torno de 0,50, podendo auxiliar a distinção de um carcinoma, no qual geralmente é encontrado um fluxo de baixa resistência.

## AVALIAÇÃO OVARIANA

Os tumores sugestivos de comprometimento maligno do ovário costumam ser submetidos à avaliação Doppler. Esse estudo, no entanto, ainda é um tanto controverso, e não é prudente estabelecer o diagnóstico definitivo de malignidade do tumor por meio desse estudo de forma isolada, sendo necessária a associação de dados clínicos, idade da paciente, dados da avaliação morfológica e da fase do ciclo menstrual na qual foram obtidas as imagens ecográficas.

Os índices de resistência baixos, ou seja, menores que 0,4, e um índice de pulsatilidade menor que 1 são fortemente sugestivos de comprometimento maligno.

Contudo, na presença do corpo lúteo no ciclo menstrual normal, também será evidenciado um fluxo diastólico alto e de baixa resistência. Por isso, é prudente que a avaliação Doppler seja realizada entre o terceiro e o décimo dia do ciclo.

Assim como as paredes dos vasos neoformados dos tumores, as paredes dos vasos recém-formados do corpo lúteo também não têm musculatura lisa. A incisura diastólica estará ausente na lesão maligna, uma vez que sua presença indica a existência de musculatura lisa na parede do vaso. Porém, várias vezes também a incisura diastólica não é encontrada nas lesões benignas; portanto, sua ausência não é patognomônica para malignidade.

Além disso, há relatos de que os tumores malignos geralmente apresentam fluxo localizado mais centralmente, e as lesões benignas apresentam freqüentemente fluxo mais periférico. Porém, alguns estudos referem superposição significativa, nos quais 21% das patologias malignas apresentavam fluxo periférico e 31% das lesões benignas apresentavam fluxo central. A ausência de fluxo no interior de uma massa sugere natureza benigna, porém há casos de ausência de fluxo no interior de massas malignas.

De modo geral, vários profissionais admitem que os achados ecográficos de lesão com morfologia de pouca definição, aspecto complexo, com mais de 5cm, com a presença de vasculatura de aspecto irregular "desorganizada ou aberrante", apresentando fluxo de baixa resistência (< 0,4) e índice de pulsatilidade inferior a 1 no interior da lesão e nos seus arredores, vasos nas septações e projeções papilares, são fortemente sugestivos de tumor maligno (Figura 6.36).

Índice de resistência baixo (< 0,50) e índice de pulsatilidade inferior a 1 são encontrados no cisto do corpo lúteo, com apresentação do fluxo em região periférica, conferindo um aspecto anelar sem observar-se fluxo na região central. No estudo para determinação da ovulação, a avaliação Doppler oferece grande auxílio. O fluxo sanguíneo é alterado de maneira importante no ovário que contém o folículo dominante durante o ciclo, e o outro ovário não mostra modificações. As modificações do fluxo são observadas nas regiões do estroma, hilo e parede folicular, tornando-se mais intensas nas paredes do corpo lúteo e nas do folículo dominante.

É observado que no ciclo menstrual normal, o índice de pulsatilidade (IP) diminui após a ruptura do folículo dominante no ovário, evidenciando-se um IP notadamente mais baixo na fase lútea que na folicular.

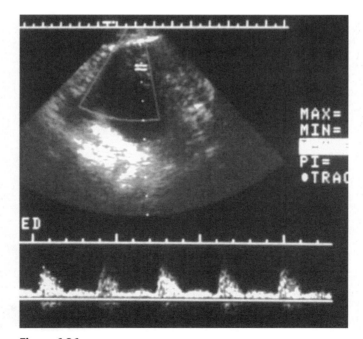

**Figura 6.36**
■ Tumor ovariano seroso.

Algumas lesões ovarianas benignas podem possibilitar interpretação confusa dos achados ao Doppler, como, por exemplo, os teratomas e endometriomas, pois apresentam um aspecto que pode sugerir malignidade, e essas lesões podem mostrar áreas de alto ou baixo fluxo diastólico. A avaliação Doppler dos endometriomas pode auxiliar a diferenciação entre os que apresentam fluxo e os que não apresentam, orientando o tratamento medicamentoso nos que apresentam fluxo e o tratamento cirúrgico nos que não apresentam, uma vez que estes respondem pouco satisfatoriamente ao tratamento clínico. Em alguns endometriomas, nenhum vaso é visibilizado. Quando visibilizada, a vascularização apresenta-se mais periférica (sobretudo na região hilar ovariana).

As alterações vasculares encontradas na torção ovariana podem ter diferentes aspectos, dependendo da severidade (torção incompleta ou intermitente, ou mesmo uma torção completa), da presença ou não de massa associada e do tempo decorrido entre a torção e a realização do exame ecográfico.

Dependendo do comprometimento, pode-se encontrar ausência de fluxo. Na torção incompleta ou intermitente, as alterações podem ser mínimas. Um fluxo de alta impedância com ausência de diástole ou diástole reversa (sinalizando uma isquemia seguindo-se a necrose) é fortemente sugestivo de torção. Há referência de casos nos quais foram evidenciadas ondas arteriais em torções, o que poderia ser explicado pelo fato de a trombose venosa poder causar sintoma antes que ocorra a oclusão arterial, e também porque o ovário recebe suprimento arterial de duas fontes (dos ramos ovarianos da artéria uterina e da própria artéria ovariana). Posteriormente, também não mais deverá ser observada a presença do fluxo arterial (Figura 6.37).

O cisto hemorrágico mostrará imagens densas, sólidas, correspondentes aos coágulos, não apresentando fluxo.

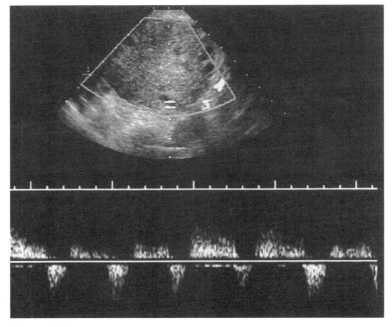

**Figura 6.37**
Ovário torcido – Doppler.

## AVALIAÇÃO DOS OVÁRIOS POLIMICROCÍSTICOS

Merece estudos futuros. Em estudo realizado não foram encontradas alterações do fluxo nas artérias uterinas durante o ciclo menstrual. Os vasos intra-ovarianos nessa síndrome encontram-se no estroma, sendo evidenciado nesse estudo um IR médio de 0,54.

## AVALIAÇÃO DA DOENÇA INFLAMATÓRIA PÉLVICA

Na doença inflamatória pélvica, a avaliação Doppler é complexa, uma vez que na fase aguda o fluxo se assemelha aos fluxos das neoplasias.

Algumas vezes, pode ser necessário o uso desse recurso para estabelecer a diferença entre uma hidrossalpinge e uma veia pélvica exuberante.

## AVALIAÇÃO NO PÓS-PARTO

As complicações vasculares no puerpério também podem ser avaliadas pelo exame ecográfico com Doppler. Em caso de comprometimento da veia ovariana, a veia ovariana direita é afetada em 90% das vezes. Esta se apresenta com aspecto tubular anecóico a partir de uma massa e é vista uma imagem ecogênica no interior da veia, correspondendo ao trombo.

## AVALIAÇÃO NA INFERTILIDADE

Nos programas de fertilização *in vitro*, alguns estudos foram realizados para avaliação do fluxo sanguíneo nas artérias uterinas e das condições endometriais, para definir a implantação dos embriões, se são adequadas ou não, estabelecendo-se a correlação com as taxas de gravidez. Alguns estudos mostraram que as alterações da velocidade do fluxo nas artérias espiraladas podem predizer o sucesso de implantação do embrião. Também se estabelece que, se um índice de pulsatilidade for maior ou igual a 3, o sucesso da gestação estará comprometido, sendo importante, portanto, o acompanhamento ecográfico no momento da transferência dos embriões. Pode-se, então, reconhecer as pacientes com esterilidade sem causa aparente na tentativa de correção das alterações da perfusão endometrial por meio de um tratamento.

## AVALIAÇÃO DA SÍNDROME DE HIPERESTIMULAÇÃO OVARIANA

O Doppler colorido habitualmente mostra aumento do fluxo diastólico nas artérias intra-ovarianas. Um achado de mau retorno venoso pode ser observado por um fluxo venoso não-fásico.

## Ovulação normal e induzida

### OVULAÇÃO NORMAL

O exame ecográfico pode evidenciar os folículos em desenvolvimento quando passam a apresentar uma medida de 0,3 a 0,5cm. Durante o amadurecimento do folículo, vai sendo acumulado líquido no seu interior, e o número de células da granulosa aumenta; estas revestem a parede interna do folículo.

Habitualmente existem um e ocasionalmente dois folículos em desenvolvimento até um diâmetro de cerca de 1cm. O *cumulus oophorus* é constituído do ovócito (que mede menos de 0,01cm), cercado por células da granulosa; este conjunto mede cerca de 0,1cm, podendo ser visibilizado no interior de um folículo maduro, ocasionalmente. Durante o amadurecimento do folículo, obtêm-se medidas deste que podem variar de 1,7 a 2,5cm (medida do diâmetro realizada da parede interna do folículo à parede interna oposta). Próximo da (ou à) ovulação, podem ser identificados ecos no interior dos folículos maduros, provavelmente correspondentes ao desprendimento das células da granulosa do revestimento interno da parede do folículo. Ocorrendo a ovulação, a parede do folículo apresenta-se com contornos irregulares com a eliminação do líquido do interior do folículo. O corpo hemorrágico recém-formado costuma mostrar-se como imagem ecogênica devido à hemorragia intrafolicular, medindo cerca de 1,5cm. Pode também apresentar-se como cisto, se não houver hemorragia. Cerca de cinco dias após a ovulação, seu tamanho pode aumentar até 2 ou 3cm, enquanto o corpo lúteo produz progesterona. Não acontecendo a gravidez, o corpo lúteo regride.

Vários estudos evidenciaram que a espessura do endométrio é muito importante para a diferenciação entre ciclos potencialmente capazes de promover a concepção e ciclos que não a promoverão. Com a aproximação da ovulação, o endométrio fica mais ecogênico, possivelmente devido ao desenvolvimento de secreções nas glândulas endometriais e também devido às várias interfaces das glândulas. Pode ser visibilizada uma camada hipoecóica na região mais interna do endométrio, no período periovulatório. Observa-se este achado antes e imediatamente depois da ovulação na avaliação ecográfica transvaginal. Há relato de um estudo que avaliou a espessura do endométrio na fase secretora, no qual foi referida pouca probabilidade de concepção em um endométrio medindo menos de 1,3cm 11 dias após a ovulação. Outros estudos assinalaram que a textura endometrial pode ter relação com o desenvolvimento ou o insucesso da gravidez; um endométrio apresentando-se com múltiplas camadas foi associado à concepção pós-ovulatória um ou dois dias após a transferência do embrião.

O exame ecográfico com Doppler colorido uterino pode avaliar a obtenção da gravidez; um estudo verificou gravidezes em mulheres com fluxo uterino de alta impedância. Acredita-se que também possa ser avaliada ecograficamente a paciente com inadequação da fase lútea, sendo encontrado um endométrio pouco desenvolvido, demonstrado por sua imagem menos ecogênica e mais fina. Pode-se associar também o estudo Doppler colorido quando se observa a ausência do fluxo diastólico alto de baixa impedância no corpo lúteo, juntamente com a perfusão endometrial ou uterina insatisfatória, o que também poderia sugerir a inadequação da fase lútea.

Em cerca de 80% dos ciclos pode-se observar a ocorrência da ovulação no exame ecográfico, devido à redução significativa do tamanho de um folículo, observando-se um corpo lúteo ou corpo lúteo hemorrágico, e ao surgimento de líquido no fundo-de-saco posterior. Podem-se encontrar cerca de 1 a 3mL de líquido no fundo-de-saco antes da ovulação. Ocorrendo a ovulação, observam-se 4 a 5mL.

O acompanhamento do crescimento folicular pode determinar o momento da ovulação nos ciclos naturais e induzidos, por meio de medidas foliculares, juntamente com teste do hormônio luteinizante (LH). O momento da ovulação também pode ser determinado pelo acompanhamento do crescimento folicular nos ciclos induzidos, o que pode orientar as relações sexuais e facilitar a obtenção da gravidez. Também pode aumentar a freqüência da ocorrência de gravidez quando se insemina o esperma de maneira coincidente com a ovulação. No tratamento da infertilidade de mulheres com lesão da trompa de Falópio, é necessário informar-se o lado no qual se dá a ovulação no ciclo do tratamento, pois se a ovulação está ocorrendo no lado do bloqueio tubário, a inseminação intra-uterina de espermatozóides não é realizada. Se não houver um folículo dominante no lado são, obviamente não haverá chance de sucesso no tratamento.

## OVULAÇÃO INDUZIDA

Está indicada para mulheres com problemas na ovulação. É também utilizada na fertilização *in vitro* e na transferência de embrião, ampliando a quantidade de oócitos aspirados.

Os medicamentos para a indução da ovulação são o citrato de clomifeno (CC) e a gonadotrofina menopáusica humana (hMG). É indispensável o monitoramento do crescimento folicular nessas pacientes. Elas devem iniciar-se no décimo dia do ciclo e seguir com a avaliação em dias alternados.

O desenvolvimento dos folículos no ciclo menstrual espontâneo pode ser significativamente diferente de seu desenvolvimento com o uso do CC. O maior folículo observado em um exame pode não continuar a ser o mesmo observado dois dias depois, e também pode não ser este folículo o mais maduro na ocasião dessa observação posterior. Isto porque cada folículo parece desenvolver-se de forma individual, podendo ser lentificado ou acelerado. O diâmetro máximo folicular pré-ovulatório varia de 1,9 a 2,4cm.

Parecem ocorrer dois padrões diferentes de desenvolvimento do folículo nas mulheres que recebem a hMG. Nas pacientes amenorréicas com ovários não-responsivos e sem atividade estrogênica exógena, a resposta à gonadotrofina endógena mostra-se com o aparecimento de um pequeno número de folículos grandes. Observam-se a secreção de estrogênio ($E_2$) e o crescimento folicular de forma linear, tendo o mesmo valor preditivo. As pacientes com atividade estrogênica necessitam de menos hMG, surgindo rapidamente muitos folículos, o que varia a capacidade secretora de $E_2$ e com distintos níveis de crescimento. O estrogênio aumenta de forma exponencial, aumentando então o risco de hiperestimulação. Assim, haverá discordância entre os níveis de $E_2$ e o tamanho do folículo, levando-nos a pensar que a maturidade funcional e o crescimento não são sincrônicos.

Para induzir a maturação folicular final, poderá ser necessária a gonadotrofina coriônica humana (hCG), uma vez que a hMG contém hormônio luteinizante (LH) e hormônio folículo-estimulante (FSH), e uma onda espontânea de LH ocorre menos freqüentemente na estimulação com hMG. Por isso, é muito importante o acompanhamento ecográfico do tamanho do folículo, uma vez que a hCG será administrada de maneira mais adequada quando os folículos atingirem um diâmetro de 1,5 a 1,8cm. É de extrema importância que a administração da hCG seja realizada de forma correta para assegurar a ovulação ou a recuperação de oócitos para fertilização. Quando a hCG é administrada precocemente, ou seja, muito no início do desenvolvimento do folículo, este não responderá e pode regredir sem haver a ovulação. Quando a hCG é administrada tardiamente, muitos folículos responderão não ovulando e, assim, nos deparamos com a síndrome de hiperestimulação e suas possíveis conseqüências.

Também nos ciclos para recuperação de oócitos, quando se administra a hCG precoce ou tardiamente, serão recuperados oócitos imaturos ou pós-maduros.

## SÍNDROME DA HIPERESTIMULAÇÃO OVARIANA

Nas pacientes que realizam indução da ovulação, a hiperestimulação ovariana pode ocorrer em vários graus. A síndrome de hiperestimulação apresenta um importante edema do estroma ovariano, que se torna aumentado de volume, podendo atingir mais de 10cm, além de poderem ser observadas áreas hipoecóicas, que possivelmente correspondem a regiões de sangramento no interior do ovário ou a folículos atrésicos. Os sintomas dessa síndrome podem ter início cinco a oito dias após administração da hCG e podem apresentar-se ainda mais graves nas pacientes que engravidarem.

Habitualmente visibiliza-se a presença de líquido intraperitoneal. A identificação ecográfica de ovários com aumento de volume e vários folículos imaturos sugere a possibilidade de síndrome de hiperestimulação; contudo, esta pode ser mais bem avaliada a partir de valores muito altos de $E_2$. Alguns estudos assinalam que é menos provável a ocorrência de hiperestimulção quando se observam ovários com grandes e diversos folículos, ou seja, folículos com mais de 1,5cm de diâmetro. Em ovários que apresentem diversos folículos com dimensões pequenas/intermediárias, sua ocorrência é mais provável. Alterações mais severas, como derrame pleural e ascite, podem ser encontradas em alguns casos.

Não é fácil antecipar qual gestação resultará em gemelaridade. No entanto, sabe-se que, na existência de mais de quatro folículos maduros, há aumento da possibilidade de ocorrência de gestação múltipla. Quando dois ou três folículos maduros são induzidos, essa possibilidade é menor.

Realizada a ovulação induzida, habitualmente há regressão dos folículos estimulados. Porém, em alguns casos, eles podem aumentar de volume no decorrer do ciclo. A indução da ovulação pode ser prejudicada pela existência de cistos fisiológicos em um determinado ciclo, uma vez que os folículos previamente induzidos podem não ter regredido completamente e, dessa forma, o tecido ovariano pode não responder satisfatoriamente aos medicamentos usados para indução da ovulação.

## ASPIRAÇÃO DIRIGIDA DO FOLÍCULO

Algumas vantagens tornaram a aspiração folicular por meio da ultra-sonografia transvaginal a técnica de escolha. São referidas vantagens, como menor possibilidade de complicações no procedimento e o fato de este procedimento poder ser realizado sem internação da paciente, além de diminuir a exposição à anestesia geral. Em relação à via laparoscópica, esse procedimento dirigido pela ultra-sonografia transvaginal também oferece vantagens nas mulheres portadoras de aderências pélvicas, uma vez que o acesso ao ovário pode ser difícil pela via laparoscópica nestas mulheres. A aspiração do folículo é, na maioria das vezes, realizada por via transvaginal, mas a via de aspiração folicular dirigida pode também ser definida de acordo com as características anatômicas de cada paciente. Poucas vezes o ovário pode estar fixo fora do campo de visão na via ecográfica transvaginal, sendo então realizada a aspiração por via transabdominal ou laparoscópica.

O material utilizado para aspiração folicular consta do equipamento de ultra-som, um transdutor transvaginal de alta freqüência (5 a 7,5MHz), uma agulha de 30cm calibre 18 marcada na ponta a ser introduzida para aumentar a ecogenicidade, facilitando sua identificação, e preservativos estéreis. A paciente é sedada com um benzodiazepínico, e é feita a analgesia com um narcótico. Em algumas situações, caso ocorra intensa ansiedade ou referência a desconforto insuportável pela paciente, recorre-se à anestesia geral. Coloca-se então a paciente na mesa de exame em posição de litotomia dorsal, e procede-se à limpeza da vagina com solução salina estéril. Reveste-se o transdutor com o preservativo estéril e este é introduzido na vagina, inicialmente examinando-se os ovários. É necessária cautela nesse exame, pois algumas estruturas podem mimetizar um folículo, como, por exemplo, um vaso contíguo ao ovário. Em seguida, leva-se lentamente a agulha acoplada com o guia ao transdutor até a região central do folículo. Com uma pequena bomba a vácuo, é produzida uma pressão negativa de 100mmHg logo após a penetração do folículo, e o líquido folicular é colocado em um tubo de ensaio aquecido. Todos os folículos com mais de 1cm são puncionados e aspirados. O líquido folicular é então examinado imediatamente e são recuperados os oócitos. Terminado o procedimento, examina-se a pelve. Uma pequena quantidade de líquido é sempre observada, correspondendo a sangue e líquido peritoneal. É preocupante a observação de grande quantidade de líquido na pelve, assim como a percepção de que este líquido está aumentando. Também é de se esperar um pequeno sangramento vaginal, decorrente das punções na cúpula vaginal.

Os oócitos coletados são classificados de acordo com o aspecto do complexo oócito-corona-cúmulo. Por cerca de quatro horas os oócitos maduros são incubados e inseminados com esperma preparado antecipadamente. Procede-se à maturação *in vitro* dos oócitos imaturos para inseminação no momento oportuno. Na manhã seguinte é feita a avaliação da fertilização. Cerca de 75% a 80% dos oócitos maduros são fertilizados, e aproximadamente 85% serão clivados. Cultivam-se por um a três dias os embriões que serão transferidos no estádio de 12 células ou pró-nuclear. Para a transferência dos embriões, a paciente é colocada na mesa de exame em posição de litotomia dorsal e, utilizando-se um espéculo esterilizado, expõe-se o colo do útero. Os embriões são então colocados entre as duas camadas endometriais, distando cerca de 1cm do fundo uterino, por meio do cateter de transferência. Em alguns protocolos, mede-se o comprimento da cavidade endometrial pelo exame ecográfico; no entanto, o exame do útero antes do ciclo de tratamento é considerado o melhor meio para medir essa distância.

Realizada a transferência dos embriões, injeções de hCG ou progesterona são administradas com o propósito de apoiar mais o revestimento endometrial, aumentando as chances de implantação. Cerca de 12 dias após a transferência dos embriões, caso a gravidez se estabeleça, serão positivos os testes séricos de βhCG. Caso ocorra a gravidez, é realizada uma avaliação ecográfica quatro a seis semanas posteriores à recuperação dos oócitos, avaliando-se o número de embriões viáveis e a localização da gestação.

Habitualmente, são transferidos de dois a quatro embriões. Caso exista um excesso de embriões de boa qualidade, pode-se colocá-los em nitrogênio líquido para possíveis futuras gravidezes.

## Incontinência urinária de esforço

O exame ecográfico surge como mais um meio para avaliação da paciente portadora de incontinência urinária de esforço (IUE). Pode ser realizado por via transabdominal, transretal, transvaginal e transperineal. A paciente poderá estar deitada, sentada ou em pé. A via de estudo transvaginal oferece uma boa avaliação dessa alteração, sendo aconselhado a seguir o estudo ecográfico por esta via com a paciente em pé.

Inicialmente, calcula-se o volume de urina da paciente pela via transabdominal, devendo este volume ser de 200 a 300mL. O volume de urina é calculado pela fórmula:

$$VUV = DVL \times DVAP \times DVT \times 0,5233$$

*Onde*: VUV = volume urinário vesical, DVL = diâmetro vesical longitudinal, DVAP = diâmetro vesical ântero-posterior, DVT = diâmetro vesical transverso e 0,5233 = constante.

Prepara-se o transdutor transvaginal, colocando-se um pouco de gel na superfície da extremidade a ser introduzida na vagina da paciente; em seguida, coloca-se o preservativo (condom), revestindo todo o transdutor. Um pouco de gel é colocado na superfície do preservativo, para lubrificar a introdução do transdutor na vagina da paciente. A paciente, em posição ortostática, deve fletir levemente os joelhos, sendo solicitada a introduzir o transdutor na vagina, apenas sua primeira porção, de modo que não seja introduzido mais de 1cm do intróito vaginal. Desse modo, não haverá uma falsa mobilidade do colo vesical pela expulsão do transdutor durante o esforço.

Verifica-se, pela imagem na tela, se o transdutor está posicionado corretamente, procedendo-se então à visibilização da uretra, do colo vesical, da bexiga e da sínfise púbica.

Feita a identificação, mede-se a distância do colo vesical em relação à sínfise púbica no repouso e na manobra de esforço. As medidas são realizadas em relação a um sistema ortogonal de coordenadas cartesianas, tendo como ponto de origem o limite inferior da sínfise púbica. O eixo das ordenadas orienta-se perpendicularmente ao púbis, e o das abscissas tangencia sua região inferior. A distância do colo vesical em relação ao eixo das ordenadas é calculada, anotando-se os resultados em números negativos ou positivos, de acordo com sua posição. Duas medidas devem ser realizadas e anotadas em milímetros; a primeira medida é realizada com a paciente em repouso e a segunda, durante o esforço, registrando-se essas medidas na tela.

Quando o deslocamento do colo vesical mostra-se acima do limite inferior da sínfise púbica, é resultante da diferença em repouso e ao esforço, sendo padronizado com o sinal +. Quando o deslocamento mostra-se abaixo do limite inferior da sínfise púbica, é resultante da diferença em repouso e ao esforço, sendo padronizado com o sinal –. Quando no repouso se mostra acima do limite inferior da sínfise púbica e no esforço se mostra abaixo deste limite, é resultante da soma desses valores.

Alguns estudos relatam sobre a mobilidade do colo vesical em pacientes com e sem IUE através da ultra-sonografia transvaginal, na qual foi verificado que a amplitude de deslocamento da junção uretrovesical foi igual ou maior que 1cm nas pacientes com IUE e menor que 1cm nas pacientes sem IUE (Figura 6.38).

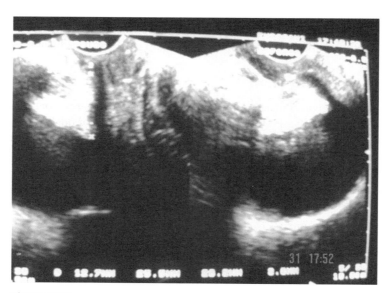

**Figura 6.38**
■ Avaliação de incontinência urinária de esforço.

# Capítulo 7

# Histerossonografia

Maria Judite Pontual

## ■ INTRODUÇÃO

Desde 1987, estudos pioneiros relatam experiências sobre o efeito de líquido injetado na cavidade uterina com observação ecográfica concomitante. A avaliação da cavidade uterina por esse método fornece informações importantes a respeito de lesões no seu interior, principalmente alterações submucosas.

## ■ INDICAÇÕES

- Sangramento uterino anormal;
- localização de lesão uterina;
- infertilidade inexplicada;
- localização de DIU entre miomas;
- avaliação do endométrio em usuárias de tamoxifeno;
- espessamento do eco endometrial incompatível com a fase do ciclo menstrual;
- indefinição do eco endometrial na ultra-sonografia transvaginal.

## ■ CONTRA-INDICAÇÕES

- Possibilidade de gravidez;
- estenose cervical;
- infecção pélvica;
- tumores que obliteram o orifício cervical interno/externo.

## ■ EQUIPAMENTO

- Aparelho de ultra-sonografia com transdutor transvaginal;
- espéculo;
- gaze;
- pinça;
- mesa de exame ginecológico com perneiras;
- bacia;
- cateter flexível estreito com pelo menos 25cm de comprimento (ou sonda vesical);
- soro fisiológico estéril;
- seringa de 10 e 40cc;
- preservativos.

Em nosso serviço, habitualmente são utilizados para realização desse exame o aparelho de ultra-sonografia com o transdutor transvaginal, espéculo, gaze, pinça, uma sonda vesical, soro fisiológico estéril, seringas de 10cc e preservativos.

## ■ TÉCNICA

Nas pacientes que menstruam, preferencialmente o exame é feito na primeira fase do ciclo, uma vez que nessa fase haverá menor possibilidade de gravidez e o endométrio estará mais fino. Caso a paciente, no momento do exame, não apresente contra-indicação depois de realizada uma anamnese, procede-se então a uma avaliação ecográfica transvaginal, após um pouco de gel ter sido previamente aplicado à extremidade do transdutor a ser introduzido na vagina da paciente e colocado o preservativo, revestindo todo o transdutor. Observam-se o útero (aspecto do miométrio, do endométrio, possibilidade de gravidez), as regiões anexiais e o fundo-de-saco posterior, para visibilização ou não de líquido nestas duas últimas regiões.

Após a retirada do transdutor, coloca-se o espéculo e examinam-se a vagina e o colo, devido à possibilidade da presença de alguma alteração (não evidenciada pela avaliação ecográfica). Se não houver contra-indicações, procede-se à limpeza do colo uterino com solução iodada. De acordo com o tipo de sonda utilizada, esta é introduzida na cavidade uterina até próximo à região fúndica, ou colocada na região cervical. Deve-se encher a sonda com soro fisiológico antes de sua colocação, para reduzir os artefatos causados pelo ar. Em seguida, coloca-se a sonda, e o espéculo é retirado.

Introduz-se então o transdutor transvaginal, novamente revestido por preservativo; no útero em anteversão, o transdutor deve ser introduzido acima da sonda, anteriormente ao colo. No útero em retroflexão, o transdutor deve ser introduzido abaixo da sonda e posteriormente ao colo. Depois de introduzida a sonda, observa-se sua localização. As pequeninas bolhas ocasionalmente observadas em turbilhão desaparecerão rapidamente.

Se acidentalmente for introduzida uma grande quantidade de ar no interior da cavidade uterina, pode ser prudente não prosseguir com o exame e adiá-lo para o dia seguinte. Apenas algumas vezes a aspiração do ar injetado poderá fornecer um bom resultado. Se não houve a introdução de ar, ou se este se encontra em pequena quantidade, inicia-se então a injeção lenta do soro fisiológico, com monitoramento ecográfico. A quantidade de soro injetada vai variar de acordo com as imagens observadas na tela. Procede-se ao manuseio do transdutor transvaginal da mesma maneira que no exame ecográfico, sem a injeção do soro, ou seja, em cortes sagitais e coronais para estudo de toda a cavidade endometrial.

Terminado o exame, deve-se proceder da mesma forma que no pré-exame, ou seja, deve-se realizar nova avaliação ecográfica com o objetivo de observar líquido livre no fundo-de-saco e nas regiões anexiais.

## ■ CAVIDADE UTERINA NORMAL

Uma vez distendida a cavidade uterina, o endométrio apresenta-se com contornos definidos e espessura semelhante nas paredes anterior e posterior, a qual vai variar de acordo com a fase do ciclo nas pacientes que menstruam. A espessura geralmente obtida de cada parede representa um pouco menos da metade da espessura medida na ecografia transvaginal sem injeção de líquido (Figura 7.1).

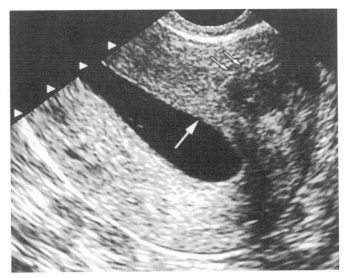

**Figura 7.1**
■ Histerossonografia – endométrio normal (seta maior).

## ■ ALTERAÇÕES DA CAVIDADE UTERINA

- *Miomas* – os miomas submucosos, na maioria das vezes, rechaçam a cavidade uterina, distorcendo seu trajeto anatômico. Podem ser sésseis ou pedunculados. Apresentam, com certa freqüência, um aspecto ecográfico hipoecóico e espiralado, muitas vezes refletem e defletem o ultra-som por sua composição densa, quase sempre sendo distinguidos de pólipos (Figura 7.2A e B).
  Os miomas intramurais muitas vezes não comprometem a cavidade uterina, porém os de maiores dimensões chegam a rechaçá-la. Os miomas intracavitários pequenos podem simular um pólipo devido à ecogenicidade semelhante que eles apresentam.
- *Pólipos* – apresentam-se fortemente ecogênicos e, com certa freqüência, mostram pequeninas áreas císticas. Ocorrem, muitas vezes, em região de fundo uterino e recessos tubários, podendo ser pedunculados ou sésseis. A avaliação com Doppler auxilia a distinção entre um pólipo e um mioma submucoso, uma vez que usualmente o pólipo apresenta um vaso principal que o nutre, enquanto o mioma geralmente apresenta vários vasos que emergem do miométrio (Figura 7.3A e B).

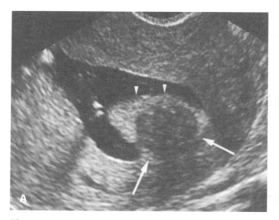 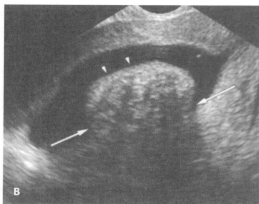

**Figura 7.2**
■ **A e B.** Histerossonografia – mioma submucoso (setas).

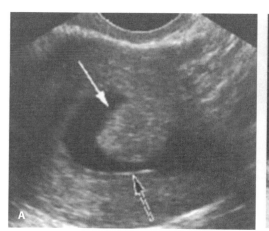 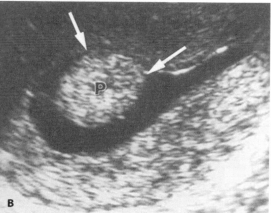

**Figura 7.3**
■ **A e B.** Histerossonografia. **A.** Pólipo endometrial (setas).

- *Hiperplasia e câncer* – o endométrio hiperplásico habitualmente mostra-se irregular, podendo também ser de aspecto ondulado ou polipóide. Tanto com comprometimento focal como global, o endométrio apresenta-se geralmente assimétrico. Nesse exame, não é possível estabelecer o diagnóstico diferencial entre a hiperplasia simples e complexa e entre hiperplasia com atipia e câncer (Figura 7.4).
- *Aspectos como o uso do tamoxifeno* – na realização de um exame ecográfico transvaginal convencional que evidencia aspecto polipóide ou outra alteração, deverá ser realizada a histerossonografia. Quando são visibilizados microcistos na camada miometrial interna com endométrio atrófico, fino, nesse procedimento, acompanha-se a paciente ecograficamente (com ecografia periódica). Quando se visibilizam imagens focais, é sugerida a exérese por via histeroscópica. Se o endométrio apresenta-se fino e atrófico, evidenciado na ecografia transvaginal, acompanha-se periodicamente a paciente (Figura 7.5).

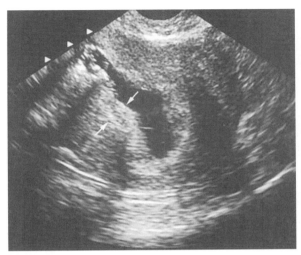

**Figura 7.4**
▇ Histerossonografia – hiperplasia endometrial (seta).

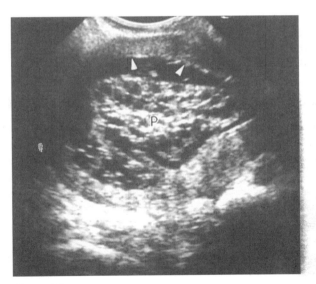

**Figura 7.5**
▇ Histerossonografia – aspecto com uso de tamoxifeno.

Algumas alterações da cavidade endometrial, como seu aspecto no útero unicorno, também podem ser elucidadas pela histerossonografia.

- *Sinéquias* – na avaliação ecográfica transvaginal pode-se encontrar um endométrio mal definido; em pacientes que realizaram dilatações, curetagens, com história de abortamentos e infertilidade, as sinéquias podem estar vinculadas a aderências da cavidade uterina. A histerossonografia elucida essas alterações, além de confirmar o sucesso da correção da cavidade

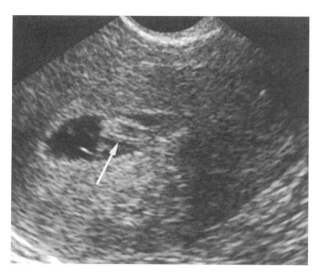

**Figura 7.6**
■ Histerossonografia – sinéquia endometrial (seta).

endometrial. Em casos de bridas espessas, faz-se a analgesia da paciente e, com o balão para expansão adequada, desfazem-se as aderências (Figura 7.6).

## ■ ULTRA-SONOGRAFIA TRANSVAGINAL TRIDIMENSIONAL

A ultra-sonografia tridimensional oferece ótimas imagens e, quando comparada com a ultra-sonografia bidimensional, proporciona um diagnóstico de melhor e de mais fácil aquisição, como, por exemplo, ao mostrar de forma simultânea os cornos em regiões endometriais e o colo. Há uma perspectiva promissora na utilização da histerossonografia tridimensional para avaliação da superfície interna da cavidade uterina, sendo um excelente meio de diagnóstico das alterações dessa região, evidenciando com ótima qualidade hiperplasias, polipose, e câncer com a possibilidade de diagnóstico de invasão miometrial.

Nesse exame, o envolvimento miomatoso uterino pode ser bem avaliado quanto ao tamanho e à localização dos miomas. Nesses casos, a ultra-sonografia tridimensional oferece melhor estudo dessa alteração, uma vez que é mais bem definida a relação do endométrio com o(s) mioma(s) nesse exame que na ultra-sonografia bidimensional. A ultra-sonografia tridimensional pode auxiliar a avaliação da ciclagem, e é possível que permita a identificação da infiltração tumoral do endométrio e do colo no reto e/ou na bexiga.

Através de múltiplos planos coronais, a ultra-sonografia tridimensional proporciona ótimo estudo do endométrio. Na fase secretora, este se torna mais exuberante, sendo possível a obtenção de boas imagens com a relação da borda endometrial/miométrio bem evidenciada.

Nos estudos de Gruboeck e cols. foi sugerido que as medidas do volume endometrial são mais promissoras para avaliação do câncer endometrial, quando comparadas à medida da espessura do endométrio, uma vez que são mais sensíveis na triagem do câncer de endométrio e têm valor preditivo positivo maior.

O plano coronal, promovendo a avaliação simultânea do endométrio e do miométrio, é de grande auxílio nos casos de anomalias uterinas congênitas. Alguns autores concluíram, depois de estudos, que a ultra-sonografia tridimensional é capaz de estabelecer sem maiores dificuldades a diferenciação entre um útero septado e um útero bicorno. Podem ser obtidas muito boas imagens do colo uterino no plano coronal, fornecendo um estudo de grande valia na avaliação das alterações do colo; na avaliação dessas alterações pela ultra-sonografia bidimensional, encontra-se uma dificuldade significativa.

A ultra-sonografia tridimensional tem oferecido grande auxílio às pacientes com infertilidade, possibilitanto uma boa avaliação da localização, do conteúdo e do tamanho dos folículos. Um volume folicular ótimo é objetivado para recuperação de oócitos, fertilização e clivagem. Comparando-se a ultra-sonografia bidimensional e a tridimensional, verificou-se que, quanto à medida dos folículos, maior precisão do volume foi obtida pela ultra-sonografia tridimensional. Pode-se utilizar também a ultra-sonografia tridimensional, para orientar a aspiração e a transferência dos folículos de embriões fertilizados *in vitro*.

É promissor o estudo das trompas de Falópio pela ultra-sonografia tridimensional com o uso de contraste que evidencia o volume da tuba, podendo ser observado também o fluxo lento (por meio do uso do Doppler), tornando ainda melhores a identificação e o estudo das trompas.

# PARTE II

# Problemas Mais Comuns

# Capítulo 8

# Tensão Pré-menstrual

Melânia Maria Ramos de Amorim
Isabela Coutinho Neiva Coelho
Leila Katz

## ■ INTRODUÇÃO

Desde a Antigüidade, várias facetas da personalidade da mulher, suas capacidades e variações de humor têm sido atribuídas à menstruação, e a "instabilidade" resultante dos ciclos reprodutivos da mulher tem sido usada como justificativa para negar a ela acesso igualitário à educação e à profissão. Como resultado dessa tendência de tornar patológico o ciclo menstrual da mulher, as alterações de humor relacionadas ao ciclo menstrual permanecem um tema de intenso debate.

Apesar de alguns ainda advogarem a supressão rotineira da menstruação para prevenir os problemas relacionados à menstruação, outros argumentam que as variações de humor relacionadas à menstruação são socialmente construídas e não têm base biológica ou médica.

A posição da Sociedade Americana de Psiquiatria, conforme publicado na quarta edição do *Diagnostic and Statistical Manual of Mental Disorders* (DSM-IV), reconhece as modificações de humor relacionadas ao ciclo menstrual como um problema significativo de saúde mental para algumas mulheres (DSM-IV, 1994). Ao mesmo tempo, o rótulo de "distúrbio" deve ser reservado para problemas que realmente interfiram com o funcionamento social e ocupacional, especialmente sob a rubrica de distúrbio disfórico pré-menstrual (DDPM). Sintomas leves pré-menstruais afetam cerca de 70% das mulheres e não devem ser classificados como uma doença.

A síndrome pré-menstrual (SPM) caracteriza-se por sintomas clínicos recorrentes durante a fase lútea do ciclo menstrual que diminuem rapidamente com a chegada da menstruação, afetando milhões de mulheres em idade reprodutiva. A maioria das mulheres experimenta modificações físicas e emocionais mínimas a cada mês relacionadas com o ciclo menstrual, mas o diagnóstico de SPM exige considerável ruptura no funcionamento ocupacional, familiar e pessoal. Tipicamente os sintomas se iniciam entre os 25 anos aos 35 anos. Duzentos sintomas ou mais já foram associados à SPM, sendo os mais importantes e comuns a irritabilidade, a tensão e a disforia.

A prevalência estimada de SPM e DDPM é de difícil definição, já que seria necessária a aplicação de critérios rígidos. A maior parte dos estudos de prevalência baseia-se em dados retrospectivos com definições variáveis e que incluem, principalmente, os quadros mais graves. Até 85% das mulheres que menstruam referem pelo menos um sintoma menstrual, e 2% a 10% têm queixas que atrapalham suas atividades diárias ou chegam a ser incapacitantes. A prevalência de DDPM é estimada em torno de 8%. O impacto negativo desses sintomas no funcionamento diário e na qualidade de vida já foi documentado, e os custos econômicos, especialmente considerando a diminuição da produtividade, já foram estabelecidos.

## ■ FISIOPATOLOGIA

Até o presente momento não existe um consenso sobre a causa da SPM. A etiologia parece ser complexa e multifatorial, envolvendo fatores biológicos, psicológicos, ambientais e sociais.

Fatores genéticos também parecem ser importantes. Observou-se que 70% das filhas de mães com SPM também apresentavam o quadro, enquanto entre mulheres cujas mães não apresentavam o quadro apenas 37% apresentavam-no. Além disso, a concordância de SPM entre gêmeas homozigóticas é de 93%, comparada com 44% entre gêmeas dizigóticas. Influências genéticas mediadas fenotipicamente através de neurotransmissores e neurorreceptores parecem ter um papel significativo na etiologia. Estudos mais recentes sobre herança genética em gêmeos mostraram um alto grau de hereditariedade nas queixas pré-menstruais. Achados recentes, como a relação entre um polimorfismo no gene do transportador de serotonina e a gravidade dos sintomas de DDPM, podem indicar que o DDPM pode ter um padrão de hereditariedade distinto do das queixas pré-menstruais.

Poucos fatores demográficos são preditivos de SPM e DDPM. Idade mais jovem tem sido relacionada a sintomas mais graves de DDPM. Existem dados que sugerem, também, relação entre os níveis mais altos de educação e as queixas de sintomas pré-menstruais. Nenhuma outra variável demográfica se apresentou associada de forma consistente à SPM e ao DDPM. Diversos estudos têm demonstrado que existe associação entre eventos estressantes e SPM/DDPM, particularmente o estresse diário. Estados e traços de ansiedade foram observados em pacientes com SPM.

A relação consistente entre os fatores estressantes da vida e SPM/DDPM levantou a suspeita de que os sintomas podem desenvolver-se como "uma forma feminina aprendida e legítima de expressar frustração", em particular com o conflito entre os papéis produtivos e reprodutivos da mulher. Essa teoria encontra suporte nos resultados de um estudo que avaliou características da personalidade de mulheres que procuravam o serviço de saúde com queixas pré-menstruais, verificando uma pontuação anormalmente elevada na escala Minnesota Multiphasic Personality Inventory, que avalia a identificação com o papel social tradicional da mulher. Apesar de as pacientes da amostra terem um nível educacional elevado e trabalharem fora do lar, as queixas pré-menstruais estavam associadas a fortes tendências à dominação ou à repressão de sentimentos de raiva.

Abuso sexual no passado foi relatado por uma significativa proporção de mulheres que referiram tensão pré-menstrual: a prevalência de 40% foi referida por pacientes que procuraram tratamento em uma clínica para tratamento de SPM e de 32% entre pacientes psiquiátricas com SPM.

Diversos estudos com modelos experimentais demonstraram, de modo consistente, o papel da serotonina na fisiopatologia do DDPM. Relação entre a função serotoninérgica e a secreção de hormônios ovarianos já foi estabelecida, delineando a complexa interação entre a secreção de serotonina e a flutuação hormonal. Pacientes com DDPM têm níveis mais baixos de serotonina e menor recaptação plaquetária de serotonina durante a fase pré-menstrual.

Características do DDPM e dos distúrbios depressivos, especialmente a depressão atípica, se sobrepõem consideravelmente. Trinta a 76% das mulheres com diagnóstico de DDPM têm, durante alguma fase da vida, o diagnóstico de depressão. Apesar dessa significativa co-morbidade, muitas pacientes com DDPM não têm sintomas depressivos. Dessa forma, o DDPM não deve ser considerado uma variante de um distúrbio depressivo. A efetividade da administração de inibidores seletivos da recaptação da serotonina (ISRS) apenas na fase lútea do ciclo menstrual chama a atenção para a diferença entre as duas situações (depressão e DDPM). O tratamento agudo com o uso de ISRS aumenta a serotonina sináptica sem o fenômeno de *down regulation* dos receptores serotoninérgicos, necessário para a melhora dos sintomas de depressão. Essa observação sugere que o DDPM possivelmente é causado por sensibilidade alterada do sistema serotoninérgico em resposta à flutuação dos hormônios gonadais femininos. A fome de carboidratos, sintoma comum no DDPM, é mediada também pela deficiência de serotonina.

A manipulação endócrina do ciclo menstrual explica as modificações de humor em algumas, mas não em todas as pacientes com SPM/DDPM. Da mesma maneira, os fatores endócrinos que parecem desencadear a SPM/DDPM não são causalmente suficientes, já que a maioria das mulheres não desenvolve sintomas graves. Outros mecanismos potenciais para essa "resposta anormal", tanto biológicos como sociais, devem por isso ser considerados.

## ■ QUADRO CLÍNICO E DIAGNÓSTICO

A SPM/DDPM deve ser diagnosticada quando uma variedade de distúrbios físicos e psicológicos já tiver sido excluída. Esses distúrbios incluem transtornos afetivos (depressão, ansiedade, distimia, pânico etc.), anemia, anorexia ou bulimia, condições metabólicas crônicas (p. ex., diabetes melito), dismenorréia, endometriose, hipotireoidismo, sintomas secundários ao uso de ACHO, perimenopausa, distúrbios de personalidade e uso de drogas ilícitas. A SPM deve, ainda, ser distinguida dos sintomas simples pré-menstruais, como edema e mastalgia, que são característicos de um ciclo ovulatório normal e não interferem no funcionamento diário da paciente (Quadro 8.1). Os três elementos-chave para o diagnóstico de SPM são:

- sintomas consistentes com SPM;
- ocorrência dos sintomas apenas na fase lútea do ciclo menstrual;
- impacto negativo dos sintomas no funcionamento socioafetivo da paciente e no estilo de vida.

**Quadro 8.1**
■ Sintomas comuns da síndrome pré-menstrual

| Sintomas comportamentais | Fadiga, insônia, tonturas, modificação no interesse sexual, perversões de apetite e excesso de apetite |
|---|---|
| Sintomas psicológicos | Irritabilidade, raiva, humor deprimido, choro fácil, ansiedade, tensão, labilidade emocional, dificuldade de concentração, confusão, esquecimento, sensação de desespero, solidão, baixa auto-estima, tensão |
| Sintomas físicos | Cefaléia, mastalgia, edema, dor lombar, dor e edema abdominais, ganho de peso, edema de extremidades, retenção hídrica, náuseas, dores musculares e articulares |

O American College of Obstetrics and Gynecology (ACOG) recomenda que o diagnóstico da síndrome pré-menstrual seja feito pelos critérios diagnósticos desenvolvidos pela Universidade da Califórnia e o National Institute of Mental Health (Quadro 8.2).

Distúrbio disfórico pré-menstrual (DDPM) é uma forma grave de SPM diagnosticado pelos critérios apresentados no Quadro 8.3.

**Quadro 8.2**
■ Critérios diagnósticos para síndrome pré-menstrual

**National Institute of Mental Health**
Um aumento de 30% na intensidade dos sintomas de síndrome pré-menstrual (avaliado por um instrumento padronizado) durante a fase lútea do ciclo menstrual (seis dias antes da menstruação), em relação aos dias 5 a 10 do ciclo menstrual

Documentação dessas modificações em um diário de sintomas por pelo menos dois ciclos consecutivos

**Universidade da Califórnia em San Diego**
Pelo menos um dos seguintes sintomas afetivos e somáticos durante os cinco dias que precedem a menstruação em cada um dos três últimos ciclos:

Sintomas afetivos: depressão, explosões de raiva, irritabilidade, ansiedade, confusão e retração social
Sintomas somáticos: mastalgia, edema abdominal, cefaléia, edema de extremidades
Alívio dos sintomas do quarto ao décimo terceiro dia do ciclo menstrual

**Quadro 8.3**
■ Critérios diagnósticos para DDPM (DSM-IV)

Cinco ou mais sintomas, incluindo sintomas físicos e afetivos presentes durante a semana pré-menstrual e ausentes na fase folicular

Um dos sintomas deve ser irritabilidade, humor deprimido, ansiedade ou labilidade emocional

Os sintomas devem interferir com a função social e ocupacional

Os sintomas não podem corresponder à exacerbação de outra doença

Todos os critérios anteriores devem ser confirmados por anotações diárias por pelo menos dois ciclos menstruais

Fonte: Ross, 2003.

## ■ DIÁRIO DE SINTOMAS PRÉ-MENSTRUAIS

Quando se suspeita de SPM ou DDPM, a paciente deve ser orientada a manter um diário de sintomas pré-menstruais (Figura 8.1) por vários meses consecutivos para que a variabilidade ciclo a ciclo possa ser observada. Baseando-se no diário, muitas vezes se observa que o padrão de queixas da paciente não tem relação com a fase lútea do ciclo, excluindo-se SPM.

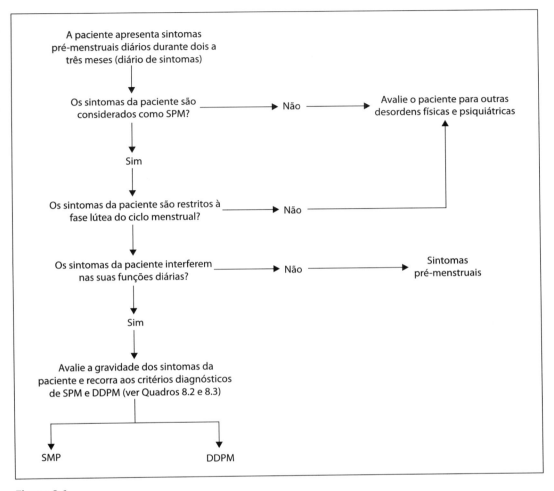

**Figura 8.1**
■ Algoritmo para o diagnóstico de sintomas pré-menstruais, SMP e DDPM.

## ■ TRATAMENTO

O tratamento da SPM é muitas vezes frustrante, tanto para as pacientes como para os médicos. A SPM é uma condição cercada de ambigüidade. Uma etiologia pouco clara ou não universal, com alguns fatores mais envolvidos na gênese da síndrome em algumas pacientes e outros fatores em outras, torna difícil estabelecer um tratamento único adequado. Todos os determinantes etiológicos implicam, outrossim, a necessidade de uma terapia integrada e individualizada, baseada nas circunstâncias particulares de cada paciente.

Uma abordagem escalonada é recomendada com o tratamento, refletindo o grau de comprometimento associado aos sintomas.

Os objetivos do tratamento da paciente com SPM e DDPM são:

- redução dos sintomas;
- melhora do funcionamento social e profissional;
- melhora da qualidade de vida.

## ■ TRATAMENTO NÃO-FARMACOLÓGICO

### Abordagem mente/corpo

A abordagem mente/corpo (AMC) baseia-se no princípio de que pensamentos e sentimentos podem causar impacto na fisiologia e na saúde orgânica. Vários tipos de AMC têm sido utilizados para alívio da SPM. Entre estes, temos a própria psicoterapia (cognitivo-comportamental e em grupo), técnicas de relaxamento, trabalho corporal (massagem e reflexologia), hipnoterapia, *biofeedback*, mentalização e ioga. Apesar de exercícios aeróbicos e fototerapia não serem propriamente AMC, apresentam impacto sobre o humor, e por isso são também citados aqui. Evidências sobre a maior parte das AMC para SPM são limitadas. No entanto, a maior parte das abordagens é inofensiva e tradicionalmente aceita como componente importante de um estilo de vida saudável, e por isso podem ser utilizadas como parte do tratamento da SPM.

### ESTILO DE VIDA SAUDÁVEL

Para mulheres com sintomas leves, educação sobre o distúrbio, terapia de apoio e um estilo de vida saudável, incluindo prática regular de exercícios e uma dieta saudável, podem ser suficientes para melhorar os sintomas. Modificações no estilo de vida devem ser sempre o primeiro passo em todas as mulheres com sintomas pré-menstruais.

Modificações dietéticas podem causar um impacto perceptível na gravidade dos sintomas: as mulheres devem ser encorajadas a reduzir ou eliminar a ingestão de sal, açúcar, cafeína (especialmente café), carnes vermelhas e álcool. Deve ser aumentado o consumo de frutas, verduras, legumes, grãos e água. Finalmente, realizar refeições menores, mais freqüentes e ricas em carboidratos complexos pode reduzir os sintomas de tensão e depressão.

Apesar da fragilidade das evidências sobre os efeitos da prática de exercícios físicos regulares na SPM e no DDPM, alguns programas de exercícios regulares podem ser recomendados como parte de um estilo de vida saudável. É recomendável a realização de exercícios aeróbicos por 20 a 30 minutos, três a quatro vezes por semana. É importante a manutenção do peso corporal dentro de 20% do peso ideal. Para muitas mulheres, o DDPM é associado a irregularidades do sono. Para aliviar o estresse e o desconforto associados, é recomendável a adoção de um padrão regular de sono. A recomendação para evitar planejar atividades estressantes durante o período pré-menstrual pode ser útil. Isso pode ser facilitado com a utilização do registro diário e a comparação entre os períodos pré, durante e após o tratamento. Deve-se inclusive encorajar as mulheres a procurarem os fatores em suas atividades diárias que desencadeiam ou pioram os sintomas.

### PSICOTERAPIA E TERAPIA DE GRUPO

Apenas um estudo randomizado avaliou a relativa eficácia de psicoterapia, especialmente da terapia comportamental *versus* farmacoterapia para o tratamento de DDPM. Analisando-se as primeiras 60 pacientes do estudo, a terapia comportamental foi tão efetiva quanto o uso de fluoxetina – 20mg (antidepressivo) para alívio dos sintomas de DDPM. Diferiram, no entanto, em relação à rapidez na melhora dos sintomas, que foi maior com a fluoxetina, e na manutenção da melhora um ano após o tratamento, maior com a terapia comportamental. Não houve benefício na associação dos tratamentos.

## SUPLEMENTOS NUTRICIONAIS

Diversos são os compostos recomendados pela imprensa leiga para alívio dos sintomas de SPM. Infelizmente, com poucas exceções, pouca evidência científica dá suporte a essas recomendações. Entretanto, se utilizados dentro de doses pequenas e seguras, o uso de alguns complementos não precisa ser desencorajado.

A suplementação com cálcio parece promissora no tratamento da SPM e do DDPM. Um grande estudo verificou que o consumo 1.200mg de cálcio por dia pode reduzir sintomas de SPM e depressão. Esse estudo apresentou algumas limitações metodológicas, especialmente o fato de não ter excluído pacientes com queixas durante o período folicular. No entanto, como a ingestão de cálcio dentro das doses preconizadas tem outros benefícios, como, por exemplo, prevenção de osteoporose, ela deve ser recomendada.

Existem ainda evidências em relação à vitamina $B_6$ para o tratamento de SPM. Resultados de uma metanálise sugerem que doses de até 100mg/dia provavelmente são benéficas para alívio dos sintomas de SPM, inclusive dos sintomas depressivos. Doses mais altas estão associadas à neuropatia periférica.

Outros suplementos dietéticos com alguma evidência incluem vitamina E e magnésio; entretanto, esses estudos não foram realizados com o adequado diagnóstico prospectivo de SPM, e por isso devem ser interpretados com cuidado. Um estudo demonstra resultados positivos com a utilização de bebidas ricas em carboidratos para alívio dos sintomas afetivos de SPM.

Manganês, combinação de suplementos, óleo de prímula vespertina (*Oenothera biennis*), *chasteberry* (*Vitex agnus-castus*), *dong quai* (*Angélica sinensis*), *black cohosh* (*Cimicifuga racemosa*), *wild yam* (*Dioscorea villosa*), *St. John's Wort* (*Hypericum perforatum*) e *kava-kava* (*Piper methirsticum*) têm sido recomendados para alívio dos sintomas de SPM, porém sem qualquer evidência sólida para justificar o uso, e com potenciais efeitos deletérios e possíveis interações com drogas.

## Farmacoterapia

### DROGAS SEROTONINÉRGICAS

Para mulheres que não respondem a terapias conservadoras, as medicações serotoninérgicas, especificamente os inibidores seletivos da recaptação de serotonina (ISRS), representam a classe de droga de primeira escolha. Nos últimos anos, a eficácia e a segurança dos ISRS no tratamento da SPM e do DDPM foram bem estabelecidas.

A fluoxetina foi o primeiro ISRS a ser estabelecido como tratamento para DDPM e já foi aprovada pela FDA com esta indicação. Diversos estudos randomizados controlados apontam evidências de que 20mg por dia de fluoxetina é superior ao placebo para tratar os sintomas de SPM e DDPM. Mais recentemente, a dosagem intermitente (apenas na fase lútea do ciclo menstrual) mostrou-se tão efetiva quanto a administração contínua para controle das queixas. Esse esquema de administração pode ser mais interessante para mulheres que não desejam manter uma medicação continuamente. Além da fluoxetina, há agora evidência, a partir de estudos controlados tanto para uso contínuo como intermitente de sertralina, paroxetina e citalopram no tratamento da

DDPM. Os antidepressivos tricíclicos também são efetivos para o tratamento de DDPM. Todos esses compostos têm efeitos colaterais mínimos quando utilizados com essa indicação. Alguns ansiolíticos também foram testados em pacientes com DDPM (alprazolam e buspirona); no entanto, a magnitude de seu efeito terapêutico é menor que a dos ISRS, e os prováveis efeitos colaterais (incluindo o potencial uso abusivo) os tornam drogas de última linha.

## MANIPULAÇÃO DO CICLO MENSTRUAL

A próxima linha de tratamento que se reserva para casos graves de DDPM envolve a manipulação das flutuações hormonais normais associadas com o ciclo menstrual. Apesar de diversos esquemas hormonais terem sido propostos, poucos tiveram sua eficácia demonstrada. Este é o caso da progesterona, que foi largamente utilizada para o tratamento da SPM/DDPM, com poucas evidências científicas apoiando seu uso.

Na metanálise publicada na biblioteca Cochrane, foram analisados 14 ensaios clínicos randomizados placebo-controlados que avaliaram o efeito da progesterona e de progestágenos na SPM. Melhora da sintomatologia pela modificação comportamental e física foi o desfecho analisado, e a progesterona e seus derivados não apresentaram resultados melhores que o placebo (*odds ratio* = 1,05).

Apesar de a progesterona e seus metabólitos parecerem ter um papel ainda não definido na fisiopatologia da SPM, as evidências mostram claramente que a administração exógena de progesterona não constitui um tratamento eficaz para a doença.

O objetivo desses esquemas é, em geral, a supressão da ovulação. A classe de drogas mais estudadas para esse fim é a dos agonistas do GnRH, como o acetato de leuprolide, cujo efeito positivo em aliviar os sintomas de SPM e DDPM foi claramente demonstrado. Observou-se, todavia, que os agonistas do GnRH parecem ser menos efetivos em tratar os sintomas afetivos que os sintomas físicos. O seu uso por período prolongado foi associado a efeitos indesejáveis, inclusive o risco de hipoestrogenismo e osteoporose, particularmente quando utilizados por mais de seis meses.

A complementação de resgate com estrogênio e progesterona pode prevenir alguns desses efeitos colaterais, diminuindo, porém, os efeitos benéficos em relação à melhora dos sintomas da SPM e do DDPM.

Contraceptivos hormonais orais são uma forma segura de inibição da ovulação, porém sua eficácia no tratamento da SPM e do DDPM não foi estabelecida. Um estudo recente, que utilizou a combinação de drospirenona e etinilestradiol, encontrou um efeito modesto na redução dos sintomas físicos de DDPM.

O esteróide sintético danazol parece reduzir os sintomas físicos e afetivos da SPM e do DDPM. No entanto, seu uso é limitado na prática pela necessidade da utilização concomitante de um método contraceptivo confiável. Em baixas doses (200mg/dia), não há bloqueio da ovulação – e por isso é possível a concepção; seu uso durante a gestação produziria risco de virilização fetal. Doses suficientes para inibir a ovulação (600 a 800mg/dia) estão associadas a efeitos colaterais como ganho de peso, alterações de humor e acne.

A opção final de tratamento para as mulheres com sintomas graves de DDPM e ausência de resposta a outras modalidades terapêuticas é a supressão da ovulação pela ooforectomia. A ooforectomia bilateral com histerectomia foi descrita como altamente efetiva na eliminação dos sintomas de SPM. Devido à natureza radical desse tratamento, ele obviamente não é recomendado, a não ser em casos extremos.

As opções terapêuticas disponíveis para o tratamento da SPM e da DDPM estão sumarizadas nos Quadros 8.4 e 8.5.

**Quadro 8.4**
■ Opções terapêuticas para SPM/DDPM

## Modificações no estilo de vida

Refeições pequenas, freqüentes, regulares e balanceadas, ricas em carboidratos complexos e pobres em sal, gorduras e cafeína

Exercícios físicos regulares

Abandono do tabagismo

Restrição de álcool

Regularização do sono

## Suplementos nutricionais

Vitamina $B_6$ → até 100mg/dia

Vitamina E → até 600UI/dia

Carbonato de cálcio → de 1.200 a 1.600mg/dia

Magnésio → até 500mg/dia

Triptófano → até 6g/dia

## Tratamentos não-farmacológicos

Redução e administração de estresse

Controle da raiva

Grupo de auto-ajuda

Terapia individual e de casal

Terapia cognitiva/comportamental

Educação da paciente sobre causa, diagnóstico e tratamento da SPM e do DDPM

Fototerapia com luz branca fluorescente

## Terapias herbais

| Produto | Dosagem | Recomendação | Comentários |
|---------|---------|--------------|-------------|
| Óleo de prímula vespertina (*Oenothera biennis*) | 500mg uma vez por dia a 1.000mg três vezes por dia | Dias 17 a 28 do ciclo menstrual | A mais estudada das ervas utilizadas para tratamento da SPM |
| | | | Pode disponibilizar um precursor de prostaglandinas |
| | | | Melhora a mastalgia |
| | | | Não há dados sobre uso na lactação ou na gestação |
| | | | Não aprovado pela FDA |

*Continua*

## Quadro 8.4
■ Opções terapêuticas para SPM/DDPM (*Continuação*)

| Produto | Dosagem | Recomendação | Comentários |
|---|---|---|---|
| *Chasteberry* (*Vitex agnus-castus*) | 30 a 40mg/dia | Dias 17 a 28 do ciclo menstrual | Pode melhorar a mastalgia |
| | | | Inibe a produção de prolactina |
| | | | Não aprovado pela FDA |

**Terapia farmacológica**

**Antidepressivos e ansiolíticos**

| Produto | Dosagem | Recomendação | Comentários |
|---|---|---|---|
| **ISRS** | | | |
| **Citalopram** | 10 a 30mg/dia | Todo ciclo ou apenas fase lútea | Benefícios nos sintomas físicos, cognitivos e emocionais |
| | | | Administração apenas na fase lútea superior à contínua |
| | | | Não aprovado pela FDA para este uso |
| **Fluoxetina** | 20mg/dia | Todo ciclo ou apenas fase lútea | Redução significativa de TODOS os sintomas |
| | | | Efeito colateral mais comum do uso crônico contínuo é a diminuição da libido ou retardo no orgasmo |
| | | | **Aprovado pela FDA para este uso** |
| **Paroxetina** | 10 a 30mg/dia | Todo o ciclo | Beneficia todos os sintomas |
| | | | Efeitos gastrintestinais e sexuais transitórios |
| | | | Não aprovado pela FDA para este uso |
| **Sertralina** | 50 a 150mg/dia | Todo ciclo ou apenas fase lútea | Beneficia todos os sintomas |
| | | | Efeitos gastrintestinais e sexuais transitórios |
| | | | **Aprovado pela FDA para este uso** |

*Continua*

**Quadro 8.4**
■ Opções terapêuticas para SPM/DDPM *(Continuação)*

## Outros antidepressivos serotoninérgicos

| Produto | Dosagem | Recomendação | Comentários |
|---|---|---|---|
| **Clomipramina** | 25 a 75mg/dia | Todo ciclo ou apenas fase lútea | Beneficia todos os sintomas |
| | | | Efeitos colaterais sexuais e anticolinérgicos |
| | | | Não aprovado pela FDA para este uso |

## Ansiolíticos

| Produto | Dosagem | Recomendação | Comentários |
|---|---|---|---|
| **Alprazolam** | 0,375 a 1,5mg/dia | Fase lútea | A interrupção do uso diminui o risco de dependência |
| | | | Deve ser utilizado apenas na falha dos ISRS |
| | | | Não aprovado pela FDA para este uso |

## Terapias hormonais

| Produto | Dosagem | Recomendação | Comentários |
|---|---|---|---|
| **Leuprolide (depot)** | 3,75mg IM por mês | No máximo seis ciclos | Categoria X |
| | | | Alívio significativo dos sintomas, mas pode induzir sintomas de menopausa |
| **Leuprolide (depot) com suplementação de hormônios ovarianos** | 3,75mg IM por mês com estrogênio e progesterona | Pode ser usado por mais de seis ciclos | Menor probabilidade de levar a sintomas de menopausa, mas também pode levar a retorno das queixas iniciais |
| **Goserelina com suplementação de estrogênio** | 3,6mg SC a cada 28 dias com estrogênio | Pode ser usado por mais de seis ciclos | Menor probabilidade de levar a sintomas de menopausa, mas também pode levar a retorno das queixas iniciais |
| **Danazol** | 100mg duas vezes por dia | No máximo seis ciclos | Pode causar androgenização |
| | | | Categoria X |
| **ACHO** | ACHO com variáveis dosagens de estrogênio e progesterona, uma vez ao dia | Todo o ciclo | Resposta variável: pode não beneficiar pacientes com queixas de humor; em algumas pacientes pode até piorá-los |

*Continua*

**Quadro 8.4**
■ Opções terapêuticas para SPM/DDPM (*Continuação*)

| Progesterona | Supositórios vaginais, 200 a 400mg/dia | **Não recomendado para este uso** | |
|---|---|---|---|
| **Miscelânea** | | | |
| **Produto** | **Dosagem** | **Recomendação** | **Comentários** |
| **Diuréticos** | | | |
| Espirololactona | 100mg/dia | Fase lútea | Antagonista da aldosterona |
| | | | Poupador de potássio |
| | | | Pode melhorar sintomas físicos e psicológicos |
| **Agonistas dopaminérgicos** | | | |
| Bromocriptina | Até 2,5mg, três vezes por dia | Dias 10 a 26 do ciclo menstrual | Pode aliviar a mastalgia, avaliar função hepática e renal antes do início |
| **Antiinflamatório não-hormonal** | | | |
| Ibuprofeno | 500 a 1.000mg/dia | Dias 17 a 28 do ciclo menstrual | Tomar com alimentos |

Fonte: Dickerson, 2003

**Quadro 8.5**
■ Resumo das recomendações

| Todas as mulheres com SPM ou DDPM | Tratamento não-farmacológico: educação, terapia de suporte, repouso, exercícios e modificações dietéticas<br>Diário de sintomas |
|---|---|
| Tratamento específico de sintomas | Edema: espironolactona<br>Cefaléia: analgésicos (acetaminofeno, ibuprofeno, proxeno)<br>Fadiga e insônia: orientação e restrição de cafeína<br>Mastalgia: vitamina E, óleo de prímula vespertina, espironolactona na fase lútea ou danazol |
| Tratamento de sintomas psicológicos | Inibidores seletivos da recaptação da serotonina contínua ou intermitente |
| Falha do tratamento | Manipulação hormonal do ciclo menstrual |

# Capítulo 9

# Câncer de Mama na Ótica do Ginecologista

Vilma Guimarães

## ■ INTRODUÇÃO

A incidência do câncer de mama, hoje um dos maiores problemas da humanidade, vem aumentando lenta e progressivamente nos últimos 50 anos. Na Inglaterra e nos EUA, de cada nove mulheres que nascem, uma terá câncer mamário. Nesses países, no entanto, por meio de campanhas eficazes, realizadas pelo governo, 80% desses cânceres são curáveis. No Brasil, uma em cada 11 mulheres que nascem terá câncer de mama, mas, 80% desses casos são diagnosticados em uma fase avançada, quando não são mais passíveis de cura.

De todos os tipos de câncer de mama, apenas 5% a 10% dos casos estão associados a fatores hereditários transmitidos através de alteração em células germinativas. Estes comumente aparecem em pacientes mais jovens, com freqüência são bilaterais e têm altas incidências familiares, podendo estar relacionados com certos tipos de câncer, como o câncer de ovário. A imensa maioria dos tumores é decorrente de alterações também genéticas, mas do tipo esporádico, estando relacionados principalmente a fatores ambientais, ou ainda a outros não conhecidos, como comportamento, estilo de vida, dieta, sedentarismo, alteração na vida reprodutiva ou, possivelmente, exposição à radiação, vírus e substâncias oncogênicas.

Uma visão bioestatística do problema ajudará na avaliação de cada caso. Pode-se definir risco como um fator que interfere no desenvolvimento do câncer ou na mortalidade pela doença. Dois tipos de risco são utilizados no estudo de câncer de mama: o risco relativo (RR) e o risco absoluto (RA).

O risco relativo é definido como a possibilidade de um indivíduo portador deste risco vir a desenvolver ou morrer por câncer de mama, quando comparado com uma população de controle por determinado período de tempo. O valor do RR é obtido dividindo-se o número de casos obtidos no grupo estudado pelo número de casos do grupo-controle. Em geral, é atribuído ao grupo-controle um RR igual a 1. Os fatores de risco são aqueles com RR maior que 1.

O risco absoluto assinala a probabilidade ou chance percentual de um evento específico, como desenvolver ou morrer por câncer de mama, ocorrer durante determinado período. Por exemplo, a incidência de câncer de mama é mais alta entre mulheres com idades entre 50 e 70 anos que aquelas entre 30 e 50 anos.

## ■ FATORES DE RISCO

É importante lembrar que 70% das mulheres que desenvolvem câncer de mama não têm nenhum fator de risco identificável. Portanto, todas as mulheres devem submeter-se às técnicas de detecção precoce.

São considerados fatores de risco:

1) *Sexo* — 90% são mulheres.
2) *Idade* — a possibilidade aumenta com a idade, principalmente após a menopausa. É o fator mais importante para a mulher. O aumento na incidência é observado após os 45 anos, com pico aos 75 anos e declínio posterior. Com o aumento da expectativa de vida da mulher, espera-se que a incidência aumente.
3) *História familiar* — a importância é maior em parentes de primeiro grau: mãe, irmã ou filha. Os casos tendem a aparecer em idade mais jovem, na pré-menopausa, e com freqüência são bilaterais.

    O risco, segundo Lindblom, é de:

    - Um parente de primeiro grau: RR igual de 2 a 3.
    - Um parente de primeiro grau de aparecimento precoce: RR igual a 5.
    - Um parente de primeiro grau de aparecimento precoce e doença bilateral: RR igual a 10.
    - Uma irmã e mãe com câncer de mama: RR igual 10 a 14.

    Em relação à história familiar, pode ser considerado do tipo hereditário ou não-hereditário. É hereditário quando tem dois ou três parentes próximos e ocorre transmissão para gerações sucessivas de forma autossômica dominante. O não-hereditário é esporádico e ocorre por mutação após o nascimento.

4) *Câncer de mama anterior* — o risco de câncer de mama ipsolateral após cirurgia conservadora é igual ao da mama contralateral.
5) *Doenças benignas da mama* — têm aumento quando existe doença proliferativa:
    - Sem risco aumentado (sem doença proliferativa):
        - metaplasia apócrina;
        - ectasia ductal;
        - hiperplasia epitelial leve do tipo comum.
    - Risco levemente aumentado (1,5 a duas vezes):
        - hiperplasia do tipo comum moderado ou florida;
        - adenose esclerosante;
        - papiloma.
    - Risco moderadamente aumentado (quatro a cinco vezes):
        - hiperplasia ductal atípica;
        - hiperplasia lobular atípica.

- Alto risco (oito a dez vezes):
  - carcinoma *in situ*.

6) *Fatores endócrinos endógenos:*
   a) Idade precoce da menarca – abaixo de 12 anos.
   b) Menopausa após 55 anos – aumenta duas vezes.
   c) Idade avançada do primeiro parto – acima de 30 anos: duplica.
   d) Nuliparidade.
   e) Aborto.

   É importante a duração do menacme. Mulher que menstrua por mais de 30 anos tem risco mais elevado que aquelas que menstruam por menos de 30 anos. A incidência de câncer de mama em mulheres com oofotectomia cirúrgica bilateral vai diminuindo à medida que esta é realizada mais cedo. No passado, a mulher menstruava 50 vezes durante toda a sua vida e atualmente menstrua 350 vezes, o que explica uma maior exposição a fatores endócrinos.

7) *Fatores endócrinos exógenos:*
   a) *Reposição hormonal* – desde sua introdução, há cerca de 30 anos, cogita-se um possível efeito adverso. Mais de 30 estudos epidemiológicos foram realizados, obtendo resultados conflitantes, que vão de aumento do risco até o efeito protetor. O risco relativo médio para câncer de mama entre mulheres submetidas à reposição hormonal foi de 1,2 a 1,5, considerando 1 o risco da população geral. Contudo, existe uma variação muito grande nos resultados desses trabalhos. Às vezes, chegam a ser contraditórios, o que sugere: diferenças entre as populações estudadas, ou diferenças entre os tipos de estrogênios utilizados. Alguns autores concluíram que a reposição hormonal prolongada, por mais de cinco anos, aumenta o RR de maneira similar ao que faz a menopausa tardia. No momento, em relação ao RR da TRH, podemos concluir que:
   - A TRH de curta duração exerce pouco ou nenhum efeito sobre o RR para câncer de mama.
   - Não existem evidências de que os progestagênios possam evitar o aumento do RR de câncer; ao contrário, há motivos para supor que sua utilização isoladamente possa aumentar o RR.
   - O risco da TRH em relação ao câncer de mama deve ser comparado com seus efeitos sobre outras causas de morte.

   b) *Anticoncepcionais hormonais orais (ACO)* – os ACO não apresentam efeitos sobre o risco de câncer de mama, quando usados por mulheres no meio de sua vida reprodutiva, isto é, entre os 25 e os 39 anos de idade, mesmo se tomados por muitos anos. Esta é uma conclusão bem aceita, em meio a algumas polêmicas encontradas entre os diversos estudos disponíveis, nos cerca de 30 anos de existência dos contraceptivos orais. Entretanto, alguns autores sugerem que pode haver um efeito adverso sobre o risco relativo, quando são tomados por longo período a partir de uma idade muito baixa. A mudança na formulação dos ACO frustrou a maioria dos trabalhos existentes (antes 50µg e agora 15µg de etinilestradiol), já que as doses de estrogênio utilizadas foram drasticamente diminuídas, bem como novos progestagênios foram introduzidos (gestodene, desogestrel e ciproterona). Portanto, os estudos realizados com as dosagens antigas devem ser redesenhados para os novos ACO.

8) *Fatores ambientais* — muitas evidências sugerem que um ou mais fatores ambientais têm importância na etiologia ou no desenvolvimento do câncer de mama. A mais clara delas emerge da diferença de incidência entre os diversos países do mundo. As taxas mais elevadas são encontradas entre nações industrializadas da Europa e nos EUA. Determinar a causa dessa epidemia global, que parece estar ligada ao desenvolvimento industrial, é um dramático desafio para os epidemiologistas. Pode-se concluir que as diferenças não são simplesmente genéticas, por meio de observações feitas sobre o comportamento de migrantes. Por exemplo, a incidência do câncer de mama entre japonesas muda pouco quando elas migram para os EUA. Entretanto, a incidência em gerações subseqüentes de mulheres japonesas aumenta, gradativamente, até atingir a das mulheres brancas americanas.

9) *Dieta* — a importância da dieta alimentar como fator de risco para o câncer de mama deve-se, principalmente, a tentativas de conseguir diminuir sua incidência, à medida que se consiga estabelecer que tipos de alimentos devam ser evitados ou consumidos em menor escala. Por outro lado, a importância dos fatores ambientais, embasada na variação ampla de incidência da doença entre os diversos países e na mudança de comportamento em relação aos migrantes, faz crer que o tipo de alimentação pode ser relevante.

Em animais, a dieta gordurosa favorece a carcinogênese mamária, relacionada também ao aumento de ingestão de calorias. Concluindo, parece haver um consenso que justifica o interesse dos possíveis efeitos dos hábitos alimentares sobre o RR para o câncer de mama. Contudo, à luz do conhecimento atual, ainda não é possível estabelecer um aconselhamento.

10) *Álcool* — alguns trabalhos têm levantado a hipótese de haver uma forte ligação entre o consumo de álcool e o aumento do RR. Uma metanálise realizada por Longnecker e cols. mostra esse aspecto, principalmente entre consumidores com menos de 30 anos de idade.

11) *Peso corporal* — um aumento de tecido adiposo, com elevação do número de adipócitos, que não costumam aumentar após a puberdade, estaria relacionado a aumento da produção de estrogênio. Desse modo, é aconselhável, na tentativa de prevenir o câncer de mama, a manutenção de um peso corporal ideal. Alguns autores sugerem ainda que o risco é maior quando a relação cintura/quadril é alta, principalmente se associada a baixa paridade, gravidez tardia e história familiar de câncer de mama.

## ■ DIAGNÓSTICO CLÍNICO DAS LESÕES MAMÁRIAS

As queixas mamárias são responsáveis por um número considerável de consultas ginecológicas.

Apesar da grande importância do câncer de mama, que já corresponde à lesão maligna mais freqüente nas mulheres brasileiras, deve ser lembrado que 90% dessas queixas correspondem a alterações mamárias benignas.

Portanto, além da preocupação com o rastreamento do câncer mamário, o diagnóstico clínico dos distúrbios do desenvolvimento, das patologias benignas e das patologias infecciosas da mama tem grande importância na propedêutica mamária.

O ginecologista tem papel fundamental no manuseio das queixas mastológicas, já que ele presta o atendimento primário a essas pacientes, sendo então responsável pela identificação de fatores de risco e sinais iniciais das doenças mamárias, o que pode ser facilmente obtido com uma investigação clínica cuidadosa. Essa investigação compreende anamnese e exame clínico adequados, os quais, mesmo com os avanços tecnológicos nos métodos propedêuticos em mastologia, ainda correspondem aos principais métodos de identificação das patologias mamárias em nosso meio.

Desse modo, a investigação clínica contribui para diminuição dos cânceres mamários avançados e da mortalidade pela doença, além de possibilitar o diagnóstico e a orientação adequada em lesões benignas.

## Anamnese

A anamnese é etapa fundamental para um diagnóstico correto das patologias mamárias por meio da identificação de sinais e sintomas de maior ou menor importância e da investigação de aspectos relacionados com a história natural de determinada queixa e/ou de determinada paciente, muitas vezes caracterizando a natureza de um processo patológico.

A caracterização detalhada da queixa principal deve ser realizada pesquisando-se a época de aparecimento, o tempo de evolução, a forma de detecção, fatores desencadeantes, localização e outros sinais e sintomas associados.

Devem-se coletar uma história pregressa, principalmente relacionada à mama (patologias anteriores, cirurgias e traumas), história ginecobstétrica completa, uso de medicamentos, hormonioterapia e história familiar.

## Dor

A dor mamária é uma das queixas mais freqüentes no consultório e uma das que mais preocupam as pacientes. Apesar da subjetividade do sintoma, merece uma investigação adequada.

Processos neoplásicos na mama raramente são acompanhados de dor, independentemente de seu caráter benigno ou maligno, exceção aos casos mais avançados com acometimento da inervação da glândula mamária.

Deve-se caracterizar a dor em relação a sua ciclicidade, sua intensidade, se é reflexa ou não, tempo de aparecimento, tratamentos anteriores e a presença de outros sinais e sintomas associados.

Dor de início insidioso e de maior intensidade geralmente reflete um processo inflamatório, seja do parênquima mamário (mastite), seja de estruturas adjacentes (nervos, ossos, pele e vasos sanguíneos).

## Mastite

- *Aguda* – acomete a mulher principalmente no período puerperal. Associada a sinais flogísticos locais bem característicos (dor, eritema, calor, além do abaulamento da mama acometida e de fissuras mamárias) e de manifestações gerais, como febre, calafrios, cefaléia, anorexia e mal-estar.
- *Crônica* – abscessos subareolares recidivantes, os quais têm freqüentes reagudizações e maior incidência entre as tabagistas.
  - Processos inflamatórios de estruturas adjacentes:
    - Osteocondrite external (síndrome Tietze).
    - Tromboflebite das veias subcutâneas da parede torácica (síndrome de Mondor) – caracteriza-se pela presença de um cordão fibroso doloroso que acompanha o trajeto de uma dessas veias.
    - Herpes-zoster.
    - Mialgias.

A mama também é, com freqüência, órgão-alvo para somatização, o que pode ocorrer sob a forma de dor mamária. É importante, nesses casos, abordar a angústia que pode acompanhá-los, principalmente em relação a cancerofobia, devendo-se, então, orientar adequadamente a paciente.

## Nódulo

Em geral, é relatado como um "caroço" pelas pacientes. Deve-se dar grande atenção ao seu relato, uma vez que esta é a principal forma de apresentação do câncer mamário e das demais neoplasias da mama. Costuma localizar-se no quadrante superior externo, por ser a região mais rica em tecido glandular.

É importante, então, estabelecer um diagnóstico diferencial entre os processos malignos e benignos, o que muitas vezes é possível por meio do exame físico.

Tumores que apresentam sintomatologia variável de acordo com a fase do ciclo menstrual geralmente se relacionam com as AFBM (alterações funcionais benignas da mama). É importante diferenciar um nódulo único, bem delimitado, com uma área de nodularidade que caracteriza essas alterações.

Os nódulos benignos se caracterizam por sua mobilidade, limites precisos e consistência fibroelástica. Já os nódulos malignos, por sua natureza infiltrativa, se caracterizam pela aderência aos planos profundos da mama e/ou aos ligamentos de Cooper, podendo causar retrações de pele e mamilos, além de apresentarem consistência endurecida.

A forma de detecção e o tempo de evolução do nódulo são importantes, pois a história natural dos processos malignos e benignos difere. A patologia maligna, desde o aparecimento da primeira célula até sua detecção clínica, tem um tempo de evolução provável em torno de dez anos, considerando-se que a duplicação tumoral ocorre a cada seis meses. Este crescimento progressivo pode ser usado no diagnóstico diferencial dos tumores benignos e malignos.

A associação com outros sinais e sintomas deve ser investigada.

Um exame físico minucioso, conforme descrito adiante, deve ser realizado.

## Derrames papilares

Os derrames papilares são caracterizados pela eliminação de secreção pelo mamilo e/ou pela aréola (pseudoderrames). Podem ser de origem funcional ou patológica e devem ser caracterizados em relação:

1) Origem.
2) Espontâneo/provocado.
3) Uni/bilateral.
4) Único ducto/vários ductos.
5) Contínuo/intermitente/cíclico.
6) Características da secreção (serosa, serossanguinolenta, purulenta, láctea, outras).

## Conduta

A conduta nos derrames papilares vai depender, fundamentalmente, das características descritas anteriormente.

Os de maior importância patológica são aqueles provenientes de um único ducto, espontâneos, unilaterais e serossanguinolentos, ou tipo "água de rocha", que devem ser investigados.

O diagnóstico dos derrames papilares é embasado em uma anamnese voltada para os antecedentes pessoais, uso de medicamentos e outras queixas associadas.

O exame físico deve ser completo, a fim de caracterizar melhor o fluxo papilar.

O estudo citológico, em um grande número de casos, mostra-se inconclusivo; no entanto, devido à simplicidade do método, acreditamos que deva ser realizado na maioria dos casos.

1) *Derrames de origem funcional:*
- Hiperprolactinemia.
- Estresse.
- Drogas (metoclopramida, sulpirida, reserpina, metildopa, cimetidina, haloperidol, antidepressivos tricíclicos etc.).

2) *Derrames de origem neoplásica:*
- Papilomas.
- Carcinomas.
- Adenoma de hipófise.

3) *Pseudoderrames:*
- Eczemas.
- Lesões de aréola.
- Carcinoma de Paget.
- Adenoma de mamilo.

Outras queixas também se fazem importantes, principalmente quando associadas às já demonstradas e, portanto, também merecem uma investigação clínica e/ou propedêutica sempre que necessária.

Destacam-se as retrações mamárias, que podem ser decorrentes tanto de um câncer avançado como de cicatrizes cirúrgicas, e que são facilmente detectáveis pelo exame físico. Assimetrias, abaulamentos e pruridos também merecem investigação.

## ■ EXAME FÍSICO

Após a realização de uma cuidadosa anamnese, o próximo passo para um diagnóstico clínico acurado é o exame físico completo das mamas.

Qualquer alteração detectada durante o exame físico deve ter sua localização especificada; para tal, utiliza-se a divisão da mama em quatro quadrantes e uma região central. Traçando-se duas linhas imaginárias, uma horizontal e outra vertical, que se cruzam ao nível do complexo aréolo-mamilar, divide-se a mama em QSI (quadrante súpero-interno), QSE (quadrante súpero-externo), QII (quadrante ínfero-interno), QIE (quadrante ínfero-externo) e a região central que corresponde à região aréolo-mamilar.

O exame físico deve ser realizado em condições apropriadas de iluminação e posicionamento da paciente, e ser sistematizado na seguinte seqüência:

1) Inspeção estática.
2) Inspeção dinâmica.

3) Exame das axilas e fossas claviculares (cadeiras linfática).
4) Palpação mamária.
5) Expressão.

## Inspeção estática

Deve ser realizada com a paciente sentada, tórax despido e braços relaxados, pendentes ao longo do tronco, utilizando-se sempre a comparação da aparência de ambas as mamas.

Durante a inspeção estática deve-se avaliar:

- *Simetria* – deve ser feita uma comparação entre o tamanho e o contorno mamário; qualquer alteração deve ser investigada quanto a cronicidade. Muitas mulheres têm uma pequena variação no tamanho mamário, que é normal, mas assimetrias recentes ou progressivas podem ocorrer por tumores benignos ou malignos, anomalias congênitas ou do desenvolvimento.
- *Contornos* – alterações no formato da mama, como abaulamentos ou retrações, podem ser provocadas por processos tumorais. Tumores superficiais ou de grande volume podem causar retrações. Embora retrações mamárias sejam sinais de malignidade, há lesões benignas que podem provocar retrações, como cicatrizes cirúrgicas, doença de Mondor, retração e inversão mamilar por processos fistulosos ou ectasia ductal.
- *Volume* – verificando-se alterações de desenvolvimento mamário, podem ser encontradas telarca precoce, hipomastia uni- ou bilateral (provocada por alterações da resposta dos tecidos mamários aos estímulos hormonais, deficiências hormonais, disgenesias gonadais), hipertrofias puberais glandulares (exagerada sensibilidade mamária aos estímulos hormonais); no exame de mamas masculinas, podemos ter a ginecomastia.
- *Número* – durante a embriogênese, ocorre um espessamento do ectoderma ao nível das porções ântero-laterais do tronco bilateralmente, que correspondem às cristas mamárias e se estendem da axila até a raiz da coxa. Na sexta semana de vida intra-uterina, inicia a involução dessas cristas mamárias, perdurando somente uns únicos pares torácicos, que serão as glândulas definitivas. Qualquer alteração nessa etapa do desenvolvimento pode provocar anomalias mamárias numéricas, as quais podem ser definidas como amastia (agenesia mamária), atelia (ausência da aréola e/ou mamilo), politelia (presença de mamilo supranumerários), polimastia (presença de mais de duas glândulas mamárias, localizadas no trajeto de desenvolvimento da crista mamária), glândulas mamárias aberrantes (glândulas supranumerárias que se desenvolvem fora do trajeto da crista mamária).
- *Lesões cutâneas* – a pele e os mamilos devem ser investigados à procura de lesões que possam ser provocadas por patologias mamárias neoplásicas, processos infecciosos, hormonais e dermatológicos.

As alterações neoplásicas podem corresponder a:

- Edema da pele mamária, que adquire o aspecto de casca de laranja (*peau d'orange*), ocorrendo por obstrução dos linfáticos da derme por células tumorais. O edema mamário também pode ser provocado por extensivo acometimento metastático axilar.

- Eritemas mamários, que podem acompanhar os quadros de carcinoma inflamatório, usualmente acometendo toda a mama, sendo distinguidos dos processos infecciosos pela ausência de dor, febre e calor local.
- Lesões eczematosas e ulcerações, que podem ocorrer no complexo aréolo-papilar como um dos sinais da doença de Paget. As ulcerações também podem ocorrer por comprometimento neoplásico da vascularização na área acometida.

## Inspeção dinâmica

A posição inicial da paciente é a mesma, no entanto solicitamos que levante os braços e realizamos todos os tempos usados no exame da inspeção estática. Dando continuidade, solicitamos que a paciente agora coloque as duas mãos na cintura e repetimos toda a propedêutica usada nas etapas anteriores.

## Exame das axilas e fossas supraclaviculares

Deve ser realizado com a paciente assentada, o braço do examinador deve apoiar o braço homônimo da paciente, e com a mão homológa se realiza a palpação da axila e região clavicular na busca de nódulos ou massas.

## Palpação

Inicialmente deve-se palpar a pele com a paciente assentada usando a porção digital dos dedos; após, com a paciente em posição supina e com os braços apoiados na cabeça, deve-se continuar examinando todos os quadrantes da mama.

## Expressão

Como última etapa do exame das mamas, deve-se realizar a expressão suave da mama iniciando-se da base em direção ao mamilo; caso drene alguma secreção, a mesma de ser colhida e encaminhada para exame citológico e/ou cultura.

## ■ MÉTODOS DIAGNÓSTICOS COMPLEMENTARES

### Mamografia

A evolução dos métodos propedêuticos em mastologia, especialmente do exame mamográfico, tem acompanhado o aumento na incidência do câncer de mama.

A impossibilidade de prevenção dessa patologia tem dirigido o estudo para sua detecção precoce, e a mamografia representa um papel fundamental, tornando-se o melhor método para descoberta de lesões pré-clínicas da mama.

O exame mamográfico consta basicamente de duas incidências, a craniocaudal e mediolateral oblíqua. Incidências extras, como a lateral e a axilar, apresentam indicações específicas. Como complemento ao exame basal, podemos ainda realizar a compressão localizada (afastando o tecido adjacente com melhor visibilização da área) ou a magnificação, com a qual podemos ampliar as imagens e obter maiores detalhes, particularmente nas microcalcificações.

O exame é realizado sem nenhum preparo especial e, para obtenção de uma boa imagem, é indispensável uma compressão das mamas, produzindo, às vezes, um desconforto para a paciente.

A revelação da imagem necessita uma processadora específica, e o controle de qualidade do exame torna-se indispensável, pois o método apresenta variáveis que devem ser checadas periodicamente, as quais podem interferir no resultado final.

A observação da mamografia exige um ambiente próprio, com negatoscópio de luz branca e forte, fazendo-se um estudo comparativo entre as duas mamas e, sempre que possível, avaliando-se as mamografias anteriores, para verificar eventuais modificações.

A grande indicação atual da mamografia refere-se ao estudo de pacientes assintomáticas.

Várias entidades em todo o mundo preconizam o estudo da seguinte forma:

- 35 anos: estudo de base;
- 40 aos 49 anos: mamografia a cada dois anos;
- 50 anos em diante: mamografia anual.

Vale ressaltar algumas indicações específicas (considerar faixa etária):

1) Pacientes com alguma sintomatologia mamária.
2) Pré-operatório de cirurgias mamárias.
3) Controle pós-operatório do câncer de mama.
4) Punção ou marcação de lesões não palpáveis.
5) Seguimento de TRH.

## Mamografia digital

Consiste na obtenção computadorizada da imagem, o que poderá agilizar a interpretação dos casos de rastreamento e facilitar a análise, principalmente nas microcalcificações. Também vale a pena ressaltar a possibilidade de melhoria na qualidade do processamento na imagem, principalmente em mulheres com mamas densas.

## Ultra-sonografia

A ultra-sonografia vem sendo utilizada de maneira crescente para estudo da patologia mamária, constituindo-se no melhor método propedêutico depois da mamografia.

Dentre as principais indicações, podemos citar:

1) Estudo de mamas densas e ou jovens.
2) Estudo de pacientes no ciclo gravidopuerperal.
3) Diferenciação de lesões sólidas e císticas.
4) Guia para estudo, punção ou marcação de lesões ou nódulos.
5) Complementação à mamografia.
6) Estudo da vascularização mamária.
7) Estudo dos gânglios axilares.
8) Investigação de coleções líquidas (pus, seromas, hematomas).

## Estudo Doppler

A ultra-sonografia mamária associada ao Doppler colorido possibilita explorações morfológicas, vasculares e hemodinâmicas da mama integradas em um mesmo estudo ecográfico. Este conjunto permite realizar uma exploração rápida, de baixo custo e não-invasiva, podendo ser repetida quantas vezes forem necessárias.

## Punção citológica

A punção aspirativa por agulha fina (PAAF) é hoje um método amplamente utilizado em medicina. Extremamente barata e de fácil realização, consegue auxiliar na propedêutica de uma ampla gama de patologias. Só pode ser utilizada quando se está diante de uma lesão palpável ou detectável à mamografia e/ou à ultra-sonografia.

## Diagnóstico histológico

Quando nos deparamos com uma alteração suspeita, seja ao exame físico, seja aos exames de imagem, está indicada uma biópsia com fins de diagnóstico histológico. Para se obter uma peça histológica, podem ser utilizadas a punção-biópsia (*core biopsy*) ou a biópsia cirúrgica, a qual pode ser excisional, incisional ou por congelação.

## Auto-exame da mama

O auto-exame da mama (AEM) é um conceito intuitivamente atraente. Em teoria, a paciente bem treinada que realiza o AEM pode aumentar sua sobrevida por meio da detecção de nódulos mamários de tamanho muito pequeno e presumivelmente em estádio inicial. No entanto, a magnitude da redução do índice de mortalidade obtida por meio do AEM ainda não foi quantificada. Alguns autores acreditam que o AEM está associado a tumores com características favoráveis e a estádios mais precoces, enquanto outros não foram capazes de constatar tal associação. Alguns médicos expuseram a sua preocupação de que o AEM possa gerar uma ansiedade desnecessária, uma intranqüilidade infundada ou investigações clínicas improdutivas, particularmente nas mulheres com menos de 35 anos de idade.

O sucesso do AEM está diretamente relacionado às instruções que são oferecidas às pacientes, assim como a sua idade, seu grau de educação e nível de renda.

O AEM deve ser realizado mensalmente, incluindo-se aí o exame visual e palpatório sistemático das mamas e das áreas axilares. Logo após o término do período menstrual é mais fácil o exame das mamas. A paciente deve ser instruída pelo médico ou por um substituto treinado a deitar-se com um travesseiro sob a região dorsal. O perímetro deve incluir os limites da mama (clavícula, axila, esterno e borda inferior). A paciente deve ser instruída a palpar com as pontas dos dedos, aplicando pressão adequada. A técnica do AEM deve ser observada por um profissional médico treinado. Caso a paciente detecte qualquer anomalia, ela deve consultar um profissional médico. Teoricamente, o AEM associado ao exame realizado pelo médico pode detectar tumores malignos menores, os quais terão, em teoria, melhor prognóstico.

## ROTEIRO PRÁTICO DE ORIENTAÇÃO PARA O AUTO-EXAME DAS MAMAS
## (MATERIAL PARA DIVULGAÇÃO)

O auto-exame das mamas leva apenas alguns minutos e você só precisa fazer uma vez por mês. Muitas mulheres têm "medo" de fazer o auto-exame, mas ele é a melhor e mais fácil maneira de diagnosticar os tumores de mama nas fases iniciais.

### Quando fazer

Se você tem menstruações, faça o exame uma semana após acabar o fluxo. Se você não tem, marque um dia do mês, como, por exemplo, dia primeiro, e faça o exame sempre neste dia.
"Eu não encontro nada!!!" A finalidade do exame não é "encontrar" alguma coisa, mas acostumá-la a examinar sua mama. Quanto mais você fizer, mais conhecerá sua mama. Isto permitirá que você encontre uma "mudança" e possa avisar seu médico.

### Como fazer
*Na frente do espelho*

Primeiro, fique de pé em frente ao espelho e examine atentamente suas mamas. Observe as formas, a cor e a textura da pele. Levante os braços devagar, olhando atentamente para a imagem no espelho. Agora coloque a mão na cintura e examine novamente suas mamas.

*No chuveiro*

Levante seu braço esquerdo e o coloque-o sobre a cabeça. Com a mão direita esticada, examine a mama esquerda. Use as polpas de seus dedos, e não as pontas ou as unhas. Não faça o movimento de "pegar alguma coisa", mas sim de "sentir" a mama. Repita o movimento na outra mama.

*Após o banho*

Aperte gentilmente seus mamilos (bicos do seio) e observe se sai algum líquido.

### Quando avisar seu médico

- Mudanças na forma ou na coloração das mamas.
- Pele tipo "casca de laranja".
- Nódulos ou caroços.
- Líquido que sai dos mamilos.

### *Não entre em pânico*

*Lembre-se*: o que você vê ou sente em sua mama não significa que você tenha câncer, mas é um sinal importante para você procurar seu médico.

### Somente o auto-exame é suficiente?

Não. Toda mulher deve visitar o ginecologista pelo menos uma vez ao ano, quando fará o **exame ginecológico**. Mulheres acima de 40 anos devem também fazer a mamografia, que é atualmente o melhor método para o diagnóstico do câncer de mama, mesmo antes de ser palpado.

## MAMOGRAFIA

O método mais recomendado para o diagnóstico precoce do câncer de mama é a mamografia. É também chamada de mastografia ou senografia.

É um exame de alta sensibilidade que pode mostrar o câncer muito antes de ser palpável.

Esse exame deve ser realizado por toda mulher acima de 40 anos de idade, e é muito importante que a "chapa" seja guardada para comparações futuras.

Não deve ser realizado em mulheres jovens, pois a radiação é considerada um fator de risco para o câncer de mama.

No Brasil, a recomendação é de que as mulheres façam o exame de dois em dois anos após os 40 anos.

Lembre-se, somente seu médico é quem pode indicar e interpretar os resultados dos seus exames. Ele é o seu principal aliado na manutenção de seu estado de saúde.

# Capítulo 10

# Distopias Genitais

Melânia Maria Ramos de Amorim

## ■ CONCEITOS BÁSICOS

- *Distopia* – deslocamento parcial ou total de um órgão de sua localização habitual, quase sempre em caráter permanente.
- *Distopia genital* – deslocamento dos órgãos genitais de sua posição e/ou localização habituais, geralmente associado a alterações dos sistemas de sustentação e suspensão da estática pélvica.
- *Prolapso genital* – tipo de distopia genital em que ocorre relaxamento, descida ou herniação das estruturas genitais.

## ■ MECANISMOS DE MANUTENÇÃO DA ESTÁTICA PÉLVICA

- *Aparelho de suspensão* – conjunto de estruturas que têm como principal função a manutenção do útero em sua posição habitual, formado por uma malha de fibras conjuntivas elásticas e de músculo liso. Essas fibras rodeiam a cérvice uterina e as abóbadas vaginais, inserindo-se anterior, lateral ou posteriormente na parede pélvica.
    - **Retináculo periuterino de Martin:**
        - Ligamentos pubovesicouterinos (anteriores).
        - Ligamentos transversos de Mackenrodt (laterais).
        - Ligamentos uterossacros (posteriores).
- *Aparelho de sustentação (assoalho pélvico)* – conjunto de músculos e fáscias que contribuem para a manutenção tanto do útero como das demais estruturas pélvicas em sua posição habitual.
    - **Diafragma pélvico principal:**
        - Músculo elevador do ânus e suas fáscias.
        - Músculo isquiococcígeo e suas fáscias.

- Músculo transverso profundo do períneo e sua aponeurose.
- Cunha perineal.
- **Diafragma pélvico acessório:**
  - Feixes puborretais do músculo elevador do ânus.
  - Transverso superficial do períneo.
  - Bulbocavernoso.
  - Isquiocavernoso.
  - Esfíncter externo do ânus.
- **Fáscias endopelvinas de Halban**

# ETIOPATOGENIA

1) *Lesão ou relaxamento dos sistemas de fixação* (multiparidade, má assistência obstétrica, agravando-se com a idade e o hipoestrogenismo no climatério) – a lesão pode interessar o sistema de suspensão e/ou de sustentação. De modo geral, *"a lesão de qualquer dos sistemas não compensada pelo outro é suficiente para determinar perturbações na estática pélvica e provocar o prolapso"*.
2) *Hipoplasia e/ou atrofia dos sistemas de fixação* – podem ocorrer em mulheres jovens, virgens e nulíparas, geralmente em associação com quadros de hipoestrogenismo.

# CLASSIFICAÇÃO DAS DISTOPIAS

- *Uterinas:*
  - Retrodesvios e látero-desvios.
  - Inversão uterina.
  - Prolapso (histerocele).
- *Uretra:*
  - Uretrocele.
- *Bexiga:*
  - Cistocele.
- *Vagina:*
  - Colpocele anterior.
  - Colpocele posterior.
- *Reto:*
  - Retocele.
- *Fundo-de-saco de Douglas:*
  - Enterocele.
- *Cunha perineal:*
  - Rotura perineal.

# VARIEDADES E GRAUS DE PROLAPSO GENITAL

- *Prolapso uterino (histerocele)* – consiste na descida do útero através do canal vaginal, culminando em sua exteriorização através da rima vulvar. A sintomatologia habitual é de *sensação de peso na vagina,* exteriorização de corpo estranho e dor sacrolombar. Há freqüente associação com infecção urinária e hidronefrose (compressão ureteral). No prolapso genital de terceiro grau, a ulceração da cérvice é bastante freqüente, podendo ocorrer sangramento genital, infecção secundária e necrose.

No CAM-IMIP, a classificação em graus do prolapso uterino é realizada por meio de tração do colo uterino com pinça de Pozzi, sendo o ponto de referência o istmo uterino. Assim, consideramos três graus:

- Grau I – descida do istmo uterino até metade da vagina (ao nível das espinhas ciáticas), não atingindo as carúnculas.
- Grau II – descida do istmo uterino até a rima vulvar, sem no entanto ultrapassar as carúnculas.
- Grau III – descida do istmo uterino através da rima vulvar (exteriorização do colo e do istmo, ultrapassando o intróito).

O prolapso uterino de Grau I deve ser diferenciado do alongamento hipertrófico do colo, em que um colo alongado pode até alcançar a rima vulvar, mas o istmo permanece em sua posição anatômica habitual. Assim, devem ser realizadas a histerometria do canal cervical e a histerometria total, para definição precisa do comprimento do colo e da altura do istmo.

- *Colpocele anterior* – herniação da parede anterior da vagina, geralmente encontra-se associada a cistocele. É pouco freqüente a colpocele isolada (projeção apenas da coluna rugosa do terço inferior da vagina), que não determina habitualmente repercussão clínica.

- *Uretrocele* – herniação da parede posterior da uretra para o segmento inferior da vagina, geralmente associada à cistocele. Classifica-se em três graus, de acordo com a relação da uretrocele com as carúnculas himenais:

  - Grau I – descida da uretra até antes das carúnculas.
  - Grau II – descida da uretra até o nível das carúnculas.
  - Grau III – descida da uretra ultrapassando as carúnculas.

- *Colpocistocele* – herniação da base da bexiga e da parede anterior da vagina. Nas cistoceles importantes, associam-se freqüentemente sensações de desconforto pélvico e *peso na vagina*, além de perturbações urinárias, como incontinência de esforço, polaciúria e retenção urinária, bem como infecções urinárias de repetição. A classificação é semelhante à da uretrocele, considerando-se também as carúnculas himenais:

  - Grau I – descida da bexiga até antes das carúnculas.
  - Grau II – descida da bexiga até o nível das carúnculas.
  - Grau III – descida da bexiga ultrapassando as carúnculas.

- *Colpocele posterior* – pode apresentar-se associada a retocele e/ou enterocele, sendo muito raro seu diagnóstico isolado.

- *Enterocele* – consiste na herniação do peritônio do fundo-de-saco posterior (de Douglas) para a vagina, podendo conter alças intestinais (intestino delgado) por entre os ligamentos uterossacros. Em geral associada a uma *retocele* alta, seu diagnóstico é mais complexo e exige a realização do toque retal para confirmação. A classificação em graus relaciona-se com a profundidade da herniação, a saber:

- Grau I – herniação do fundo-de-saco até um terço do trajeto antes das carúnculas.
- Grau II – herniação do fundo-de-saco até dois terços do trajeto antes das carúnculas.
- Grau III – herniação do fundo-de-saco até o terço inferior da vagina, atingindo as carúnculas.

- *Retocele* – herniação do reto para a vagina, geralmente envolvendo metade ou dois terços da parede vaginal posterior. Raramente envolve o terço superior (retocele alta) ou toda a vagina. Na sintomatologia das retoceles pode-se verificar eliminação involuntária de gases e fezes líquidas, e nas retoceles volumosas, disquezia (algumas pacientes relatam mesmo que, para evacuar, necessitam exercer pressão com os dedos na parede posterior da vagina). A classificação é semelhante à da cistocele, considerando-se como ponto de reparo as carúnculas himenais:

- Grau I – descida do reto até antes das carúnculas.
- Grau II – descida do reto até o nível das carúnculas.
- Grau III – descida do reto ultrapassando as carúnculas.

- *Rotura perineal* – relaxamento do intróito vaginal e do períneo devido a adelgaçamento e separação dos músculos da rafe perineal. Pode ser um importante fator contribuinte para o prolapso uterino. Mais freqüente em multíparas, é a queixa mais comum de inadequação sexual (relações sexuais insatisfatórias devido ao relaxamento vaginal excessivo, referidas tanto pela mulher como por seu parceiro). Essa inadequação perineal, no entanto, pode estar relacionada a problemas mais profundos do relacionamento conjugal, e não à rotura perineal *per se*.

No IMIP, classificamos os graus de rotura por meio tanto da inspeção (externa) como do toque combinado (vaginal e retal) (Quadro 10.1).

**Quadro 10.1**
■ Classificação da rotura perineal

|          | Inspeção | Toque |
|----------|----------|-------|
| Grau I   | • Rotura alcança a metade da rafe perineal | • Rotura apenas de pele e mucosa |
| Grau II  | • Rotura ultrapassa a metade da rafe perineal | • Rotura comprometendo a camada muscular – divulsão e relaxamento dos músculos elevadores do ânus |
| Grau III | • Rotura que alcança o esfíncter anal | • Rotura perineal completa, interessando o esfíncter anal |

## ■ PERFIL VAGINAL

### Diagnóstico

O diagnóstico das distopias deve fazer parte integrante do exame ginecológico de rotina. No IMIP, utilizamos para avaliação sistemática de todas as mulheres examinadas no ambulatório e/ou na enfermaria, bem como para acompanhamento pós-operatório, o chamado *perfil vaginal*, que compreende seis números que identificam cada órgão envolvido, como se segue; no quadrado coloca-se o número correspondente à classificação em grau (1, 2 ou 3) do prolapso de determinada estrutura pélvica. Na ausência de prolapso, adota-se o número "0" (zero).

☐ ☐ ☐ ☐ ☐ ☐
1 2 3 4 5 6

1 = Uretra          3 = Prolapso uterino     5 = Retocele
2 = Bexiga          4 = Enterocele           6 = Rotura perineal

Exemplo:

[0] [1] [2] [0] [3] [1]
 1   2   3   4   5   6

A inspeção é dinâmica, realizada com a paciente em posição ginecológica, solicitando-lhe a realização de esforço (manobra de Valsalva) para avaliação de uretrocistocele, retocele e rotura perineal. O toque vaginal é então realizado, avaliando-se o grau de descida do colo uterino e a existência de enterocele. Complementam o exame a tração do colo com pinça de Pozzi, nos casos de prolapso uterino, e o toque retal, para melhor avaliação da rotura perineal e da enterocele.

## Profilaxia

- Exercícios perineais (Kegel) pré-natais e pós-parto.
- Uso judicioso da episiotomia e fórceps de alívio, sobretudo em primíparas.
- Proscrição da manobra de Kristeller.
- Reparo adequado das lacerações secundárias ao parto transpelvino.
- Terapia de reposição hormonal (estrogênica) na pós-menopausa.

## Conduta

- *Exercícios perineais* — estão indicados em pacientes jovens assintomáticas com pequenos graus de rotura perineal, visando à prevenção das roturas extensas e do prolapso de outras estruturas genitais.
- *Uso de pessários* — embora amplamente empregados no passado, sua utilização atualmente restringe-se aos casos em que, embora com indicação cirúrgica, o risco cirúrgico é muito elevado, ou como paliativo, nos casos em que se aguarda a cirurgia. O diafragma vaginal (método contraceptivo) pode ser utilizado como pessário.
- *Cirurgia* — constitui o tratamento de escolha dos prolapsos genitais (sobretudo nos casos sintomáticos ou de grande extensão). A indicação cirúrgica, todavia, depende de numerosos fatores que devem ser individualizados, tais como:
  - tipo e extensão do prolapso;
  - volume uterino;
  - coexistência de outras patologias;
  - idade da mulher e de seu parceiro;
  - atividade sexual (existência ou não).

A seguir, discutiremos a indicação cirúrgica em cada tipo de prolapso genital.

## ■ PROLAPSO UTERINO

- **Grau I** — quando associado a cistocele, indica-se a cirurgia de Manchester (Donald-Fothergill), consistindo em plástica anterior, amputação supravaginal do colo e parametriofixação, reco-

brindo-se o colo restante com a mucosa vaginal (pontos de Sturmdoff). O risco de incompetência istmocervical é elevado. A cirurgia pode ser adiada (conduta expectante) nos casos assintomáticos em nulíparas ou pacientes sem prole definida. Se mesmo assim for realizada, procurar realizar a amputação, preservando o orifício cervical interno.
- **Grau II** – a indicação é sempre cirúrgica, de acordo com a idade e a paridade da paciente, bem como do grau de descida do prolapso (especialmente com a paciente anestesiada). Assim, pode ser indicada tanto a cirurgia de Manchester (jovens, nuligestas, paucíparas) como a histerectomia vaginal (mulheres maduras, prole definida, descida importante do útero).
- **Grau III** – a cirurgia de escolha é a histerectomia vaginal (acompanhada de anexectomia, se a idade é superior a 50 anos), mas em casos selecionados pode-se optar pela cirurgia de LeFort (colpocleise):
  - *Histerectomia vaginal* – pode ser realizada independente da idade, desde que a paciente apresente risco cirúrgico normal. É preferível nos casos em que a paciente ainda mantém atividade sexual.
  - *Cirurgia de LeFort ou colpocleise* – consiste em uma colpectomia parcial com retirada de retalho retangular em paredes anterior e posterior e justaposição das áreas cruentas – implica o fechamento da vagina e impede atividade sexual futura. É indicada nos casos de risco cirúrgico elevado em mulheres idosas sem atividade sexual. Tem a desvantagem de esconder o útero, dificultando o diagnóstico e o tratamento das neoplasias. É obrigatória a investigação prévia do colo uterino (colposcopia, citologia) e do endométrio (ultra-sonografia endovaginal, teste da progesterona oral, histeroscopia/curetagem nos casos de espessamento do eco endometrial ou teste da progesterona oral (TPO) positivo.

# ■ COLPOCISTOCELE E URETROCELE

## Indicações cirúrgicas

- Uretrocistocele de Grau III.
- Uretrocistocele *sintomática* (incontinência urinária de esforço, infecção urinária de repetição).
- Indicação de correção cirúrgica de outras distopias.

**Cirurgia preconizada** – plástica vaginal anterior (colpoplastia), com associação dos pontos de Kelly e Kennedy para refazer a angulação uretrovesical e prevenir a incontinência urinária de esforço. Na cistoceles de grande volume recomenda-se a plicatura dos pilares vesicais, para prevenção de recidivas.

# ■ RETOCELE

## Indicações cirúrgicas

- Retocele de Grau III.
- Retocele *sintomática* (disquezia, flatulência).
- Indicação de correção cirúrgica de outras distopias.

**Cirurgia preconizada** – a retocele leve/moderada já é corrigida pela técnica de colpoperineoplastia. Retoceles volumosas ou altas exigem a plicatura da fáscia retovaginal (sutura "em bolsa de tabaco") e colpectomia (ressecção da mucosa vaginal posterior exuberante), complementada pela colpoperineoplastia.

## ■ ENTEROCELE

A cirurgia consiste em ressecção do saco herniário (peritônio) e obliteração parcial do fundo-de-saco de Douglas pela união dos ligamentos uterossacros na linha mediana. Enteroceles pequenas podem ser corrigidas como preconizado para as retoceles altas.

## ■ ROTURA PERINEAL

### Indicações cirúrgicas

- Rotura perineal de Grau III.
- Pacientes *sintomáticas* (disfunção sexual importante).
- Complementação da correção cirúrgica de outras distopias (incluindo Manchester, histerectomia vaginal, cistorretoceles etc.).

#### CIRURGIA PRECONIZADA

- *Rotura de Grau I/II* – colpoperineoplastia, com miorrafia dos elevadores (feixes puborretais) e ressecção do excesso de mucosa vaginal posterior. É tempo obrigatório da maioria das cirurgias por via vaginal.
- *Rotura de Grau III (rotura perineal completa)* – a correção é realizada através da cirurgia de Lawson, em que se realizam incisão vaginoperineal em Y invertido, reconstituição da mucosa retal e da fáscia retovaginal, aproximação e sutura do esfíncter externo do ânus + colpoperineoplastia complementar.

   **Nota:** *em pacientes menopausadas que não estejam fazendo uso de TRH (terapia de reposição hormonal), a estrogenioterapia vaginal deve ser realizada no pré-operatório (pelo menos três semanas) para melhorar as condições cirúrgicas.*

## ■ OUTRAS DISTOPIAS

- **Retrodesvios (retroversoflexão uterina)** – desvio da posição uterina, em que o fundo uterino está voltado para trás e o colo uterino para frente (anterior), abrindo-se também posteriormente o ângulo cervicouterino. A retroversoflexão pode ser *móvel* (constituindo apenas uma variação anatômica, o que ocorreria em até 15% das mulheres) ou *fixa* (decorrente de aderências pélvicas), associada ou não a sintomas dolorosos, dismenorréia e esterilidade. Esses sintomas decorreriam da causa subjacente (endometriose, doença inflamatória, aderências de outra etiologia), e não da retroversão uterina *per se*. O diagnóstico da retroversão pode ser clínico (toque combinado) ou ecográfico, e a mobilidade deve ser pesquisada ao toque através da *manobra de Schultze*. A correção cirúrgica dos casos associados a algia pélvica crônica pode ser realizada por laparoscopia (ablação dos uterossacros) ou por laparotomia (técnica de encurtamento dos ligamentos uterossacros).
- **Inversão uterina** – tipo de distopia em que ocorre a invaginação do fundo uterino para sua cavidade, podendo ser *parcial* (quando somente parte do corpo uterino ultrapassa o colo dilatado) ou *total* (quando todo o corpo uterino invertido ultrapassa o canal cervical e se introduz na vagina). A inversão uterina pode ainda ser *aguda* ou *tocogenética* (quando ocorre durante o parto) ou *crônica* (*oncogenética,* quando associada a tumores como leiomiomas submucosos, ou *idiopática*, decorrente do relaxamento constitucional das estruturas pélvicas):

- ***Inversão uterina aguda*** – o diagnóstico da inversão aguda é clínico, constituindo-se a situação como quadro emergencial. Seu tratamento imediato é a manobra de Taxe associada a infusão de ocitocina; em sua falha, o procedimento cirúrgico de Huntington (via alta). A hemotransfusão pode ser necessária.
- ***Inversão uterina crônica*** – o diagnóstico pode ser realizado por meio do exame especular, do toque vaginal e da ecografia pélvica. O tratamento é cirúrgico, por histerectomia vaginal ou, em casos de conduta conservadora, através das técnicas de Küstner-Picolli ou de Spinelli.

# Capítulo 11

# Educação Sexual e Sexualidade

Ana Laura Ferreira
Eduarda Pontual Santos

## ■ EDUCAÇÃO SEXUAL

A sexualidade está ligada à capacidade humana de manter uma relação de amor e entrega, cujo produto é a criatividade. Em sentido mais amplo, o sexo precisa ser aprendido e, por que não dizer, reaprendido de uma forma saudável.

Para a atuação do médico tocoginecologista no acompanhamento de pacientes com queixas sexuais, é necessário que o profissional tenha um mínimo de conhecimento a respeito, aprenda a escutar, saiba abordar as queixas e tenha noções sobre orientações básicas que, muitas vezes, podem funcionar como tratamento.

Na verdade, o profissional de saúde que se envolve na assistência à saúde da mulher sempre terá oportunidade de trabalhar na questão da educação sexual feminina.

Podemos dizer que a educação sexual é um processo educativo voltado especificamente para a área da sexualidade, envolvendo a transmissão de informações capazes de produzir mudanças no comportamento e nas atitudes, preparando o indivíduo para o exercício pleno de sua sexualidade.

Em um Seminário Regional Sexual da UNESCO, realizado no Chile em 1971, os objetivos propostos para educação sexual foram:

1) *Conhecimento* – estabelecer o caráter específico da sexualidade humana, informando que existem diferentes comportamentos sexuais, que envolvem, por sua vez, o conhecimento de processos físicos, psicológicos e sociais relacionados com a sexualidade.
2) *Respeito* – favorecer o respeito e a dignidade humana. A sexualidade do outro deve ser respeitada, mesmo que seja discordante de sua própria sexualidade.
3) *Liberdade* – aceitação da identidade sexual sem temores, tabus e ansiedades. Cada pessoa tem direito a exercer sua sexualidade como quiser, desde que com responsabilidade.

4) *Neutralidade* – não se "incomodar" com a sexualidade dos outros.
5) *Responsabilidade* – promover responsabilidade e autodeterminação no exercício da sexualidade na base de valores, atitudes e comportamentos de acordo com as necessidades do mundo atual.
6) *Direitos sexuais* – promover a formação integral do indivíduo para que chegue à maturidade sexual, tendo o direito de opinar/agir sobre as questões que envolvem a sexualidade humana.

## Objetivos da educação sexual

As educações sexuais esclarecedoras e preventivas, que podem ser fornecidas nas escolas ou em casa (família), tornam-se a principal arma contra a desinformação gerada, principalmente, pela mídia. A educação sexual deve possibilitar às pessoas:

- Viver feliz sexualmente.
- Refletir sobre a dinâmica da sexualidade e ter condições de escolher seu próprio comportamento sexual.
- Decidir quando iniciar/interromper a atividade sexual.
- Destruir mitos e crendices sexuais.
- Poder escolher seu parceiro sexual.
- Exercer sua sexualidade sem correr o risco de gravidez indesejada.
- Conhecimento e condições de se proteger contra as DST/AIDS.
- Identificar e ter acesso aos métodos contraceptivos para poder programar sua família e ter o número de filhos desejados.

A educação sexual não é um conjunto de normas, mas tem por finalidade substituir a ignorância pelo conhecimento, o medo por aceitação e, principalmente, propiciar a formulação de condutas e valores particulares e individuais.

## O educador sexual

O educador sexual não é, de modo algum, uma pessoa que possui as fórmulas/receitas para uma vida sexual saudável. O educador sexual é um facilitador, que deve estar atento às demandas à sua volta, induzindo cada um à formação de seus próprios valores. Ele deve assegurar a construção do aprendizado autônomo, autodidata.

Cabe ao educador desenvolver um ambiente tolerante, confiável e participativo, e precisa ainda estar tranqüilo quanto a sua própria sexualidade.

## O papel da família e da escola

Está comprovado o papel da família na educação sexual de crianças e adolescentes. A família está inserida no processo de educação sexual de forma continuada e inevitável.

No entanto, o papel da escola, embora secundário, é da maior importância. Com toda a repressão sexual que todos nós adultos tivemos e ainda temos, a educação sexual plena de nossas crianças e adolescentes no ambiente familiar enfrenta algumas dificuldades. Desde que existam escolas devidamente preparadas, com professores capacitados, elas podem ser um excelente espaço para a educação sexual.

Essa educação não deve ser apenas informativa, político-social, mas uma educação que valorize a afetividade e a criatividade do ser humano.

## Educação sexual e a adolescente

A consulta de uma adolescente é uma oportunidade rica para o profissional de saúde (em especial o ginecologista) desempenhar seu papel de educador.

Nessa fase da vida ocorre o fenômeno da puberdade e da menarca, cujas transformações corporais, na maioria das vezes, não acompanham o amadurecimento intelectual. É nesse momento que surgem as questões sobre a sexualidade.

Na fase da adolescência, as jovens costumam manter suas dúvidas e conflitos sexuais em segredo, na maioria das vezes sem a preocupação de se prevenirem contra uma gravidez ou doenças sexualmente transmissíveis.

A incidência de partos entre adolescentes representa, em média, de 15% a 30% de todos os partos ocorridos nos hospitais. O incremento da gravidez em idade precoce (menores de 15 anos) tem sido constatado ultimamente.

Uma vez grávida, a adolescente enfrentará muitos problemas: interrupção da gestação (80% das adolescentes de classe social alta que engravidam praticam o aborto), um casamento prematuro por conveniência e restrições escolares e profissionais, além de problemas psicológicos e sociais.

A adolescente que está prestes a iniciar sua atividade sexual sente dificuldade em consultar um médico e de nele confiar. Muitas vezes cabe à mãe escolher o ginecologista, e a adolescente enfrenta obstáculos na comunicação de informações relevantes, muitas vezes omitindo fatos importantes.

Os estudos têm demonstrado que o tempo médio entre o início da atividade sexual e a procura do médico é de seis meses, e em 33% dos casos o motivo é a suspeita de gravidez.

O atendimento em nível preventivo (opção contraceptiva) precisa ser realizado de maneira bem pensada, permitindo à adolescente o acesso e o discernimento para a escolha dos métodos contraceptivos.

O papel do ginecologista como educador é sempre oportuno. Para isso ele precisa adquirir conhecimentos científicos em sexualidade humana. A informação oferecida a sua clientela deve ser analisada, valorizando-se o positivo e o negativo dos comportamentos sexuais e ajudando as pessoas a determinarem seus valores e condutas de maneira voluntária, livre, responsável e, sobretudo, consciente.

Cada pessoa tem sua formação pessoal e a sexualidade está intimamente vinculada à personalidade. Logo, a educação sexual visa ao preparo para a vida, desde o início. Educação sexual não se restringe a ensinar as pessoas a usarem métodos contraceptivos e/ou a evitar DST/AIDS.

O processo de crescimento do ser humano é dinâmico e, portanto, ele pode mudar seu próprio comportamento sexual, o que pode causar dúvida e a procura de ajuda profissional.

Em todos os níveis, as escolas, até a universidade, devem complementar e até mesmo aprofundar a educação sexual. Mesmo as escolas médicas têm oferecido muito pouco nessa área a seus graduandos.

Quando têm problemas sexuais, as mulheres tendem a procurar seus ginecologistas, os quais, muitas vezes, não se encontram preparados para a devida orientação.

Segundo Bruzual, o principal objetivo da educação sexual deve ser fazer com que o educando compreenda alguns aspectos importantes, como:

- A sexualidade é um fenômeno positivo, natural e importante na vida das pessoas.
- Parte importante do processo educativo integral consiste em obter um desenvolvimento harmônico, tanto corporal como afetivo, em relação ao sexo. Para que se atinja o amadurecimento físico, emocional e social, é preciso bastante tempo e esforço.
- O significado do amor na vida sexual.

# SEXUALIDADE
## Breves reflexões sobre a construção da sexualidade feminina

Ser sexualmente feminina é uma construção histórica, que remonta a contextos políticos, culturais, religiosos, locais e históricos. Trata-se de um "conceito" tecido cuidadosamente ao longo de nossa evolução.

Historicamente, existe uma "feminização da carne". A mulher é vista como um ser indecifrável, cosmético, decorativo. Entretanto, sua imagem também se confunde com emoção, fala, deleite, muitas vezes mesclando-se ao erotizante.

A construção paulatina e referendada da sexualidade feminina permeia toda a trajetória humana e se respalda não somente na História. As pesquisas sobre a sexualidade, com seus diferentes enfoques, modificando-se já a partir de 1890, desempenham um papel sólido na formação do ser feminino.

## A igreja e a medicina

Competindo mutuamente para a conceitualização da sexualidade feminina despontam a Igreja e a própria Medicina. Grandes autores do discurso católico definiram a mulher como um "pequeno espetáculo ocioso da vida" (São Jerônimo). Já no século XVIII verificamos uma nítida passagem da sexualidade do Cristianismo (pecado original, onde o sexo enquanto corpo é maldito) para a esfera médica, surgindo a Sexologia, o ativismo sexual, carreado pelas atividades masturbatórias e sexuais. Aqui já existia uma contextualização da medicina pública, com o controle das DST, da natalidade e da prostituição. Entretanto, as recomendações médicas eram fortemente associadas às religiosas. A sexualidade era um impulso que deveria ser controlado. Essa idéia de autocontrole moralizava a sexualidade, vinculando-a unicamente à reprodução. Aqui, mais uma vez, os conceitos se confundem e, ao mesmo tempo, se unem com o objetivo de melhor se aproximar da construção da "mulher".

## De Freud à antropologia e à sociologia

A ambigüidade das pesquisas freudianas em relação à sexualidade feminina foi estabelecida no final do século passado, quando a sexologia moderna de Freud remonta ao conceito da sexualidade infantil, até então considerada adormecida. Os conceitos diferenciais entre sexualidade e genitalidade trazem o redimensionamento entre o normal e o patológico. Calcado em sua perspectiva psicanalítica, Freud discorria acerca da sexualidade de uma forma permissiva.

Não coube exclusivamente à psicanálise, contudo, contribuir de maneira marcante para a atual construção da mulher. Antropólogos do século XX enfatizaram as noções de gênero, temperamento e caráter. As pesquisas da sexualidade perdem o foco de sua observação por questionários, como o Relatório Kinsey, dos anos 1960, para uma observação etnográfica baseada nos modelos antropológicos da época. Instituiu-se a observação etnográfica de populações-alvo, segundo a qual o enfoque do sexual ligado ao pecado, ao crime, à luxúria e às doenças era deslocado para as minorias e os grupos sexuais alternativos (grupos *gays*, determinados grupos da população), consolidando-se assim a tradição da antropologia urbana.

Apesar das diversidades observadas, podemos evidenciar uma certa homogeneidade no que concerne à pesquisa e à construção da sexualidade. O sexo de forma natural é contraposto ao sexo civilizado. A sexualidade é, em todas as hipóteses, inserida em controles sociais. É o comportamento sexual feminino padronizado, sujeito a regras. A sexualidade passa a ser enfocada primordialmente sob o ponto de vista da higiene e do bem-estar social. No entanto, nunca poderemos esquecer que o comportamento humano é anterior à ordem social.

## Do biologismo ao ativismo

As diversas teorias tentavam justificar as diferenças entre a sexualidade feminina e a masculina, enfatizando as diferenças naturais, biológicas. Eram teorias normativamente determinadas por noções de masculinidade. A partir do masculino, pensava-se o feminino.

Com o ativismo político feminista surgem, além da noção de gênero, as relações econômicas entre o masculino e o feminino. O corpo feminino deixa de ser um "instrumento" natural, anatômico, e passa a ser um corpo representado, um corpo político, social e lingüístico, enfim, um corpo vivenciado. As mulheres do século burguês (parteiras, artesãs) já se apropriavam de algo, já produziam. No entanto, o dinheiro por elas gerado era nitidamente gerenciado pelos pais ou maridos. As relações eróticas se confundem com as relações de poder. A aparente permissividade ao prazer era regulada pelo público. Essa estréia do domínio público sobre o privado se estende de forma bastante clara na sexualidade feminina atual, quando a mulher tem de negociar com seu parceiro homem o uso do condom no caso do HIV/AIDS.

## Finalizando

Progressivamente construído, polido e lapidado no decorrer da História, o conceito de feminilidade literalmente corporifica-se através de nossa cultura, marcas sociais, ciências humanas, identidades, sendo por fim retocado por tudo que tangencia o subjetivo humanístico.

Os conceitos se misturam e simultaneamente apontam para uma mesma construção: conceitos de atividade/passividade, instinto/expressão sexual, desejo/pulsão, erotização exclusiva do prazer/mercantilização do corpo feminino.

Rebuscada por diferentes alicerces, a construção da sexualidade feminina desemboca diretamente na "desconstrução do masculino", que se estabelece de forma sobretudo atemporal.

# Capítulo 12

# Abordagem das Queixas Sexuais pelo Ginecologista

Ana Laura Ferreira
Márcio Alves Vieira Belo

## ■ INTRODUÇÃO

A partir do início deste século, a sexualidade humana vem sendo amplamente discutida, motivando debates em vários segmentos da informação, desde a mídia a eventos científicos. Como conseqüência, observamos uma busca incessante pelo prazer "perfeito", "inatingível" e normatizado socialmente. Essa procura compulsiva pelo prazer, especialmente entre as mulheres, vem gerando grande inquietação e, conseqüentemente, as queixas sexuais femininas são freqüentes nos consultórios ginecológicos. A crescente demanda das queixas sexuais nos consultórios de ginecologia se deve também ao fato de o ginecologista ser considerado o médico clínico da mulher, aquele profissional que merece sua inteira confiança. É também o médico que cuida de questões importantes de sua vida reprodutiva e de outros aspectos ligados à intimidade feminina, como o exame ginecológico. A progressiva desinibição das mulheres e o reconhecimento do sexólogo e do educador sexual são dois outros fatos que incrementaram a freqüência das queixas sexuais nos consultórios ginecológicos.

Segundo a Organização Mundial de Saúde, "a sexualidade forma parte integral da personalidade de cada um, é uma necessidade básica e um aspecto do ser humano que não pode ser separado de outros aspectos da vida. É a energia que motiva a encontrar amor, contato e intimidade, e se expressa na forma de sentir, nos movimentos das pessoas e como estas se tocam e são tocadas. A sexualidade influencia pensamentos, sentimentos, ações e interações e, portanto, a saúde física e mental. Se saúde é um direito humano fundamental, a saúde sexual é considerada um direito humano básico".

A saúde sexual, contextualizada não só em seu aspecto reprodutivo, mas de erotismo, prazer e busca por uma melhor qualidade de vida, deve ser uma preocupação inerente aos profissionais de saúde.

A mudança de paradigma no conceito de sexualidade humana, desvinculando-o de uma visão meramente biológica e reprodutora, suscitou uma nova abordagem das questões sexuais por parte dos ginecologistas, possibilitando, assim, maior integração da saúde da mulher e suas expectativas, necessidades e cobranças internas.

Apesar da alta prevalência de disfunções sexuais na população feminina, as queixas sexuais espontâneas ainda são pouco freqüentes, e muitas vezes surgem mescladas por outros transtornos ginecológicos comuns ou mesmo no final da consulta médica. Hoje, estima-se que cerca de 34,6% das mulheres têm disfunção do desejo, 29,3% não conseguem atingir o orgasmo e 21,1% referem dispareunia. Estudo semelhante, realizado nos EUA, mostrou que 33% das americanas têm disfunção do desejo, 24% têm anorgasmia e 19%, dispareunia. A prevalência das disfunções do desejo na população geral varia entre 10% e 46%, e aproximadamente 40% desses sujeitos têm diagnóstico secundário de outra disfunção sexual, como dispareunia e anorgasmia.

Por outro lado, constatamos que os ginecologistas enfrentam dificuldades no manuseio das questões sexuais, tanto pelo desconhecimento da fisiologia da função sexual humana como por preconceitos e tabus pessoais. É necessário que o profissional seja capaz de esclarecer a queixa sexual, assim como realizar um aconselhamento, ou mesmo afastar uma causa orgânica da disfunção sexual, antes mesmo de encaminhar essas pacientes para um profissional especializado.

Por isso, recentemente a sexologia clínica tornou-se parte da área de atuação da ginecologia, necessitando, assim, de uma formação especial ou de conhecimentos adicionais para tratar ou encaminhar o paciente com queixa sexual. A deficiência de informações sobre sexualidade e suas disfunções na área médica equipara o profissional de saúde a qualquer outro profissional de outra área não médica, o que gera grande ansiedade e um sentimento de despreparo entre os mesmos.

A perfeita caracterização da queixa é imprescindível para uma orientação diagnóstica e para uma análise preliminar das possibilidades terapêuticas.

Muitas vezes, uma anamnese detalhada associada a uma grande capacidade de escuta, é o primeiro passo para esclarecer o diagnóstico da queixa sexual. É importante que o profissional tenha um claro conhecimento da função sexual e dos fatores envolvidos na etiologia das disfunções sexuais. Ouvir atentamente uma queixa sexual e apenas esclarecer adequadamente a fisiologia da resposta sexual tem grande feito terapêutico.

A investigação da função sexual da paciente deve constar no interrogatório sintomatológico da mesma forma que as outras funções orgânicas são investigadas, evitando que nossos valores pessoais e nossa moral interfiram ou resultem em julgamentos inapropriados. Perguntas genéricas, como "Está tudo bem com sua sexualidade?" ou "Como vai sua vida sexual?", podem ser um primeiro caminho para abrir o canal de comunicação e permitir que a paciente se sinta segura e confiante para falar de sua vida sexual.

## ■ FUNÇÃO SEXUAL

O médico William Masters e sua esposa Virginia Johnson, psicóloga, foram os pioneiros no estudo da função sexual. Estudaram 382 mulheres e 312 homens, o que resultou no livro *Human Sexual Response*, publicado em 1966. A sistematização desses dados possibilitou a definição da resposta sexual humana em quatro fases – excitação, platô, orgasmo e resolução (Masters & Johnson, 1966). Posteriormente, a fase do desejo foi definida por Kaplan, em 1979, como uma fase subjetiva sem manifestações orgânicas objetivas, e foi considerada por Masters e Jonhson uma condição básica para o início da função sexual:

- *Excitação* – é uma fase que se desenvolve a partir da eficácia de estímulos físicos, psicológicos ou da conjunção de ambos. Caracteriza-se por uma reação orgânica generalizada de miotonia, vasocongestão dos vasos, tanto genitais locais como da pele, e lubrificação vaginal.
- *Platô* – quando a estimulação permanece, atinge níveis elevados de tensão sexual e, após algum tempo, se estabiliza, estado denominado platô.
- *Orgasmo* – é uma fase caracterizada pelo quadro miotônico das contrações musculares reflexas que duram poucos segundos, descarregando as tensões sexuais acumuladas nas fases anteriores, produzindo uma sensação de prazer sexual e perda da acuidade dos sentidos.
- *Resolução* – é a fase que se caracteriza pelo retorno gradual e progressivo do organismo aos níveis básicos de tensão sexual.

Além de a resposta sexual feminina ser composta pela sucessão de fases, vários estudos têm evidenciado que essa resposta sexual é modulada por componentes fisiológicos, anatômicos, endócrinos e psicológicos.

Muitos mediadores bioquímicos e fisiológicos estão relacionados à resposta sexual feminina, iniciando-se no sistema nervoso central, na região hipotalâmica do sistema límbico, ativando assim os sistemas nervosos simpático e parassimpático através de mecanismos neurogênicos, que modulam o tônus da musculatura e o fluxo sanguíneo genital. Esses mecanismos ainda estão sob intensas investigações.

Além dos neurotransmissores, é de fundamental importância a participação dos hormônios na função sexual feminina. Os níveis baixos de estrogênios levam a adelgaçamento da mucosa vaginal e atrofia de sua musculatura, causando disfunções sexuais, principalmente em pacientes menopausadas, que melhoram com a terapia de reposição hormonal, lubrificantes vaginais, psicoterapia e antidepressivos. Pesquisas recentes revelam que níveis baixos de testosterona estão associados com diminuição do desejo sexual e dos pêlos pubianos, adelgaçamento da mucosa vaginal e diminuição do senso de bem-estar geral. Diversos estudos comprovam o benefício da reposição de testosterona em mulheres menopausadas com diminuição do desejo sexual. Entretanto, estudos mais prolongados e em mulheres na fase do menacme são necessários para avaliar os efeitos colaterais da testosterona usada em longo prazo, como hirsutismo, mudança de voz, hipertrofia do clitóris, diminuição do HDL e aumento do TGL.

## ■ DISFUNÇÕES SEXUAIS FEMININAS

Em 1998, o consenso da American Foundation for Urologic Disease (AFUD) reuniu diversos especialistas de cinco países com o objetivo de avaliar e revisar as definições e classificações existentes de todas as disfunções sexuais, assim como seus fatores de risco e suas etiologias. As disfunções sexuais femininas foram classificadas em:

- *Desejo sexual hipoativo* – é a persistente ausência ou deficiência de fantasias e pensamentos sexuais, levando a pouca ou nenhuma motivação para a busca de sexo, o que causa sofrimento pessoal. Pode ser resultante de fatores psíquicos secundários a problemas orgânicos, como deficiência hormonal, uso de medicação e intervenções cirúrgicas, assim como fatores interpessoais (problemas de relacionamento).
- *Aversão sexual* – é a persistente ausência ou deficiência de fantasias e pensamentos sexuais, não havendo nenhuma motivação para a busca de sexo, o que causa sofrimento pessoal. As causas psíquicas são mais freqüentes e podem ser resultantes de história de abuso sexual ou traumas infantis. As causas orgânicas também podem, mais dificilmente, desencadear a aversão sexual.

- *Disfunção da excitação sexual* – é a persistente ou recorrente incapacidade de atingir ou manter uma adequada excitação sexual, causando sofrimento pessoal. Ocorrem diminuição da lubrificação vaginal, do ingurgitamento e da sensação do clitóris e dos pequenos e grandes lábios e pouco relaxamento da musculatura pélvica. Pode ser secundária a fatores psíquicos, mas freqüentemente é causada por fatores orgânicos, como: diminuição do fluxo sanguíneo vaginal e clitoridiano, traumatismos pélvicos anteriores e uso de medicações.
- *Anorgasmia* (ainda muitas vezes chamada inadequadamente de frigidez) – é a persistente ou recorrente dificuldade de atingir o orgasmo com estimulação e excitação sexual suficiente, levando a sofrimento pessoal. Pode ser primária, quando a paciente nunca conseguiu atingir o orgasmo, decorrente de traumas emocionais ou abuso sexual, ou secundária, resultante de traumas emocionais, cirurgia, deficiência hormonal e uso de medicações, como os inibidores seletivos da recaptação de serotonina.
- *Vaginismo* – é a contração involuntária da musculatura do terço externo da vagina, persistente ou recorrente, levando a dificuldade ou incapacidade da penetração vaginal, causando sofrimento pessoal. Freqüentemente relacionado com fatores psíquicos.
- *Dispareunia* – é definida como dor genital ou incômodos persistentes ou recorrentes associados ao intercurso sexual; pode ser secundária a problemas orgânicos, como vulvovaginites, atrofia vaginal, vestibulites, ou a causas psíquicas, ou ainda à combinação dos dois fatores. Tanto a dispareunia como o vaginismo podem levar a uma diminuição secundária do desejo sexual devido ao ciclo dor–medo–aversão.

## ■ CAUSAS ORGÂNICAS DAS DISFUNÇÕES SEXUAIS

Na abordagem ginecológica, a investigação das causas orgânicas é de fundamental importância para o diagnóstico diferencial das disfunções sexuais. Porém, vale lembrar que os distúrbios orgânicos e psíquicos estão intimamente relacionados. Dentre as principais causas orgânicas das disfunções sexuais podemos enfatizar: anomalias genéticas e congênitas, doenças agudas e crônicas e uso de medicações.

As malformações genitais femininas podem impossibilitar a penetração ou causar dispareunia. As mais freqüentes são a agenesia de vagina (síndrome de Rokitansky-Kuster-Hauser) e os septos vaginais. As malformações do hímen também podem causar dificuldades durante o coito. As hipertrofias, atrofias e assimetrias labiais podem levar a desconforto e constrangimento das pacientes e, conseqüentemente, a uma inibição do desejo sexual. Com freqüência, encontramos pacientes com malformações genitais externas que só conseguem realizar o coito sem luminosidade no ambiente, para evitar a percepção do parceiro.

As doenças agudas de maneira geral causam diminuição do desejo sexual devido a sintomas como dores, febre, náuseas e astenia, deixando o indivíduo muitas vezes ansioso e/ou deprimido.

Em relação às endocrinopatias, todos os quadros que levam à diminuição hormonal podem causar disfunções sexuais, como no caso do hipogonadismo hipogonadotrófico, na síndrome de Kallmann, nos hipopituitarismos e em certos tumores supra-selares, principalmente os prolactinomas. Outra patologia associada às disfunções sexuais é a acromegalia, que cursa freqüentemente com hiperprolactinemia. O hipotireoidismo leva a aumento da prolactina, o que interfere na síntese de testosterona tanto de origem gonadal como supra-renal. Nas mulheres diabéticas observa-se uma irrigação deficiente da musculatura vaginal, decorrente das alterações vasculares, levando a disfunções na fase de excitação, assim como uma maior freqüência de infecções vaginais.

Nos portadores de hipertensão arterial, ressaltamos as drogas anti-hipertensivas, que afetam adversamente a função sexual. Dentre elas, podemos citar a clonidina, a reserpina, a prazosina, o metaprolol, o propranolol, o diltiazem, a nifedipina e a hidroclorotiazida, que podem comprometer a vascularização genital, causando disfunção na fase de excitação.

As patologias do sistema genital, objeto de estudo do ginecologista, encontram-se muitas vezes associadas às disfunções sexuais, principalmente as vulvovaginites, as doenças sexualmente transmissíveis e as alterações tróficas da vulvovaginite senil, que são causas de dispareunia. Outras causas de dispareunia profunda são os processos infecciosos pélvicos, como parametrites, endometrites e anexites, endometriose, aderências pélvicas, neoplasias e distopias. As seqüelas traumáticas pós-parto, pós-cirurgia ginecológica e radioterapia pélvica também podem desencadear algumas disfunções sexuais femininas.

A depressão está associada às disfunções sexuais em cerca de 70% dos casos, especialmente com a inibição do desejo. O tratamento com antidepressivos, principalmente os inibidores seletivos da captação de serotonina, pode exacerbar a disfunção preexistente.

## ■ USO DE MEDICAÇÃO E SEXUALIDADE

Algumas classes de medicações têm efeitos adversos sobre a função sexual (Quadro 12.1). Em pacientes portadoras de queixas sexuais e usuárias dessas medicações, é aconselhável avaliar a possibilidade de substituição ou diminuição da dose.

**Quadro 12.1**
■ Classes de medicações com efeitos negativos sobre a sexualidade

| Classe | Exemplos |
| --- | --- |
| Anti-hipertensivos | Bloqueadores alfa 1 e 2 (clonidina, reserpina, prazosina) <br> Betabloqueadores (metaprolol, propranolol) <br> Bloqueadores do canal de cálcio (diltiazem, nifedipina) <br> Diuréticos (hidroclorotiazida) |
| Agentes quimioterápicos | Agentes alquilantes (bussulfano, clorambucil, ciclofosfamida) |
| Agentes do sistema nervoso central | Anticolinérgicos (difenidramina) <br> Anticonvulsivantes (carbamazepina, fenobarbital, fenitoína) <br> Antidepressivos (IMAO, ATC, ISRS) <br> Antipsicóticos (fenotiazina, butirofenonas) <br> Narcóticos (oxicodona) <br> Sedativos/ansiolíticos (benzodiazepínicos) |
| Agentes hormonais | Antiandrogênios (cimetidina, espironolactona, ciproterona) <br> Antiestrogênios (tamoxifeno, raloxifeno) <br> Anticoncepcionais orais |

IMAO = inibidores da monoaminoxidase; ATC = antidepressivos tricíclicos; ISRS = inibidores seletivos da recaptação de serotonina.
Fonte: Berman & Goldstein, 2001

# ■ CONSIDERAÇÕES FINAIS

Por ser a função sexual da paciente um importante aspecto de sua saúde, reforçamos a necessidade de investigá-la rotineiramente em cada consulta ginecológica. Assim procedendo, o profissional estará atuando de maneira adequada e bastante atual.

Muitas vezes, as pacientes com queixas sexuais já referem o diagnóstico da disfunção. Cabe ao ginecologista precisar a queixa, avaliando sua duração, freqüência e as circunstâncias em que essa queixa ocorre. É importante que o ginecologista tente identificar a existência de causas orgânicas, uso de medicação e os sentimentos da paciente em relação à sua disfunção. Cabe aos profissionais salientar que o desempenho sexual "perfeito" não é uma constante na vida das pessoas, que nenhum homem é uma máquina e que uma disfunção erétil, uma anorgasmia, por exemplo, pode acontecer em qualquer situação ou época da vida do ser humano, não existindo uma causa patológica para tal. O esclarecimento dessas situações pode ter grande efeito terapêutico.

Uma vez afastadas as causas orgânicas e o uso de medicações que possam interferir na função sexual da paciente, o ginecologista deve encaminhá-la para um tratamento especializado. Está indicada a terapia sexual, que tem como objetivos: corrigir conceitos errôneos, estimular a autoobservação, reconhecer temores, tabus, preconceitos e princípios morais do paciente, fornecer informações e educação sexual adequadas, reduzir a ansiedade associada à interação sexual ou às atividades sexuais em geral, aumentar a comunicação do casal e melhorar suas relações conjugais, por meio da compreensão da psicodinâmica interpessoal e intrapessoal, assim como utilizando a aplicação de técnicas e exercícios específicos.

A compreensão da fisiologia sexual e dos fatores que interferem na resposta sexual é excelente recurso para abordar e ajudar uma paciente com algum tipo de disfunção. Bom senso e sensibilidade também são fundamentais no entendimento da diversidade sexual e das angústias e ansiedades dos pacientes.

# Capítulo 13

# Assistência à Mulher Vítima de Violência Sexual

Eduarda Pontual Santos
Luiz Carlos Santos

## ■ ATENDIMENTO

### Sensibilização e treinamento de equipe multiprofissional

A sensibilização de todos os profissionais do serviço para a questão da violência é de suma importância. Desde a recepcionista até o médico, todos devem estar conscientes das dificuldades que a adolescente ou a mulher violentada enfrenta para revelar o ocorrido. Somam-se a dor, um sentimento de culpa imposto ao longo dos anos, pela maneira como a sociedade tratava o estupro, e a desconfiança sobre a participação da vítima como provocadora da violência.

A equipe preparada para prestar esse atendimento deve ser preferencialmente composta por médicos, enfermeiros, assistentes sociais e psicólogos, embora a ausência de um deles não inviabilize o atendimento, à exceção do médico. Os profissionais da equipe de saúde devem acolher e ouvir a paciente, realizar o atendimento médico e psicossocial, realizar as profilaxias pertinentes e fornecer todas as orientações quanto aos direitos legais (ver adiante).

Não resta dúvida de que o treinamento e a sensibilização da equipe devem visar, acima de tudo, à preparação para um atendimento humanizado e competente. Os médicos devem ser capacitados a realizar as profilaxias e também estar preparados para realizar a técnica de aspiração manual intra-uterina (AMIU), quando se fizer necessária a interrupção da gestação por estupro. Esta técnica tem se mostrado mais segura e eficaz na interrupção da gestação até 12 semanas que a curetagem uterina clássica.

### Espaço físico para o atendimento

O cuidado com o local escolhido para o atendimento deverá refletir a preocupação com a privacidade, sem, no entanto, estigmatizar as mulheres ali atendidas com placas indicativas nas salas para atendimento a vítimas de violência.

O espaço deve contar com sala privativa de atendimento, onde possam atuar a assistente social e a psicóloga, e um consultório médico com sala de exame ginecológico (evitar, se possível, a sala da triagem ou do pronto-socorro) e um pequeno armário, contendo medicamentos para profilaxia de DST/AIDS e anticoncepção de emergência. Deve dispor ainda de centro cirúrgico, mesmo que pequeno, para os atendimentos que necessitem de correção cirúrgica de urgência (lacerações) e para a realização dos abortos previstos em lei.

## Equipamentos e instrumentos básicos

A sala de atendimento médico deve estar equipada de modo que o exame ginecológico completo possa ser realizado. Isto inclui: mesa ginecológica com perneiras, foco de luz, espéculo, pinças e material para coleta de esperma do canal vaginal: espátula de Ayre, papel-filtro e envelopes.

Recomenda-se, como equipamentos adicionais, que o serviço seja dotado de colposcópico e de máquina fotográfica para documentação das lesões genitais e em qualquer outra parte do corpo. Para os casos de emergência, uma caixa de pequena cirurgia pode ser necessária para realização de suturas ou outro atendimento de emergência porventura necessário.

O serviço que estiver capacitado para a realização de abortos previstos em lei deve ter instrumentos adequados para tal procedimento. Recomendam-se instrumentos para dilatação do colo uterino e curetagem uterina, além de *kits* completos para aspiração manual intra-uterina (seringa de válvula simples e dupla, dilatadores anatômicos de Denniston ou, na falta destes, jogo de velas de Hegar e cânulas de aspiração uterina Karman com tamanhos variáveis de 4 a 12mm).

Para os procedimentos realizados com anestesia local (bloqueio paracervical) podem ser utilizados extensores ou prolongadores de seringa, que são de grande valia para procedimentos de aspiração manual intra-uterina, pois evitam que o profissional toque a genitália feminina durante o ato anestésico; na falta de prolongadores, preconizam-se agulhas longas. O bloqueio paracervical deve ser realizado com xilocaína a 1% ou 2% sem vasoconstritor, e o local da aplicação entre "cinco e sete horas" do colo uterino.

Nas pacientes muito traumatizadas pela violência e em menores de idade, procura-se efetuar os procedimentos em centro cirúrgico e com anestesista.

## Laboratório

A instituição deve viabilizar a realização de exames ginecológicos, bacteriológicos e de culturas em laboratório próprio ou conveniado, visando à detecção do vírus das hepatites B e C, sífilis, HIV e outras DST, além de βHCG plasmático para o diagnóstico de gravidez. O material de abortamento (por estupro) necessita ser armazenado sob a forma de fragmentos de tecidos placentário ou fetal. Recomenda-se que o setor de anatomia patológica faça a inclusão desse material em blocos de parafina para serem utilizados posteriormente como prova de paternidade pelo DNA, quando a Justiça solicitar.

## Registro de dados

Os dados deverão ser registrados e organizados em prontuário próprio do serviço ou, de preferência, em ficha padronizada para o atendimento às vítimas de violência sexual. Essas informações poderão ser úteis para os procedimentos legais.

## Divulgação do serviço e integração entre os diversos orgãos que atendem as mulheres em situações de violência

Um serviço dessa natureza deve ser divulgado amplamente para que as pessoas tenham fácil acesso a ele. Os diversos órgãos que compõem a rede de atendimento à mulher vítima de violência são: *Delegacias de Defesa da Mulher, Secretarias Municipais e Estaduais de Saúde, Instituto Médico Legal (IML), Unidades Básicas de Saúde* e outros, que devem estar perfeitamente integrados para seguirem normas uniformes no atendimento. É recomendável que o serviço confeccione cartazes e panfletos informativos, com endereços e telefones em destaque, para facilitar a informação.

## Seguimento ambulatorial

Após o atendimento médico de urgência, as pacientes devem ser encaminhadas para um acompanhamento psicológico, que deve se estender até seu completo restabelecimento. A(o) psicóloga(o) tem como objetivo estruturar o tipo de atendimento a ser realizado de acordo com a gravidade de cada caso.

Assim, os retornos devem ser agendados ao final de cada consulta e a data fornecida à paciente. Uma busca ativa deve ser realizada pela enfermagem ou pelo serviço social, nos casos de abandono de tratamento. Dentro do seguimento ambulatorial, deve-se proceder à avaliação ginecológica periódica e à prevenção das seqüelas. Do mesmo modo, possibilitar o rastreamento sorológico e a anticoncepção. O atendimento social inclui conhecer as condições de vida da paciente, a situação em sua casa, se o agressor é conhecido, e se ainda vem sendo ameaçada. A assistente social pode também manter contato com delegacias e outras instâncias para solucionar o problema da mulher.

## Publicidade e mídia

É comum que os veículos de comunicação queiram divulgar o serviço. Em geral, os jornalistas gostam de ilustrar suas matérias com histórias reais de pacientes atendidas. Neste intuito, solicitam que se indiquem mulheres que sofreram violência sexual para entrevistas, ou mesmo aquelas nas quais se realizou a interrupção da gestação por estupro, para relatos de experiência. *É necessário obter autorização prévia e expressa da mulher e, se for menor, de seu representante legal, antes de fornecer seu nome ou telefone para a imprensa.* Lembre-se que a privacidade dos atos médicos, bem caracterizada no Código de Ética Médica, reforça que toda informação deve ser autorizada pela paciente.

## ■ FLUXO DE ATENDIMENTO

Como se sabe, a agressão não tem hora para acontecer, e um serviço emergencial deve ser implantado no pronto-socorro de ginecologia e obstetrícia. Ao receber a mulher ou adolescente agredida sexualmente, o médico plantonista deverá acolhê-la com respeito e proceder à anamnese e ao preenchimento de ficha padronizada, com dados relevantes sobre o ocorrido.

O exame da genitália deve ser minucioso, especialmente à procura de rotura himenal. Deve-se obter esperma do canal vaginal, fixar o esfregaço em papel-filtro e acondicioná-lo em envelope de papel identificado com o nome e a data da ocorrência. Deve o médico, ainda, realizar as profilaxias necessárias: prevenção de gravidez (anticoncepção de emergência), prevenção de DST, prevenção de hepatite B, prevenção de AIDS, se o atendimento for realizado até 72 horas após o ocorrido.

A prescrição de agentes anti-retrovirais com a finalidade de profilaxia de HIV deve seguir uma escala de prioridades. Quando houver sexo anal e vaginal, com lesão da mucosa vaginal ou anal; se o agressor for um indivíduo drogado, tatuado, ex-presidiário ou sabidamente HIV-positivo, e ainda se a agressão sexual foi efetuada por mais de uma pessoa, são fatores indicativos da necessidade de profilaxia anti-HIV. Se não houver ejaculação, o anti-retroviral não deverá ser administrado. Ao término da avaliação médica inicial, se esta foi feita pelo próprio médico, deve a mulher ser encaminhada para a assistente social (se disponível na instituição) e para a psicóloga. Naquelas instituições que não contam com assistente social nem psicóloga, a enfermeira deverá realizar o atendimento. Em boa parte dos serviços brasileiros é a enfermeira que faz o atendimento inicial e orienta as profilaxias. As funções da assistente social serão: elaborar o prontuário, contendo dados do ocorrido, orientar os familiares e conhecer a situação da vítima, particularmente importante em caso de violência doméstica.

A psicóloga, por sua vez, fará a abordagem emergencial para avaliar o impacto da violência sobre a esfera psíquica. O seguimento deverá ser sistemático e o número de consultas determinado de acordo com a necessidade individual de cada caso.

Em nível ambulatorial, o seguimento pós-violência sexual às mulheres, crianças ou adolescentes deve, preferencialmente, ser também realizado por equipe multiprofissional capacitada (médico, psicólogo, enfermeiro e assistente social). A falta de um dos profissionais não deve inviabilizar o serviço, devendo esta lacuna ser preenchida por outro profissional de área equivalente. Desta maneira, a abordagem inicial, visando ao "acolhimento", poderá ser realizada tanto por uma enfermeira como por uma assistente social, que deverão reforçar as orientações sobre os direitos legais, como a confecção do boletim de ocorrência policial, e a possibilidade de abortamento, caso a gravidez venha a ocorrer.

Se o atendimento já foi realizado no setor de emergência ou no pronto-socorro, todos os dados devem ser incluídos no prontuário.

Quanto ao seguimento laboratorial, o acompanhamento sorológico deverá estar completo em um espaço de seis meses, quando as possibilidades de viragem sorológica forem mínimas. Os exames de rotina solicitados no atendimento são: VDRL ou RPR, HBsAg, anti-HBc IgM, anti-HCV e anti-HIV.

Fica a critério de cada serviço incluir, em sua rotina, colposcopia, vulvoscopia e citologia, no sentido de rastreamento de DST não-virais e virais do tipo HPV.

Toda a equipe deve estabelecer o momento em que a mulher ou a adolescente encontram-se aptas à readaptação social e poderão receber alta.

## ■ ATENDIMENTO IMEDIATO ÀS VÍTIMAS DE VIOLÊNCIA SEXUAL

As pacientes que chegam até 72 horas após a violência sexual devem ser acolhidas com carinho e respeito, evitando-se a discriminação de qualquer natureza.

### Exame ginecológico

O exame ginecológico deve ser criterioso, com descrição minuciosa das lesões encontradas e coleta da secreção vaginal contendo espermatozóides, com espátula de Ayre, fixando-a em papel-filtro estéril (que deve estar disponível no local do atendimento). Deverá ser guardado em envelope e anexado ao prontuário da paciente, que recebe uma via da solicitação realizada. Se o serviço possuir colposcopia, este exame poderá identificar pequenas lesões externas. Não se recomenda o exame de toque bidigital nesse momento, à exceção dos casos em que a critério clínico pareça necessário.

## Reparo das lesões

As lesões encontradas deverão ser prontamente reparadas no local do atendimento ou em centro cirúrgico, quando necessário. Da mesma maneira, deve-se promover a cobertura com antibióticos e analgésicos.

# PARTE III

# Ginecologia Infanto-puberal

# Capítulo 14

# Consulta de Ginecologia Infanto-puberal

Ariani Impieri de Souza
Gláucia Virgínia Guerra

*"...meu corpo está livre, mas minha mente não, criando muros e barreiras, amarrando meu corpo no chão, por entre nós e entrelaces..."*
*(Pedro Matos de Arruda)*

## ■ ANAMNESE

O médico que se propõe a atender os aspectos ginecológicos relacionados com *crianças e adolescentes* deve estar preparado para se deparar com inúmeros problemas relacionados com diferentes especialidades médicas, não só com a ginecologia. Muitas vezes, porém, a consulta funciona apenas como uma consulta de orientação e educação para saúde, principalmente no período da adolescência (10 a 19 anos).

Especial atenção deve ser dada aos aspectos relacionados com o desenvolvimento puberal, a sexualidade e com o comportamento social, o que muitas vezes obriga o profissional a repensar seu próprio conceito para se tornar mais receptivo a esse grupo específico. Deve ainda estar atento às comunicações "não-verbais", podendo ser necessário ajustar o tempo das consultas e a agenda para acomodar essas consultas mais abrangentes.

Embora em qualquer período da vida da mulher, desde o nascimento até a morte, possa haver necessidade de uma consulta com ginecologista, é no início da puberdade e na adolescência que a procura pelo atendimento médico ocorre mais para orientações e esclarecimentos sobre as modificações do corpo que para tratar doenças.

Algumas adolescentes não são capazes de compreender o real perigo de engravidar ou adquirir uma DST/AIDS. Portanto, devem-se sempre criar oportunidades para orientações sobre ovulação, período fértil e sobre a necessidade de proteção contra gravidez e DST/AIDS, ou seja, *sexo seguro*, mesmo que venham à consulta por outros motivos.

O período inicial da adolescência é uma época oportuna para proporcionar à adolescente tempo em particular com seus médicos sem a presença dos pais. O sigilo médico deve ser compreendido e adotado por toda a equipe que atende adolescentes. Isto inclui atender adolescentes e seus pais de modo que a privacidade da adolescente possa ser preservada. Pode-se atendê-los inicialmente juntos, mas sempre que possível deve-se atender a adolescente sozinha. O Código de Ética Médica (Resolução 1.246/88 do Conselho Federal de Medicina) protege as adolescentes em relação à confidencialidade das informações, conforme se observa no Capítulo IX — Segredo médico: *"É vedado ao médico: Art 103 — Revelar segredo profissional referente à paciente menor de idade, inclusive a seus pais ou responsáveis legais, desde que o menor tenha capacidade de avaliar seu problema e de conduzir-se por seus próprios meios para solucioná-lo, salvo quando a não revelação possa acarretar danos ao paciente."*

No atendimento das meninas menores, a anamnese em geral é dirigida à mãe ou ao responsável, porém o ginecologista pode também dirigir-se à própria menina, se perceber que ela é capaz de responder algumas questões. Todas as perguntas devem ser diretas e expressas em uma linguagem que a criança/adolescente entenda.

## ■ O EXAME FÍSICO

Durante o exame de meninas menores, é conveniente que a mãe/responsável permaneça na sala de exame. No caso das adolescentes, essa decisão deve ser deixada a critério de cada uma ou de cada situação.

Antes de iniciado o exame físico, as crianças ou adolescentes devem receber explicações sobre todas as etapas do exame de maneira tranqüila, de modo a minimizar a ansiedade. Se não há uma queixa específica nem muito urgente, o exame ginecológico (que muitas vezes é realizado pela primeira vez) poderá ser feito em uma consulta posterior, quando a paciente já tiver adquirido mais confiança no médico. Deve ser lembrado que a experiência do primeiro exame ginecológico pode influenciar a assistência ginecológica futura.

**Quadro 14.1**
■ Estágios de Tanner

**Desenvolvimento mamário**
M1 = Mama infantil. Ausência de tecido mamário palpável
M2 = Broto mamário. Elevação da mama e da papila em pequena protuberância com aumento discreto do tamanho da aréola
M3 = Continuação do aumento da mama e da aréola com contornos mais arredondados, mas ainda sem apresentar separação dos seus contornos
M4 = Elevação da aréola e da papila acima do nível da mama, formando uma projeção secundária sobre a superfície da mama
M5 = Mama adulta. A projeção apenas da papila e retorno da aréola para o contorno geral da mama

**Desenvolvimento dos pêlos**
P1 = Pêlos pubianos ausentes
P2 = Pêlos longos finos e discretamente pigmentados ao longo da linha mediana
P3 = Pêlos mais grossos e pigmentados, estendendo-se ao monte-de-vênus
P4 = Pêlos tipo adulto e em maior quantidade, porém sem atingir a raiz da coxa
P5 = Pêlos atingem a raiz da coxa

Inicia-se pelo exame físico geral, seguido pelo exame das mamas, avaliando o estágio de desenvolvimento puberal e, quando necessário, o exame especular e toque vaginal. As mudanças que ocorrem na puberdade seguem uma seqüência cronológica constante na maioria das meninas e, desse modo, utilizam-se gráficos e curvas no monitoramento do desenvolvimento puberal normal, bem como na determinação dos desvios da normalidade. Nessa avaliação são utilizados os critérios de estadiamento da maturação puberal adaptados por Tanner (Quadro 14.1).

Ao final de uma consulta bem-sucedida, as adolescentes devem ter sido esclarecidas e seus medos atenuados. Conversar com a paciente sobre o plano de conduta a ser adotado é útil para a adesão adequada ao tratamento proposto. A consulta pode ainda ser utilizada para não se perder a oportunidade de avaliar o estado de imunização dessa população específica, checando as vacinas, especialmente, DT/TT, hepatite B, rubéola e HPV.

# Capítulo 15

# Distúrbios Ginecológicos Comuns na Infância e na Adolescência

Ariani Impieri de Souza
Gláucia Virgínia Guerra

## ■ VULVOVAGINITES

*Corrimento genital* é a queixa mais freqüente nas consultas de *ginecologia infanto-puberal*. Na maioria das vezes, o que ocorre é uma vulvovaginite inespecífica, em geral por higiene inadequada, ou se trata de secreções fisiológicas que surgem na puberdade e que muitas vezes são interpretadas como doença.

### Diagnóstico

- *História clínica (detalhada)* – tempo e duração da sintomatologia, características das secreções (recorrência, ardor, prurido, odor), uso prévio de medicamento, hábitos e formas de higiene. O uso indiscriminado de antibióticos, na tentativa de tratar um corrimento persistente, pode destruir uma flora normal e favorecer, então, a instalação de uma vulvovaginite por germes específicos. Pesquisar também história de corrimentos na família (em pessoas que convivem com a criança). Uso comum de toalhas e roupas íntimas e se compartilha cama e lençóis com pessoas afetadas. Os sintomas podem ser variados: dor, ardência, prurido e corrimento genital de variados graus de intensidade, podendo haver ainda queixas urinárias, ou até mesmo sangramento genital.

### Exame físico

Na inspeção geral é importante observar a higiene geral da criança, se está acometida por doença respiratória ou se apresenta piodermites.

- *Genitália externa* – observar a presença de hiperemia, esmegma, secreções características, quantidade, coloração e odor.

## Exames complementares

- Exame a fresco do conteúdo vaginal (soro fisiológico e cloreto de potássio [KOH] a 10% – teste de Whiff).
- Gram e cultura de secreção vaginal.
- Parasitológico de fezes e/ou *swab* anal – na suspeita de oxiúros.
- Sumário de urina e urocultura.
- Colpovirgoscopia ou exame especular (espéculo de virgem) – restritos aos casos de corrimentos rebeldes e suspeitas de corpo estranho na vagina; em geral, é necessária sedação.

## Classificação das vulvovaginites

### VULVOVAGINITE INESPECÍFICA

Diagnosticada pela história clínica, associada a exame de cultura de secreção vaginal que não revele germes patógenos. A sintomatologia é inespecífica, às vezes inexistente no momento da consulta. Outras vezes, a vulva apresenta apenas sinais de má higiene, com ou sem hiperemia.

A cultura da secreção geralmente revela flora mista, que pode ser encontrada em pacientes sadias: estafilococos, estreptococos, *Corynobacterium*, *Klebisiella*, *Proteus* e colibacilos (*E. coli*), entre outros. Até mesmo a *Candida* sp. pode fazer parte da flora normal da vagina. A presença desses germes não indica necessariamente infecção.

O principal fator desencadeante da vulvovaginite inespecífica é a higiene perineal, inadequada, que pode estar presente em decorrência de:

1) Condições socioeconômicas desfavoráveis com precariedade da higiene corporal de maneira geral e, em particular, da genitália externa.
2) Medo de lesão himenal – a mãe ou responsável tende a não fazer a higiene correta dos órgãos genitais da menina com esse temor.
3) Higiene anal feita no sentido póstero-anterior, levando fezes para vulva e vagina.
4) Manipulação pela própria criança dos órgãos genitais com as mãos sujas, podendo, inclusive, nos casos de focos de infecção respiratória ou dermatológica, levar germes para genitália ou a introdução de pequenos objetos na vagina.
5) Uso freqüente e contínuo de roupas justas e de tecidos sintéticos, dificultando a perspiração adequada da região vulvovaginal, o que é pior na criança obesa.
6) Falta da proteção estrogênica da vagina – o que torna o epitélio tênue e susceptível a abrigar agentes infecciosos.
7) Ausência de acidez vaginal, necessária para proteção vaginal.
8) Posição anteriorizada da vulva na menina e distância curta entre a vagina e o ânus.
9) Falta de pilificação pubiana.
    - *Medidas gerais* – devido à falta de um agente etiológico, o tratamento da vulvovaginite inespecífica é feito apenas com as seguintes medidas:
        - Orientação de mudança de hábitos de higiene, vestuário e tratamento de parasitoses associadas.
        - Uso de anti-séptico, antiinflamatório ou acidificantes locais em banhos de assento por cinco a 10 dias na fase aguda e uso de sabonete neutro na higiene diária.

## VULVOVAGINITE POR PARASITOS (OXIÚROS)

A sintomatologia da vulvovaginite por parasitos é semelhante à da vulvovaginite inespecífica, porém pode haver queixa de prurido anal ou vaginal à noite.

Ao exame pode ser observada secreção inespecífica ou ausente, e não se observa o parasito, que tem hábito noturno.

Além das medidas gerais, trata-se o parasito em todos os membros da família com:

- Mebendazol ou albendazol nas doses habituais por dois ciclos com intervalo de duas a três semanas.
- Pamoato de pirvínio – 5 a 10mg/kg (máximo de 600mg) – dose única; repetir com duas a três semanas.

## VULVOVAGINITE FÚNGICA OU CANDIDÍASE VULVOVAGINAL (EM GERAL POR *CANDIDA ALBICANS*)

É a segunda causa mais freqüente de vulvovaginite na infância. A queixa principal é o sintoma de prurido vulvovaginal intenso. Na criança, muitas vezes é mais comum uma vulvite (genitália externa) que uma vaginite.

Ao exame da genitália externa observam-se, com freqüência, hiperemia, edema, descamação da pele ou mucosa, além de secreção branca grumosa do tipo nata de leite. Em geral, o quadro clínico é muito característico, não sendo necessária cultura da secreção, além da necessidade de iniciarmos tratamento de imediato. Em casos menos sintomáticos pode-se aguardar a cultura da secreção vaginal, que confirmará a presença do fungo.

O tratamento de primeira escolha consiste em tratamento local-anti-séptico (banho de assento) + creme vaginal específico em aplicação externa na vulva ou endovaginal com sonda uretral adaptada à seringa. O tempo de aplicação vai depender da substância utilizada:

- Miconazol – 14 noites.
- Nistatina – dez noites.
- Isoconazol – sete noites.
- Terconazol ou isoconazol – cinco noites.

Nas crianças maiores (acima de 20kg) e em adolescentes, além das medidas de higiene local, pode-se optar pelo tratamento via oral com cetoconazol, 200 a 400mg/dia, dependendo do peso, por cinco dias. Em adolescentes, pode-se usar:

- Itraconazol – 200mg pela manhã e 200mg à noite – um dia.
- Fluconazol – 150mg – dose única.

Na candidíase de repetição, deve-se investigar *diabetes melito* e doenças imunossupressoras.

## VULVOVAGINITE POR GONOCOCO (*NEISSERIA GONORRHOEAE*)

Felizmente, não é uma condição comum. A sintomatologia pode não ser muito característica, mas na maioria das vezes a secreção é abundante, amarelo-esverdeada, e apresenta odor desagradável. O diagnóstico deve ser sempre confirmado por meio do Gram da secreção (presença de diplococos gram-negativos) e/ou cultura da secreção. Diante de uma confirmação laboratorial, é obrigatório investigar contaminação sexual.

- *Opções terapêuticas:*
  - Ampicilina – 50 a 100mg/kg/dia a cada seis horas por 10 dias. Via oral.
  - Azitromicina – 10mg/kg/dia – dose única diária por três dias. Via oral.

Em adolescentes maiores (> 50kg) – pode-se fazer azitromicina, 1g, em dose única, por via oral.

## VULVOVAGINITE POR TRICOMONAS (*TRICHOMONAS VAGINALIS*)

Vulvovaginite ocasionada por tricomoníase vaginal também não é comumente encontrada na prática diária dos ambulatórios de ginecologia infanto-puberal. Os sintomas freqüentemente relatados são secreção amarelada bolhosa com ou sem odor e prurido vulvovaginal de variados graus de intensidade. O diagnóstico é confirmado pelo exame a fresco, no qual se observa o parasito na lâmina direta ao microscópio, ou pela cultura da secreção vaginal. A confirmação da presença do *Trichomonas vaginalis* também implica a necessidade de investigar contaminação sexual.

O tratamento deve ser preferencialmente por via oral, devido à possibilidade de o parasito alojar-se na uretra. Utilizam-se:

- Metronidazol – 40mg/kg/dia a cada oito horas por sete a 10 dias.
- Tinidazol ou secnidazol – 30mg/kg (máximo 2g), em dose única.

## VULVOVAGINITE POR *GARDNERELLA*

A *Gardnerella vaginalis* pode ser assintomática. Em geral, só apresenta sintomas quando associada a outras bactérias, e por isso a simples presença da *Gardnerella* é chamada vaginose bacteriana. O sintoma principal é a presença de odor forte característico de peixe cru. A secreção pode ser amarelada ou acinzentada. Apesar de freqüentemente encontrada em culturas realizadas para investigar corrimento em crianças e adolescentes, em geral não é a causadora da sintomatologia. Com freqüência confundida com lactobacilos ao exame microscópico, pode acarretar confusão diagnóstica. O teste das aminas (adição de KOH a 10% sobre uma gota do conteúdo vaginal) confirma a presença da *Gardnerella* devido à liberação das aminas voláteis que exalam odor característico. Apesar de o tratamento ser o mesmo utilizado para a tricomoníase, sua presença não está necessariamente associada ao contato sexual.

## VULVOVAGINITE ALÉRGICA

Processos alérgicos podem ocorrer na genitália externa, provocando, em geral, uma vulvite (externa), em vez de uma vaginite. Podem-se observar edema, hiperemia e prurido intenso, confundindo o quadro com uma vulvite fúngica, mas em geral não há secreção. A criança ou adolescente já pode ter história de atonia. Pode-se ou não identificar o contato com o agente alergênico, como tecidos sintéticos em roupas justas, determinados absorventes higiênicos, sabonetes, loções etc. O tratamento consiste em afastar o agente alergênico e utilizar as medidas gerais de banhos de assento com soluções anti-sépticas/antiinflamatórias, além de cremes à base de corticóides na vulva, para alívio dos sintomas por período de sete a 10 dias.

## VULVOVAGINITE POR CORPO ESTRANHO

A vulvovaginite provocada por corpo estranho é muito característica. Em geral, a história é de corrimento intenso, de odor bastante desagradável, e que ocorre de forma aguda ou subcrônica.

Às vezes, há o relato de introdução de pequenos objetos na vagina, como caroço de feijão, palitos, pedaços de esponja de travesseiros etc.

O exame físico é revelador, porque o odor é bastante fétido e, às vezes, pode-se observar parte do corpo estranho se exteriorizando pelo intróito vaginal. Um exame sob analgesia/anestesia (colpovirgoscopia ou exame especular) pode ser necessário para identificar e retirar o material. Após a retirada do corpo estranho, devem-se prescrever medidas locais de higiene com banhos de assento, utilizando antiinflamatório ou anti-séptico local.

## Adolescente sem atividade sexual

A vulvovaginite no adolescente sem atividade sexual tem, em geral, as mesmas causas encontradas nas vulvovaginites da infância. Além disso, nesse período também é muito comum a ocorrência de queixas de corrimento em determinados dias do mês, correspondente ao período da ovulação. Esta secreção em geral não apresenta sintomas associados, como prurido, é inodora e incolor, esbranquiçada ou discretamente amarelada. Pode ocorrer ainda secreção vaginal decorrente de excitação sexual.

## Adolescente com atividade sexual

Em geral, os microrganismos são os mesmos encontrados na mulher adulta: *Candida*, *Gardnerella*, *Trichomonas* e *Ureaplasma*, e o tratamento é igual ao já estabelecido para cada situação. Podem ainda ocorrer as cervicites (clamídia ou gonococo), além de infecções por HPV, que devem ser adequadamente acompanhadas.

## ■ COALESCÊNCIA DE PEQUENOS LÁBIOS

Caracteriza-se pela aderência dos pequenos lábios da vulva, ocluindo total ou parcialmente o vestíbulo e deixando transparecer uma tênue membrana translúcida na linha mediana. Em geral, a etiologia é a mesma da vulvovaginite inespecífica, associada ao hipoestrogenismo fisiológico da criança. De acordo com o grau da aderência, pode até ocorrer retenção urinária, embora esta não seja comum.

## Conduta

- Creme local à base de estrogênio (estriol) – aplicar diariamente com auxílio de cotonete na linha da fusão por 10 a 15 dias.
- Reexaminar a paciente para observar se a aderência foi desfeita ou se tornou tênue o suficiente para ser desfeita com suave tração bidigital.
- Pode ser necessário desfazer a aderência sob sedação (casos de queixa de retenção urinária e de pacientes não-cooperativos).
- Evitar as recidivas com adequada orientação da higiene perineal e utilização de gel à base de água ou vaselina por 10 dias.

## ■ SANGRAMENTO GENITAL

Sangramento genital na infância pode ocorrer em conseqüência de várias causas, como:

- Fisiológico – nos primeiros dias de vida, em virtude de descamação endometrial.

- Vulvovaginite – pela irritação da mucosa vaginal inflamada (muito freqüente).
- Corpo estranho na vagina.
- Doenças da vulva/vagina – como líquen escleroso ou tumor de vagina (raro).
- Prolapso ou pólipo de uretra.
- Traumatismos vulvovaginal e perineal – relacionados ou não a abuso sexual.
- Puberdade precoce – porém, em geral, não é o sangramento genital o primeiro sintoma.
- Iatrogênica – por uso inadvertido de medicação hormonal.

## ■ PROLAPSO DE URETRA

Caracteriza-se por eversão circunferencial da mucosa uretral através do meato uretral externo em decorrência de uma fraqueza do tecido periuretral submucoso que dá suporte à mucosa uretral, associada ao hipoestrogenismo próprio da infância. O sangramento genital decorrente de traumatismo da região uretral é o sinal que chama a atenção para a presença do prolapso de uretra. Muitas vezes, o sangramento é proveniente de área de necrose na mucosa prolabada.

O diagnóstico é feito pela inspeção da genitália externa: observa-se uma massa vermelha e macia na região do meato uretral. Deve-se estabelecer relação dessa estrutura com o meato uretral e o orifício vaginal. A mucosa prolabada em variados graus de intensidade pode simular tumoração vaginal.

Adota-se inicialmente tratamento clínico: higiene local com anti-séptico em forma de "banhos de assento"; cremes à base de corticóides ou estrogênio (estriol) local por uma a três semanas. No caso de reincidência ou ausência de cura com o tratamento clínico, indica-se o tratamento cirúrgico (ressecção cirúrgica da mucosa prolabada).

## ■ ABUSO SEXUAL

A queixa é variada. A mãe/responsável pode trazer a criança por queixa de vulvovaginite, sangramento genital ou presença de uma lesão vaginal, ou para saber se há *rotura do hímen*, por suspeita de que a criança está sofrendo abuso sexual.

Diante de qualquer suspeita de abuso sexual, com ou sem sinais que possam comprovar a violência, o médico deve notificar o caso às autoridades competentes para proceder à investigação e à comprovação ou não da violência. Violência contra criança e adolescente é ocorrência de notificação compulsória. Essa medida visa quebrar o ciclo da violência, pois muitas vezes o agressor é pessoa muito próxima da criança, e esta não tem como se defender sozinha.

No IMIP, após ou paralelamente ao tratamento dos problemas ginecológicos associados, os casos suspeitos ou comprovados são encaminhados para o "Ambulatório de Apoio", que funciona no ambulatório de pediatria para atendimento e acompanhamento dos casos de violência contra crianças e adolescentes, além de encaminhamento para o serviço de psicologia e serviço social.

O ginecologista deve orientar e explicar à família o motivo de todos os procedimentos quando esta não veio ao serviço com tal suspeita. Para confirmação das lesões himenais, na maioria das vezes, o ginecologista sozinho não está apto para diferenciar pequenas lesões himenais ou hímens de formatos atípicos, necessitando de parecer do médico perito (médico legista).

A confirmação de algumas doenças sexualmente transmissíveis ou lesões suspeitas (por meio de exame laboratorial, cultura da secreção e vulvoscopia) que possam servir de documento mesmo após o tratamento pode ser útil para atestar e confirmar as suspeitas iniciais. Na maioria das vezes não se consegue provar a *violência*, de modo que as seqüelas psicológicas superam as seqüelas físicas.

## ■ DOENÇAS SEXUALMENTES TRANSMISSÍVEIS (DST)

O tratamento das DST em crianças e adolescentes segue a mesma orientação do tratamento das DST em geral. Há, porém, a necessidade de investigar violência sexual. Destaca-se aqui o condiloma acuminado como a DST mais freqüente no ambulatório de ginecologia infanto-puberal do CAM-IMIP.

### Condiloma acuminado

Causado pelo HPV (*human papiloma virus*), é a DST mais encontrada na infância e a mais associada à violência sexual.

Ao exame, as lesões em geral são exofíticas, embora também possam ser planas. Tendem a disseminar-se pela vulva, atingindo o ânus ou a uretra.

#### CONDUTA (DEPENDENDO DA EXTENSÃO DA LESÃO)

Em lesões menores, procede-se à aplicação tópica de ácido tricloroacético (50% a 80%), dependendo da idade da criança e da extensão da lesão – uma vez por semana até o desaparecimento da lesão. Pode ser usado, também, 5-fluoracil a 5% em creme, principalmente quando a lesão localiza-se próximo à uretra, para evitar estenose, até o desaparecimento das lesões, em aplicações semanais.

Em lesões extensas e em casos que não respondam ao tratamento clínico, realiza-se excisão cirúrgica.

## ■ DISTROFIA GENITAL

O termo é geralmente utilizado para definir lesão discrômica, pruriginosa, esbranquiçada e de caráter crônico, apresentando alterações de crescimento e nutrição do epitélio, atingindo a vulva e a região perianal. Deve-se fazer o diagnóstico diferencial com dermatite de contato e vitiligo. Para confirmação diagnóstica, realiza-se o *teste de Collins*, que consiste na aplicação do azul de toluidina a 1%-2% e, após três a cinco minutos; aplica-se o ácido acético a 2%-5%. Em seguida, faz-se a biópsia dirigida nas áreas iodo-positivas. Nas áreas de mucosa, pode-se optar por ácido acético a 2%-5% por três minutos, para acentuar as áreas acetobrancas e realizar biópsia guiada pela colposcopia.

Deve-se especificar o local da biópsia no material enviado para o exame histopatológico. Em caso de biópsias múltiplas, utilizam-se frascos separados e corretamente identificados quanto ao local biopsiado.

Com base em critérios histológicos, as distrofias podem ser classificadas como:

1) Distrofia hiperplásica.
2) Líquen escleroso (hipoplásica).
3) Distrofia mista – hipoplásica com focos de hiperplasia.

Na infância ou na adolescência, na maioria das vezes, ocorrem casos de líquen escleroso.

### Tratamento

É necessário controlar o prurido vulvar, e por isso se utiliza aplicação tópica com pomadas à base de corticóides. Inicialmente são usados corticóides de alta potência (propionato de clobetasol) por curto período, passando-se aos de potência média (valerato de betametasona), ou se podem manter corticóides de baixa potência (hidrocortisona). Os corticóides tópicos, isoladamente, podem ser a terapia necessária. Progesterona tópica também pode ser usada em crianças.

## ■ DOR ABDOMINAL/PÉLVICA (DE CARÁTER NÃO-AGUDO)

Dor pélvica é uma das queixas mais comuns nos consultórios de ginecologia em geral, inclusive no atendimento a crianças e adolescentes, e pode estar relacionada com diferentes etiologias. Inicialmente, devem-se afastar as causas mais simples, como dor de origem intestinal (parasitoses), infecção urinária e dor do período ovulatório. Em seguida, investigam-se tumores pélvicos, endometriose e malformações uterinas/vaginais que provoquem bloqueios mecânicos com retenção de muco/sangue. Pode ser necessária consulta multidisciplinar.

## ■ DISTÚRBIOS DA MENSTRUAÇÃO

Existem diferentes distúrbios relacionados com o ciclo menstrual, porém, na adolescência, observam-se variações aceitáveis da freqüência ou do intervalo e do volume do fluxo, por alterações fisiológicas e por imaturidade do eixo hipotálamo-hipófise-ovário (HHO), além de cólicas menstruais que cedem com analgésicos, antiespasmódicos ou antiinflamatórios. O uso não orientado de anticoncepcionais orais, com consequente sangramento irregular, pode também simular um distúrbio da menstruação. Em geral, são distúrbios autolimitados, nos quais só se intervém quando há persistência do processo, porém é importante excluir doença hematológica.

Diante de queixa de algum distúrbio da menstruação, deve-se:

- Coletar dados da história menstrual:
    - idade da menarca;
    - duração e freqüência dos ciclos menstruais;
    - quantidade do fluxo e presença de coágulos;
    - presença de cólica menstrual e intensidade da dor;
    - uso de contraceptivos/outros medicamentos;
    - história familiar relativa a menarca/distúrbios menstruais;
    - atitude familiar e pessoal diante da menstruação.

- Exames físico geral e ginecológico – complementam a história e fornecem subsídios para o diagnóstico.
    - Exames complementares:
        - *Ultra-sonografia pélvica* – para avaliação do útero e anexos.
        - *Hemograma*, para avaliar série branca (leucoses), série vermelha (anemia nos mais variados graus) e série plaquetária (distúrbios da coagulação).

Podem ser necessários:

- *gonadotrofinas* – *LH, FSH;*
- *prolactina;*
- *estradiol e progesterona;*
- *TSH e T$_4$;*
- *ferritina;*
- *coagulograma.*

## Conduta

Orientação da fisiologia do ciclo menstrual (intervalos aceitáveis de 21 a 35 dias, duração de três a oito dias e fluxo de quantidade variável e difícil mensuração). É importante caracterizar o ciclo de cada paciente individualmente por meio de perfil menstrual.

O tratamento específico vai depender do distúrbio encontrado.

### HEMORRAGIA ENDOMETRIAL DISFUNCIONAL (HED)

Sangramento irregular e persistente, muitas vezes abundante, proveniente da cavidade uterina sem causa orgânica que o justifique, conseqüência da própria imaturidade do eixo HHO. Pode apresentar-se de duas formas clínicas:

- *Hipermenorragia* – aumento da quantidade e da duração do fluxo menstrual, com encurtamento do ciclo.
- *Metrorragia* – quando há desaparecimento do ritmo menstrual e a perda sanguínea torna-se continuada.

A conduta será de acordo com a gravidade do quadro clínico:

Pacientes com sangramento excessivo e comprometimento do estado geral, levando a quadro de anemia aguda e desidratações, devem ser internadas para reposição de volume, medicação hormonal e, se necessário, hemotransfusão. A decisão pela hemotransfusão (concentrado de hemácias) vai depender dos valores da hemoglobina (< 7g/dL) e do estado geral da paciente.

Anemia menos severa que não necessite de transfusão deve ser tratada com a associação da suplementação de ferro medicamentoso desde o internamento até a normalização dos exames (eritrograma e ferritina), preferencialmente por via oral com dose única diária, podendo-se também administrar ferro por via parenteral (intramuscular ou endovenosa).

Diante da indisponibilidade da apresentação parenteral dos estrogênios conjugados, que seria a conduta mais eficaz para a suspensão do sangramento, adota-se o seguinte esquema de tratamento:

Anticoncepcional oral de média dosagem (50μg de etinilestradiol/levonorgestrel) – um comprimido a cada oito horas por cinco dias ou até parar de sangrar, aumentando o intervalo para um comprimido a cada 12 horas por mais três dias e, em seguida, para um comprimido ao dia por mais 20 dias. Pode ser necessário utilizar antiemético devido às náuseas causadas pela alta dosagem do anticoncepcional.

Após cessar a hemorragia, o controle do sangramento deve ser feito por mais quatro a seis meses com a utilização de anticoncepcional de baixa dose de forma cíclica. Pode-se manter o esquema de anticoncepcional oral de baixa dosagem para aquelas pacientes com vida sexual ativa, além de manter o controle periódico no ambulatório com dosagens de hemoglobina e controle (registros) dos ciclos.

Curetagem uterina pode ser necessária para os casos de sangramentos que não respondem ao tratamento clínico.

Os casos mais leves, que não comprometam o estado geral da paciente e que não necessitem de internamento, podem ser controlados com anticoncepcionais de forma cíclica por três a seis meses, associados à suplementação de ferro medicamentosa (30 a 60mg de ferro elementar ao dia por via oral até normalização do eritrograma e ferritina).

## ■ AMENORRÉIA

### Amenorréia primária

A ausência de menarca pode estar relacionada com diferentes etiologias (ver Caps. Puberdade tardia, Intersexo e Malformação do Sistema Genital). A condução do problema deve obedecer a um roteiro adequado, evitando desperdício de tempo e exames, situando a adolescente em uma das três situações abaixo, após anamnese e exame físico cuidadosos:

1) Caracteres sexuais secundários bem desenvolvidos e idade acima de 16 anos (Figura 15.1).

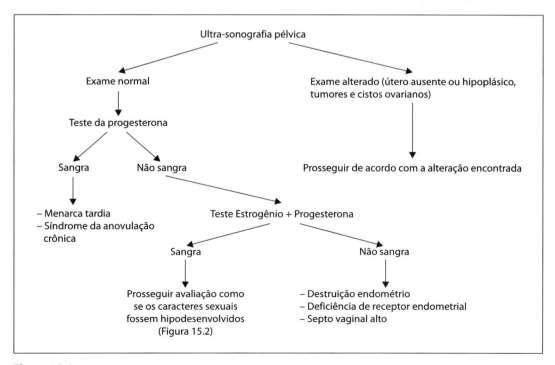

**Figura 15.1**
■ Roteiro de investigação de amenorréia primária na presença de caracteres sexuais secundários bem desenvolvidos e idade acima de 16 anos.

2) Caracteres sexuais secundários hipodesenvolvidos ou ausentes e idade acima de 14 anos (Figura 15.2).

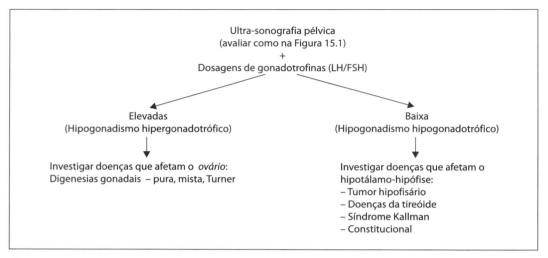

**Figura 15.2**
■ Roteiro de investigação de amenorréia primária na presença de caracteres secundários hipodesenvolvidos ou ausentes e idade acima de 14 anos.

3) Caracteres sexuais secundários heterossexuais (Figura 15.3).

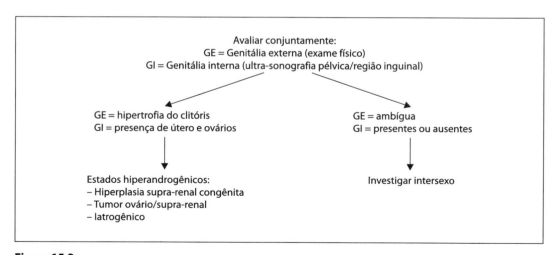

**Figura 15.3**
■ Roteiro de investigação de amenorréia primária na presença de caracteres sexuais secundários heterossexuais.

## Amenorréia secundária

Ausência de menstruação após a menarca, também está relacionada a várias etiologias.

A anamnese detalhada e o exame físico cuidadoso guiam a investigação. Inicialmente, deve-se afastar a possibilidade de gravidez e, a partir daí, investigar as outras causas.

A causa mais comum de amenorréia secundária na adolescência é a síndrome da anovulação crônica (SAC), termo atualmente utilizado para substituir o consagrado "síndrome dos ovários policísticos" – que na maioria das vezes é de caráter transitório.

Nessa faixa etária é conveniente manter-se atento a causas pouco lembradas, como anorexia nervosa, mudança de ambiente, estresse e atividade física extenuante.

- *Exames complementares* (de acordo com a hipótese que se está investigando):
  - ultra-sonografia pélvica;
  - dosagem sérica de LH, FSH, estradiol, testosterona, S-DHEA, prolactina, TSH e $T_3/T_4$;
  - Raios x ou tomografia computadorizada de sela turca.

### SÍNDROME DA ANOVULAÇÃO CRÔNICA (SAC)

Ocorre devido a alterações hormonais hiperandrogênicas, expressando-se clinicamente por hirsutismo, acne, obesidade e alterações menstruais (amenorréia ou oligomenorréia). A hiperinsulinemia é comum mesmo quando não há obesidade. Os ovários apresentam-se quase sempre aumentados de volume e com policistose bilateral. Deve-se estabelecer diagnóstico diferencial com outras doenças de manifestações androgênicas.

A finalidade principal do tratamento é reduzir o hiperandrogenismo relativo (fatores de risco para câncer de endométrio e mama):

- Tratar o hirsutismo com medidas cosméticas.
- Dieta e exercício (a redução do peso nas obesas é importante para diminuir o hiperandrogenismo).
- Anticoncepcional hormonal oral – de preferência compostos contendo progestágeno de baixo potencial androgênico ou com ação antiandrogênica, como desogestrel, gestodene ou ciproterona. Se a paciente não está exposta a gravidez (não tem atividade sexual), pode-se utilizar o acetato de medroxiprogesterona, 5mg/dia, na segunda fase do ciclo, por 12 dias, com a finalidade de promover a descamação cíclica do endométrio.
- Atualmente, alguns autores têm sugerido o uso do metformina como droga de grande valia no tratamento, de modo a interferir no mecanismo básico (resistência insulínica) presente em grande parte das portadoras de SAC.

## ■ DISMENORRÉIA

Queixa freqüente e motivo de número significativo de falta às aulas. Não existe recurso específico para seu diagnóstico, já que se trata de um sintoma. A anamnese cuidadosa é a única forma de diagnóstico e, de acordo com a intensidade dos sintomas, adota-se o tratamento específico. O exame físico e a ultra-sonografia complementar são úteis para afastar uma possível causa orgânica (endometriose ou malformação do aparelho genital).

## Tratamento

- Analgésicos, antiespasmódicos e termoterapia.
- Antiinflamatórios não-hormonais.
- *Medidas associadas*: diminuir chás, café, coca-cola, esclarecer sobre o benefício do exercício físico.
- Anticoncepcional oral combinado de baixa dose – outra opção de tratamento, principalmente para aquelas pacientes com vida sexual.

## ■ TENSÃO PRÉ-MENSTRUAL (TPM)

Representa sintomas físicos e emocionais que se iniciam em qualquer dia da fase lútea do ciclo menstrual e desaparecem com a menstruação. Entre os sintomas se incluem: alteração de humor (irritabilidade e depressão), fadiga, insônia, alteração do apetite, edema, hipersensibilidade mamária e distensão abdominal.

O tratamento é tão variado quanto a riqueza dos sintomas:

- Medidas gerais – dieta (limitar a ingestão de líquidos, evitar cafeína e sal) e exercícios.
- Diuréticos, ansiolíticos, antidepressivos, progesterona, vitamina $B_6$ (piridoxina) – na segunda fase do ciclo até o início da menstruação.
- Psicoterapia de apoio.

## ■ QUEIXAS MAMÁRIAS

Na puberdade e na adolescência, as principais queixas estão relacionadas com as alterações do desenvolvimento das mamas, havendo dúvidas sobre a época normal do aparecimento da telarca, assimetria e maior sensibilidade mamária. A conduta adotada, em geral, é o esclarecimento sobre as etapas do desenvolvimento normal da mama.

Existem controvérsias sobre a utilidade de orientar a adolescente sobre o *auto-exame* das mamas, porém o exame das mamas na adolescente é etapa obrigatória do exame ginecológico, independente da queixa. Devem-se avaliar o desenvolvimento mamário adequado e eventuais deformidades ou nódulos, bem como as condições do revestimento cutâneo e secreções papilares, e fornecer as orientações adequadas.

As queixas mamárias mais comuns no ambulatório de ginecologia infanto-puberal do IMIP são:

- *Hipoplasia* – aguardar o completo desenvolvimento puberal até o final da adolescência e, se necessário, avaliar necessidade de prótese de silicone.
- *Hipertrofia* – freqüentemente associada à queixa de dor mamária/dor na coluna, principalmente quando a adolescente deseja redução plástica das mamas. Na maioria dos casos orienta-se a adolescente a aguardar o término da adolescência ou o desenvolvimento completo das mamas (estádio M5) para reavaliação da necessidade de mamoplastia redutora. Dependendo do grau da hipertrofia, pode ser necessário encaminhá-la para avaliação no ambulatório de mastologia e cirurgia plástica.
- *Assimetria* – aguardar o completo desenvolvimento das mamas para avaliar a necessidade de correção.

- *Mastalgia cíclica* – relacionada com o período pré-menstrual, acomete a mama de forma bilateral e, principalmente, nos quadrantes superiores externos. Em geral, não necessita terapia medicamentosa. Uma orientação adequada do processo fisiológico do ciclo menstrual costuma aliviar os sintomas.
- *Nódulos* – nodulações dolorosas transitórias relacionadas com o período pré-menstrual são motivos de consulta no ambulatório de ginecologia infanto-puberal. Entre os nódulos mamários persistentes, os fibroadenomas são os mais comuns. Apesar de serem consideradas neoplasias benignas, são sempre encaminhadas para acompanhamento e conduta no ambulatório de mastologia.
- *Mastites* – secundárias a processo infeccioso da pele (p. ex., escabiose) ou mastite puerperal.

## ■ CONTRACEPÇÃO – DUPLA PROTEÇÃO: GRAVIDEZ – DST/AIDS

Nos últimos anos têm surgido novos contraceptivos hormonais com novos esquemas posológicos, doses menores, diferentes vias de administração e novos progestínicos, além da aprovação pela FDA (Food and Drug Administration) da contracepção de emergência cuja venda, em apresentações com dois comprimidos, facilita o uso pela paciente. Embora essas medidas tenham facilitado bastante a prevenção da gravidez, toda mulher que procura orientação anticoncepcional, mas particularmente as adolescentes, deve ser alertada para a necessidade da "dupla proteção":

- *Dupla proteção*: proteção contra gravidez e DST/AIDS; pode também referir-se a dois métodos para prevenir gestação, uma vez que não existe método considerado 100% seguro. Assim, a utilização de dois métodos aumentaria a proteção contraceptiva.

  A contracepção hormonal oral associada ao preservativo (masculino ou feminino) é a combinação mais utilizada, embora qualquer método possa ser associado ao preservativo.

  Não existe método contra-indicado para adolescentes. Todos os métodos poderão ser utilizados depois de avaliação adequada, analisando-se cada caso individualmente. A compreensão adequada, bem como a motivação para utilizar o método escolhido, é muito importante para aumentar a eficácia do método.

## ■ MÉTODOS CONTRACEPTIVOS DISPONÍVEIS

A demonstração dos métodos às adolescentes no momento da consulta facilita a compreensão, minimiza as dúvidas e aumenta a adesão ao método:

- Preservativo/condom masculino (diferentes tamanhos).
- Preservativo feminino.
- Diafragma usado com ou sem espermaticida.
- DIU – dispositivo intra-uterino.
- Contracepção hormonal (vias de administração):
  - oral;
  - injetável mensal e trimestral;
  - vaginal;
  - transdérmica;
  - implantes.

## Contracepção de emergência

Pode ser utilizada até 72 horas após uma relação sexual desprotegida e/ou em caso de estupro. Consiste na administração de um comprimido, por via oral, contendo 0,75mg de levonorgestrel o mais precocemente possível, e de outro comprimido 12 horas após. Atualmente, são vendidas embalagens com os dois comprimidos, comercializados como Postinor 2®, Pozato® e Minipil 2 post®.

# Capítulo 16

# Puberdade Precoce

Ariani Impieri de Souza
Thereza Selma Soares

## ■ INTRODUÇÃO

O início das transformações puberais é motivo freqüente de consulta ginecológica. Os pais em geral se preocupam em saber se o aparecimento dos caracteres sexuais secundários está ocorrendo na época adequada. Os pais também procuram os ginecologistas esperando prever a data da ocorrência da menarca de suas filhas, e esta preocupação está freqüentemente relacionada à preocupação com a estatura final. Assim, o médico que atende a adolescente deve estar preparado para fornecer informações mínimas acerca dessas preocupações.

## ■ PUBERDADE PRECOCE

A puberdade precoce, a ativação do sistema hipotálamo-hipófise-ovário (HHO) antes dos 8 anos de idade, manifesta-se pelo aparecimento dos caracteres sexuais secundários: menarca, telarca e pubarca. Os mecanismos dessa antecipação do início puberal no sexo feminino permanecem obscuros. Causas genéticas e ambientais e a aceleração secular do crescimento e desenvolvimento têm sido lembradas. Entre os possíveis fatores envolvidos estão a melhoria da nutrição, da saúde e das condições socioeconômicas, fatores étnicos, urbanização, uso de alimentos e produtos que contenham estrogênios e placenta e a exposição a certos agentes químicos naturais que mimetizam a ação estrogênica.

## ■ CLASSIFICAÇÃO

O desenvolvimento prematuro de caracteres sexuais é classificado em variantes normais do desenvolvimento pubertário, puberdade precoce central e periférica.

## Variantes normais do desenvolvimento pubertário

Consistem no aparecimento precoce de sinais puberais isolados (telarca ou pubarca) e são as causas mais freqüentes de início prematuro de caracteres sexuais, sendo consideradas variantes benignas por não haver progressão puberal.

### TELARCA PRECOCE

Consiste no desenvolvimento mamário uni- ou bilateral, em meninas antes dos 8 anos, na ausência de outros sinais de maturação sexual.

A velocidade de crescimento (VC) e a idade óssea (IO) são compatíveis com a idade cronológica (IC). O aumento mamário é caracteristicamente cíclico e surge comumente antes dos 2 anos de idade, persistindo por dois ou três anos. Trata-se de uma condição freqüente, de curso benigno e autolimitado.

O mecanismo fisiopatológico ainda é desconhecido. Alguns autores sugerem que a glândula mamária dessas meninas possa apresentar aumento da sensibilidade biológica aos estrogênios. Outros autores sugerem uma alteração no eixo HHO, uma vez que essas meninas apresentam níveis séricos de FSH mais elevados que os encontrados nas meninas pré-púberes.

### ADRENARCA PRECOCE

Consiste no aparecimento prematuro de pêlos pubianos (pubarca) e/ou pêlos axilares. Trata-se de uma condição benigna, sem outros sinais de maturação sexual. Mais comum no sexo feminino, sua prevalência está aumentada em crianças com anormalidades do sistema nervoso central, usualmente surgindo após os 6 anos de idade. Poderá haver aumento da VC, com leve avanço da IO, porém sem comprometimento da estatura final.

A adrenarca é causada pela secreção prematura de androgênios pelas supra-renais, especialmente o sulfato de desidroepiandrosterona (S-DHEA), cujos níveis, em metade dos casos, estão elevados para a idade cronológica, mas compatíveis com os encontrados no estádio puberal II de Tanner.

Apesar de tratar-se de uma variante benigna, chama-se atenção para a associação de adrenarca precoce em meninas com desenvolvimento de síndrome de ovários policísticos na vida adulta, nas quais podemos encontrar hiperandrogenismo, hirsutismo, anovulação, amenorréia, resistência à insulina e obesidade.

## Puberdade precoce completa, central ou verdadeira

Na puberdade precoce central (PPC), também denominada completa, verdadeira ou GnRH-dependente, ocorre o aparecimento precoce e progressivo dos eventos puberais, secundário à ativação prematura do eixo HHO.

O quadro clínico revela uma seqüência de eventos puberais similar à da puberdade normal, associada a uma velocidade de crescimento acelerada e avanço da IO. Na PPC, em geral, a velocidade de progressão entre os estágios puberais é mais rápida que na puberdade normal.

A menina desenvolve inicialmente mamas, seguidas de pêlos pubianos e axilares, e na evolução tem início a menstruação.

Muitas dessas crianças tornam-se potencialmente férteis. O prejuízo mais significativo da PPC, em longo prazo, é a redução de estatura de adulto. Isso ocorre quando o avanço da IO é proporcionalmente maior que o aumento da VC, promovendo fechamento prematuro da cartilagem de crescimento e prejuízo da estatura final. De maneira geral, quanto mais precoce for a instalação da puberdade nessas crianças, tanto maior será o prejuízo estatural. Paradoxalmente, teremos uma paciente com alta estatura na infância e baixa estatura na vida adulta.

A melhor maneira de identificar a PPC é por meio do teste do GnRH, que caracteristicamente apresentará uma resposta puberal.

As principais causas de PPC são:

- Idiopática.
- Distúrbios do sistema nervoso central.
- Constitucional.
- Exposição prolongada a esteróides sexuais.

## PPC IDIOPÁTICA

Responde por cerca de 80% a 90% dos casos em meninas. Trata-se de um diagnóstico de exclusão, que apenas pode ser estabelecido após avaliação clínica e laboratorial adequada e, mesmo assim, algumas vezes o seguimento obriga a uma reconsideração diagnóstica.

## PPC POR DISTÚRBIOS DO SNC

Praticamente qualquer distúrbio intracraniano pode causar PPC, podendo-se mencionar causas congênitas, como hidrocefalia e cistos aracnóides, ou adquiridas, como traumas, doenças granulomatosas, processos inflamatórios e tumores hipotalâmicos ou da região do terceiro ventrículo (hamartomas, gliomas ópticos ou hipotalâmicos, craniofaringioma etc.).

## PPC CONSTITUCIONAL

Refere-se aos casos situados nos extremos inferiores do intervalo da normalidade. São crianças que desenvolvem a puberdade mais precocemente, mas atingem estatura final normal. A VC é superior à média da população antes mesmo do início puberal e durante o estirão puberal. Nessa situação existe avanço proporcional da IO com previsão de estatura final dentro do padrão familiar.

## EXPOSIÇÃO PROLONGADA A ESTERÓIDES SEXUAIS

A exposição prolongada a esteróides sexuais, como ocorre na hiperplasia adrenal congênita (HAC) ou em tumores virilizantes, ou na terapia androgênica, ocasiona avanço da IO e pode levar à maturação do eixo HHO. No entanto, a PPC só se desenvolve após a remoção da fonte de esteróides sexuais (p. ex., instituição do tratamento da HAC, retirada do tumor ou suspensão da terapia com esteróide anabolizante).

## Puberdade precoce incompleta ou periférica ou pseudopuberdade precoce

Puberdade precoce periférica (PPP) consiste no desenvolvimento de caracteres sexuais secundários na ausência de maturação do eixo HHO, ocasionado por secreção autônoma de esteróides sexuais. Pode ser subdividida em isossexual ou heterossexual, se os caracteres sexuais são respectivamente idênticos ou opostos ao sexo genético.

Na PPP ocorre desenvolvimento precoce de eventos puberais dependentes de esteróides sexuais, mas como não há participação do eixo HHO, apesar de haver progressão dos caracteres sexuais secundários, a maturação é incompleta, ou seja, não há fertilidade.

Clinicamente pode ser distinguida da PPC por não apresentar os eventos puberais na mesma seqüência que a puberdade normal, associada a aumento da VC e avanço da IO. Laboratorialmente, a PPP caracteriza-se por ausência de resposta puberal das gonadotrofinas ao teste de estímulo com GnRH.

## PPP ISOSSEXUAL

Meninas com PPP isossexual apresentam quadro clínico conseqüente ao excesso de estrogênios (desenvolvimento de mamas, aumento do volume uterino, escurecimento da coloração da mucosa vaginal, sangramento uterino) devido a:

- *Cistos ovarianos* – é a causa mais comum, sobretudo o cisto folicular ovariano benigno, que pode produzir quantidade suficiente de estrogênios para causar desenvolvimento mamário e mesmo sangramento vaginal.
- *Tumores ovarianos* – os mais freqüentes são tumores de células da teca e da granulosa, que podem secretar estrogênios; além dos sinais mencionados, há queixas de dores abdominais e massa tumoral palpável em 50% dos casos.
- *Administração de estrogênios exógenos* – a ingestão de substâncias contendo estrogênios (anticoncepcionais, alimentos), a exposição a certos agentes químicos naturais que mimetizam a ação estrogênica e a absorção cutânea de estrogênios (preparados cosméticos, pomadas) podem causar aparecimento de caracteres sexuais secundários em crianças.
- *Hipotireoidismo primário* – hipotireoidismo primário, grave e de longa duração, representa a única forma de PP em que se observa crescimento deficiente e retardo da idade óssea. As meninas se apresentam com desenvolvimento mamário, sem pêlos pubianos; algumas podem ter sangramentos vaginais irregulares, podendo haver hiperprolactinemia associada ou não a galactorréia. Grandes cistos ovarianos, solitários ou múltiplos, podem ser observados à ultra-sonografia.
- *Síndrome McCune-Albright* – caracteriza-se pela tríade clássica de manchas cutâneas café-com-leite, displasia fibrosa de ossos longos e puberdade precoce. Ocorre em ambos os sexos, mas é mais comum no sexo feminino.

## PPP HETEROSSEXUAL

O quadro clínico é conseqüente a excesso de andrógenios (pêlos pubianos e/ou axilares, acne, avanço da idade óssea e até hipertrofia clitoridiana). As causas são:

- *Hiperplasia supra-renal congênita* – portadores de defeitos leves a moderados de esteroidogênese supra-renal (a mais freqüente é a deficiência de 21-hidroxilase) desenvolvem virilização. O diagnóstico é baseado em níveis elevados de 17-hidroxiprogesterona no basal ou após estímulo com ACTH.
- *Tumor supra-renal ou ovariano virilizante* – os tumores ovarianos produtores de andrógenos ou arrenoblastomas levam a quadros de virilização com hirsutismo e aumento do clitóris. A virilização induzida por um tumor adrenal tem rápida evolução e pode haver, também, sinais de hipersecreção de cortisol.
- *Iatrogênica* – administração exógena de andrógenios (principalmente oxandrolona), dependendo da dose e do tempo de uso, pode levar a diferentes estádios de virilização nas meninas.

## ■ INVESTIGAÇÃO DA PUBERDADE PRECOCE

### História clínica

É importante determinar a idade de início das manifestações e sua velocidade e progressão, pesquisar sintomas neurológicos ou sugestivos de hipotireoidismo e investigar uso de estrogênios e androgênios.

### Exame físico

1) Verificar altura dos pais para cálculo da estatura-alvo: crianças com puberdade precoce apresentam estatura acima do percentil familiar.
2) Avaliar os caracteres sexuais secundários segundo os critérios de Tanner.
3) É importante monitorar a velocidade de crescimento e de progressão puberal. O diagnóstico de telarca e adrenarca precoce benigno caracteristicamente exige a ausência de progressão puberal.
4) Exame da pele: pesquisar manchas cutâneas hiperpigmentadas.

### Investigação laboratorial inicial

#### IDADE ÓSSEA (RADIOGRAFIA DE MÃOS E PUNHOS)

Avanço da idade óssea (IO) é conseqüente ao aumento de esteróides sexuais circulantes, sendo observado na PPC ou na PPP.

Crianças com telarca precoce e a maioria dos casos de adrenarca precoce se apresentam com IO normal. Discreto aumento da idade óssea pode ser observado em alguns casos de adrenarca precoce.

#### ULTRA-SONOGRAFIA PÉLVICA

A morfologia e o volume do útero e dos ovários, cujos volumes estão aumentados em uma fase mais tardia da PPC e normais na telarca precoce, podem estar alterados na PPP (Quadro 16.1).

**Quadro 16.1**
■ Características ultra-sonográficas do útero e dos ovários

| | |
|---|---|
| Útero | Pré-púbere: volume uterino até 3,9cm$^3$<br>Púbere: volume uterino > 4,0cm$^3$ |
| Ovários | Pré-púbere:<br>Volume ovariano até 1,7cm$^3$<br>Morfologia ovariana: estrutura homogênea ou com até três cistos (< 9mm)<br>Púbere:<br>Volume ovariano > 1,7cm$^3$<br>Morfologia ovariana: aparência ovariana microcística (quatro ou mais cistos < 9mm) precede o desenvolvimento do folículo pré-ovulatório (> 9mm) |

## Dosagens hormonais

Os exames hormonais solicitados devem ser orientados pelos achados clínicos, pela velocidade de crescimento, pela progressão puberal, pela idade óssea e pela ultra-sonografia pélvica. A abordagem geral inclui dosagens dos níveis de LH, FSH, S-DHEA e estradiol.

As concentrações basais de LH, FSH e esteróides sexuais são parcialmente superponíveis em crianças pré-púberes e púberes. Isso diminui a utilidade dos níveis basais para diagnóstico da normalidade. Quanto aos esteróides sexuais, a quantificação do estradiol não identifica o início da puberdade. O S-DHEA é um bom marcador do início da atividade supra-renal, confirmando a adrenarca bioquímica e apresentando boa correlação com o início da pubarca, mas não possui valor preditivo sobre a maturação gonadal.

Diante de uma criança com sinais de puberdade precoce, cujos dados clínicos e a abordagem inicial (idade óssea e dosagens hormonais pré-púberes) sugiram uma condição benigna, deve-se monitorar a velocidade de crescimento e a progressão puberal, não sendo necessários outros exames laboratoriais. Caso esses dados sugiram puberdade precoce ou haja progressão puberal, prossegue-se a investigação com a realização do teste de estímulo com GnRH:

- *Teste do GnRH* – indicado quando os níveis de LH são pré-puberais, apesar de haver progressão puberal. Quando os níveis basais e/ou estimulados de LH apresentam elevação significativa, caracteriza-se a puberdade como de origem central ou gonadotrofina-dependente. Deve-se verificar o tipo de ensaio utilizado; nos antigos radioimunoensaios (RIE), elevação acima de 15UI/L. Se o método for imunorradiométrico (IRMA), a concentração de LH considerada púbere é acima de 10U/L. Quando o método é imunofluorimétrico (IFMA), os valores considerados púberes são mais baixos: 6,9U/L.

## ■ TRATAMENTO

### Variantes normais do desenvolvimento pubertário

Os quadros de telarca precoce e adrenarca precoce não exigem tratamento, mas monitoramento, pois seu diagnóstico requer a ausência de progressão puberal.

### Puberdade precoce central

Inicialmente, o tratamento é dirigido para a causa básica: cirurgia ou radioterapia, no caso de tumores. No tratamento medicamentoso da PPC, dispomos dos seguintes medicamentos:

#### AGONISTAS DO GNRH

São o tratamento de escolha. Sua administração crônica induz uma inibição das gonadotrofinas por meio de um fenômeno chamado *down regulation*, que corresponde à saturação dos receptores hipofisários para GnRH e à conseqüente dessensibilização deles. As crianças submetidas a esse tratamento apresentam regressão da função gonadal e decréscimo da velocidade de crescimento e do avanço da idade óssea, melhorando assim o prognóstico estatural.

Nem todos os casos de PPC exigem tratamento com agonistas do GnRH, os quais devem ser reservados para as seguintes situações:

1) Comprometimento do potencial estatural, evidenciado por avanço significativo da idade óssea com relação à idade estatural ou queda importante na previsão da estatura final.
2) Puberdade rapidamente progressiva (crianças com cursos lentos não apresentam comprometimento do potencial estatural).
3) Crianças com graves distúrbios de comportamento, ou menstruações em crianças emocionalmente imaturas.

### Esquema medicamentoso

Os agonistas do GnRH estão disponíveis em preparações para uso intranasal, subcutâneo e, preferencialmente, intramuscular (preparações de depósito):

- acetato de leuprolide: 3,75mg IM a cada quatro semanas;
- triptorelina: 3,75mg IM a cada quatro semanas.

### Eficácia

O tratamento com agonistas é o único que diminui o avanço da idade óssea, melhorando o prognóstico estatural. A estatura final observada usualmente fica 4 a 7cm maior que a estatura prevista no início do tratamento, mas 5 a 7cm abaixo do padrão familiar. Vários estudos correlacionam a eficiência terapêutica à menor idade de manifestação e de tratamento da puberdade precoce, em especial meninas antes dos 5 aos 6 anos de idade.

### Efeitos colaterais dos GnRH

Reações locais são ocasionalmente vistas: eritema, endurecimento e formação de abscesso. Pode haver efeitos sistêmicos transitórios, tais como cefaléia e ondas de calor, possivelmente relacionados com a redução brusca dos níveis de esteróides sexuais.

### Seguimento

Os pacientes devem ser seguidos por meio da monitoramento cuidadoso do desenvolvimento puberal, velocidade de crescimento, idade óssea, previsão da estatura final e teste do GnRH (um pico de LH < 1,75mU/L indica supressão adequada). A maioria dos estudos mostra que os melhores resultados são obtidos quando a suspensão do tratamento é feita entre os 12 e os 13 anos de idade óssea nas meninas.

## TRATAMENTO COMBINANDO AGONISTAS DO GNRH E HORMÔNIO DO CRESCIMENTO

Em alguns pacientes com PPC sob tratamento com agonistas do GnRH, há redução excessiva da velocidade de crescimento, sem melhora da previsão estatural. Estudos sugerem que esse fenômeno seja secundário a um distúrbio do eixo GH-IGF-I e recomendam a adição de hormônio de crescimento ao tratamento com agonistas do GnRH, nesses casos. Estudos adicionais, contudo, serão necessários para a definição sobre os reais benefícios dessa terapia combinada:

- *Acetato de ciproterona* – esteróide sintético com ação antigonadotrófica e antiandrogênica, inibe diretamente a esteroidogênese supra-renal e gonadal. Na dosagem de 75 a 100mg/m$^2$/

dia, dividida em duas tomadas, inibe as gonadotrofinas e reduz os níveis de esteróides sexuais, havendo redução de mamas e suspensão da menstruação. Sua retirada deve ser feita de modo lento, devido à sua ação sobre a supra-renal.
- **Acetato de medroxiprogesterona** – é um progestínico inibidor de gonadotrofinas. As doses usuais são de 100 a 200mg/semana IM ou 25 a 50mg/dia VO, divididas em duas tomadas. Nas doses preconizadas, pode provocar sinais de excesso de glicocorticóides. Possibilita supressão da menstruação e diminuição do desenvolvimento genital e das mamas, mas não consegue evitar a progressão da idade óssea.

*Devido aos efeitos colaterais e à baixa efetividade em recuperar a perda estatural, a terapia com acetato de ciproterona e medroxiprogesterona não é mais recomendada.*

## Puberdade precoce periférica

- *Hiperplasia supra-renal congênita* – o tratamento consiste na reposição de glicocorticóides.
- *Hipotireoidismo* – a reposição da levotiroxina, em doses adequadas, reverte o quadro de puberdade precoce associado ao hipotireoidismo.

# Capítulo 17

# Puberdade Tardia

Ariani Impieri de Souza
Thereza Selma Soares

## ■ INTRODUÇÃO

Caracteriza-se pela ausência completa de caracteres sexuais secundários após os 14 anos. A idade definida como normal para o início puberal é baseada em 95% da população, existindo, portanto, 2,5% de meninas normais que iniciam a puberdade após os 14 anos. Esses casos representam o extremo final do intervalo de normalidade, um padrão de desenvolvimento designado de retardo constitucional de crescimento e puberdade (RCCP).

É importante diferenciar as crianças destinadas à evolução espontânea, embora atrasada, da puberdade daquelas com desordens permanentes de infantilismo sexual que exigem tratamento.

As causas do atraso puberal estão divididas em quatro principais grupos:

### 1. Retardo constitucional do crescimento e puberdade (RCCP)

Trata-se de uma variante normal do desenvolvimento. É a causa mais comum de atraso puberal. São indivíduos saudáveis que iniciam espontaneamente a puberdade após o limite superior da normalidade. Seu crescimento e desenvolvimento puberal ocorrem em ritmos diferentes dos das crianças e adolescentes representativas da média, havendo uma variação tanto da época como da duração do fenômeno puberal. As crianças e adolescentes afetadas alcançam uma completa e espontânea maturação sexual, embora o processo seja mais longo.

O quadro clínico revela paciente de aspecto sadio, sem desmorfismos e estatura abaixo do terceiro percentil durante a infância. A idade óssea encontra-se habitualmente atrasada em dois ou mais anos, embora esteja adequada para a idade estatural.

A história familiar freqüentemente revela que a mãe teve menarca após 15 anos. Quando atingem a idade óssea de 11 a 13 anos, iniciam a maturação puberal. A essa altura, quando submetidas ao teste de estímulo do GnRH, mostram uma resposta puberal de LH. Esses resultados mostram que os caracteres sexuais secundários iniciarão dentro de seis meses.

## 2. Hipogonadismo hipopogonadotrófico funcional

É causado por uma doença de base que retarda a puberdade. Esta, porém, se inicia espontaneamente quando se resolve o problema de base.

Doenças sistêmicas crônicas (gastrintestinais, renais, pulmonares, cardíacas, oncológicas etc.), má nutrição e endocrinopatias são geralmente a causa do retardo da puberdade. Em geral, uma perda de peso superior a 20% do peso ideal, causada por doença ou dieta voluntária, também pode acarretar deficiência de gonadotrofinas. Retorno ao peso ideal restaura a secreção de gonadotrofinas.

Anorexia nervosa é uma causa funcional de hipogonadismo, com prevalência em ascensão entre as adolescentes, que envolve perda de peso com uma significativa disfunção psicológica. Exercícios físicos rigorosos envolvendo atletas também podem retardar a puberdade.

## 3. Hipogonadismo hipogonadotrófico

Esta classificação reflete uma condição irreversível, exigindo reposição terapêutica. O atraso puberal no hipogonadismo hipogonadotrófico é resultante da deficiência de gonadotrofinas, que pode ser secundária a um defeito genético ou adquirido e não detectado até idade puberal. No laboratório, caracterizam-se por respostas diminuídas de gonadotrofinas quando submetidas ao teste de estímulo com GnRH.

### CAUSAS

#### Doenças do sistema nervoso central

- *Tumores* – tumores intra- e, principalmente, extra-selares podem acarretar infantilismo sexual. A neoplasia mais comumente associada à deficiência de gonadrotrofina é o craniofaringioma, que pode acarretar outras deficiências hormonais (especialmente deficiência de GH).
- *Radioterapia* – radioterapia do SNC para tratamentos de leucemias e tumores tem sido uma causa de freqüência crescente, que se pode acompanhar de outras deficiências hormonais.
- *Outras doenças do SNC* – doenças infecciosas, infiltrativas, traumatismos cranianos e defeitos do desenvolvimento de linha média (displasia septo-óptica) podem acarretar hipogonadismo hipogonadotrófico.

#### Deficiência isolada de gonadotrofinas

Pacientes com deficiência isolada de gonadotrofinas (LH/FSH) apresentam-se com atraso puberal, mas com estatura e idade óssea normais, quando examinados no início do período puberal. Devido à ausência de esteróides gonadais, não entram em puberdade e a idade óssea se atrasa; o crescimento ósseo persiste e adquire estatura com proporções eunucóides.

- *Síndrome de Kallmann* – é a forma mais comum de deficiência isolada de gonadotrofinas, estando associada a anosmia ou hiposmia, resultado de agenesia ou hipoplasia de bulbos olfativos.

- *PAN-hipopituitarismo idiopático* – ocorre quando, além da deficiência de gonadotrofinas, o GH também é afetado. A velocidade de crescimento diminui e resulta em baixa estatura. Podem vir associadas outras deficiências hormonais, como TSH e/ou ACTH.

### Outras doenças

A deficiência de gonadotrofinas faz parte de desordens genéticas, como as síndromes de Prader-Willi e de Laurence-Moon-Biedl.

## 4. Hipogonadismo hipergonadotrófico

Causado por alteração gonadal, caracteriza-se por níveis elevados de gonadotrofinas com níveis constantemente baixos de esteróides sexuais. As causas mais comuns do hipogonadismo hipergonadotrófico estão associadas a alterações do cariótipo e apresentam menor dificuldade diagnóstica.

### DISTÚRBIOS CONGÊNITOS

- Disgenesia gonadal (síndrome Turner) e suas variantes.
- Disgenesia gonadal 46XX e 46XY.

A síndrome de Turner (disgenesia gonadal 45X) e suas variantes são a causa mais freqüente de hipogonadismo hipergonadotrófico no sexo feminino, que apresenta quadro clínico típico: baixa estatura, atraso puberal, vários estigmas somáticos (pescoço curto, implantação baixa da linha do cabelo, hipertelorismo mamário, hipoplasia do quarto metacarpiano e cúbito valgo).

Muitas dessas pacientes podem apresentar outras alterações que devem ser investigadas como cardiopatia (coarctação da aorta) e malformações renovasculares (rim em ferradura, malformações ureterais).

### DISTÚRBIOS ADQUIRIDOS

A insuficiência ovariana primária adquirida pode resultar de quimioterapia e radioterapia realizadas na infância.

### INVESTIGAÇÃO CLÍNICA

A investigação inicia-se com avaliação clínica cuidadosa. A história deve incluir:

- Qualquer enfermidade atual ou anterior.
- Uso de medicações, quimioterapia ou radioterapia prévias de região do hipotálamo, hipófise ou gônadas.
- Presença de desordens alimentares, como anorexia.
- Presença de distúrbios neurológicos: cefaléia, alterações visuais, alterações do olfato (hiposmia ou anosmia).
- Anormalidades do aparelho geniturinário.
- Idade do início da puberdade dos pais e irmãos.

No exame físico, a investigação pode ser facilitada por:

- Presença de dismorfismo (estigmas da síndrome de Turner).
- Sinais específicos de doenças crônicas.
- Antropometria: peso, altura, envergadura, distância púbis-chão e púbis-vértice, para avaliar presença de proporções eunucóides.
- Caracterização do estágio puberal pelos critérios de Tanner.

### INVESTIGAÇÃO LABORATORIAL

A investigação laboratorial inicial do atraso puberal é feita por meio da determinação da idade óssea e dos níveis séricos de LH, FSH e estrogênios, além de ultra-sonografia pélvica (avaliação de útero e ovário).

Outras avaliações hormonais que podem ser úteis são:

- TSH e T$_4$ livre (avaliação da função tireoidiana).
- Prolactina (afastar prolactinoma).
- S-DHEA e cortisol (avaliação indireta da produção de ACTH pela hipófise com a finalidade de avaliar pan-hipopituitarismo).
- IGF-I, IGFBP-3 (avaliação indireta de produção de hormônio de crescimento pela hipófise com finalidade de avaliar pan-hipopituitarismo).
- Teste do GnRH: se as dosagens basais de LH, FSH ou estradiol revelarem valores baixos, o diagnóstico é de hipogonadismo hipogonadotrófico ou de retardo constitucional do crescimento e puberdade; nesses casos, realiza-se o teste de estímulo com GnRH. Existem duas possibilidades:
  - Resposta do LH do tipo puberal: trata-se de retardo constitucional do crescimento e puberdade.
  - Resposta do LH do tipo pré-puberal: neste caso, o diagnóstico diferencial entre RCCP e hipogonadismo hipogonadotrófico não pode ser realizado. Apenas a evolução da puberdade diferencia essas duas entidades.

## ■ TRATAMENTO

### Retardo constitucional do crescimento e puberdade

Muitas pacientes com RCCP podem ser tratadas apenas com a explicação de seu tipo de crescimento normal e pela tranqüilização de que elas deverão desenvolver-se completa e normalmente no devido tempo.

A indução puberal pode ser feita após 14 anos de idade cronológica, quando a idade óssea for igual ou superior a 11 anos, com o uso de estrogênios conjugados na dose de 0,3mg/dia por via oral por um período de três meses. Esse breve curso de estrogenioterapia induz o desenvolvimento mamário e a aceleração na velocidade de crescimento sem repercussões sobre a estatura final. Se, três a seis meses após o término da terapia, não forem evidenciados sinais pubertários (desenvolvimento mamário), novo curso deve ser realizado.

### Hipogonadismo hipogonadotrófico funcional

O tratamento da doença de base ou de má nutrição associada ao hipogonadismo hipogonadotrófico funcional restaura o peso ideal, havendo então o desenvolvimento espontâneo da puberdade.

## Hipogonadismo hipogonadotrófico e hipergonadotrófico

A reposição hormonal deve ser iniciada aos 11-12 anos com estrogênios conjugados na dose de 0,3mg/dia, via oral. Essa dose é gradativamente aumentada nos próximos dois a três anos até 0,625mg/dia, quando a menarca deve ser induzida e mantida com a associação de progesterona (medroxiprogesterona na dose de 5 a 10mg/dia) a partir do 14º ao 21º do ciclo com 28 dias. Alternativamente, podemos utilizar preparados comerciais contendo associação com estrogênios e progestágenos para uso oral ou transdérmico.

# Capítulo 18

# Intersexo

Ariani Impieri de Souza
Thereza Selma Soares

*"Me olho no espelho e vejo uma fisionomia que não é a minha. Vejo uma pessoa com traços masculinos, mas sou feminina. É um sofrimento."*
(A.M.S., 17 anos)

## ■ INTRODUÇÃO

Um indivíduo é considerado *intersexo* quando há discordância em um ou mais determinantes do sexo:

- *Sexo genético* – cromossomo sexual XX ou XY.
- *Sexo gonadal* – ovário ou testículo.
- *Sexo genital* ou *somático* (fenótipo) – relacionado tanto com a genitália externa como com a genitália interna, pode ser observado logo ao nascer, durante a infância ou só na puberdade, quando a criança começa a apresentar os primeiros caracteres sexuais secundários.

Desse modo, deve-se estar atento para o fato de que nem todo caso de intersexo cursa com genitália ambígua ou malformação genital, do mesmo modo que nem toda malformação genital significa um caso de intersexo.

Além disso, existem o sexo *psicossocial,* que é o sexo psicológico (como o indivíduo se vê), e o sexo de criação (como os pais o vêem), e é este o maior responsável pela identidade sexual do indivíduo, que se estabelece em torno dos 2 anos de idade. Daí a importância de se definir e diagnosticar corretamente o sexo de uma criança que nasce com genitália ambígua ou suspeita de intersexo o mais precoce possível. A questão é complexa e diz respeito não só à saúde física, mas a toda uma organização social, além de envolver tabus e preconceitos. Uma equipe multidisciplinar, composta por pediatra, ginecologista, geneticista, endocrinologista, cirurgião pediátrico, psicólogo e assistente social, deve ser mobilizada na condução de cada caso.

## ■ DETERMINAÇÃO SEXUAL E DIFERENCIAÇÃO SEXUAL

O processo de *determinação sexual* pode ser definido como aquele que resulta na formação de testículos e ovários, enquanto o de *diferenciação sexual* diz respeito aos processos subseqüentes à formação da gônada, ou seja, o surgimento dos ductos genitais e da genitália externa.

Noções sobre a diferenciação gonadal são fundamentais para a melhor compreensão do que acontece com um indivíduo intersexo.

Em condições habituais, o *sexo cromossômico* determina o *sexo gonádico*, que determina o *sexo somático*. O sexo genético do zigoto é estabelecido pela fertilização de um óvulo normal por um espermatozóide contendo um cromossomo X ou Y (XX é feminino e XY é masculino). Estudos moleculares permitiram que se chegasse ao gene denominado SRY, localizado no braço curto do cromossomo Y, que tem papel fundamental na determinação do testículo com base na gônada bipotencial. Sabe-se, porém, que o controle da gonadogênese masculina é muito mais complexo, dependendo de outros genes presentes no autossomo e no cromossomo X.

A gônada é bipotencial até a quinta semana de vida intra-uterina, mas a diferenciação sexual fetal ocorre entre a sexta e a décima quarta semanas de gestação.

Há uma tendência aparentemente intrínseca e passiva de evolução dos genitais para o fenótipo feminino, enquanto a diferenciação para sexo masculino exige estímulos que ocorrem em determinadas estruturas embrionárias.

Os ductos de Muller, ou paramesonéfricos, que dão origem aos órgãos femininos (formação de trompas, útero e 4/5 superior da vagina), situam-se ao lado dos já existentes ductos de Wolff (que dão origem à genitália interna masculina) e derivam da invaginação do epitélio celômico, convergem para a linha média e se fundem, desembocando no seio urogenital, que dará origem à genitália externa (1/5 inferior da vagina, óstio uretral e clitóris).

## ■ DIFERENCIAÇÃO DA GENITÁLIA INTERNA E EXTERNA

A evolução da genitália interna e externa depende da secreção hormonal gonadal.

### Gônada masculina (testículo + presença do antígeno H-Y)

Após a diferenciação testicular, as células de Sertoli secretam HAM (hormônio antimülleriano), que produzirá uma regressão dos ductos de Müller ipsolateral. As células de Leydig produzem a *testosterona*, que promoverá o desenvolvimento das estruturas "wolffianas" e será convertida em *diidrotestosterona (DHT)* através da ação da enzima $5\alpha$-*redutase* e masculinizará a genitália externa.

### Gônada feminina

Se não há testículo nem antígeno H-Y, ocorre a diferenciação ovariana. Para a manutenção ovariana, é necessária a presença de dois cromossomos X íntegros; caso contrário, a gônada torna-se disgenética, ou seja, constituída somente de tecido conjuntivo, sem elementos da linhagem germinativa. Na ausência de HAM e de androgênios locais, a genitália vai desenvolver-se com característica feminina.

## ■ CLASSIFICAÇÃO

De uma maneira simplificada, existem três grandes grupos nos quais o intersexo pode ser classificado:

- *Hermafroditismo verdadeiro* – definido pela presença no mesmo indivíduo de tecido testicular e tecido ovariano. É uma condição rara, cujo diagnóstico só é feito pela biópsia gonadal.
- *Pseudo-hermafroditismo feminino* – neste caso, ocorre virilização de um feto programado geneticamente para o sexo feminino, com cariótipo 46XX, presença de ovários e genitália externa ambígua. É representado principalmente pela hiperplasia congênita de supra-renal, cujas formas perdedoras de sal constituem-se em situação de risco de vida.
- *Pseudo-hermafroditismo masculino:* neste caso, o cariótipo é 46XY, as gônadas são testículos, e a genitália externa é ambígua. Seu grande representante é a "síndrome de resistência periférica aos androgênios" em sua forma completa e, portanto, sem malformação genital, o que faz com que só seja diagnosticada na época da puberdade, quando não ocorre o desenvolvimento puberal normal.

## ■ PSEUDO-HERMAFRODITISMO FEMININO

Caracteriza-se por:

- *Sexo genético* – cromossomo sexual XX.
- *Sexo gonadal* – ovários.
- *Sexo genital ou somático* (fenótipo) – genitália ambígua nos mais variados graus, desde apenas uma hipertrofia de clitóris até uma genitália quase totalmente masculinizada por ter sido exposta a androgênios de várias maneiras.

## ■ HIPERPLASIA SUPRA-RENAL CONGÊNITA

Um dos mais freqüentes diagnósticos em ambigüidade genital, incide em cerca de 1/5.000 nascimentos. A doença ocorre por mutação no gene codificador de enzimas (entre as mais comuns: 21-hidroxilase/11-hidroxilase/3β-hidroxidesidrogenase), que compõem a via de síntese dos glicocorticóides na supra-renal, desviando a rota para a produção de androgênios. Quando a enzima deficiente está envolvida nas fases precoces da esteroidogênese tanto gonadal como supra-renal, leva a quadros clínicos mais graves e inclusive incompatíveis com a vida.

A *hiperplasia supra-renal congênita (HCSR) por deficiência da 21-hidroxilase* é responsável por 90% a 95% dos casos de HCSR, sendo a principal causa de ambigüidade genital.

Pode ser dividida em três tipos descritos a seguir.

### Forma clássica não-perdedora de sal

Na forma clássica, há déficit intenso da enzima 21-hidroxilase, ocorrendo virilização do feto feminino intra-útero. A genitália externa pode apresentar-se com graus diferentes de virilização: desde uma clitoromegalia até uma fusão completa de pregas labioescrotais, mimetizando uma genitália do tipo masculino, porém com gônadas não-palpáveis.

Na *hiperplasia supra-renal congênita – forma clássica não-perdedora de sal, ou forma virilizante simples,* há déficit acentuado da enzima 21-hidroxilase (21-OH), virilização do feto feminino com ambigüidade genital, virilização progressiva (caracterizando quadro de pseudopuberdade precoce heterossexual), avanço da idade óssea e comprometimento da estatura final.

### DIAGNÓSTICO LABORATORIAL

O diagnóstico bioquímico da deficiência de 21-OH é feito por meio dos níveis elevados de 17-OHP, além da androstenediona, testosterona e DHEA.

## Hiperplasia supra-renal congênita – forma clássica perdedora de sal

Há déficit acentuado de 21-OH, com déficit na produção de glicocorticóides (cortisol) e mineralocorticóides (aldosterona).

Além da virilização, há perda de sal devido à aldosterona baixa. Pode ser incompatível com a vida e levar ao óbito por distúrbio hidroeletrolítico grave, se não for feito o diagnóstico precocemente, por meio da observação de sinais de desidratação e alterações de ionograma.

## Hiperplasia supra-renal congênita – forma não-clássica

Há déficit parcial da enzima 21-OH com produção parcial de cortisol.

### QUADRO CLÍNICO

Nesse caso, não existe ambigüidade genital ou crise perdedora de sal. Só há virilização, porém em variados graus de intensidade, que surgem em crianças maiores, púberes ou até mais tardiamente.

# ■ PSEUDO-HERMAFRODITISMO MASCULINO

Caracteriza-se por:

- *Sexo genético* – cromossomo sexual XY.
- *Sexo gonadal* – testículo (tópico, ectópico ou digenético).
- *Sexo genital ou somático* (fenótipo) – genitália externa apresenta graus variados de masculinização: desde próximo a masculino até aparência completamente feminina.

É uma conseqüência de falha em alguma das etapas da diferenciação gonadal masculina.

- *Síndrome de resistência periférica aos androgênios* – há produção de testosterona pelas células de Leydig, mas falta receptor periférico para os androgênios. Na forma completa, a genitália externa desenvolve-se para o sexo feminino, de modo que a genitália externa não sofre o processo de masculinização. Nas formas incompletas ocorre masculinização parcial da genitália externa.
  Existem dois outros distúrbios clinicamente semelhantes e que necessitam de exames mais específicos para que se estabeleça o diagnóstico diferencial:
  - *Hipoplasia das células de Leydig* – não há produção de testosterona.
  - *Deficiência da enzima 5α-redutase* – não há transformação da testosterona em diidrotestosterona.

## Quadro clínico

Quando não há ambigüidade genital, a genitália externa desenvolve-se para o sexo feminino, com vagina em fundo cego. Os testículos podem localizar-se em uma hérnia inguinal ou nas eminências labioescrotais. O diagnóstico é tardio, muitas vezes ocorrendo na puberdade, durante a investigação de hérnias inguinais, amenorréia primária, dificuldade de coito ou diminuição de pêlos.

Nos casos de intersexo com cromossomo sexual XY, a retirada da gônada tem sido indicada devido ao perigo de transformação maligna (disgerminoma e gonadoblastoma).

## ■ HERMAFRODITISMO VERDADEIRO

O diagnóstico do hermafroditismo verdadeiro é histopatológico. Observam-se elementos ovarianos e testiculares na mesma gônada (ovoteste) ou elementos ovarianos em uma gônada e testiculares na outra de um mesmo indivíduo, devido a uma mutação gênica de cromossomos autossômicos. O antígeno H-Y está sempre presente. Os quadros clínico e laboratorial são os mais variados possíveis.

## Classificação

- *Unilateral* – uma gônada é ovoteste e a outra, ovário ou testículo – é a forma mais encontrada.
- *Bilateral* – as duas gônadas são ovotestes.
- *Lateral* – uma gônada é ovário, e a outra, testículo.

- Caracteriza-se por:
  - *Sexo genético* – cromossomo sexual XY ou XX.
  - *Sexo gonadal* – testículo e ovário (é fundamental para o diagnóstico a presença de estruturas de ambas as gônadas).
  - *Sexo genital ou somático* (fenótipo) – genitália externa pode apresentar aparência ambígua, masculina ou feminina.
    *É uma condição muito rara, sendo os relatos mais encontrados de "meninos" que começam a "sangrar" de forma cíclica na adolescência.*

## ■ CONDUTA DIANTE DE UM INDIVÍDUO INTERSEXO

### Ao nascer

- Recém-nascido com genitália externa ambígua ou hérnia inguinal:
  - Equipe multidisciplinar.
  - Tranqüilizar a família – clareza nas explicações/protelar o registro civil.
  - Diagnóstico preciso e o mais precoce possível (definir o sexo antes de 2 anos de idade).
  - História familiar + exame físico – identificar as gônadas, o tamanho do falo, e o posicionamento do meato uretral.
  - Afastar a principal causa – hiperplasia supra-renal congênita.
  - Dosagens hormonais: 17α-OHP, DHEA, testosterona, androstenediona, ionograma.
  - Outros exames podem ser necessários – ultra-sonografia pélvica, genitografia, laparoscopia, biópsia de gônadas.
  - Apoio psicológico aos pais e aos familiares.
  - Analisar cada caso individualmente – na dúvida, optar pelo sexo feminino.

## Na infância/puberdade

Se a criança tem mais de 2 anos de idade, a definição do sexo vai depender do sexo psicossocial já estabelecido. A avaliação psicológica e da adequação ao sexo já vivido e estabelecido é etapa fundamental do tratamento, embora todos os exames devam ser realizados para definição diagnóstica.

## Critérios diagnósticos para definir genitália ambígua

Algumas vezes, a inspeção da genitália externa não nos permite afirmar seguramente o sexo da criança e a esta condição denominamos *ambigüidade genital*. Dos vários critérios diagnósticos existentes na literatura, o mais utilizado é o proposto por Danish, que considera haver ambigüidade genital quando qualquer das manifestações listadas a seguir está presente:

- *Em uma genitália de aspecto masculino:*
    - Gônadas não-palpáveis.
    - Tamanho peniano esticado abaixo de −2,5DP da média de tamanho peniano normal para a idade.
    - Gônadas pequenas, ou seja, maior diâmetro inferior a 8mm.
    - Presença de massa inguinal que poderá corresponder a útero e trompas rudimentares.
    - Hipospádia.

- *Em uma genitália de aspecto feminino:*
    - Diâmetro clitoriano superior a 6mm.
    - Gônada palpável em bolsa labioescrotal.
    - Fusão labial posterior.
    - Massa inguinal que possa corresponder a testículos.

## Tratamento (dependendo do caso)

- *Clínico* – reposição hormonal – corticóide, estrogênio, testosterona.
- *Cirúrgico* – objetiva conferir ao paciente características próprias do sexo adotado:
    - Extirpação de gônadas digenéticas ou na presença de cromossomo Y (avaliar o momento mais apropriado).
    - Faloplastia, prótese de mama, neovaginoplastia.
    - Orquipexia ou prótese testicular.

## Revelações do diagnóstico

Existem controvérsias a respeito da necessidade ou da propriedade da revelação, ao paciente ou familiar, do diagnóstico com resultado de um cariótipo sexual discordante do sexo adotado. Cada caso deve ser avaliado cuidadosamente por toda a equipe, e principalmente pelo psicólogo, que poderá ajudar a decidir até que ponto o paciente ou familiar está preparado para receber ou mesmo compreender a informação.

# DIGENESIAS GONADAIS

A disgenesia gonadal que mais freqüentemente se acompanha de ambigüidade genital é a *disgenesia gonadal mista ou assimétrica*. Nesses casos, a apresentação mais comum é a de um testículo de um lado e de um *streak* (gônada fibrosa) do outro. Com freqüência, estão presentes ambigüidade genital e baixa estatura. O cariótipo mais freqüente é 46XY/45X, necessitando confirmação diagnóstica por biópsia gonadal.

# Capítulo 19

# Malformações do Sistema Genital

Ariani Impieri de Souza
Ana Laura Ferreira

## ■ INTRODUÇÃO

Neste capítulo serão abordadas as malformações genitais não relacionadas aos estados intersexuais. Essas malformações secundárias aos distúrbios do desenvolvimento mülleriano e urogenital costumam ser descobertas após a puberdade, quando, em geral, se completa o desenvolvimento dos órgãos genitais. Por cursarem com níveis hormonais (esteróides sexuais e hormônios reguladores) adequados, apresenta desenvolvimento dos caracteres sexuais secundários normais, mas ocorrem alterações menstruais, principalmente amenorréia.

A amenorréia tem incidência variável de acordo com o serviço, mas em geral ocorre em 1 a cada 4.000 ou 5.000 mulheres. O diagnóstico das anomalias genitais produz significativo constrangimento psicológico e emocional tanto para os pais como para as pacientes.

As malformações genitais são divididas em malformações dos órgãos genitais internos e dos órgãos genitais externos e se iniciam desde a sua formação embrionária.

## ■ MALFORMAÇÕES DA GENITÁLIA INTERNA: ÚTERO E VAGINA

No sexo feminino, os órgãos genitais internos se originam a partir do desenvolvimento dos ductos de Müller (ductos müllerianos ou paramesonéfricos), os quais decorrem da invaginação longitudinal do epitélio celomático. Em sua extremidade, forma-se uma saliência (eminência de Müller) em contato com a cloaca (seios urogenital e anal).

Os ductos de Müller dão origem às tubas uterinas (com exceção do infundíbulo e da hidátide de Morgagni, relacionados ao sistema excretor), ao útero e parte da vagina (cerca de quatro quintos superiores). O vestíbulo e a porção distal da vagina são derivados do seio urogenital (endoderma), e a parte muscular do sistema canalicular é de origem mesenquimal.

Na ausência do MIF (fator inibidor de Müller), os ductos paramesonéfricos são estimulados pelos esteróides (estrogênios) produzidos pela mãe, pela placenta e pelos ovários fetais. As duas primeiras porções dos ductos de Müller formam as tubas uterinas e as porções caudais do útero. Quando a parte média do ducto de Müller cruza o mesonéfron, estabelece-se uma prega que vai da parede pélvica até a lateral dos ductos paramesonéfricos, constituindo o ligamento largo do útero. É difícil estabelecer com precisão quanto da extensão da vagina tem origem nos ductos de Müller ou no seio urogenital primitivo. Admite-se que a vagina tem dupla organogênese: sendo os quatro quintos superiores derivados do segmento mülleriano e seu quinto inferior originado a partir do seio urogenital.

Em condições patológicas podem ocorrer malformações totais ou parciais, unilaterais ou bilaterais dos órgãos genitais femininos. Essas alterações são ocasionadas por ausência, atrofia, duplicidade, falta de absorção de septos (tunelização) e/ou fusão. Tais alterações se dão em vários níveis e intensidades diferentes, podendo ser de forma simétrica ou assimétrica, ocasionando anomalias complexas que podem ser concomitantes às anomalias do seio urogenital, aumentando o grau de complexidade das mesmas. A agenesia das tubas uterinas ocorre por atrofia do segmento cranial dos ductos de Müller. Ausência de útero, das tubas e dos quatro quintos superiores da vagina ocorrem devido à não-formação ou à atrofia dos ductos de Müller bilateralmente. A duplicidade dos ductos paramesonéfricos (Müller) vai fazer com que se desenvolvam dois sistemas genitais.

## Formação da vagina

A região do seio urogenital (endoderma) em contato com a porção terminal dos ductos paramesonéfricos, denominada tubérculos ou bulbos sinovaginais, prolifera intensamente e forma uma estrutura maciça, chamada placa vaginal, que posteriormente sofre tunelização e resulta na vagina. Dessa maneira, temos a porção superior da vagina, denominada fórnices vaginais, originada dos ductos de Müller, e a porção inferior, do seio urogenital.

## Atresia vaginal

Sua etiologia é advinda de falha na canalização dos quatro quintos superiores da vagina que é derivada do ducto de Müller.

## Aplasia mülleriana

Muitas vezes denominada síndrome de Mayer-Rokitansky-Küster-Hauser, é a ausência congênita ou a hipoplasia das trompas de falópio, do útero e da porção proximal da vagina. Com a função ovariana em geral não afetada, as pacientes costumam apresentar cariótipo 46XX e genitália externa normal.

## Fusões incompletas dos ductos de Müller

Resultam em várias anomalias, entre as quais: útero unicorno, útero arqueado, útero subseptado, útero septado, útero didelfo e útero bicorno.

## Hipoplasia uterina e útero infantil

Podem ser resultantes da falta de desenvolvimento uterino ou conseqüentes à deficiência de estímulo hormonal de origem hipotálamo-hipofisária e/ou ovariana. A hipoplasia pode ser, portanto, primária ou secundária.

## ■ MALFORMAÇÕES DA GENITÁLIA EXTERNA (GRANDES E PEQUENOS LÁBIOS, CLITÓRIS E HÍMEN)

Ao redor da quinta ou sexta semana, o desenvolvimento craniocaudal do embrião forma o esporão terminal ou septo urorretal, dividindo a cloaca em seios urogenital e anal.

Uma saliência localizada acima da membrana urogenital forma o tubérculo urogenital (clitóris) e a seu redor desenvolvem-se duas saliências, as proeminências (relevos) genitais, que serão futuramente os grandes lábios. Na face ventral do tubérculo genital, uma goteira dá origem às pregas genitais (pequenos lábios). Entre a 13ª e a 14ª semana podem-se reconhecer as características dos genitais externos. Na puberdade, a ação estrogênica completa o desenvolvimento genital iniciado pelos hormônios placentários.

Por volta da oitava semana no embrião 46XX, os esteróides maternos, placentários e ovarianos fetais, associados à ausência de androgênios, têm papel importante na feminilização da genitália externa indiferenciada. O tubérculo genital que corresponde à eminência cloacal se desenvolve pouco e forma o clitóris. As pregas uretrais e as saliências genitais se desenvolvem em seu local de origem e vão formar os grandes e pequenos lábios, respectivamente. As pregas uretrais fundem-se anteriormente, originando o freio do clitóris. As saliências genitais se fundem posteriormente, formando a comissura posterior, e anteriormente, formando a comissura anterior e o monte do púbis. Como não há fusão das pregas uretrais e das saliências genitais na linha média, o seio urogenital permanece aberto e torna-se uma depressão rasa, denominada vestíbulo da vagina.

Na embriogênese da genitália podem ocorrer malformações totais ou parciais, uni- ou bilaterais, simétricas ou não, conseqüentes à ausência, à atrofia, à duplicidade, à falta de tunelização e/ou à fusão das estruturas embrionárias que dão origem aos órgãos genitais externos. Assim pode ocorrer a impermeabilidade himenal. O vestíbulo não se amplia corretamente, condição em que a uretra e os derivados müllerianos têm uma via comum, levando à persistência do seio urogenital. O clitóris pode não se desenvolver (agenesia), ser bífido ou duplo; pode ser fortemente estimulado por fatores virilizantes, levando a clitorimegalia ou hipertrofia clitoridiana.

## Fusão de pequenos lábios

A fusão congênita de pequenos lábios é rara. Em geral, o que ocorre é a aglutinação de pequenos lábios, comumente acompanhando uma infecção ou traumatismo genital. Nesses casos, o problema é resolvido clinicamente com aplicação tópica de estrogênio local à base de estriol, que possui absorção sistêmica mínima. Além disso, é necessária a orientação adequada do agente que causou a infecção genital, a qual, na maioria das vezes, é inespecífica, adotando-se medidas de orientação higiênica.

## Hipertrofia e assimetria de pequenos lábios (ninfas)

Durante a puberdade, pode-se verificar o crescimento exagerado das ninfas. O crescimento pode ser uni- ou bilateral e, neste último caso, constata-se assimetria dos pequenos lábios. Na maioria das vezes, o esclarecimento desse fato tende a minimizar o grau de ansiedade das pacientes, não sendo necessária correção cirúrgica.

## Hímen imperfurado

Na maior parte das vezes passa despercebido até a puberdade, podendo ocorrer acúmulo de muco (mucocele) antes da puberdade ou acúmulo de sangue no interior da vagina e/ou do útero (hematocolpo) após a menarca. O termo criptomenorréia é usado quando a menina apresenta uma pseudo-amenorréia primária.

## Septos da vagina

São verdadeiros anéis fibrosos que obliteram parcial ou totalmente a luz da vagina, podendo ocorrer em qualquer nível dela. Os septos transversos podem ocorrer por fusão e/ou canalização insuficiente do seio urogenital ou dos derivados dos ductos müllerianos. Em geral, cursam com obstrução, hidro- ou hematocolpo, podendo também ser causa de criptomenorréia. Os septos vaginais também ocorrem no eixo longitudinal. Diferentemente do transverso, o septo longitudinal surge da proliferação mesodérmica anormal ou da persistência do epitélio durante a canalização. Costumam ser encontrados nos casos de útero didelfo e, quando longos, podem formar a vagina dupla.

## ■ DIAGNÓSTICO

Os diferentes tipos de malformações dos órgãos genitais poderão ocasionar uma variedade de manifestações clínicas que comumente só aparecem a partir da puberdade, como amenorréia primária, criptomenorréia, distúrbios menstruais, dismenorréia, dor pélvica, dispareunia e esterilidade. A escolha dos exames complementares para o esclarecimento clínico depende da suspeita diagnóstica. Em geral, as alterações da genitália externa dispensam os exames complementares. Em relação ao diagnóstico das malformações da genitália interna, indicam-se exames ecográficos, radiológicos e/ou laparoscopia e histeroscopia diagnóstica. Excepcionalmente, são necessários exames citogenéticos, como cariótipo.

Deve-se lembrar que a organogênese dos genitais internos guarda estreita relação com a do sistema urinário, por se desenvolverem na mesma região do embrião e no mesmo período da embriogênese e pelo mesmo folheto embrionário, o mesoderma. Desse modo, sempre que se suspeitar ou diagnosticar uma malformação genital, deve-se excluir a presença de malformação urinária concomitante.

## ■ TRATAMENTO

O princípio básico da correção dessas anomalias é o restabelecimento das funções menstrual, reprodutora e sexual. Por isso, o diagnóstico precoce e o estabelecimento do plano terapêutico adequado são fundamentais. As anomalias de fusão em geral necessitam de correção cirúrgica quando associadas a criptomenorréia, dificuldade de coito e esterilidade. A neovaginoplastia está indicada nos casos de ausência de intróito vaginal, quando não é possível realizar a dilatação progressiva e incruenta da vagina (técnica de Frank).

# PARTE IV

# Doenças Infecciosas em Ginecologia

# Capítulo 20

# Vulvovaginites

Melânia Maria Ramos de Amorim

## ■ DIAGNÓSTICO E TRATAMENTO

A elevada freqüência das vulvovaginites nos ambulatórios de ginecologia (constituindo cerca de 80% das hipóteses diagnósticas na primeira consulta no ambulatório geral do CAM-IMIP) justifica a sistematização de sua abordagem diagnóstica e terapêutica. Embora comumente não constituam situação de gravidade, podem acarretar sintomas incômodos e, malgrado a opção terapêutica adotada, recidivas e reinfecções são comuns. A propedêutica adotada ante a queixa de corrimento genital já mereceu revisão no Capítulo 3. Serão discutidos neste capítulo os aspectos específicos relacionados à infecção pelos agentes etiológicos mais encontrados na prática, quais sejam: *Candida*, *Trichomonas* e os microrganismos associados a vaginose bacteriana (*Gardnerella* + anaeróbios).

## ■ PRECEITOS GERAIS DE ABORDAGEM DIAGNÓSTICA

### Anamnese

Deve ser bem realizada, pois já sugere o diagnóstico em muitos casos. As queixas da paciente não devem ser desvalorizadas apenas porque o diagnóstico de vulvovaginite é comum.

Devem ser sistematicamente pesquisados:

- Corrimento:
  - Cor (amarelada, esbranquiçada, esverdeada etc.).
  - Aspecto (fluido, viscoso, grumoso, espumoso).
  - Quantidade.
  - Odor.

- Relação com o ato sexual.
- Início e evolução temporal.
- Associação a prurido.
- Associação à dor pélvica.
- Outros sintomas associados.
- Disúria.
- Dispareunia.
- Desconforto local.
- Prurido vulvar.
- História pregressa (vulvovaginites de repetição).
- Tratamentos realizados e resposta/tratamento do parceiro.
- Antecedentes mórbidos e fatores predisponentes (diabetes melito, antibioticoterapia sistêmica, gestação, imunodepressão).
- Hábitos higiênicos e sexuais.

## Exame ginecológico

- Vulva: hiperemia, secreções, lesões de pele (escoriações).
- Vagina: hiperemia, edema, petéquias, ulcerações, atrofia, secreções (descrever aspecto, odor, quantidade).
- Colo: ectopia, petéquias, exsudato.

*Importante*: o espéculo deve ser introduzido sem lubrificantes, nem mesmo água.

## Testes diagnósticos

- Avaliação do pH (papel de hidrazina).
- Exame a fresco:
  - *Preparo das lâminas:*
    - Montagem em solução salina (soro fisiológico).
    - Montagem em hidróxido de potássio (KOH a 10%).
    - Cobrir com lamínula e levar ao microscópio óptico, com o aumento de 10 a 40×.
- Teste das aminas (*Whiff-Test*): com KOH a 10%, o teste é positivo quando há liberação do odor característico, de "peixe podre", pela liberação das aminas putrescina e cadaverina.
- Amostra endocervical (em casos especiais), para pesquisa de *Chlamydia*, *Neisseria gonorrhoeae*, herpesvírus, micoplasmas: para investigação de cervicite.

Não se deve solicitar cultura de secreção vaginal de rotina, apenas em casos selecionados, em que há forte suspeita clínica e testes diagnósticos negativos. Nesse caso, deve-se recorrer às culturas específicas (Sabouraud para *Candida*; Diamond para *Trichomonas*). A cultura de secreção vaginal simples geralmente só demonstra os germes comensais da vagina (flora normal) que não necessitam tratamento.

A cultura de secreção cervical para *Mycoplasma* e *Ureaplasma* e a pesquisa de *Chlamydia* através de imunofluorescência direta devem ser realizadas quando há suspeita de endocervicite, em vulvovaginites rebeldes ao tratamento, na investigação de esterilidade e em outras situações específicas.

- Colpocitologia oncótica: é obrigatória no seguimento ambulatorial de todas as pacientes, para rastreamento do câncer cervical. Pode colaborar para o diagnóstico etiológico das vulvovaginites, embora com algumas ressalvas. Lembrar que podem ocorrer resultados falso-positivos (artefato de técnica) e falso-negativos (destruição dos microrganismos).
- Bacterioscopia (Gram): indicada apenas nas situações indicadas para cultura.

O exame a fresco é superior, e de menor custo, que a cultura e a bacterioscopia.
O diagnóstico diferencial das vulvovaginites encontra-se exposto no Quadro 20.1.

**Quadro 20.1**
■ Diagnóstico diferencial das vulvovaginites

| Aspectos diagnósticos | Normal | Candidíase | Vaginose bacteriana | Tricomoníase |
|---|---|---|---|---|
| Sintomas | Nenhum ou fluido fisiológico | Prurido vulvar, irritação, ↑ secreção, disúria, dispareunia | Secreção fétida, sobretudo após o ato sexual (teste de esforço) | Secreção purulenta, profusa, fétida, com prurido e dispareunia |
|  |  | Sintomatologia pré-menstrual |  | Piora após a menstruação |
| **Secreção** |  |  |  |  |
| a) Quantidade | Escassa/ moderada | Escassa/ moderada | Moderada | Profusa |
| b) Cor | Clara ou branca | Branca | Branco-acinzentada | Amarelada |
| c) Consistência | Flocular, não-homogênea | Grumosa, porém variável | Homogênea, recobre uniformemente paredes vaginais, ou espumosa | Homogênea, fluida ou espumosa |
| d) Bolhas | Ausentes | Ausentes | Presentes | Presentes |
| Aspecto da vulva e da vagina | Normal | Eritema de intróito, edema, pode haver pústulas e eritema vaginal | Ausência de inflamação (o quadro é de vaginose) | Eritema e edema de vulva e vagina Cérvice com aspecto "em framboesa" |
| pH do fluido vaginal | < 4,5 | < 4,5 | ≥ 4,7 | 5 a 6 |
| Teste das aminas | Negativo | Negativo Flora normal | Positivo Clue-cells | Ocasionalmente positivo Polimorfonucleares presentes +++ |
| Microscopia com soro fisiológico | Células epiteliais normais, predomínio de lactobacilos | Blastosporos (fungos) – 50% Pseudo-hifas | Flora cocobacilar Ausência de leucócitos Bastões curtos com mobilidade (Mobiluncus) | Trichomonas móveis (40% a 80%) Ausência de células-guia Flora anormal |
| Microscopia com KOH a 10% | Negativa | Positiva | Negativa (exceto em infecções mistas) | Negativa (exceto em infecções mistas) |

## Conduta

**Medidas gerais de higiene e prevenção, recomendadas a todas as pacientes com diagnóstico de vulvovaginite, especialmente de repetição.**

- *Higiene correta da genitália externa*: uso de sabonete neutro, evitando o atrito excessivo, que pode provocar irritação ou lesões. Evitar o contato direto com as unhas. Evitar o acúmulo de secreções entre os grandes e pequenos lábios. Limpeza após as evacuações sempre no sentido da vulva para o ânus, e nunca o contrário. Não utilizar os chamados "desodorantes íntimos" e proscrever o uso das duchas vaginais.
- *Evitar o uso de roupas justas ou de material sintético*: embora práticas, as calças *jeans*, sobretudo muito justas, dificultam o arejamento da região. As calcinhas de algodão devem ser preferidas às de *lycra* ou *nylon*, pois permitem a absorção da umidade. Dar preferência a dormir sem calcinhas.
- *Seleção rigorosa dos parceiros sexuais e orientação quanto ao uso do condom, sobretudo quando se inicia vida sexual com novo parceiro.*
- *Consultas periódicas ao ginecologista.*
- *Observar o eventual aumento da secreção fisiológica que flui da vagina, mau-cheiro, prurido etc., que indicam a necessidade de consulta ao ginecologista.*
- *Abstinência sexual ou uso do condom durante o tratamento, quando indicado.*
- *Tratamento adequado do parceiro.*
- Tratamento específico.

## ■ CANDIDÍASE VULVOVAGINAL

### Tratamento da primoinfecção ou de episódio esporádico

- Local – utilização de creme vaginal à base de derivados imidazólicos ou triazólicos (ver Anexo I). A nistatina, embora menos eficaz, também poderá ser empregada.
- Dar preferência aos produtos com agente único, evitando associações, que geralmente são subdose e, além do mais, podem determinar interferência local (no caso de vulvovaginites associadas, consultar o item específico neste capítulo).
- Há poucas evidências de que um agente azol seja superior aos outros.
- A violeta de genciana é excelente adjuvante terapêutico quando utilizada em aplicação tópica, no consultório, logo após o diagnóstico.
- Os esquemas terapêuticos estão expostos no Anexo I.

    Tanto a terapia com dose única como os ciclos curtos (três dias) são eficazes em pacientes com infecção infreqüente (esporádica), de intensidade leve a moderada, e aumentam o nível de aceitação do tratamento – preferir como primeira opção.

- Terapêutica sistêmica: não é necessária na infecção esporádica ou no primeiro episódio; poderá ser realizada isoladamente, caso a mulher rejeite o tratamento tópico. Os resultados são semelhantes.
- Lembrar sempre do custo da droga e da preferência da paciente em termos de via de administração.
- O cetoconazol oral tem possibilidade de irritação gastrintestinal – 10% – e hepatotoxicidade – 1:15.000 casos, o que é menos comum com o itraconazol e o fluconazol.
- Orientações adjuvantes: ver Medidas gerais de higiene e prevenção, no tópico Conduta.

## Tratamento da recidiva

- Tratamento tópico longo (sete a 14 dias).
- Tratamento sistêmico: poderá ser associado.
- Tratamento do parceiro.
- Abstinência sexual ou uso do condom.
- Medidas gerais de higiene e prevenção.

## CANDIDÍASE RECORRENTE (TRÊS OU MAIS EPISÓDIOS/ANO)

- *Fatores associados:*
  - Gravidez.
  - Diabetes melito descompensado.
  - Anticoncepcionais orais (ACO) de alta dosagem.
  - Terapia antimicrobiana.
  - Terapia com corticosteróide.
  - Roupas íntimas justas ou de material sintético.
  - DIU.
  - Freqüência elevada de relações sexuais.
  - Libações.
  - Imunossupressão.
  - Idiopática.
- *Recomendações terapêuticas:*
  - Identificar e erradicar (se possível) a causa básica.
  - ACO: suspender os preparados de alta dosagem. Os de baixa dosagem podem ser mantidos.
  - Controle do diabetes e suspensão de drogas imunossupressoras.
  - Medidas gerais de higiene e prevenção.
  - Tratamento local durante 14 dias, em associação ao tratamento sistêmico.
  - Tratamento do parceiro.
  - Profilaxia supressora: seguir os esquemas terapêuticos propostos no Quadro 20.2.

**Quadro 20.2**
■ Profilaxia da candidíase recorrente

---

1) **Cetoconazol** – 100mg/dia durante seis meses
   ou
2) **Fluconazol** – 150mg VO/mês durante seis meses a um ano
   ou
3) Medicação local durante os três dias que precedem a menstruação – seis meses
   ou
4) Uso de medicação local durante o uso de antibióticos
   ou
5) Imunoterapia (levamisole)

- Outras medidas:
  - Evitar relações sexuais na primeira semana de tratamento.
  - Discutir o sexo orogenital: profilaxia com bicarbonato de sódio (em bochechos).
  - Tentar restaurar a flora vaginal.

### CANDIDÍASE RESISTENTE (FALTA DE CURA CLÍNICA)
- Podem estar associadas *Candida glabrata*, *Candida tropicalis* e *Saccharomyces cerevisiae*.
  - *Medidas terapêuticas:*
    - Triazóis orais.
    - Violeta de genciana tópica.
    - Ácido bórico tópico.
    - Fluocitocina tópica.
- *Tratamento na gravidez e no aleitamento*: é contra-indicado o tratamento sistêmico (cetoconazol, fluconazol, itraconazol).
- **Tratamento tópico** (evitar esquemas de curta duração):
  - *Primeiro trimestre*: a nistatina é a opção mais segura, pois é a droga mais conhecida, sem efeitos teratogênicos. A violeta de genciana, também desprovida de efeitos para o concepto, pode ser utilizada.
  - *Segundo e terceiro trimestres*: o clotrimazol é a droga mais segura, ao lado da nistatina; o miconazol deve ser evitado devido à potencial inibição da síntese androgênica; quanto aos demais antifúngicos, embora a absorção seja mínima, não há estudos controlados que possibilitem avaliar com precisão seu grau de inocuidade durante a gestação. Não há dados suficientes para avaliar a ciclopiroxolamina.

### CANDIDÍASE NA PACIENTE SEM ATIVIDADE SEXUAL
- Tratamento tópico: poderá ser utilizado com aplicador específico ou sonda vesical (Nelaton). Em geral, não é bem aceito.
- Tratamento sistêmico: empregado quando não é aceito o tratamento tópico ou em associação a este, nas situações indicadas.
     O creme vaginal pode ser utilizado externamente, para alívio do prurido, em associação com o tratamento sistêmico ou intravaginal.

### CANDIDÍASE EM CRIANÇAS E ADOLESCENTES
- Não há estudos sobre o cetoconazol em crianças com menos de 2 anos – evitar.
- O fluconazol e o itraconazol não devem ser empregados na faixa etária abaixo de 16 anos, devido à carência de estudos específicos no ser humano em crescimento.

## ■ TRICOMONÍASE
1) *Tratamento sistêmico (oral)*: é imperioso nos casos de tricomoníase, pois o *Trichomonas* pode alojar-se na uretra e em outros sítios extravaginais, tornando-se, portanto, inacessível ao tratamento tópico. É realizado com os derivados nitroimidazólicos, constituindo o metronidazol a droga de escolha (ver Anexo II), tanto no esquema tradicional, de sete dias, como no esquema de dose única.*

---

\* O esquema em dose única garante maior adesão ao tratamento e menores taxas de infecção subseqüente por *Candida*.

2) *Tratamento tópico*: aumenta os índices de cura quando associado à terapêutica sistêmica. O metronidazol é a droga de escolha (ver Anexo II).
3) *Tratamento na gravidez:* é somente *tópico* e, portanto, *insatisfatório*.
   - *Primeiro trimestre*: não utilizar o metronidazol, mesmo tópico. O clotrimazol pode ser utilizado com algum benefício (alívio dos sintomas), bem como duchas de vinagre (paliativas).
   - *Segundo e terceiro trimestres*: metronidazol tópico.

   Em geral, o tratamento é falho, devido à fonte de reinfecção pela uretra e pelas glândulas periuretrais. Se o benefício superar o risco, a terapia sistêmica poderá ser utilizada no segundo e terceiro trimestres (p. ex., clínica exuberante).
4) *Tratamento do parceiro*: é obrigatório. Pode ser realizado com dose única (os resultados são excelentes). É importante lembrar a *abstinência alcoólica* (pelo efeito *antabus-símile*), durante o tratamento e até 24 horas depois de sua suspensão.
5) *Falha do tratamento ou recidiva:*
   - Excluir reinfecção – a causa mais comum é a ausência de tratamento do parceiro.
   - Cepas resistentes respondem geralmente bem ao aumento da dose (1,2 até 2-3g/dia) ou ao emprego do tinidazol, em doses maiores (por ser menos tóxico, é preferível reservá-lo para esses casos).
   - Parceiros sintomáticos respondem melhor à terapêutica com sete dias.
6) *Medidas complementares:*
   - Orientação higiênica.
   - Abstinência sexual ou uso do condom durante o tratamento.

   A ampicilina, a eritromicina e as duchas ou a embrocação com povidine são ineficazes. Alívio da sintomatologia pode ser obtido com duchas de vinagre.

## ■ VAGINOSE BACTERIANA

(*Gardnerella* ou *Mobiluncus* + anaeróbios)

1) *Tratamento oral*: metronidazol oral por sete dias (750mg a 1,2g/dia). O tratamento em dose única não é satisfatório (ver Anexo III).
2) *Tratamento tópico*: metronidazol por sete dias.
3) *Tratamento do parceiro*: com metronidazol (sete dias), diminui as taxas de recidiva.
4) *Tratamento na gravidez*: tópico (metronidazol), após o primeiro trimestre.
5) *Restabelecimento da flora vaginal* – com lactobacilos ou ácido bórico (tampão borato): mantém a remissão, pois corrige o distúrbio ecológico vaginal. Deve ser realizado após o tratamento, prevenindo assim a recidiva.

## ■ RESTABELECIMENTO DA FLORA VAGINAL

É medida adjuvante importante após o tratamento das vulvovaginites, especialmente naquelas de repetição ou rebeldes ao tratamento.

- *Lactobacillus*: solução para uso local – 14 a 21 dias – constituiu terapêutica por algum tempo; hoje, sabe-se que sua utilização pode causar irritação vaginal devido ao aumento dos lactobacilos não-produtores de peroxidase.
- *Ácido bórico*: cápsulas vaginais de 600mg para uso diário durante 10 a 14 dias ou creme vaginal do tampão borato.

- Restauração do equilíbrio ecológico.
- Acidificação da vagina.
- Redução das recidivas da infecção.

## ■ INFECÇÕES ASSOCIADAS

São relativamente comuns as infecções por mais de um agente. A *Candida*, especialmente, costuma estar associada a *Trichomonas* ou *Gardnerella*, ou ainda surgir após o tratamento específico para esses agentes, devido ao desequilíbrio da flora determinado pelo tratamento com metronidazol ou tinidazol.

O diagnóstico "clínico" das associações é extremamente falho, pois uma miríade de aspectos pode ser assumida pela secreção. É recomendável o exame a fresco, que demonstra as hifas de *Candida* coexistindo com *clue-cells* ou com os *Trichomonas* móveis.

## Conduta

Apesar de utilizado muito freqüentemente, o tratamento tópico "associado" (p. ex., metronidazol + nistatina) não é indicado, pois pode ocorrer interferência local dos dois (às vezes mais) agentes terapêuticos. Além disso, a candidíase é freqüente após o uso do metronidazol, e pode persistir com o uso da associação.

As drogas "polivalentes" devem ser evitadas, pois freqüentemente constituem associações absurdas, que consistem em subdoses de um ou mais agentes, ou ainda contêm drogas sem qualquer efeito evidenciável sobre os germes mais comuns. Um exemplo é a associação, em creme vaginal, de tetraciclina (que não trata a *Chlamydia*, que exige tratamento sistêmico, nem *Trichomonas*, nem *Candida*, nem *Gardnerella*), nistatina e cloreto de benzalcônio; na melhor das hipóteses, não trata nada, apenas destrói a flora normal da vagina.

### *CANDIDA + TRICHOMONAS* OU *GARDNERELLA*

A melhor opção é o uso do tratamento combinado oral/local, com metronidazol oral e creme vaginal com ação fungicida (ver Anexo I). Pode ainda ser realizado, inicialmente, o tratamento para tricomoníase ou vaginose (oral + tópico) e, em seguida, o tratamento para candidíase, em qualquer dos esquemas preconizados.

### *TRICHOMONAS + GARDNERELLA*

O tratamento é o mesmo utilizado para os germes isolados (metronidazol oral + tópico).

## ■ DIAGNÓSTICO LABORATORIAL NA PACIENTE ASSINTOMÁTICA

Não é incomum. A conduta está exposta no Quadro 20.3.

**Quadro 20.3**
■ Conduta na paciente assintomática (diagnóstico laboratorial, p. ex., Papanicolau ou cultura, sem clínica)

| |
|---|
| *Candida* – não é necessário tratamento |
| *Trichomonas* – o tratamento é necessário * devido ao risco de DIP |
| *Gardnerella* – tratamento indicado se a paciente for submeter-se a procedimento cirúrgico do trato genital ou propedêutica invasiva (biópsia de endométrio, histeroscopia, histerossalpingografia etc.) |
| *Streptococcus* grupo B – tratamento obrigatório na gravidez |

* Considerar a possibilidade de falso-positivo, se o diagnóstico é feito por bacterioscopia ou Papanicolau.

# ANEXO I

**Drogas antifúngicas** para tratamento da candidíase vulvovaginal. São apresentados apenas as formulações, as dosagens e os nomes comerciais dos produtos com agente único. As associações devem ser evitadas.

## ■ AGENTES TÓPICOS

| Droga/Formulação | Nome comercial * (Laboratório) | Dosagem recomendada |
|---|---|---|
| **Nistatina** (polieno) Fórmula:100.000UI cada 4g (1 aplicador) | Nistatina (CEME) Micostatin Creme vaginal (Squibb) | Uma aplicação diária durante 10 a 14 dias |
| **Miconazol** (imidazólico) Fórmula: 100mg cada 4g (Creme a 2%) | Gyno-Daktarin (Janssen) Ginodex (Calbos) Ginedak (Organon) | Uma aplicação diária durante 7 a 14 dias |
| **Clotrimazol** (imidazólico) Fórmula: 100mg cada 4g (Creme a 1%) | Gyno-Canesten (Bayer) Tricosten Creme Vaginal (Farmion) | Uma aplicação diária durante 7 a 14 dias |
| **Tioconazol** (imidazólico) Fórmula: <br>• Óvulo com 300mg <br>• Pomada vaginal a 6,5% – 65mg por grama (aplicador com 4,6g) | Gyno-Tralen (Pfizer) <br><br>• Óvulo <br>• Pomada a 6,5% | <br><br>1 óvulo à noite (ao deitar) durante 3 dias <br>1 aplicação ao deitar (dose única) |
| **Isoconazol** (imidazólico) Fórmula: <br>• Creme vaginal – 10mg por grama <br>• 40mg por aplicador <br>• Óvulo vaginal – 600mg | Gyno-Icaden (Schering) <br><br>• Óvulo <br><br>• Creme vaginal | <br><br>1 óvulo ao deitar (dose única) <br><br>1 aplicação diária durante 7 dias |
| **Terconazol** (triazólico) Fórmula: creme a 0,8% – 40mg por aplicador | Gyno-Fungix (Janssen) Gyno-Fungistat (Cilag) | 1 aplicação diária ao deitar, durante 5 a 7 dias |
| **Econazol** (imidazólico) Fórmula: <br>• Creme a 2% – 500mg por aplicador <br>• Óvulo vaginal – 150mg | Candix (Aché) <br><br>• Óvulo <br><br>• Creme vaginal | <br><br>1 óvulo ao deitar por 3 dias <br><br>1 aplicação diária ao deitar por 7 dias |
| **Ciclopiroxolamina** (hidroxipiridona) Fórmula: creme vaginal a 1% – aplicador com 5g | Gyno-loprox (Hoechst) Micoliv (Farmalab) | 1 aplicação diária ao deitar durante 7 dias |

Fonte: DEF (*Dicionário de Especialidades Farmacêuticas*), 1993/1994.

## OUTROS AGENTES

- Violeta de genciana a 1%: como adjuvante terapêutico, aplicada pelo médico após o diagnóstico, ou para tratamento dos casos rebeldes:
  - Óvulos vaginais a 1% – uso diário por 7 a 10 dias.
  - Solução de violeta de genciana a 1% (a apresentação é comercialmente disponível – Granado – ou preparada em laboratórios de manipulação) – aplicação tópica em dias alternados ou diária, pelo médico ou pela própria paciente (usar seringa de 5mL). É excelente para alívio do prurido.

A solução de violeta de genciana deve constar do arsenal do ambulatório, para uso imediatamente após o diagnóstico.

- Ácido bórico a 1% – excelente para os casos de recidiva ou rebeldes.
  - Cápsulas vaginais de 600mg – preparadas em laboratório de manipulação – para uso diário duas vezes ao dia por 10 a 14 dias.
  - Creme vaginal – para uso diário durante 10-14 dias.

## AGENTES SISTÊMICOS (ORAIS)

| Droga/Formulação | Nome comercial | Posologia |
| --- | --- | --- |
| **Cetoconazol** (imidazólico) Fórmula: 200mg/comprimido | Candoral (Novoterápica) Cetonax (Cilag) Cetozol (Cazi) Nizoral (Janssen) Ketonan (Marjan) Ketocon (Cibran) | 2 comprimidos (tomada única) por dia durante 5 dias |
| **Itraconazol** (triazólico) Fórmula: 100mg/cápsula | Itranax (Cilag) Sporanox (Janssen) | 2 cápsulas (200mg) pela manhã e 2 à noite (1 dia) |
| **Fluconazol** (triazólico) Fórmula: cápsula com 150mg | Fluconal 150mg (Libbs) Zoltec 150mg (Pfizer) | 1 cápsula VO em dose única |

# ANEXO II

**Tricomonicidas.** São apresentados apenas as formulações, as dosagens e os nomes comerciais apenas dos produtos com agente único. As associações devem ser evitadas.

## ■ AGENTES TÓPICOS

| Droga/Formulação | Nome comercial | Posologia |
|---|---|---|
| **Metronidazol** (5-nitroimidazólico) Fórmula: comprimidos de 250, 400 e 500mg | Flagyl (Rhodia) – 250, 400 e 500mg<br>Metronidazol (CEME) – 250mg<br>Metronidazol (Vital Brazil) – 250mg<br>Metronidazol (União Química) – 250 e 500mg<br>Metronidazol (Teuto Brasileiro) – 250mg<br>Metronidazol (Elofar) – 250mg<br>Metronix (Opofarm) – 250 e 400mg | 1 comprimido (250mg) 8/8 horas por 7 dias<br>ou<br>1 comprimido (400mg) 8/8 horas por 7 dias<br>ou<br>1 comprimido (500mg) 12/12 horas por 7 dias<br>ou<br>2g em dose única:<br>• 4 comprimidos de 500mg<br>• 8 comprimidos de 250mg<br>• 5 comprimidos de 400mg |
| **Tinidazol** (5-nitroimidazólico) Fórmula: comprimido de 500mg | Amplium (Farmasa)<br>Pletil (Biolab)<br>Vagincol (Biochímico)<br>Facyl 500 (I.Q.C.)<br>Gynosutin (Organon)<br>Trinizol (VCI-Farma) | 4 comprimidos VO em dose única<br>ou<br>1 comprimido VO 12/12 horas por 7 dias |
| **Secnidazol** (5-nitroimidazólico) Fórmula: comprimido de 500mg | Secnidal (Rhodia) | 4 comprimidos VO em dose única<br>ou<br>1 comprimido 12/12 horas por 7 dias |
| **Nimorazol** Fórmula: comprimido de 500mg | Naxogin (Farmitalia) | 4 comprimidos VO em dose única |
| **Metronidazol** Creme com 50g | Flagyl Gel (Rhodia)<br>Metronidazol Creme Vaginal (União Química)<br>Metronidazol Creme Vaginal (CEME) | 1 aplicação diária por 7 dias (em associação ao tratamento sistêmico) |
| **Tinidazol** | Só é disponível em preparados com associação (não serão descritos) | |
| **Clotrimazol** | Gyno Canesten | 1 aplicação diária por 7 dias |

# ANEXO III

**Tratamento da vaginose bacteriana e *Gardnerella vaginalis*.** São apresentados apenas as formulações, as dosagens e os nomes comerciais dos produtos com agente único. As associações devem ser evitadas.

## ■ AGENTES SISTÊMICOS

| Droga/Formulação | Nome comercial | Posologia |
|---|---|---|
| **Metronidazol** (5-nitroimidazólico) Fórmula: comprimidos de 250, 400 e 500mg | Flagyl (Rhodia) – 250, 400 e 500mg<br>Metronidazol (CEME) – 250mg<br>Metronidazol (Vital Brazil) – 250mg<br>Metronidazol (União Química) – 250 e 500mg<br>Metronidazol (Teuto Brasileiro) – 250mg<br>Metronidazol (Elofar) – 250mg<br>Metronix (Opofarm) – 250 e 400mg | 1 comprimido (250mg) 8/8 horas por 7 dias<br>ou<br>1 comprimido (400mg) 8/8 horas por 7 dias<br>ou<br>1 comprimido (500mg) 12/12 horas por 7 dias |
| **Tinidazol** (5-nitroimidazólico) Fórmula: comprimido de 500mg | Amplium (Farmasa)<br>Pletil (Biolab)<br>Vagincol (Biochímico)<br>Facyl 500 (I.Q.C.)<br>Gynosutin (Organon)<br>Trinizol (VCI-Farma) | 1 comprimido VO 12/12 horas por 7 dias<br>ou<br>4 comprimidos VO em dose única (menos eficaz) |
| **Secnidazol** (5-nitroimidazólico) Fórmula: comprimido de 500mg | Secnidal (Rhodia) | 4 comprimidos VO em dose única<br>ou<br>1 comprimido 12/12 horas por 7 dias |

# Capítulo 21

# HPV

Melânia Maria Ramos de Amorim

## ■ INTRODUÇÃO

A infecção pelo HPV (vírus do papiloma humano) constitui, na atualidade, uma das mais freqüentes doenças sexualmente transmissíveis, de extrema importância na etiopatogenia das lesões intra-epiteliais cervicais (LIE) e, portanto, na carcinogênese do colo uterino.

São descritos, até o presente, cerca de 80 subtipos, com a genitália feminina podendo ser infectada por mais de 20 tipos distintos, de baixo ou de alto risco (de acordo com o potencial oncogênico). Nesse amplo espectro, são encontradas desde as formas clássicas (condiloma acuminado), as lesões subclínicas (cervicais ou vaginais), até as formas ditas "latentes", em que o diagnóstico só é obtido por meio de técnicas sofisticadas de identificação do DNA viral.

A incidência parece estar aumentando nos últimos anos; a infecção por HPV representa, no momento, a causa mais freqüente de alterações citológicas diagnosticadas pelo exame de Papanicolau; evidentemente, essa incidência elevada pode estar relacionada não apenas à disseminação viral, mas também ao avanço das técnicas diagnósticas.

## ■ EPIDEMIOLOGIA

Inexistem estatísticas brasileiras confiáveis; dispomos apenas dos relatos de serviços de referência, provavelmente exagerados em relação à incidência na população em geral. A freqüência da infecção, obviamente, varia de acordo com a sensibilidade dos métodos diagnósticos, e é mais elevada quando são utilizados os métodos de detecção viral (genéticos ou imunocitoquímicos), capazes de detectar a infecção latente.

A infecção subclínica (alterações citológicas e/ou colposcópicas) tem incidência variável, de acordo com vários serviços, entre 1% e 5% das mulheres atendidas em ambulatório geral de ginecologia, a qual pode subir para 10% em clínicas de DST, até 40% em espécimes de biópsia cervical.

Por outro lado, a detecção viral por hibridização ou outros métodos permite a identificação do DNA viral em até 20% a 30% de todas as mulheres, a maioria das quais sem lesão evidenciável mesmo pelo tripé citologia/colposcopia/biópsia.

## ■ CARACTERÍSTICAS DA INFECÇÃO POR HPV

- *Idade*: maior freqüência entre 20 e 40 anos.
- *Raça*: a prevalência parece ser maior em brancas, mas os dados disponíveis não são suficientes para estabelecer esse padrão.
- *Sexo*: a freqüência das lesões clínicas e subclínicas é maior em mulheres que em homens. Cerca de 60% dos parceiros de mulheres infectadas apresentam lesões atribuíveis ao HPV.
- *Período de incubação*: é variável, de poucas semanas (duas a seis) até oito ou mais meses. O período médio de incubação encontra-se em torno de três meses (Adler, 1984) e está fortemente relacionado com o grau de competência imunológica individual.
- *Transmissão*: a principal transmissão é sexual. O HPV parece realmente ser o vetor responsável pelo comportamento da neoplasia cervical semelhante a uma DST (fatores epidemiológicos comuns). Embora outros modos de transmissão tenham sido propostos (através de fômites, auto-inoculação, inoculação acidental, transplacentária, durante o trabalho de parto), o intercurso sexual é claramente a forma mais importante.

## ■ FATORES DE RISCO

- Idade precoce da primeira relação sexual.
- Multiplicidade de parceiros.
- DST associadas (incluindo infecção pelo HIV).
- Parceiro "de risco", com múltiplas parceiras ou infectado pelo HPV, ou ainda o parceiro cujas parceiras anteriores tenham apresentado lesão intra-epitelial cervical.

## ■ TIPOS DE HPV

Considerando o potencial de evolução para neoplasia intra-epitelial cervical, os diferentes tipos de HPV podem ser agrupados sob a seguinte classificação:

- *Baixo risco* – 6, 11, 40, 41, 42, 43: associados a condiloma acuminado, lesão intra-epitelial de baixo grau (NIC I) e papiloma de laringe. A probabilidade de evolução para lesões mais graves é mínima.
- *Risco intermediário* – 31, 33, 35, 51, 52: de potencial maligno incerto, podem estar relacionados a lesões de baixo ou de alto grau.
- *Alto risco* – 16, 18, 30, 34: associados às lesões intra-epiteliais cervicais de alto grau (NIC II e III), ao carcinoma *in situ*, invasor e metastático da genitália. O subtipo de comportamento mais agressivo parece ser o HPV 16.

## ■ TIPOS DE INFECÇÃO

### Clínica

A lesão clássica é o *condiloma acuminado* (verruga genital), mais freqüente na genitália externa ou na região perianal e, raramente, no colo uterino. São lesões geralmente sem atipias, de bom prognóstico, causadas pelos subtipos 6 e 11 (de baixo risco ou não-oncogênicos), podendo regredir espontaneamente em cerca de 60% a 80% dos casos. Histologicamente, o aspecto é de *hiperplasia epitelial papilomatosa*.

Na vulva, a região mais acometida é a fúrcula, seguindo-se os pequenos lábios, o vestíbulo e os grandes lábios. As lesões podem ser únicas ou múltiplas, formando projeções papilares cuja confluência determina o surgimento de vegetações. Estas, quando volumosas, adquirem o aspecto característico em *couve-flor*. O crescimento rápido e as lesões volumosas são freqüentes durante a gestação, podendo inclusive determinar obstrução do canal de parto. A transmissão para o concepto pode ocorrer durante o parto transpelviano.

## SINTOMATOLOGIA

O condiloma acuminado pode ser completamente assintomático ou cursar com prurido, dor e queimação, e ocasionalmente associar-se a corrimento, irritação e sangramento genital.

## Subclínica

A infecção por HPV pode associar-se ao desenvolvimento de lesões intra-epiteliais (transformação atípica), em áreas diversas como vulva (neoplasia intra-epitelial vulvar, ou NIV), vagina (neoplasia intra-epitelial vaginal, ou NIVA), colo uterino (neoplasia intra-epitelial cervical, ou NIC), pênis (neoplasia intra-epitelial peniana, ou NIP) e região perianal (NIPA) (Quadro 21.1).

**Quadro 21.1**
■ Forma subclínica – Evolução

Estacionário
Regressão
Progressão
Transformação

Essas lesões podem ocorrer simultaneamente em diversas regiões do trato genital baixo e região perianal, uma vez que estas são revestidas pelo mesmo tipo de epitélio (lesões *multicêntricas*). Enquanto os tipos 6 e 11 do HPV têm preferência pela região vulvar e perianal, os tipos 16 e 18 têm predileção pela cérvice, mas podem infectar vulva e vagina (nessas regiões, o risco de transformação neoplásica é menor). Cerca de 30% a 50% das pacientes com infecção vulvar pelo HPV apresentam acometimento da vagina/cérvice, e aproximadamente 10% estão associadas a neoplasia intra-epitelial.

As lesões subclínicas não são visíveis à inspeção desarmada, sendo necessário o uso da colposcopia para seu diagnóstico. Podem assumir vários aspectos, variando de acordo com sua localização:

## VULVA

- *Micropapilas*: vestibulares (HPV 6) ou cutâneas (HPV 6 e 16).
- *Epitélio acetobranco* (HPV 16).
- *Micropápulas eritematosas*.

## ■ COLO UTERINO

- *Condiloma plano*: o termo descreve uma zona de transformação anormal (ZTA), como epitélio acetobranco, em mosaico ou pontilhado, em que o epitélio é freqüentemente espessado, com queratinização, e padrão coilocitótico das células da camada superficial. Constitui o aspecto mais freqüente (60%) das infecções cervicais pelo HPV. A maioria das lesões localiza-se na ectocérvice, dentro da zona de transformação.
- *Invertido*: o crescimento papilar ocorre na direção das criptas, sendo os coilócitos observados no interior das glândulas.
- *Espiculado*: a superfície de uma lesão plana é recoberta por papilas brancas, tornando-se irregular ou *áspera*. Coilocitose e discariose estão presentes.

### Latente

Não existe expressão clínica ou histocitológica da infecção. Os achados colposcópicos e colpocitológicos são normais. No entanto, a presença de partículas virais ou do DNA do HPV pode ser evidenciada por meio de métodos como microscopia eletrônica, hibridização e técnicas imunoquímicas. A latência indica, portanto, a presença do genoma viral no interior de células morfologicamente normais.

## ■ LOCALIZAÇÃO (QUADRO 21.2)

**Quadro 21.2**
■ Localização do HPV

| | |
|---|---|
| Vulva | Ânus |
| Vagina | Região perianal |
| Colo uterino | Períneo |
| Uretra | Pele |
| Pênis | Língua |
| Bolsa escrotal | Lábios |
| Bexiga | Cavidade oral |
| Ureter | Laringe |

## ■ HPV E CARCINOGÊNESE DO COLO UTERINO

As atuais evidências têm atribuído ao HPV um papel *patrocinador* na carcinogênese, sendo necessário que outro co-carcinógeno atue para que se desenvolva a neoplasia intra-epitelial e, futuramente, o carcinoma invasivo, a partir do epitélio infectado. Evidentemente, o estado imunológico do hospedeiro desempenha um papel importante nessa evolução, podendo modificar o curso da infecção viral.

A interação com agentes mutagênicos, como outros vírus, o vírus do herpes simples (HSV) e o fumo, parece "facilitar" a integração do DNA do HPV ao genoma das células cervicais e, assim, promover a carcinogênese.

É interessante observar que, à medida que as lesões se tornam mais indiferenciadas, mais se ausentam as partículas virais e, paulatinamente, desaparecem os critérios cito-histológicos sugestivos da infecção por HPV. O diagnóstico, nos estádios avançados, só é possível por meio das técnicas de hibridização.

Em 1981, o estudo de Meisels e Morin aponta para as seguintes conclusões em relação ao papel do HPV na carcinogênese cervical:

1) A idade média da infecção por HPV é de 27,5 anos, enquanto a NIC ocorre na idade média de 30,8 anos.
2) A associação HPV/NIC foi de 26%.
3) A infecção por HPV precede a NIC em 3,3 anos, o carcinoma *in situ* em 9,3 anos, e o carcinoma invasor em 27,4 anos.
4) O comportamento epidemiológico da infecção por HPV é semelhante ao da NIC.
5) A associação HPV/NIC parece encurtar o tempo médio necessário para a transformação maligna.

## ■ DIAGNÓSTICO (QUADRO 21.3)

**Quadro 21.3**
■ Infecção pelo HPV – Métodos diagnósticos

| |
|---|
| Citologia |
| Colposcopia |
| Biópsia |
| Métodos de detecção viral – hibridização microscopia eletrônica imunocitoquímica |

## Colpocitologia oncótica – critérios diagnósticos

- *Sinais maiores:*
  - Coilocitose.
  - Disceratose.
  - Binucleação.

- *Sinais menores:*
  - Coilocitose leve.
  - Disceratose leve.
  - Núcleos hipercromáticos.
  - Bi- ou multinucleação.
  - Citoplasma claro.
  - Condensação dos filamentos.
  - Grânulos queratoialinos.
  - Halos perinucleares.
  - Células em fuso.

O diagnóstico é realizado quando são encontrados:

a) um sinal maior e três menores
   *ou*
b) três sinais maiores
   *ou*
c) seis sinais menores

Na associação com neoplasia intra-epitelial cervical (LIE de alto ou baixo grau), essas alterações se somam àquelas características de cada grau (NIC I, II ou III).

## COLPOSCOPIA

### VAGINA E COLO UTERINO

A colposcopia, de acordo com Schneider (1988), é capaz de diagnosticar infecção pelo HPV em 70% dos casos detectados pela hibridização *in situ*. As imagens mais freqüentes são: epitélio acetobranco (30%), pontilhado (20%), pontos brancos (17%) e mosaicismo (10%).

Os aspectos colposcópicos atípicos determinados pela infecção por HPV confundem-se com as lesões precursoras do carcinoma cervical. A classificação dos aspectos anormais de acordo com o grau de severidade e o potencial maligno das lesões encontra-se no Quadro 21.4.

**Quadro 21.4**
■ Classificação da zona de transformação anormal – Coppleson (1986)

**Classificação da lesão de base**
1) Acetopositividade
2) Aspecto da superfície
3) Calibre dos vasos
4) Presença de pontilhado e mosaico

**ZTA grau I (insignificante, não suspeito)**
5) Epitélio branco
6) Superfície lisa
7) Vasos irregulares, mas de calibre fino
8) Sem mosaico ou pontilhado

**ZTA grau II (significativo, suspeito)**
9) Epitélio branco
10) Superfície lisa
11) Vasos irregulares, de calibre maior
12) Mosaico ou pontilhado

**TA grau III (muito suspeito)**
13) Epitélio branco espessado
14) Superfície irregular
15) Vasos dilatados, desenho irregular
16) Mosaico ou pontilhado, com relevo

## VULVA (VULVOSCOPIA)

O exame colposcópico da vulva é essencial em pacientes com HPV, utilizando o ácido acético e o teste de Collins (azul de toluidina). Permite o diagnóstico das lesões vulvares subclínicas (epitélio acetobranco, micropapilas, micropápulas). Está indicado nas seguintes situações:

1) História de prurido vulvar crônico.
2) Queixas de dor, ardor, queimação ou desconforto vulvar, na ausência de lesão aparente.
3) Pacientes com condiloma acuminado, precedendo o tratamento.
4) Controle de cura após o término do tratamento.
5) Pacientes com lesão intra-epitelial cervical.

## Histopatológico

Podem ser encontrados três tipos de lesão:

1) Condilomas puros.
2) Lesões intra-epiteliais (NIC) sem sinais histológicos associados de infecção pelo HPV.
3) NIC com sinais histológicos de infecção pelo HPV (atipia coilocitótica).

- Aspectos relacionados ao condiloma "puro":
  - Acantose.
  - Coilocitose.
  - Queratinização.
  - Disceratose.
  - Hiper- e paraceratose.

A histopatologia confirma o diagnóstico de condiloma e permite a identificação do grau de severidade (LIE de alto ou baixo grau) da lesão, mas não identifica o tipo de HPV associado. Assim, não permite, *per se*, a avaliação prognóstica do comportamento biológico da lesão.

A avaliação da ploidia (número de cromossomos celulares) e das mitoses, por outro lado, é um parâmetro importante que permite estimar (embora grosseiramente) a probabilidade de progressão maligna:

- *Diploidia* – característica das lesões condilomatosas puras, com mitoses típicas: associadas aos subtipos 6 e 11 do HPV.
- *Poliploidia*: mais freqüente nos casos de NIC I (LIE de baixo grau).
- *Aneuploidia* – característica dos condilomas com mitoses atípicas, em casos de NIC II e III (LIE de alto grau): associa-se aos subtipos 16, 18, 30, 31, 33 e 35 do HPV.

## Métodos de detecção viral

- *Microscopia eletrônica*: identificação das partículas virais. A precisão é variável.
- Métodos imunoquímicos (imunocitoquímicos ou imuno-histoquímicos): reação peroxidase-antiperoxidase para identificação dos antígenos virais.
- Hibridização molecular: são disponíveis várias técnicas:
  - Hibridização *in situ*.
  - *Southern blot*.

- *Northern blot.*
- *Dot blot.*
- PCR (*reação em cadeia da polimerase*).

Todos esses métodos são sofisticados e dispendiosos e, até o presente momento, não têm sido utilizados em larga escala. No futuro, à medida que o custo for reduzido, poderão vir a ser adotados na prática clínica, desde que estudos ulteriores demonstrem sua eficácia (sensibilidade e especificidade). Sua principal utilidade é avaliar o subtipo de HPV envolvido na infecção, determinando se pertence a um grupo de alto ou baixo risco, a fim de definir a opção terapêutica mais ou menos agressiva, de acordo com o potencial oncogênico do vírus.

## ROTEIRO PROPEDÊUTICO E TERAPÊUTICO DA INFECÇÃO CERVICAL POR HPV – IMIP

Na ausência das técnicas mais sofisticadas de hibridização, utilizamos o tripé: citologia-colposcopia-biópsia, conforme esquematizado na Figura 21.1.

## TRATAMENTO DA INFECÇÃO POR HPV

1) Associado a LIE de alto grau = conização com alça diatérmica.
2) LIE de baixo grau (HPV isolado ou associado a NIC I): seguir roteiro terapêutico (Quadro 21.5).

### Tratamento de pacientes não-gestantes
#### LESÃO DE VULVA

1) *Lesões grandes*: exérese cirúrgica e/ou ácido tricloroacético a 85%, duas vezes por semana;
2) *Lesões planas*: ácido tricloroacético a 40% – uma vez por semana, por quatro semanas *ou*
3) 5-Fluoracil: uma aplicação semanal por 10 semanas.

No tratamento das lesões associadas a NIV, a ablação local (excisão ampla) deve ser preferida aos métodos destrutivos.

A revisão é realizada com vulvoscopia, após o término do tratamento.

#### LESÃO URETRAL

- *Ácido tricloroacético a 40%*: uma aplicação semanal, por quatro semanas.

#### LESÃO VAGINAL

1) *Sem NIVA associada*: ácido tricloroacético a 40% – uma aplicação a cada 15 dias, em um total de quatro aplicações.
2) *Com NIVA associada*: a primeira escolha é a excisão cirúrgica ampla, com margem de segurança. Em casos de NIVA I, pode-se realizar a abrasão química com ácido tricloroacético a 85%.

O controle deve ser trimestral.

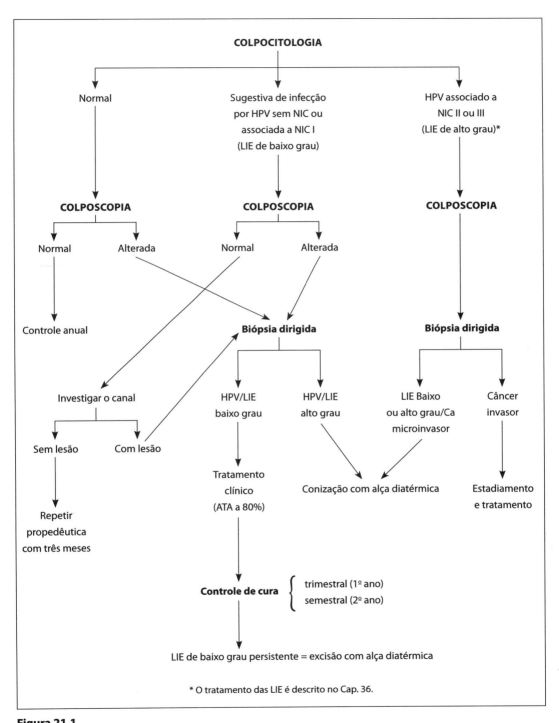

**Figura 21.1**
■ Roteiro propedêutico e terapêutico da infecção cervical por HPV (IMIP).

**Quadro 21.5**
■ Tratamento da infecção por HPV (LIE de baixo grau) – opções terapêuticas

| |
|---|
| **Ácido tricloroacético – 85% – 40%** <br> (ver esquemas específicos) |
| **Podofilina – 10% – 25%** |
| **5-Fluoracil** <br> (ver esquemas específicos) |
| **Imunoterapia** – BCG intralesional <br> • Levamisole – 160mg/semana, por 4 semanas <br> • Interferon – intralesional, sistêmico ou tópico |
| **Homeopatia** – *Thuya occidentalis* <br> • Gel com uréia a 30% – aplicação diária por 4 semanas <br> • Solução oral – 20 gotas/dia |
| **Destruição local** <br> • Eletrocauterização <br> • Criocauterização <br> • *Laser* CO$_2$ |
| **Albocresil** – aplicação do gel em dias alternados, durante 4 semanas |
| **Métodos ablativos** <br> • Exérese da zona de transformação (excisão com alça diatérmica) <br> • Conização com alça diatérmica |

A terapia de escolha no IMIP para o HPV/LIE de baixo grau é realizada com ácido tricloroacético.

## Lesão cervical

O tratamento das lesões associadas a LIE de alto grau inclui a excisão ou conização com alça diatérmica, descrita em outro capítulo (Quadro 21.6).

**Quadro 21.6**
■ Indicações de conização com alça diatérmica

| |
|---|
| LIE de baixo grau persistente |
| LIE de baixo grau associada a aneuploidia |
| LIE de baixo grau em paciente de risco ou de difícil controle |
| LIE de alto grau (todos os casos) |

### LIE de baixo grau (HPV associado ou não a NIC I)

- Ácido tricloroacético a 85%: uma aplicação a cada 15 dias (total de quatro aplicações), de preferência guiada pelo colposcópio, com cotonete (ver Quadro 21.7).
- Controle colposcópico/citológico a cada três meses no primeiro ano e, a seguir, semestral.
- NIC I persistente – excisão com alça diatérmica.

**Quadro 21.7**
■ Aplicação de ácido tricloroacético – Cuidados

Como a substância é muito cáustica, algumas precauções devem ser tomadas, no sentido de evitar lesão nas áreas sãs:
1) Proteger os tecidos vizinhos com vaselina ou óxido de zinco
2) Atingindo-se acidentalmente áreas vizinhas, a solução pode ser neutralizada com bicarbonato de sódio
3) A aplicação em concentrações mais elevadas (80%) deve ser criteriosa, com cotonete, evitando-se o contato com os tecidos circunjacentes

## ■ ORIENTAÇÕES PROPOSTAS NO CAM-IMIP

1) Tratar todas as pacientes com HPV e com lesão. Embora haja discordância quanto ao tratamento universal na literatura, nossa população é indubitavelmente de alto risco e de difícil seguimento, e a oportunidade de tratamento deve ser aproveitada.
2) Esse tratamento deve ser realizado no ambulatório de Patologia Cervical.
3) A primeira aplicação deve idealmente ser agendada entre o sexto e o oitavo dia do ciclo, a segunda aplicação, entre o 20º e o 27º dia.
4) Todos os parceiros devem ser encaminhados para avaliação (genitoscopia) nos serviços de urologia do IMIP.
5) Pacientes com HPV (citologia), mas sem lesão evidenciável colposcopicamente: controle a cada três a quatro meses com colposcopia + citologia. Não é necessário tratamento. É importante avaliar o canal cervical e a vagina antes de concluir que não existe lesão.

## Medidas adjuvantes

1) Tranqüilizar a paciente, explicando o que é a infecção pelo HPV e qual o tratamento proposto. O diálogo é fundamental. Lembrar que o desequilíbrio psíquico e o estresse podem diminuir a imunidade, dificultando o processo terapêutico. Ocasionalmente, pode ser necessária psicoterapia de apoio.
2) Higiene geral e genital.
3) Tratamento das infecções associadas (*Candida, Trichomonas, Gardnerella, infecções cervicais*).
4) Investigação e tratamento do parceiro.
5) Uso do condom durante o tratamento e por seis meses.
6) Suspensão dos ACHO (anticoncepcionais hormonais orais) durante o tratamento e por pelo menos seis meses.
7) Proscrever o fumo.

# Capítulo 22

# Doença Inflamatória Pélvica

Isabela Coutinho Neiva Coelho
Leila Katz
Melânia Maria Ramos de Amorim

## ■ DEFINIÇÃO

De acordo com o CDCP (Center for Disease Control and Prevention), a doença inflamatória pélvica (DIP) é síndrome clínica caracterizada por processo infeccioso do trato genital feminino superior, incluindo qualquer combinação de endometrite, salpingite, abscesso tubovariano e pelve-peritonite, em que microrganismos do trato genital inferior (cérvice e vaginal) disseminam-se por via canicular ascendente. Os agentes sexualmente transmissíveis, particularmente *Chlamydia trachomatis* e *Neisseria gonorrhoeae*, estão envolvidos na maioria dos casos. Entretanto, microrganismos que comumente fazem parte da flora vaginal, como anaeróbios, *Gardnerella vaginalis*, *Sreptococcus agalactiae*, bacilos gram-negativos e outros, podem ser causa de DIP. Além disso, *Mycoplasma hominis* e *Ureaplasma urealyticum* também podem ser agentes etiológicos.

A doença inflamatória pélvica (DIP) é doença de extrema importância que afeta as mulheres, principalmente jovens, produzindo taxas significativas de complicações, como infertilidade, gravidez ectópica e dor pélvica crônica. Além de todo o desconforto que causa às pacientes acometidas, também é importante o custo econômico da DIP, relacionado ao tratamento com antimicrobianos, internações hospitalares e absenteísmo ao trabalho.

## ■ ETIOLOGIA E FISIOPATOLOGIA

Os microrganismos causadores da DIP, localizados no trato genital inferior (cérvice e vagina), quando associados a determinados fatores facilitadores, disseminam-se, por via canicular ascendente, para o trato genital superior e se instalam no endométrio, passando para as tubas, onde exercem seu papel patogênico.

O processo inflamatório acomete as tubas, particularmente as fímbrias e a ampola, o que acarreta danos ao funcionamento das mesmas. Pode ocorrer oclusão tubária, com a formação de abscessos, e freqüentemente os ovários também são acometidos. O extravasamento de material purulento para a cavidade pélvica leva ao aparecimento de peritonite.

De maneira geral, o processo é iniciado pelos agentes sexualmente transmissíveis, que lesam o tecido tubário. A necrose do tecido tubário altera o potencial de oxirredução tecidual, o que facilita a infecção por outros microrganismos, particularmente anaeróbios. O nível de agressão depende da virulência dos microrganismos e dos mecanismos de defesa imune do hospedeiro.

## ■ CLASSIFICAÇÃO

Considerando-se o grau de evolução do processo infeccioso do trato genital superior, a DIP pode ser classificada em:

I — *Leve*: salpingite sem peritonite. Nesta fase, o processo ocorre no interior das tubas, mas ainda não houve liberação de material purulento para a cavidade peritoneal através do óstio tubário.

II — *Moderada*: salpingite com peritonite. Nesta fase, o material purulento resultante do processo intratubário extravasa pelo óstio e compromete o peritônio pélvico.

III — *Grave*: abscesso tubovariano. Aqui o processo infeccioso foi suficientemente agressivo, causando obstrução das fímbrias tubárias com formação de piossalpinge. Neste caso, pelo fato de o processo encontrar-se em cavidade fechada, onde a taxa de oxigênio é mínima, existe proliferação máxima dos germes anaeróbios com posterior propagação para os ovários e formação de abscesso tubovariano.

Dependendo da virulência dos microrganismos e da resistência do hospedeiro, o abscesso tubovariano (ATO) evolui, na maioria das vezes, para formação de processo estéril contendo líquido citrino em seu interior, denominado hidrossalpinge. Entretanto, o conteúdo purulento dentro do ATO poderá aumentar, com conseqüente aumento de tensão e ruptura do mesmo. Trata-se de quadro grave, necessitando intervenção imediata e com obituário elevado. Tal evolução é pouco freqüente.

### Observações

a) As pacientes usuárias de DIU e que apresentam DIP leve devem ser interpretadas como tendo DIP moderada. O uso do DIU, além de facilitar a instalação da DIP, faz com que aumente a freqüência de formação de abscesso tubovariano.

b) Em adolescentes, a ascensão dos microrganismos causadores das cervicites ocorre com maior freqüência, ou seja, nas adolescentes portadoras de cervicite existe maior chance de ocorrer a DIP.

c) Pacientes portadoras do HIV, por não terem resposta inflamatória adequada, podem apresentar quadros atípicos de DIP. Em geral, as manifestações clínicas são pouco acentuadas e não correspondem à gravidade do processo. Por outro lado, em pacientes com DIP, a presença do HIV é mais prevalente, devendo ser sempre realizada a sorologia para sua pesquisa.

## ■ DIAGNÓSTICO

O critério para diagnóstico da DIP tem sofrido algumas modificações nos últimos anos. Estudos realizados por laparoscopia demonstraram que muitos dos casos cujo diagnóstico clínico havia sido de DIP na verdade eram outras entidades, ou até mesmo pelve normal.

Importante ressaltar que a exuberância de sintomas na DIP nem sempre é observada. Em muitos casos, a sintomatologia é frusta, ocorrendo apenas discreto sangramento (*spotting*), que traduz a endometrite inicial, eventualmente associada com sintomas de cervicite ou uretrite. Tais casos são denominados DIP silenciosa, e a pesquisa de clamídia é fundamental para o diagnóstico. O exame anatomopatológico de material obtido por meio de biópsia de endométrio poderá demonstrar exsudato mononuclear.

A laparoscopia, apesar de ser considerado padrão ouro para o diagnóstico da DIP, não tem sido realizada amplamente, devido a seu alto custo e à morbidade associada. Outro fato a ser considerado é que, nos estádios iniciais, quando o processo inflamatório restringe-se à luz tubária, a visão laparoscópica poderá resultar em diagnóstico falso-negativo.

O diagnóstico de DIP deve ser baseado nos critérios apresentados no Quadro 22.1.

Para o diagnóstico clínico é necessária a presença dos três critérios maiores, somados a um dos critérios menores. Os critérios elaborados por si só definem o diagnóstico.

**Quadro 22.1**
■ Critérios para o diagnóstico da DIP

**Critérios maiores**
Dor abdominal/pélvica
Dor à palpação dos anexos
Dor a mobilização do colo uterino

**Critérios menores**
Temperatura axilar maior que 37,8°C
Corrimento cervical ou vaginal anormal
Hemograma com sinais infecciosos (leucocitose com desvios à esquerda)
Outras provas laboratoriais sugerindo infecção (VHS, proteína C-reativa)
Comprovação laboratorial de clamídia ou gonococo na cérvice

**Critérios elaborados**
Evidência histológica de endometrite
Ecografia ou tomografia evidenciando abscesso tubovariano
Laparoscopia evidenciando DIP

## Exames complementares

- *Ultra-sonografia*: fundamental para avaliação de abscesso tubovariano.
- *Radiografia simples do abdome*: pode ser particularmente útil no diagnóstico diferencial do abdome agudo cirúrgico (p. ex., apendicite).
- *Hemograma*: velocidade de hemossedimentação aumentada e leucocitose com desvio à esquerda.
- *Proteína C-reativa*: para evidenciar atividade inflamatória.
- Bacterioscopia, culturas para germes aeróbios e anaeróbios (quando disponíveis), *pesquisa de clamídia por meio de imunofluorescência, cultura ou PCR, pesquisa de gonococo, ureaplasma e micoplasma*, utilizando cultura ou PCR: esses recursos podem ser utilizados no intuito de demonstrar

a presença de agentes em material obtido da endocérvice, do fundo-de-saco de Douglas (obtido por punção) ou das tubas e do peritônio (quando for realizada laparoscopia ou laparotomia).
- *Urina tipo I e cultura*: para afastar infecção urinária.
- *Teste de gravidez*: em alguns casos, para excluir prenhez ectópica.
- *Sorologia para HIV, sífilis e hepatite:* para rastrear outras DST.
- *Laparoscopia*: na dependência das possibilidades de cada serviço e, principalmente, nos casos em que houver dúvida com relação ao diagnóstico.

Os dados referentes à epidemiologia são muito importantes e devem ser observados. Entre estes se destacam: parceiro com queixa de corrimento uretral ou úlcera genital, parceiro recente (menos de seis meses), múltiplos parceiros ou, ainda, ausência do muco cervical (aspecto mucopurulento) ou sinais de cervicite.

O diagnóstico diferencial da DIP deverá ser feito com todas as condições clínicas e cirúrgicas que possam causar abdome agudo, dentre as quais se destacam gravidez ectópica e apendicite. Devem ainda ser lembradas litíase e infecções do trato urinário, endometriose (endometrioma roto), ruptura ou torção de cisto ovariano, dentre outras.

## ■ TRATAMENTO

Não existe um agente antimicrobiano único que apresente alta eficácia terapêutica para o tratamento da DIP. Isso se explica pela diversidade de microrganismos envolvidos nessa doença.

Obviamente, quanto mais precoces forem o diagnóstico e o início do tratamento, melhores os resultados e menor o dano tubário com as suas futuras conseqüências (esterilidade, gravidez ectópica, dor pélvica crônica).

A maioria das pacientes com diagnóstico de salpingite sem peritonite pode ser tratada em ambulatório com um dos seguintes esquemas:
- Ceftriaxona 250mg IM, dose única + doxiclina 100mg 12/12 horas – 14 dias.
- Tiafenicol 2,5g, VO, dose única + doxiciclina 100mg 12/12 horas – 14 dias.
- Outros esquemas poderiam substituir ceftriaxona por ampicilina (3,5g) + probenecida ou ofloxacina 800mg em dose única, entre outros, mas sempre associados a doxiciclina, 100mg de 12/12 horas, VO, por 14 dias.

Deve-se salientar que, nos casos de dúvida diagnóstica, em gestantes, em pacientes usuárias de DIU, em pacientes imunossuprimidas (p. ex., portadoras do HIV), nos quadros tóxicos de início, com temperatura maior que 38°C, nos casos de intolerância ao tratamento por via oral ou na falta de resposta terapêutica no período de 24 a 48 horas, a paciente deverá ser internada para receber o tratamento parenteral.

Nos estádios de salpingite com peritonite ou abscesso tubovariano, as pacientes devem receber tratamento parenteral.

Após a internação, é fundamental diagnosticar a presença ou não de abscesso tubovariano. Existem vários esquemas terapêuticos de sucesso. Um dos mais simplificados é o esquema mostrado na Figura 22.1. Esse esquema é utilizado porque, na presença de abscesso tubovariano, com freqüência estão presentes germes anaeróbicos não-responsivos à penicilina. Nesses casos, é freqüente a presença do germe anaeróbico *Bacteroide fragilis*. Devem ser administrados anaerobicidas potentes, como metronidazol (500mg, EV, a cada oito horas) ou clindamicina (600mg UI, EV, a cada quatro horas).

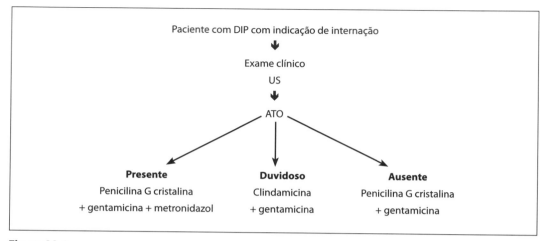

**Figura 22.1**
■ Esquema de tratamento hospitalar da DIP – IMIP.

Quando houver dúvida em relação à presença do abscesso tubovariano, pode-se instituir:
- Clindamicina (900mg EV, a cada oito horas) associada à gentamicina (3 a 5mg/kg/dia EV, a cada 12 horas), ou em aplicação única ao dia.
- Caso não ocorra melhora ou seja evidenciado abcesso subovariano (ATO), acrescenta-se metronidazol (500mg EV, a cada oito horas) ao esquema.

A avaliação da resposta terapêutica é feita por meio de parâmetros clínicos (principalmente observando-se melhora da dor e da febre) e laboratoriais (hemograma e US). Quando ocorre melhora após 48 horas, passa-se a administrar o metronidazol ou a clindamicina por via oral.

Nos casos com ATO inicia-se a terapêutica e observa-se a evolução da paciente. Não ocorrendo melhora, ou observando-se aumento no volume do abscesso, ou ainda em caso de suspeita de sua rotura, torna-se obrigatória a intervenção cirúrgica imediata. Com freqüência, os abscessos com até 5cm apresentam boa resposta ao tratamento, enquanto aqueles com mais de 10cm habitualmente necessitam de cirurgia.

Em relação à intervenção cirúrgica para drenagem do ATO, deve-se preferir a incisão mediana infra-umbilical, para diminuir a chance de infecção da parede posterior. Na inspeção da cavidade abdominal, recomenda-se extremo cuidado quando do manuseio, devido à presença habitual de aderências e ao risco de lesão de alças intestinais ou da bexiga. Nesse sentido, aconselha-se instituir o preparo pré-operatório do cólon para facilitar o manuseio e evitar lesão de alça intestinal. A drenagem do abscesso deverá ser praticada com a paciente em posição de proclive, para evitar a disseminação do conteúdo purulento para o andar superior do abdome. Antes da drenagem, deve-se coletar material para bacteriologia pelo Gram e cultura para germes aeróbios e anaeróbios. Habitualmente, salvo em presença de material necrótico, deve-se praticar apenas a drenagem do abscesso tubovariano, evitando-se ressecções teciduais, devido à possibilidade de aumentar a morbidade do caso.

Como critério de alta hospitalar considera-se, além da melhora laboratorial e clínica, a ausência de febre por, no mínimo, 48 horas.

Deve ser ressaltada a importância de que o tratamento do parceiro deve ser sempre realizado, tanto nos casos de pacientes tratadas ambulatorialmente como internadas. Administra-se ao parceiro doxiciclina, 100mg, a cada 12 horas durante 14 dias, ou azitromicina, 1g VO em dose única.

Quando a paciente apresentou abscesso tubovariano, além da doxiciclina VO por 14 dias, deverá receber:

- Metronidazol 500mg VO a cada 12 horas durante 14 dias, ou
- Clindamicina 600mg VO a cada oito horas durante 14 dias.

É fundamental a orientação das pacientes e de seus parceiros sobre as doenças sexualmente transmissíveis e o uso de preservativos, encarando-se a DIP dentro do contexto global de conduta e prevenção dessas afecções.

# Capítulo 23

# Infecção pelo HIV na Mulher

Aletheia Soares Sampaio
Ariani Impieri de Souza
Luiz Cláudio Arraes

## ■ INTRODUÇÃO

A síndrome da imunodeficiência humana (SIDA) ou AIDS, como ficou conhecida no Brasil e cuja sigla foi adotada oficialmente pelo Ministério da Saúde, foi descrita pela primeira vez em 1981, nos EUA, sendo conhecida inicialmente como doença exclusiva de homossexuais masculinos. Com o passar do tempo, em meados de 1982/1983, após identificação do agente etiológico, o vírus da imunodeficiência humana (HIV), surgiram os primeiros casos em outras populações, como hemotransfundidos, mulheres e crianças.

Recentemente, a Organização Mundial de Saúde (OMS) apontou as mulheres como o grupo populacional em que mais cresce o número de casos da doença, o que foi denominado "feminização" da epidemia. Os primeiros casos em mulheres estavam associados ao uso de drogas injetáveis; entretanto, sabe-se atualmente que a principal forma de contágio nesse grupo tem sido através de relações heterossexuais desprotegidas, com parceiros regulares. Deve ser evitado, portanto, o termo "grupo de risco" que, muito usado no início da epidemia, discriminava pessoas mais expostas ao risco de adoecer. Conseqüentemente, faz-se necessário o melhor conhecimento da doença na população feminina e suas características específicas.

Apesar de os atuais consensos terapêuticos de HIV/AIDS trazerem uma abordagem da doença semelhante para homens e mulheres e destacarem apenas as gestantes como um grupo em separado, enfatizando a transmissão materno-infantil (TMI), existem inúmeras peculiaridades da doença distintas entre os gêneros. Destaca-se, em primeira instância, a maior vulnerabilidade da mulher, tanto do ponto de vista de fatores sociais, psicológicos, culturais e econômicos, como fisiológicos. Além disso, diversos estudos têm demonstrado diferenças entre homens e mulheres HIV-positivos, no que diz respeito à progressão da doença, à adesão ao tratamento, à farmacocinética das drogas anti-retrovirais, à tolerância e às interações medicamentosas, dentre outros fatores que merecem ser mais bem estudados e serão abordados neste capítulo.

## ■ VULNERABILIDADE DA MULHER

A vulnerabilidade sociocultural e econômica das mulheres é uma questão bem mais ampla do que se pode supor. Vítimas de uma cultura ainda androcêntrica, em sua maioria, principalmente nas classes sociais menos favorecidas, onde existe uma assimetria de poder nas relações pessoais entre homens e mulheres, as desigualdades se expressam também na esfera sexual.

Como a doença pelo HIV ou a AIDS tem se propagado no grupo feminino, principalmente por relações sexuais desprotegidas, e a sexualidade feminina ainda é uma questão de abordagem complexa, por conta dos aspectos morais, culturais e comportamentais envolvidos, torna-se difícil tentar controlar a epidemia sem considerar tais aspectos.

Os programas de prevenção de AIDS que estimulam a mulher a insistir no uso de preservativo como única forma de prevenção da doença nem sempre levam em consideração o contexto social em que elas se encontram. Um dos problemas mais críticos, evidenciado em estudos com mulheres sexualmente ativas, em relação ao uso do preservativo consiste na negociação com o parceiro fixo. Estudos realizados com profissionais do sexo evidenciaram que as mesmas, em sua maioria, usam preservativos com seus clientes, mas geralmente não o fazem com seu parceiro regular, com o qual têm envolvimento emocional. Quanto maior a dependência econômica e psicológica da mulher em relação ao parceiro, menor seu poder de barganha para com ele quanto ao uso do preservativo.

Algumas mulheres, cultural, psicológica ou economicamente dependentes de seus parceiros, relatam ter receio de colocar em risco a relação amorosa e perder sua fonte de apoio emocional e financeiro, ao insistirem, ou mesmo pedirem para que eles usem preservativo em relações duradouras, supostamente monogâmicas. Por outro lado, com o advento do grande arsenal de métodos anticoncepcionais existentes na atualidade, obteve-se o fator positivo de a mulher poder decidir sobre planejamento familiar, número de filhos, mas deixou-se apenas sob sua responsabilidade a contracepção, diminuindo a prática de negociação e até de diálogo nas relações sexuais estáveis. Muitas vezes, o homem, preocupado unicamente com o problema da gravidez indesejada, relega a segundo plano a proteção quanto às doenças sexualmente transmissíveis (DST), tendo diminuído o uso dos métodos de barreira.

Vale salientar que o crescimento do número de casos de HIV/AIDS em mulheres representa um grande impacto social e psicológico para a população feminina como um todo. Até hoje, a mulher assume na sociedade um papel de "cuidadora" e "agregadora" dos núcleos familiares, e seu adoecimento e incapacitação levam à desestruturação de suas famílias. Além disso, a ocorrência de uma doença ainda bastante estigmatizante e envolta de preconceitos, como a AIDS, leva a importantes seqüelas emocionais e psicológicas para a mulher. É bastante comum o surgimento de labilidade emocional, isolamento social ou quadros de depressão reativa em mulheres, principalmente logo após se depararem com o impacto inicial do diagnóstico da doença. Isso sem levar em conta que, muitas vezes, a contaminação da mulher é decorrente de práticas bissexuais de seu parceiro, por ela desconhecidas até a descoberta do diagnóstico.

Em relação aos fatores biológicos e fisiológicos da mulher, muitos ainda não são bem compreendidos. Sabe-se que a maior parte dos vírus infectantes penetram o trato genital superior através da cérvice e que a proximidade dos linfócitos do estroma cervical, rico em tecido linfóide, em relação ao lúmen vaginal, provavelmente contribui para a susceptibilidade da contaminação mucosa pelo HIV. Um ponto polêmico de estudo, que ainda não é consensual, é a relação entre susceptibilidade da infecção pelo HIV e a presença de ectrópio cervical, zona de transformação epitelial cervical e fases da vida reprodutiva da mulher. No entanto, a maioria dos estudos demonstra que a presença de ectopia cervical tem sido associada a maior risco de transmissão sexual do HIV e que a cervicite, quando presente, favorece a penetração do HIV pelo colo uterino. Alterações epiteliais, decorrentes das modificações hormonais fisiológicas durante o ciclo menstrual, também podem interferir na susceptibilidade ao HIV. Segundo alguns estudos, durante a fase folicular ocorre aumento da barreira física à penetração do HIV, em resposta à estimulação estrogênica, com formação de um epitélio escamoso e estratificado, demonstrando a teoria de proteção da fase estrogênica quanto à penetração do HIV. Curiosamente, a penetração do vírus HIV na fase folicular parece ser mais baixa que na fase lútea. Outros estudos têm tentado demonstrar que o estrogênio e a progesterona, nas diferentes fases do ciclo menstrual, parecem proporcionar efeitos imunorreguladores, por meio da produção de citocinas. O hormônio luteinizante (LH) aumenta a porcentagem de linfócitos CD4 circulantes, enquanto o FSH aumenta a porcentagem de células CD8.

Fatores fisiopatológicos que interferem na susceptibilidade da mulher à infecção genital pelo HIV incluem a presença de alterações provocadas na mucosa cervical. Estas, por sua vez, podem ser decorrentes de traumas físicos durante a relação sexual, uso de tampões vaginais, duchas e infecções, principalmente na presença de úlceras.

Infelizmente, a maioria dos trabalhos mostra-se concordante em demonstrar que existe maior risco de progressão para AIDS-doença nas mulheres HIV-positivas, em relação aos homens. Elas freqüentemente apresentam-se com carga viral mais baixa na fase inicial da infecção pelo HIV, mas rapidamente alcançam estágio avançado de doença, quando comparadas com homens com mesma carga viral. Acredita-se também que exista alguma correlação com deficiências nutricionais, já que foram observados baixos níveis de *vitaminas A e E e selênio* em mulheres, comparadas com homens HIV-positivos com os mesmos níveis de CD4.

Com relação às peculiaridades do tratamento do HIV na mulher, a maioria dos estudos comparativos evidenciou eficácia semelhante de resposta às drogas estudadas, porém toxicidade diferente. Estatisticamente, observou-se maior risco de efeitos adversos às drogas nas mulheres em relação aos homens, incluindo, dependendo da droga utilizada, efeitos gastrintestinais, dermatológicos e lipodistrofias, diminuindo a tolerância ao tratamento por elas. Em conseqüência deste fato, associado às questões psicológicas citadas anteriormente, a adesão ao tratamento é significativamente mais baixa no grupo feminino.

Existe ainda um problema importante que deve ser lembrado, que é a interação medicamentosa entre drogas utilizadas no tratamento anti-retroviral e anticoncepcionais, que será abordado mais adiante.

# ■ EPIDEMIOLOGIA

Passaram-se mais de 20 anos de história da doença, e mais de 20 milhões de morte por AIDS foram notificados desde o primeiro caso identificado. Dados do UNAIDS (2004) apontam para um total de quase 38 milhões de pessoas no mundo vivendo com HIV e, nos países em desenvolvimento, apenas 7% das pessoas que precisam de tratamento têm acesso às medicações.

No Brasil, segundo o boletim epidemiológico do Ministério da Saúde, divulgado recentemente, com dados do início de 1980 até dezembro de 2003, o número de casos de AIDS notificados no país foi de 310.310, indicando um aumento de 20,4%, em relação ao número de casos consolidados até 2002. Destes, 84,8% estão concentrados nas regiões Sudeste e Sul. Quanto ao gênero, foram registrados 84.266 casos da doença, para o sexo feminino acima de 13 anos de idade, com 54,5% ocorrendo em mulheres com baixo grau de escolaridade (um a sete anos de estudo). Verifica-se que, no grupo feminino, 86,9% dos casos decorrem de transmissão sexual (heterossexual), 12,8% de transmissão via sanguínea e 5,7% via uso de drogas injetáveis. Quanto à taxa de mortalidade por AIDS no país, de 1983 a 2002, de acordo com os dados do SINAM, ocorreu um total de 149.723 casos de óbitos por AIDS, 36.244 (24,2%) no sexo feminino. Desde 1998, vem-se observando uma tendência à estabilização na taxa de mortalidade no Brasil, sendo de 6,3/100.000 habitantes, principalmente em conseqüência da introdução e da garantia de acesso ao tratamento anti-retroviral de alta eficácia.

Nos primeiros anos, a maior parte dos casos estavam concentrados na região Sudeste. Entretanto, o número de casos no Nordeste não é pequeno, tendo sido registrados 26.854 casos de 1980 a 2003. Verifica-se, com a expansão do número de casos da doença difundindo-se por todos os estados, um aumento evidente da incidência nas cidades do interior e nos locais de maior predomínio de pobreza, caracterizando hoje as chamadas "interiorização" e "pauperização" da epidemia.

Conforme já mencionado, a incidência da AIDS em mulheres, nos últimos anos, cresce em ritmo mais acelerado que entre homens. A relação de número de casos entre homens e mulheres, que em 1983/1984 era de 16 homens para cada mulher, em 1998 diminuiu para dois homens para uma mulher. Em conseqüência deste fato, o acometimento de mulheres em idade fértil leva também ao aumento da transmissão materno-infantil (TMI), aumentando o número de casos de AIDS em crianças.

Até dezembro de 2003, as mulheres correspondiam a um total de 50% das pessoas HIV-positivas no mundo e a 57% dos casos na população africana. Mais de 12 milhões de crianças africanas encontram-se órfãs por terem perdido suas mães ou ambos os pais, vítimas da AIDS. Vale salientar que a mortalidade na população feminina é maior que na masculina, sobretudo devido ao maior número de diagnóstico tardio em mulheres e à progressão mais rápida da doença neste grupo.

## ■ QUADRO CLÍNICO GERAL: INFECÇÃO PELO HIV × AIDS-DOENÇA

A história natural da infecção pelo HIV pode ser apresentada em três fases distintas:

- infecção aguda;
- fase assintomática;
- fase sintomática.

No momento em que o indivíduo, homem ou mulher, se contamina com o vírus HIV, ele pode apresentar, dentro de cinco dias a três meses (em média duas a quatro semanas), um quadro clínico inespecífico, chamado síndrome retroviral aguda ou fase de soroconversão. Este se caracteriza por uma síndrome *mononucleose-símile*, com sinais e sintomas compatíveis com quadros virais inespecíficos, podendo passar despercebidos. Nessa fase, pode-se encontrar febre, astenia, mialgias, artralgias, cefaléia, faringite, dor retrorbitária, *rash* cutâneo maculopapular e linfadenopatia, a qual é mais evidente, em geral, na segunda semana. Esta fase, caracteristicamente, resolve-se de forma espontânea, e os testes sorológicos para detecção de anticorpos para o HIV são negativos. Sua detecção ocorrerá apenas cerca de três meses após a contaminação, ao que se dá o nome de "janela imunológica". Por conta de o quadro de infecção aguda ser inespecífico e confundível com quadros virais, o diagnóstico da infecção pelo HIV nessa fase é extremamente difícil. É preciso que haja um alto grau de suspeição e, laboratorialmente, a confirmação só pode ser feita precocemente por métodos moleculares, como PCR (reação em cadeia da polimerase), b-DNA ou NASBA, já que a carga viral plasmática é bastante alta nessa fase, ou por detecção de antígeno P24.

Após a fase aguda, segue-se um período de silêncio clínico aparente, que pode durar de oito a 10 anos nos adultos em geral, sendo mais curto nas mulheres, como já foi referido antes. Nessa fase, o indivíduo apresenta pouco ou nenhum sintoma, mas permanece ocorrendo intensa replicação viral. Caso não seja instituído nenhum tratamento, com o passar dos anos e a conseqüente deterioração imunológica ocasionada pelo vírus, ocorrerá evolução para a "AIDS-doença", com o aparecimento de doenças oportunistas, caracterizando a síndrome de imunodeficiência propriamente dita. O período entre a contaminação e o surgimento de sintomas de "AIDS-doença" denomina-se período de progressão.

Atualmente, para definição de casos de AIDS utilizam-se os Critérios de Caracas, criados no Rio de Janeiro, aos quais foram introduzidas modificações com os critérios do CDC (Centro de Controle de Doenças – Atlanta, EUA), sendo então denominados Critérios de CDC-Adaptados (ver Quadro 23.1). Um sistema de pontuação é atribuído a esses critérios e, de acordo com o escore, classifica-se o indivíduo como tendo AIDS ou, caso ele não atinja a pontuação, é denominado soropositivo, ou seja, um paciente HIV-positivo assintomático ou com sintomas inespecíficos de AIDS.

**Quadro 23.1**
■ Definição de caso de AIDS de acordo com critérios de Caracas, Rio de Janeiro – Critérios de CDC-adaptados

Indivíduos maiores de 13 anos, com confirmação sorológica de infecção pelo HIV, que somem 10 ou mais pontos segundo os critérios abaixo:

| Sinais/ Sintomas/ Doenças | Pontos |
|---|---|
| Sarcoma de Kaposi | 10 |
| Tuberculose disseminada/extrapulmonar ou pulmonar não-cavitária | 10 |
| Candidíase oral e/ou leucoplasia pilosa | 5 |
| Tuberculose pulmonar cavitária ou não especificada | 5 |
| Herpes-zoster em indivíduos menores de 60 anos | 5 |
| Disfunção do sistema nervoso central (confusão mental, encefalite), mielite, demência (meningite de qualquer etiologia) | 2 |
| Linfadenopatia maior ou igual a 1cm, em dois ou mais sítios extra-inguinais, por período maior ou igual a 1 mês | 2 |
| Diarréia por período igual ou maior que 1 mês | 2 |
| Febre maior ou igual a 38ºC por período igual ou maior que 1 mês | 2 |
| Caquexia ou perda de peso maior que 10% | 2 |
| Astenia por período igual ou maior que 1 mês | 2 |
| Dermatite persistente | 2 |
| Anemia e/ou linfopenia e/ou trombocitopenia | 2 |
| Tosse persistente ou qualquer tipo de pneumonia | 2 |

## ■ QUADRO CLÍNICO: PECULIARIDADES NA MULHER

É importante destacar algumas peculiaridades clínicas prevalentes em mulheres infectadas pelo HIV.

### Nível de albumina como marcador de sobrevida

Apresenta, quando normal, um valor preditivo médio para sobrevida de três anos, o que, entretanto, não foi encontrado na população feminina.

### Infecções fúngicas

A infecção fúngica mais freqüente é a candidíase vaginal. Embora freqüentemente de difícil tratamento, por vezes incontrolável, ela não se constitui em doença definidora de AIDS. Constitui, no entanto, um forte indicativo para a presença do vírus.

### Infecções parasitárias e bacterianas

Costumam apresentar manifestações clínicas mais exuberantes e são mais freqüentes que nas mulheres soronegativas. As mais freqüentes infecções parasitárias e bacterianas nas mulheres soropositivas são gonorréia, clamídia e tricomoníase.

### Infecções virais

As lesões ulceradas por herpesvírus costumam ser bastante comuns em mulheres infectadas pelo HIV e, em geral, respondem muito menos aos tratamentos antivirais específicos, em comparação às mulheres não infectadas pelo HIV.

Com freqüência, necessitam de posologia mais reforçada com doses mais altas ou tempo de uso das medicações mais prolongado. Além disso, como se trata de duas epidemias superpostas, pacientes com lesões herpéticas têm maior risco de transmitir o HIV.

Quanto ao molusco contagioso, a apresentação clínica costuma ser mais exuberante na mulher soropositiva.

Em relação à infecção pelo papiloma vírus humano (HPV), é mais freqüente nas mulheres infectadas pelo HIV, sendo comum a presença de condilomas e neoplasias cervicais. As lesões "pré-cancerosas" também se apresentam com percentual maior. Vale salientar que a recorrência de tais lesões é mais comum após o tratamento nas mulheres co-infectadas pelo HIV. Por isso, em tais mulheres, o seguimento com exames de prevenção do câncer de colo uterino deve ser executado em intervalos menores que em mulheres HIV-negativas (seis meses para mulheres HIV-positivas e metade do período recomendado para as soronegativas).

Deve ser lembrado que a presença de câncer de colo uterino confirmado é considerada critério definidor de AIDS-doença.

### Doença inflamatória pélvica

Mais comum e mais agressiva na mulher soropositiva, pode tornar-se uma doença crônica, prejudicando significativamente a qualidade de vida da mulher.

## Distúrbios menstruais

Os distúrbios menstruais também são mais comuns em mulheres infectadas pelo HIV e podem ter várias características. Tanto se podem encontrar irregularidades como atraso menstrual, aumento ou diminuição do fluxo. Tais alterações têm associação direta com a queda do número de linfócitos T CD4, o que ocorre com a progressão da doença.

## Sarcoma de Kaposi

Esta neoplasia, que tem ligação biológica estreita com o herpesvírus tipo 8, é rara na mulher. Ela é encontrada, sobretudo, na população de homossexuais masculinos infectados pelo HIV.

## Outras situações

Os tumores relacionados à AIDS são os já mencionados sarcoma de Kaposi e câncer de colo uterino, além do linfoma de Hodgkin primário.

Embora relatos de casos tenham sido publicados com evolução desfavorável de câncer de mama na mulher soropositiva, não existem evidências comprovadas. Aqui também é provável que a superposição de duas doenças e de um tratamento imunossupressor provoque tal viés de informação.

# ■ CONTRACEPÇÃO NA MULHER HIV-POSITIVA

A contracepção, neste caso, deve visar não apenas à eficácia de evitar uma gravidez, como também à proteção ao parceiro e minimizar as complicações para as mulheres.

Os métodos de barreira, ou seja, os preservativos, tanto masculinos como o feminino, são sempre indicados, mesmo nos casais em que ambos são soropositivos. Quando bem empregados, preenchem os requisitos descritos anteriormente.

Os contraceptivos hormonais (orais ou injetáveis) podem ser prescritos, mas não se deve esquecer que eles podem aumentar a população viral do HIV na cérvice. Lembrar que, além disso, o uso de alguns anti-retrovirais interfere no metabolismo dos anticoncepcionais, diminuindo sua eficácia. Além disso, tanto a contracepção hormonal como a esterilização cirúrgica definitiva (ligadura tubária ou vasectomia), apesar de serem métodos contraceptivos eficazes, não protegem contra DST/HIV, devendo sempre ser combinadas com métodos de barreira (condom masculino ou feminino).

# PARTE V

## Planejamento Familiar

# Capítulo 24

# Planejamento Familiar

Luiz Carlos Santos
Sônia Regina Figueiredo
Vilma Guimarães

## ■ INTRODUÇÃO

O planejamento familiar é uma ação de saúde que tem por princípio levar aos casais informações sobre saúde reprodutiva, com o fornecimento dos métodos anticoncepcionais adequados para que possam, voluntária e conscientemente, decidir quantos filhos desejam ter, deixando um espaçamento ideal entre as gestações.

O planejamento familiar começou a fazer parte dos programas políticos de saúde no Brasil em 1983, com o Programa de Assistência Integral à Saúde da Mulher (PAISM).

Além da contracepção, o planejamento familiar ainda evita a gravidez de alto risco, diminui os índices de aborto criminoso, orienta os casais estéreis e é uma oportunidade para a prevenção do câncer ginecológico.

Em termos educacionais, é importante discutir com os casais as noções básicas de anatomia e fisiologia dos órgãos sexuais, o conceito de paternidade responsável, as informações sobre os métodos anticoncepcionais existentes, suas indicações e contra-indicações, além de enfatizar a importância do aleitamento materno, deixando os casais decidirem livremente sobre o método anticoncepcional de sua preferência.

Entre os principais métodos contraceptivos a serem apresentados, destacam-se:

- Métodos naturais.
- Lactância-amenorréia (LAM).
- Anticoncepcional hormonal oral.
- Injetáveis.
- Métodos de barreira.
- Dispositivo intra-uterino.
- Métodos definitivos.

## ■ MÉTODOS NATURAIS

Têm a desvantagem de índices de falha considerados altos, ocorrendo cerca de 25 gravidezes por 100 mulheres/ano. Baseiam-se na abstinência periódica durante o ciclo menstrual, evitando atividade sexual nos dias considerados férteis, estimados por diversos métodos:

- *Calendário*: método descrito por Ogino e Knauss, que se baseia na estimativa da previsão da data da ovulação. É necessário conhecer previamente os períodos menstruais da paciente por pelo menos seis meses, quando se verifica o período menstrual mais longo e o mais curto. O método determina abstinência sexual no intervalo de dias calculado, subtraindo-se 18 dias do período mais curto e 11 dias do ciclo mais longo.
- *Temperatura basal*: depende da variação da temperatura corporal basal determinada pela progesterona, na segunda fase do ciclo menstrual, ocasionando aumento da temperatura em repouso de 0,3 a 0,5°C.
- *Muco cervical*: descrito em 1964 pelo casal Billings, da Austrália, baseia-se no aumento da quantidade do muco cervical presente na vagina no período fértil, no meio do ciclo.
- *Sintotérmico*: baseia-se na combinação dos três métodos acima e ainda na percepção, por algumas mulheres, da dor da ovulação (*mittelschmerz*) para determinação do período fértil.

## ■ LACTAÇÃO-AMENORRÉIA

Método que utiliza a amenorréia causada pelo aleitamento como contraceptivo. Quando a criança suga a aréola, há liberação de prolactina e inibição de FSH e LH, não ocorrendo, portanto, ovulação.

Baseia-se em três critérios fundamentais: a mãe deve amamentar exclusivamente, não deve ter havido retorno dos períodos menstruais, e só pode ser utilizado até o sexto mês pós-parto. Se qualquer desses critérios deixar de ser cumprido, outro método deve ser introduzido e a LAM deve ser abandonada.

Quando seguida com critério, a LAM tem eficácia de 98%.

## ■ ANTICONCEPCIONAL HORMONAL ORAL

Consiste na associação de estrogênio e progesterona, utilizados por via oral, com a finalidade de suprimir a ovulação. Existem três formas de apresentação disponíveis atualmente, quais sejam, as pílulas *monofásicas*, com a mesma dosagem dos dois componentes em todas as pílulas, *bifásicas* e *trifásicas*, com dosagens diferenciadas, tentando mimetizar a esteroidogênese ovariana. O estrogênio utilizado é o etinilestradiol (15 a 30μg) e como progestágeno estão disponíveis o levonorgestrel (0,15μg), o desogestrel (150μg) e o gestodene (75μg e 60μg), principalmente. Estas são as características dos anticoncepcionais de baixa dosagem, que devem ser utilizados preferencialmente, devido à menor possibilidade de efeitos colaterais; no entanto, ainda estão disponíveis no mercado os preparados de alta dosagem com 50mg de etinilestradiol e 0,25 a 0,5mg de levonorgestrel (uso contra-indicado).

Os comprimidos devem ser iniciados, na primeira cartela, no primeiro dia da menstruação, e devem ser ingeridos preferencialmente no mesmo horário, por 21 dias. Nova cartela deve ser iniciada após sete dias de pausa, e assim sucessivamente.

Apresentam algumas contra-indicações, como a existência ou suspeita de neoplasias hormônio-dependentes, história de doença tromboembólica, hipertensão arterial grave, diabetes insulino-dependente, doenças cardiovasculares, lúpus eritematoso sistêmico e sangramento uterino de causa não esclarecida.

## Quadro 24.1
■ Pílulas anticoncepcionais indicadas para uso clínico

| Monofásicas | | | | | | | | Bifásica | Trifásica | | | |
|---|---|---|---|---|---|---|---|---|---|---|---|---|
| EE 30mg Levonorgestrel 150mg | EE 30mg Desogestrel 150mg | EE 20mg Gestodene 150mg | EE 20mg Desogestrel 150mg | EE 15mg Gestodene 75mg e Gestodene 60mg | (Situações especiais) EE 35mg Ciproterona 2mg | EE 37,5mg Linestrenol 75mg | | EE 40mg Desogestrel 25mg | EE 30mg Levonorgestrel 50mg | EE 35mg Noretindrona 500mg | | > 7 dias |
| | | | | | | | | EE 30mg Desogestrel 125mg | Levonorgestrel 75mg | EE 35mg Noretindrona 750mg | | > 7 dias |
| | | | | | | | | | EE 30mg Levonorgestrel 125mg | EE 35mg Noretindrona 4.000mg | | > 7 dias |
| Microvilar | Microdiol | Minulet | Mercilon | Harmonet | Diane 35 | Ovoresta (22 comprimidos) | | Garcial (22 comprimidos) | Triquilar | Trinovum | | |
| Nordete | Neociclo | Gynera | Femina | Feniane | Selene | | | | Trinordiol | | | |
| Nociclin | Primera 30 | | Primera 20 | Diminut | | | | | Levordiol (28 comprimidos) | | | |
| Ciclon | | | | Micropil | | | | | | | | |
| Gestrelan | | | | Adoless | | | | | | | | |
| Ciclo 21 | | | | | | | | | | | | |
| Levogem | | | | | | | | | | | | |
| Início: 5º dia | Início: 1º dia | Início: 1º dia | Início: 1º dia | Início: 1º dia | Início: 1º dia | Início: 1º dia | | Início: 1º dia | Início: 5º dia | Início: 5º dia | | |
| Pausa: 7 dias | Pausa: 7 dias | Pausa: 7 dias | Pausa: 7 dias | Pausa: 7 dias | Pausa: 7 dias | Pausa: 6 dias | | Pausa: 6 dias | Pausa: 7 dias Levordiol sem pausa | Pausa: 7 dias | | |

Têm também efeitos benéficos desejáveis, como melhora da dismenorréia e da tensão pré-menstrual, regulam os ciclos menstruais, diminuem o risco de doença inflamatória pélvica e gravidez ectópica, promovem regressão de cistos funcionais ovarianos e protegem contra câncer de ovário e endométrio, entre outros.

São altamente eficazes, com índice de falha teórico de 0,1% (ver Quadro 24.1).

## ■ INJETÁVEIS
### Mensais ou trimestrais

O método *mensal* contém estrogênio e progesterona para aplicação intramuscular profunda. O progestágeno (acetato de medroxiprogesterona 25mg; enantato de noretisterona 40mg; aceto-fenido de diidroxiprogesterona 150mg) é o responsável pelo efeito anovulatório, sendo o estrogênio acrescentado para maior regularidade do ciclo. Têm vantagens interessantes, como a presença de estrogênios naturais (enantato de estradiol 5 a 10mg; valerato de estradiol 5mg), sem os efeitos metabólicos dos semi-sintéticos e a ausência da primeira passagem hepática, que permite a disponibilidade de doses reais dos esteróides. Apresentam alguns efeitos colaterais, como mastalgia e aumento de peso. São muito eficazes, apresentando índices de falha muito baixos.

Os métodos *trimestrais* são exclusivamente à base de progestogênios, sendo utilizado o acetato de medroxiprogesterona (AMP) de depósito. A dose é de 150mg a cada 90 dias. O AMP constitui-se em potente anovulatório, suprimindo o pico de LH, além de tornar o muco cervical espesso e o endométrio hipotrófico. A primeira injeção deve ser feita até o sétimo dia da menstruação, no pós-parto imediato, se não houver lactação ou, nas lactantes, após seis semanas do parto. Tem alta eficácia, com falha de 0,3 gestação por 100 mulheres/ano, e não apresenta os efeitos colaterais nem as contra-indicações associadas ao estrogênio. Alterações importantes do ciclo menstrual constituem o efeito colateral mais comum (principalmente *spottings* e amenorréia), levando muitas usuárias à descontinuação do método. Efeitos benéficos não-contraceptivos incluem a melhora da endometriose, da anemia ferropriva e prevenção de DIPA.

## ■ MÉTODOS DE BARREIRA

Impedem a gravidez porque não permitem a ascensão dos espermatozóides. Atualmente, voltaram a ser mais utilizados em virtude das DST, principalmente a AIDS.

- *Camisinha ou condom*: envoltório de látex para o pênis. A eficácia depende diretamente do uso correto. Deve ser colocado com o pênis já ereto, retirando-se o ar da bolsa na extremidade. O pênis deve ser retirado logo após a ejaculação, tomando-se o cuidado de segurar a extremidade inferior para evitar que o esperma se exteriorize. Tem custo elevado porque é de uso freqüente.
- *Condom feminino*: de poliuretano, consiste em um cilindro com um aro que se adapta ao colo uterino, cobrindo toda a vagina e parte da vulva. Pode ser colocado algum tempo antes da relação e proporciona à mulher o controle de seu uso.
- *Diafragma*: dispositivo circular de borracha que a paciente aprende a colocar na vagina. Cobre o colo uterino, protegendo o orifício cervical e impedindo que os espermatozóides penetrem. Tem melhores resultados quando associado à geléia espermaticida. Pode ser colocado até seis horas antes do coito, e deve ser retirado após oito horas. O uso contínuo tem sido proposto em alguns estudos, retirando-se o diafragma para higiene no intervalo preconizado de oito horas e recolocando-o a seguir. Descreve-se uma falha de 2 a 4 gestações por 100 mulheres/ano.

## DISPOSITIVOS INTRA-UTERINOS

Existem modelos inertes, atualmente pouco usados, e modelos medicados com cobre ou progestogênios. Os modelos mais utilizados são o DIU T de cobre 380, o Multiload 375 e, mais recentemente, o DIU de levonorgestrel 20.

Têm como mecanismos de ação a reação de tipo corpo estranho que determina no endométrio e a ação espermaticida exercida pelos íons de cobre. O cobre interfere na vitalidade e na motilidade dos espermatozóides, além de diminuir a sobrevida do óvulo no trato genital. Os DIU hormonais têm ainda os efeitos benéficos dos progestágenos, que diminuem o sangramento genital.

Quanto à antiga discussão se o método é ou não abortivo, a conclusão do comitê científico da OMS foi de que é improvável que a ação anticoncepcional dos DIU seja a de interferir com a implantação, sendo o principal mecanismo a redução da vitalidade dos gametas, reduzindo as probabilidades de fertilização.

Os DIU atuais têm eficácia muito elevada, variando de 0,5 a 0,7 gravidez por 100 mulheres/ano.

Os critérios de elegibilidade mais importantes são a história menstrual, na qual se devem avaliar o volume menstrual da paciente, evitando inserir DIU nas pacientes com sangramento menstrual abundante, e o risco de contrair uma DST, contra-indicando o DIU nas mulheres com vários parceiros sexuais, mas sendo ideal para o casal monogâmico.

Devem ser contra-indicados nas pacientes com cervicite purulenta, na vigência de sangramento genital não esclarecido, se houver antecedentes pessoais de doença inflamatória pélvica, na presença de câncer cervical, endometrial, ovariano ou coriocarcinoma, e se existirem alterações anatômicas do útero.

Podem ser inseridos em qualquer época do período menstrual, desde que se tenha certeza da ausência de gestação; no entanto, o melhor momento seria durante a menstruação, em virtude de se encontrar entreaberto o orifício cervical. Deve-se reavaliar a paciente depois da menstruação seguinte, e então a cada ano, verificando-se, pelo exame clínico, a posição dos fios. Ultra-sonografia geralmente não é necessária, devendo ser reservada para os casos com fios muito longos ou na ausência dos fios. As pacientes também devem ser orientadas a palpar os fios do DIU na vagina depois de cada menstruação, para detectar seu desaparecimento ou aumento significativo de comprimento.

Entre as complicações dos DIU estão as expulsões, mais comuns nos primeiros três meses de uso (a taxa varia entre 1% e 10%), as infecções pélvicas (o risco de DIPA restringe-se às três primeiras semanas que se seguem à inserção) e os sangramentos aumentados, que são a maior causa de descontinuidade do método.

Se ocorrer gestação com o uso do DIU, a conduta será a retirada do artefato, se possível (fios visíveis), devido ao risco de abortamento séptico.

## MÉTODOS DEFINITIVOS

Consistem nos métodos cirúrgicos, sendo exemplificados pela ligadura tubária e a vasectomia.

Atualmente, existe legislação federal regulamentando sua prática. É permitida ligadura tubária ou vasectomia voluntária se a paciente tem 25 anos ou dois filhos vivos, desde que tenham sido oferecidos ao casal todos os métodos reversíveis. O procedimento, entretanto, não pode ser realizado durante o ciclo gravidopuerperal, devendo existir um intervalo mínimo de 60 dias entre a manifestação da vontade e o ato operatório.

A ligadura tubária é mais freqüentemente realizada utilizando-se o método de Pomeroy, que tem índice de falha contraceptiva de 0,3/100 mulheres/ano.

A vasectomia, uma vez estabelecida a azoospermia, oferece segurança contraceptiva muito grande, só ocorrendo falhas em 0,1 a 0,15 paciente/ano.

Todos os pacientes a serem submetidos a procedimento cirúrgico para contracepção definitiva devem ser aconselhados quanto à natureza da cirurgia e sua eficácia, enfatizando-se os índices de falhas, complicações e possibilidade de reversão. É importante a participação do casal na decisão pela esterilização. Cerca de 2% das mulheres em um estudo norte-americano se arrependeram da ligadura após um ano, porém esta taxa é ainda maior em estudos nacionais, devido, principalmente, à falta de critérios bem definidos para ligadura tubária. Os principais fatores que levaram ao arrependimento foram: idade inferior a 30 anos, esterilização feita durante uma cesárea e troca de parceiro.

A possibilidade de reversão vai depender da técnica utilizada na cirurgia, sendo baixa quando se utilizou a eletrocoagulação e maior com o uso de clipes, anéis e pela técnica de Pomeroy.

# Capítulo 25

# Planejamento Familiar em Situações Especiais

Luiz Carlos Santos
Sônia Regina Figueiredo
Vilma Guimarães

## ■ ALEITAMENTO

A contracepção assume especial relevância no puerpério, uma vez que o espaçamento das gestações representa uma medida eficaz de redução da mortalidade materna e, inclusive, da mortalidade infantil. A recomendação atual é de um intervalo mínimo de dois anos entre um parto e outro. Diversos estudos evidenciam que um intervalo interpartal maior que dois anos contribui para evitar as gestações de alto risco e aumenta a chance de sobrevivência das crianças nascidas tanto no parto precedente como no seguinte.

O aleitamento materno tem-se tornado uma prática mais freqüente nos últimos anos, conquanto o percentual de mães que amamentam exclusivamente seus filhos ainda não seja tão elevado. As diversas vantagens do aleitamento para o binômio mãe-criança estão bem estabelecidas, devendo-se recomendar aleitamento exclusivo nos quatro a seis primeiros meses, mantendo-se o aleitamento a par da introdução de outros alimentos até o segundo ano de vida.

Assim, a decisão sobre planejamento familiar durante a lactação deve considerar métodos que não interfiram com esse processo e que não apresentem efeitos deletérios para o lactente. Lembrar que a amamentação *é sempre prioridade*, devendo sempre ser encorajada, e que nenhum método escolhido deve afetar a quantidade e a qualidade do leite. Outro aspecto importante consiste em aproveitar todas as oportunidades durante o pré-natal e a assistência ao parto para orientar as mulheres quanto aos diversos métodos contraceptivos, reforçando a importância do aleitamento materno, inclusive a possibilidade de adoção do método da lactação-amenorréia. A consulta de revisão puerperal constitui outra oportunidade importante para informação e acesso a esses métodos, e os serviços de saúde devem ser estruturados de modo a garantir esse acesso a todas as mulheres atendidas em seu programa de planejamento familiar.

A FEBRASGO (Federação Brasileira de Ginecologia e Obstetrícia), em seu *Manual de Planejamento Familiar*, classifica os métodos contraceptivos que podem ser oferecidos nessa fase como *de primeira escolha, de segunda escolha* e *de terceira escolha,* conforme apresentaremos a seguir.

## MÉTODOS DE PRIMEIRA ESCOLHA

### Métodos de barreira

Incluem o diafragma, o condom masculino, o condom feminino e os espermicidas. Todos eles, mas especialmente o condom masculino, protegem contra DST e assumem especial interesse na prevenção da transmissão do HIV. São métodos que não afetam o aleitamento e, nessa fase, são bastante eficazes, desde que utilizados corretamente em todas as relações sexuais.

Algumas peculiaridades devem ser discutidas. O diafragma só deve ser utilizado depois de seis semanas do parto, quando exige inclusive uma nova medida para as antigas usuárias. Deve-se aguardar esse período para que se complete o retorno da anatomia feminina ao estado não-gravídico, permitindo a correta adaptação do diafragma.

Em relação ao condom, atentar para a necessidade de lubrificantes, uma vez que a lubrificação natural da vagina em geral está diminuída nas lactantes, devido ao bloqueio do eixo hipotálamo-hipófise-ovário. Devem ser preferidos os condons lubrificados e, se necessário, acrescentam-se substâncias lubrificantes à base de água, como o K-Y-Gel (outros lubrificantes, como óleos e vaselina, são prejudiciais porque afetam o látex e aumentam o risco de ruptura dos preservativos).

Geléias espermicidas são geralmente utilizadas junto com outros métodos, como o diafragma, e na maioria dos casos não está indicado seu uso isolado.

### Métodos definitivos

#### LIGADURA TUBÁRIA

O método em si não é contra-indicado e, evidentemente, não afeta a amamentação, podendo ser facilmente realizado no pós-parto pela minilaparotomia periumbilical (idealmente), ou durante a cesariana (menos aconselhável). O procedimento deve ser realizado até 48 a 72 horas depois do parto normal, com mãe e recém-nascido em condições satisfatórias bem estabelecidas. Qualquer técnica pode ser utilizada, sendo mais freqüente em nosso meio a de Pomeroy, com fio absorvível.

O grande problema é que o risco de arrependimento é comprovadamente maior para a ligadura realizada nesse período, em relação à ligadura de intervalo, e o método deve sempre ser indicado como definitivo. De fato, a possibilidade de reversão bem-sucedida é bastante baixa e, na maior parte dos casos, acabam sendo indicados procedimentos de fertilização assistida como única alternativa de se obter uma nova gravidez.

Outra grave distorção, muito comum no Brasil, diz respeito às ligaduras realizadas durante a cesariana, em que o tempo para avaliar o estado de saúde do recém-nascido é muito pequeno e, além disso, o procedimento acaba por constituir indicação de cesáreas desnecessárias, com a única finalidade de efetuar a esterilização feminina.

Nesse sentido, legislação recente proíbe a ligadura tubária no puerpério, até seis semanas depois do parto, exceto nos casos de risco materno comprovado e por ocasião da terceira cesárea.

## VASECTOMIA

O procedimento, realizado ambulatorialmente, é simples, rápido, seguro e eficaz, porém apresenta os mesmos problemas de arrependimento que a ligadura tubária. Bem indicada, sobretudo em casais maduros, com prole definida, constitui um excelente método. Cumpre salientar que são necessárias 15 a 20 ejaculações até se atingir a azoospermia e, se as mulheres estiverem em lactação-amenorréia, correrão risco muito baixo de engravidar nesse período.

## ■ MÉTODOS DE SEGUNDA ESCOLHA

### Métodos hormonais só de progesterona

Incluem tanto as minipílulas (anticoncepcional oral com progesterona isolada, levonorgestrel e acetato de noretisterona ou noretindrona) como a progesterona injetável (acetato de medroxiprogesterona) e os implantes (Norplant). Estudos bem conduzidos têm demonstrado que a progesterona isolada não afeta a amamentação, a quantidade e a qualidade do leite materno e também não apresenta efeito no crescimento e desenvolvimento do concepto. Apesar disso, como uma pequena fração do hormônio passa para o leite materno, e portanto para o lactente, sugere-se que a progesterona não seja usada antes de seis semanas de vida, especialmente em prematuros, devido à imaturidade do sistema hepático do recém-nascido.

As minipílulas são menos eficazes que as pílulas combinadas (eficácia em torno de 95%), porém tornam-se muito eficazes quando associadas à lactação e, em especial, ao LAM. A injeção de acetato de medroxiprogesterona pode ser administrada já na maternidade (recém-nascido de termo em boas condições) e repetida a cada três meses (150mg IM), com a vantagem de que a amenorréia induzida pelo método dificilmente irá incomodar a mulher nessa fase. Além disso, o método é extremamente eficaz e pode ser continuado mesmo depois do término da amamentação. A mesma observação é válida para os implantes.

### Métodos comportamentais (tabela, billings, temperatura basal, sintotérmico)

Enquadram-se entre métodos de segunda escolha porque, apesar de não interferirem com o aleitamento, são geralmente inviáveis nesse período, marcado pela anovulação e amenorréia. Não há ciclos menstruais, impedindo a determinação do período fértil para a tabela, e também estão ausentes os sinais de ovulação necessários para os outros métodos. A fertilidade está naturalmente diminuída nas pacientes que cumprem os critérios do LAM, cuja eficácia é, na verdade, maior que a dos métodos comportamentais.

## ■ MÉTODOS DE TERCEIRA ESCOLHA

### Anticoncepcionais hormonais combinados

Não devem ser prescritos a mulheres que estejam amamentando (mesmo depois de seis meses e quando não estão mais presentes todos os critérios de LAM), uma vez que o estrogênio, tanto do anticoncepcional oral como injetável, exerce efeito deletério sobre a amamentação, reduzindo a quantidade de leite. Deve-se preferir o anticoncepcional de progesterona isolada sempre que a mulher desejar usar um método hormonal.

## ADOLESCÊNCIA

Com o início cada vez mais precoce da atividade sexual pelos jovens de todos os estratos sociais, a preocupação com contracepção deve integrar qualquer programa de atenção à saúde do adolescente. Falamos de contracepção, e não de planejamento familiar, porque dificilmente o adolescente estará planejando uma família; sua necessidade imediata é mesmo de contracepção. Outro aspecto importante decorrente dessa precocidade no início da vida sexual diz respeito ao risco de DST e AIDS, preocupante, sobretudo, porque a maioria das relações é desprotegida e a multiplicidade de parceiros pode ser freqüente.

Milhões de gestações em adolescentes ocorrem anualmente em todo o mundo. Apesar de o risco biológico ser relativamente baixo, uma vez que as adolescentes que engravidam são em geral saudáveis, o ônus de uma gestação não-planejada nessa faixa etária é imenso, tanto do ponto de vista social como econômico, sobrevindo riscos até mesmo para as crianças filhas de mães adolescentes. Adolescentes grávidas em geral interrompem seus estudos e acabam por se afastar do mercado de trabalho, autoperpetuando um círculo vicioso de pobreza e perda de oportunidades.

Tanto a informação como o acesso aos métodos contraceptivos é importante, porém o grande desafio é incorporar esses conceitos ao cotidiano adolescente, tentando fazer com que o próprio jovem "assuma" a responsabilidade pela contracepção. Nessa fase de conflitos, o desejo inconsciente de engravidar, além dos resquícios do pensamento mágico infantil ("nunca vai acontecer comigo"), pode levar à "sabotagem", consciente ou inconsciente, dos métodos anticoncepcionais.

De qualquer maneira, nenhum método deve ser imposto, devendo-se esclarecer a adolescente, apontar efeitos benéficos, vantagens e desvantagens, e deixar a escolha definitiva a seu critério. O conceito de "dupla proteção" deve ser trabalhado, ressaltando-se a necessidade do uso do condom para prevenir DST e AIDS, independente do método anticoncepcional adotado.

### Anticoncepcionais hormonais orais combinados

Praticamente não existem contra-indicações ao uso de pílulas anticoncepcionais combinadas na adolescência, motivo pelo qual, ao lado da eficácia elevada (quando usadas corretamente), a contracepção hormonal oral representa o método mais popular entre as adolescentes de todo o mundo.

Os anticoncepcionais orais combinados previnem a ovulação por meio da inibição da liberação do GnRH, levando à inibição do FSH e do LH. Outros mecanismos secundários incluem as alterações produzidas pela progesterona como espessamento do muco cervical, atrofia endometrial e redução da motilidade tubária.

Devem ser respeitadas as contra-indicações absolutas, dificilmente encontradas nessa faixa etária. As pílulas prescritas devem ser as de baixa dosagem (15, 20 ou 30µg de etinilestradiol), monofásicas, orientando-se rigorosamente quanto à importância de se ingerir diariamente e aproximadamente na mesma hora cada comprimido.

A importância do uso correto deve ser ressaltada, porque é justamente entre as adolescentes que se observam os mais elevados índices de falha (até 10%) e de descontinuação do método. Mesmo assim, não há justificativa para se prescrever outro tipo de pílula, como os preparados de alta dosagem, uma vez que as usuárias provavelmente prosseguirão o método por muitos anos.

Efeitos deletérios, como tromboembolismo, doença cardiovascular e hipertensão, dificilmente ocorrerão na adolescência, sendo o risco virtualmente inexistente. Os efeitos benéficos devem, todavia, ser ressaltados: redução da incidência de câncer de ovário e de endométrio, do risco de DIPA, prevenção de anemia, tratamento dos ovários policísticos e diversos outros, além da eficácia elevada.

A tolerabilidade em geral é excelente, e o ganho ponderal não é significativo com os preparados de baixa dosagem. Ao contrário da crença popular, alimentada por muitos profissionais de saúde, não há necessidade de "pausa para descanso". Diversos estudos já comprovaram também que a pílula não interfere na maturação do eixo hipotálamo-hipófise-ovário e não acarreta soldadura precoce das epífises ósseas (esta última só se observa com doses elevadas de estrógenos e progesterona, infinitamente superiores ao conteúdo das pílulas modernas).

## Minipílulas

Pode ser utilizada nas pacientes com contra-indicação ao estrogênio (como, por exemplo, doenças cardíacas, portadoras de prótese valvar). A eficácia é menor, com até 5% de falhas (gestações por 100 mulheres-ano). Podem ser utilizados os preparados contendo levonorgestrel (30mg) ou acetato de noretindrona (0,35mg). O maior inconveniente é representado pelas alterações menstruais, principalmente amenorréia e *spottings*, que podem preocupar a adolescente. O uso deve ser evitado em adolescentes com história de prenhez ectópica, porque o método pode não ser eficaz para prevenir gestações extra-uterinas.

## Anticoncepcionais hormonais injetáveis

- *Mensais*: são preferidos por algumas adolescentes, porque a possibilidade de esquecimento é minimizada, e assim aumenta a eficácia. O mecanismo de ação é semelhante ao da pílula, porém irregularidade menstrual pode ocorrer, principalmente o encurtamento dos ciclos. Estão disponíveis diversas associações, sendo as mais populares as combinações do enantato de estradiol (10mg) com acetofenido de diidroprogesterona (150mg) e do valerato de estradiol (5mg) com enantato de noretisterona (50mg).
- *Trimestrais*: o uso do AMP (acetato de medroxiprogesterona), em doses de 150mg repetidas a cada três meses, constitui um método extremamente eficaz que, no entanto, é pouco aceito pelas adolescentes, em decorrência das profundas alterações menstruais (amenorréia e *spottings* em cerca de 70% dos casos no primeiro ano). A reversibilidade também é mais demorada. Existem diversos efeitos benéficos documentados, porém o método é mais utilizado em situações como anemia falciforme, lactação, cardiopatias valvares e outras contra-indicações ao estrogênio. Também pode ser utilizado em pacientes com distúrbios psiquiátricos que não conseguem usar outros métodos.

## Métodos de barreira

O uso do condom, tanto masculino como feminino, deve ser sempre encorajado dentro do conceito de "dupla proteção" (prevenção tanto de gravidez como de DST e AIDS). O método é virtualmente desprovido de efeitos colaterais e, se usado corretamente em todas as relações (evitar o erro comum de usar somente no período fértil), apresenta eficácia elevada. O custo do método, aumentado pela necessidade de compra de vários preservativos, pode ser um fator limitante para o uso na adolescência, contornado por meio da distribuição gratuita pelos serviços de saúde. A dificuldade de negociar o uso do condom com o parceiro, em geral também adolescente, por sua vez, pode favorecer a alternativa do uso do condom feminino.

Também não há contra-indicações para o uso do diafragma, e não se deve achar que, por ser adolescente, haverá maior dificuldade em seu uso. Na verdade, algumas jovens poderão rejeitar o método, e adolescentes com atividades sexuais freqüentes, ambivalentes sobre a gravidez e com história prévia de falha contraceptiva são de alto risco para gestação, devendo-se evitar o diafragma nessas circunstâncias. Por outro lado, adolescentes maduras, motivadas e que aprovem o método podem usá-lo sem restrição (sobretudo associado ao condom, garantindo maior eficácia).

Espermicidas não estão indicados como método isolado, e sim em associação com os outros métodos de barreira.

## Métodos comportamentais (tabela, temperatura basal, billings, sintotérmico)

Teoricamente poderiam ser usados por adolescentes com ciclos regulares, porém, mesmo nesses casos, o percentual de falhas é muito elevado. Além disso, dificilmente a maioria das adolescentes irá programar suas relações sexuais, que em geral acontecem casualmente, podendo não coincidir de maneira alguma com o período não-fértil. Não são aconselhados para uso na adolescência pela maioria dos autores.

## Métodos definitivos (ligadura tubária)

Por motivos óbvios (pacientes muito jovens, sem prole definida), a ligadura tubária é contra-indicada para a grande maioria das adolescentes, salvo se existirem razões médicas, com suporte legal (doenças graves que ameacem a vida, retardo mental acentuado com exposição à gravidez por estupro etc.).

## OUTRAS ALTERNATIVAS

- *Abstinência*: adiar o início da atividade sexual pode ser sugerido e encorajado para a adolescente, sobretudo para as muito jovens, porém não há evidências demonstrando que esse aconselhamento seja eficaz em termos de prevenção de gestações indesejadas.
- *Sexo não-coital* (masturbação, sexo oral etc.): o assunto deve ser, pelo menos, discutido com os adolescentes.

## Contracepção de emergência

Deve ser garantida a todas as adolescentes que têm atividade sexual sem proteção e procuram o serviço de saúde em tempo hábil, conforme será discutido em tópico específico mais adiante.

## ■ CLIMATÉRIO

Apesar da diminuição progressiva da fertilidade com a idade, o risco de engravidar ainda está presente no climatério, sobretudo nas mulheres mais jovens, com ciclos menstruais regulares e função ovulatória preservada. A contracepção reveste-se, portanto, de grande importância nessa faixa etária, principalmente porque as gestações depois dos 35 anos constituem, em geral, situações de risco aumentado, verificando-se o incremento da morbimortalidade materna (hipertensão, diabetes, cardiopatia) e, ainda, de anomalias fetais e mortalidade perinatal. Por outro lado, apesar de alguns métodos apresentarem contra-indicações, porque podem acarretar prejuízos ao organismo feminino, a maioria das opções contraceptivas é bastante eficaz.

A recomendação atual é a de que, sempre que a contracepção for necessária, deve ser iniciada com um método adequado, de acordo com a escolha da paciente após informação, e mantida até a menopausa (um ano ou mais de amenorréia).

## Anticoncepcionais hormonais orais combinados (ACHO)

Podem ser utilizados depois dos 35 anos e até a menopausa, desde que não exista qualquer contra-indicação a seu uso. Além das contra-indicações absolutas (câncer de mama, outras neoplasias hormônios-dependentes, tromboembolismo, doença coronariana e cerebrovascular, sangramento uterino anormal não diagnosticado e gravidez), o tabagismo representa uma contra-indicação importante, assim como os fatores de risco para doença cardiovascular e tromboembolismo (hipertensão, diabetes, obesidade e hiperlipidemia).

Devem ser preferidos os anticoncepcionais hormonais de quarta geração, com gestodene ou desogestrel e baixa dose de etinilestradiol (15, 20 ou 30µg), que não alteram o metabolismo das lipoproteínas e têm baixo risco de tromboembolismo e complicações cardiovasculares.

Alguns efeitos benéficos dos anticoncepcionais hormonais no climatério incluem alívio dos sintomas vasomotores, manutenção da massa óssea e prevenção da osteoporose, controle adequado dos ciclos menstruais e redução do risco de câncer de ovário e de endométrio. Não há aumento da incidência de câncer de mama e de vulva, e o discreto acréscimo do câncer de colo uterino pode estar ligado a outros fatores que causam confusão, como o rastreamento mais freqüente e padrões de risco de atividade sexual.

## Minipílulas

Também podem ser utilizadas, inclusive em mulheres com contra-indicação ao estrogênio, promovendo alteração metabólica mínima e contribuindo para a manutenção da massa óssea. Apesar da menor eficácia em relação ao anticoncepcional hormonal oral combinado, sua efetividade no climatério é elevada, devido à redução da fertilidade nessa faixa etária. Os efeitos do método sobre os ciclos menstruais podem, no entanto, diminuir sua aceitação, porque tanto amenorréia como irregularidade menstrual e *spottings* podem ocorrer. Esses efeitos não apenas preocupam a mulher como podem confundir-se com alterações freqüentes nessa faixa etária, levando à indicação de propedêutica para lesões endometriais, como histeroscopia e curetagem uterina.

## Anticoncepcionais hormonais injetáveis

- *Trimestral*: o uso de AMP (acetato de medroxiprogesterona) pode ser indicado nessa faixa etária, sendo sua vantagem indiscutível a proteção endometrial, porque a progesterona vai se contrapor ao efeito estrogênico isolado, comum nos ciclos anovulatórios característicos do climatério. Pode haver uma redução discreta do HDL-colesterol, porém as alterações metabólicas são mínimas. Uma grande limitação é representada pelas alterações menstruais (amenorréia ocorre em até 70% das pacientes depois de um ano de uso) e pelo ganho de peso, prejudicando a aceitação e a continuidade do método.

- *Mensal*: as combinações disponíveis contêm estrogênios naturais, podendo ser utilizados na mulher climatérica, observando-se as mesmas contra-indicações da pílula combinada. Também apresentam efeito benéfico em termos de manutenção da massa óssea e prevenção da osteoporose.

## Métodos de barreira

A eficácia do condom (tanto masculino como feminino) e do diafragma está aumentada nessa faixa etária, devido ao declínio natural da fertilidade. Constituem, portanto, métodos seguros, inócuos e eficazes, não acarretam alterações sistêmicas e ainda previnem contra DST e AIDS. Algumas peculiaridades de seu uso devem ser destacadas, porque algumas vezes os parceiros das mulheres climatéricas enfrentam problemas de disfunção erétil, o que pode interferir no uso correto do condom. Em relação ao diafragma, deve-se atentar para a possibilidade de alterações da estática pélvica (distopias), dificultando sua correta inserção e posicionamento.

Espermicidas devem ser usados em conjunto com outros métodos. Uma vantagem no climatério é o aumento da lubrificação, que pode estar reduzida como manifestação de depleção estrogênica.

## Métodos comportamentais (tabela, temperatura basal, billings e sintotérmico)

Como a irregularidade menstrual e os ciclos anovulatórios são freqüentes no climatério, torna-se muito difícil seguir qualquer dos métodos comportamentais, salvo nas mulheres que continuam apresentando ciclos regulares, sem alterações menstruais. Mesmo assim, como falhas são freqüentes, em geral não devem ser indicados devido aos riscos potenciais das gestações em idade avançada.

## Métodos definitivos

Tanto ligadura tubária como vasectomia podem ser realizadas quando o casal já tem a prole definida e está seguro de sua decisão de não ter mais filhos. A ligadura tubária pode não ser o método mais adequado na proximidade da menopausa, quando possivelmente é desnecessária e tem maior morbiletalidade em relação aos outros métodos.

## ■ CONTRACEPÇÃO DE EMERGÊNCIA

O termo "contracepção de emergência" diz respeito ao uso de métodos para prevenir a gravidez indesejada depois de relações sexuais desprotegidas. Inicialmente, esses métodos foram preconizados para as mulheres vítimas de estupro, mas paulatinamente sua indicação tem sido estendida para todas as circunstâncias que envolvem o ato sexual sem proteção contraceptiva, independente do motivo da ausência de proteção. Não se deve, todavia, utilizá-los como a única proteção contra a gravidez em mulheres que têm atividade sexual ou estão planejando iniciá-la, porque sua efetividade é menor que a dos métodos convencionais atualmente existentes.

Vários métodos estão disponíveis atualmente, sendo o mais divulgado o método de Yuzpe, com a utilização de pílulas anticoncepcionais em alta dose dentro das primeiras 72 horas que se seguem à relação sexual. Duas alternativas são também efetivas, o uso de levonorgestrel ou a inserção do DIU de cobre.

Neste capítulo, abordaremos as principais indicações e os diversos métodos de contracepção de emergência, com ênfase em seus mecanismos de ação, benefícios, limitações e efeitos colaterais, discutindo ainda a eficácia em termos de prevenção da gravidez.

## POR QUE USAR CONTRACEPÇÃO DE EMERGÊNCIA?

Gestações não-planejadas constituem um sério problema de saúde reprodutiva em todo o mundo, afirmando mesmo alguns autores que se trata de uma endemia, sobretudo nos países em desenvolvimento. Nos EUA, o problema também é de grande magnitude, estimando-se que cerca de 50% de todas as gestações não são planejadas no momento da atividade sexual. A questão fundamental é que grande parte dessas gestações não-planejadas (50% ou mais) termina em abortamentos provocados, o que representa um sério agravo à saúde da mulher, sobretudo em países onde o aborto é ilegal e, portanto, a interrupção da gravidez é feita clandestinamente, podendo resultar até mesmo em morte materna.

Gestações não-planejadas podem resultar da falta de uso ou da falha dos métodos contraceptivos utilizados regularmente (como, por exemplo, ruptura do condom ou esquecimento da pílula). A falta de utilização, por sua vez, pode ocorrer tanto em relações inesperadas ou forçadas no período fértil (como no caso do estupro) como em mulheres ou casais que mantêm atividade sexual regular. De uma maneira ou de outra, a gestação resultante comumente é indesejada, sobrelevando o risco da interrupção provocada.

Ocorrem anualmente nos EUA em torno de 1,9 milhão de gestações não desejadas em decorrência da falta de utilização de métodos contraceptivos e 1,7 milhão em decorrência da falha do método que estava sendo usado, resultando em 1,6 milhão de abortamentos provocados. Infelizmente, inexistem estatísticas confiáveis no Brasil, mas estima-se em torno de 1 milhão o número de abortos provocados por ano.

A contracepção de emergência surgiu como uma alternativa válida para evitar essas gestações não-planejadas e não desejadas desde 1974, com o esquema proposto por Yuzpe utilizando anticoncepcionais hormonais orais combinados. Embora, logicamente, todos os esforços devam ser envidados no sentido da prevenção da gravidez com o uso de métodos contraceptivos confiáveis, a contracepção de emergência também pode ser vista como um método de prevenção primária, ao contrário do aborto, que já seria a prevenção secundária e com efeitos deletérios mais importantes.

Outro aspecto importante é que o contato com a mulher ou o casal que procura contracepção de emergência, bem como a prescrição do método escolhido, representa uma oportunidade importante, dentro do sistema de saúde, de captação para os serviços de planejamento familiar, aproveitando-se a ocasião para orientar a paciente não apenas em relação à anticoncepção, mas também no que se refere às questões gerais de saúde reprodutiva.

## INDICAÇÕES

A contracepção de emergência pode ser prescrita a mulheres que se encontrem em qualquer uma das seguintes situações:

- Vítimas de estupro.
- Relação não-planejada sem proteção.
- Uso incorreto do diafragma.

- Vazamento ou ruptura do condom.
- Esquecimento de várias pílulas.
- Intervalo maior que 16 semanas depois da última injeção de AMP.
- Descumprimento da abstinência durante o uso de tabela.
- Exposição a agentes teratógenos (radiações, vacinas com vírus vivos e drogas) em ciclo com atividade sexual desprotegida.

## CONTRA-INDICAÇÃO

A única contra-indicação realmente existente é a presença de gravidez, porém existem algumas contra-indicações específicas para os estrogênios (p. ex., história de trombose venosa profunda).

## MÉTODOS DISPONÍVEIS

Pode ser utilizado para contracepção de emergência qualquer um dos seguintes métodos:

- Pílula de progesterona:
    - Levonorgestrel – 750µg (preferível).
    - Norgestrel – 75µg.
- Anticoncepcionais hormonais orais (ACHO) combinados:
    - Baixa dose (30 a 35µg de etinilestradiol), ou
    - Alta dose (50µg de etinilestradiol).
- DIU:
    - TCu ("T" de cobre) 380.
    - Multiload 375.
    - DIU de progesterona.
    - Outros métodos (mifepristone, danazol).

## PÍLULAS DE PROGESTERONA

- O uso de levonorgestrel (750mg) ou norgestrel (75mg), na dosagem de um comprimido, repetindo-se com 12 horas, é proposto como alternativa eficaz e segura ao método de Yuzpe, sem os efeitos colaterais estrogênicos.
- O mecanismo de ação é semelhante ao dos anticoncepcionais combinados.
- A incidência de náuseas e vômitos é significativamente menor, aumentando assim a tolerabilidade do método e o cumprimento da prescrição.
- Quando o método é utilizado corretamente, a taxa de falha é inferior a 3%.
- Orienta-se também a paciente a retornar ao serviço de saúde caso a menstruação não ocorra dentro das três semanas que se seguem à administração do método.

## ACHO COMBINADO (ESQUEMA DE YUZPE)

- Para administração como contracepção de emergência, recomenda-se a administração de altas doses de anticoncepcionais hormonais orais. Em geral, utilizam-se dois comprimidos de pílulas de alta dosagem (cada um com 50mg de etinilestradiol e 0,25 a 0,5mg de levonorgestrel), ou quatro pílulas de baixa dosagem (30mg de etinilestradiol e 0,3mg de levonorgestrel), repetindo-se a dosagem após 12 horas.

- O esquema deve ser administrado dentro das primeiras 72 horas depois da relação sexual desprotegida.
- A eficácia é elevada, reduzindo em 75% o risco de gravidez.
- Mecanismos de ação – são múltiplos, incluindo:
  - Inibição ou atraso da ovulação (mecanismos comprovados).
  - Prevenção da fertilização por retardo no transporte dos espermatozóides e do óvulo (alteração da motilidade tubária).
  - Alterações endometriais – prevenção da implantação do blastócito.
  - Não acarreta perda de um embrião já implantado.
- Os efeitos colaterais mais freqüentes são náuseas (50%) e vômitos (20%), relacionados ao componente estrogênico. Caso necessário, pode-se administrar antiemético (via oral, retal ou injetável), que é indicado profilaticamente por alguns profissionais.
- Se a paciente apresenta vômitos nas duas primeiras horas após a administração dos dois primeiros comprimidos, deve-se repetir a dose.
- O risco de complicações vasculares é muito baixo, e não ocorre aumento significativo da taxa de trombose venosa profunda.
- Como o ciclo menstrual pode ser alterado, deve-se avisar a paciente que sua menstruação poderá vir antes ou depois da época esperada, sendo normal um atraso de alguns dias, dependendo da fase do ciclo em que tiver sido administrada a contracepção de emergência.
- Orientar a paciente a retornar ao serviço de saúde, caso a menstruação (sangramento genital) não ocorra dentro de três semanas; nesta eventualidade, estará indicado um teste de gravidez.

## INSERÇÃO DO DIU PÓS-COITAL

- Consiste na inserção de qualquer tipo de DIU ("T" de cobre, Multiload ou DIU de progesterona) dentro dos primeiros cinco dias depois do ato sexual desprotegido.
- Mecanismos de ação:
  - Pode prevenir a fertilização, interferindo com o transporte e a função dos espermatozóides.
  - Pode prevenir a implantação, alterando o ambiente tubário e endometrial.
- A eficácia é elevada, com menos de 1% de falha.
- Não há efeitos colaterais importantes, salvo a dor (em geral, discreta a moderada) no momento da inserção. O risco de DIPA restringe-se às três semanas que se seguem à inserção, e pode ser minimizado pela seleção adequada das pacientes.
- Não deve ser inserido em pacientes com risco elevado de DST, como, por exemplo, pacientes com hepatite B e HIV-AIDS, nem em pacientes vítimas de estupro, exatamente devido à maior chance de ascensão de germes para o trato genital superior e DIPA.
- Da mesma maneira que com os outros métodos de contracepção de emergência, a paciente deve ser orientada a retornar ao serviço de saúde para investigar gravidez, caso a menstruação não ocorra dentro das três semanas que se seguem à inserção.
- Caso ocorra gravidez, o DIU deve ser retirado.

## OUTROS MÉTODOS

- *Mifepristone (RU-486)*: consiste em um antagonista da progesterona que interrompe o suporte hormonal do endométrio e impede tanto a implantação como o desenvolvimento do ovo implantado (funcionando, portanto, como abortivo). Dependendo da fase do ciclo em que é utilizado, pode bloquear a ovulação ou, caso seja utilizado no meio da fase lútea ou na fase lútea tardia, provocar a regressão do corpo lúteo. Diversos protocolos de administração já foram utilizados, variando entre 10, 50 e 600 mg em dose única, dentro das primeiras 72 horas do coito. A eficácia é semelhante com qualquer das doses e bastante elevada (taxa de falha muito próxima de 0). Atraso menstrual é mais comum com altas doses. Os efeitos colaterais são bem menos freqüentes que com o esquema de Yuzpe e praticamente inexistentes com a dosagem mais baixa (10mg). No entanto, o mecanismo de ação abortivo limita sua aceitação em alguns países. Não está disponível comercialmente no Brasil.

- *Danazol*: consiste em uma droga antiestrogênica que pode ser utilizada para contracepção de emergência, na dosagem inicial de 400mg VO, repetindo-se após 12 horas. Não apresenta vantagens em relação ao esquema de Yuzpe e ainda tem sua indicação limitada pelo custo elevado.

## ACONSELHAMENTO E ORIENTAÇÕES À USUÁRIA

Os seguintes passos devem ser seguidos:

1) Assegurar-se de que a mulher de fato não deseja engravidar.
2) Apresentar os métodos disponíveis e explicar como devem ser utilizados.
3) Ressaltar que a contracepção de emergência não é indicada como um método anticoncepcional para ser utilizado regularmente (no caso das pílulas combinadas ou de progesterona).
4) Descrever os principais efeitos colaterais: náuseas e vômitos com as pílulas (principalmente as combinadas), cólicas seguindo-se à inserção do DIU.
5) Explicar que as pílulas anticoncepcionais utilizadas para contracepção de emergência não irão garantir proteção futura (nos dias que se seguem) contra uma gravidez e que, portanto, outro método deverá ser utilizado.
6) Explicar que o uso das pílulas combinadas não implica antecipação da menstruação.
7) Oferecer à cliente opção de métodos anticoncepcionais para uso regular.
8) Orientar a cliente em relação a outros aspectos de saúde reprodutiva, como o uso da "dupla proteção" (uso do condom com qualquer outro contraceptivo), prevenção de DST e AIDS.

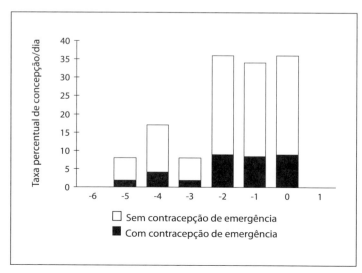

**Figura 25.1**
Probabilidade de concepção de acordo com o uso ou não de contracepção de emergência em uma relação sexual sem proteção.

## Benefícios e limitações

### BENEFÍCIOS

- Todos os métodos são muito eficazes, sendo a taxa global de falha menor que 3% (Figura 25.1).
- A inserção do DIU também garante contracepção em longo prazo.

### LIMITAÇÕES

- Tanto as pílulas combinadas como a pílula de progesterona devem ser usadas dentro das 72 horas que se seguem à relação desprotegida.
- As pílulas combinadas causam freqüentemente náuseas e vômitos (esse efeito é bem menor com as pílulas de progesterona).
- O DIU só é efetivo se for inserido até cinco dias depois da relação desprotegida.
- O procedimento de inserção do DIU envolve certa complexidade e só deverá ser realizado por um profissional de saúde devidamente treinado.
- O DIU não é uma opção segura para mulheres com risco de DST (hepatite B, HIV/AIDS).
- Pelo mesmo motivo, o DIU não deve ser indicado para vítimas de estupro.

# Capítulo 26

# Dispositivo Intra-uterino

Melânia Maria Ramos de Amorim

## ■ CARACTERÍSTICAS

Os dispositivos intra-uterinos são artefatos de um tipo de plástico, polietileno, que exercem efeito anticoncepcional quando colocados dentro da cavidade uterina. Os DIU não-medicados, ou inertes, tipo alça de Lippes (o primeiro a ser introduzido no mercado), não estão mais disponíveis, sendo comercializados apenas os dispositivos medicados (ou ativos), em que a matriz de polietileno é revestida por substâncias metálicas (cobre) ou hormonais (progestágenos).

Novos dispositivos, sem a armadura plástica (*frameless intrauterine devices*), já estão disponíveis em alguns países para mulheres com cavidade uterina pequena, porém ainda não são comercializados no Brasil.

## ■ TIPOS E MODELOS

São comercializados no Brasil:

- *DIU de cobre*: o DIU "T" de cobre 380 (TCu-380A) tem o formato de um "T" de polietileno, sendo a haste e os braços revestidos por anéis de cobre. O DIU "T" de cobre 220 (TCu-220) tem cobre apenas na haste, mas não nos braços. O Multiload 375 (MLCu-375) tem anéis de cobre na haste vertical (Figura 26.1).
- *DIU de levonorgestrel (Mirena®)*: é um dispositivo em formato de "T" que contém um reservatório de levonorgestrel na haste vertical, liberando continuamente pequenas quantidades deste progestágeno (20μg a cada 24 horas).

Existem diversos outros modelos, de cobre ("7") ou progesterona (Progestasert®), porém não serão abordados neste capítulo porque não se encontram disponíveis em nosso país.

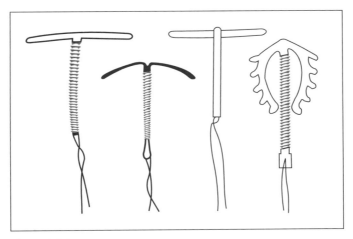

**Figura 26.1**
■ Tipos de DIU.

## ■ MECANISMOS DE AÇÃO

O DIU apresenta múltiplos mecanismos de ação em humanos. Entretanto, de acordo com a Organização Mundial de Saúde (OMS), o método basicamente impede a fecundação, atuando por meio de mecanismos pré-fertilização, embora exista a possibilidade de que o DIU possa evitar a implantação do ovo fertilizado na parede uterina (mecanismos pós-fertilização). De qualquer modo, existem claras evidências de que o DIU não é abortivo, não atuando após a implantação.

### Mecanismos pré-fertilização

- Inibição da migração espermática e de sua viabilidade no nível da cérvice, do endométrio e das trompas: estes efeitos decorrem tanto da reação inflamatória no útero (endometrite asséptica) como das alterações bioquímicas que interferem no transporte e na capacitação dos espermatozóides.
- Efeito espermaticida: é mais pronunciado com o DIU de cobre, em decorrência das alterações inflamatórias mais intensas, porém o DIU de levonorgestrel leva a atrofia e decidualização das glândulas endometriais, o que também pode inibir a sobrevivência dos espermatozóides.
- Retardo ou aceleração do transporte do óvulo através das trompas.
- Lesão ou destruição dos óvulos antes da fertilização.

Diversos estudos já comprovaram que o DIU não inibe a ovulação na espécie humana; mesmo com o DIU de levonorgestrel, 85% dos ciclos são ovulatórios.

### Mecanismos pós-fertilização

- Retardo ou aceleração do transporte do zigoto através das trompas.
- Lesão ou destruição do zigoto antes que este atinja o útero.
- Prevenção da implantação.

## ■ CRITÉRIOS DE ELEGIBILIDADE

Estes critérios foram desenvolvidos pela Organização Mundial de Saúde, em 1996, e recentemente revisados em uma publicação de 2004. São agrupados em categorias de condições, que podem representar ou não limitações para o uso dos diferentes métodos contraceptivos:

### Categoria 4 (nunca usar o DIU)

- Neoplasias malignas do colo ou corpo uterino.
- Câncer de mama atual (somente para o DIU de levonorgestrel).
- Sangramento uterino de causa desconhecida (antes da avaliação).
- Gravidez.
- Infecção pós-parto ou pós-aborto.
- Doença trofoblástica gestacional maligna.
- Deformidades acentuadas da cavidade uterina (miomas ou malformações).
- Doença inflamatória pélvica ativa ou nos três últimos meses.
- Cervicite aguda purulenta, infecção por *Chlamydia* ou gonorréia ou qualquer DST ativa.
- Tuberculose pélvica conhecida.

### Categoria 3 (DIU não recomendado, porém pode ser inserido em situações especiais)

- Alto-risco para DST.
- Sangramento menstrual abundante com sinais de anemia (DIU de cobre).
- Entre 48 horas e 30 dias pós-parto.
- Pós-parto imediato (DIU de levonorgestrel).
- DTG (doença trofoblástica gestacional) benigna.
- AIDS ou risco elevado de AIDS.
- Tromboembolismo atual (DIU de levonorgestrel).
- Condições trombogênicas (DIU de levonorgestrel): trombofilias, síndrome antifosfolípide.
- Doença coronariana isquêmica (DIU de levonorgestrel).
- AVC (DIU de levonorgestrel).
- Dislipidemias (DIU de levonorgestrel).

### Categoria 2 (DIU pode ser usado se as vantagens superam as desvantagens)

- Adolescentes (desde a menarca até < 20 anos).
- Nuliparidade.
- Sangramento menstrual abundante sem anemia (DIU de cobre).
- Miomatose uterina.
- Laceração/estreitamento cervical.
- Anomalias anatômicas sem distorção da cavidade uterina.
- Vaginites sem cervicites purulentas.
- Endometriose (DIU de cobre).
- Doença valvar cardíaca complicada (administrar antibióticos para profilaxia de endocardite).

- Dismenorréia grave (DIU de cobre).
- Anemia (DIU de cobre).
- Pós-aborto de segundo trimestre.
- Lactação a partir de quatro semanas depois do parto (DIU de levonorgestrel).
- Hipertensão moderada ou grave (DIU de levonorgestrel).
- Doença vascular (DIU de levonorgestrel).
- História pregressa de tromboembolismo (DIU de levonorgestrel).
- Doença coronariana isquêmica (DIU de cobre).
- AVC (DIU de cobre).
- Dislipidemias (DIU de cobre).
- Enxaqueca (DIU de levonorgestrel).

## Categoria 1 (não contra-indicam o DIU)

- Mulheres com 20 anos ou mais.
- Tumores ovarianos benignos.
- Dismenorréia grave (DIU de levonorgestrel).
- História de gravidez ectópica.
- História de DIPA antes de uma gravidez, sem risco atual de DIPA.
- Menstruações irregulares, sem sangramento abundante.
- Sangramento abundante ou prolongado (DIU de levonorgestrel).
- Endometriose (DIU de levonorgestrel).
- Aborto no primeiro trimestre, sem infecção.
- Lactação (DIU de cobre).
- Cesárea anterior.
- História de cirurgia pélvica.
- Tabagismo.
- Hipertensão leve, bem controlada (qualquer DIU).
- Hipertensão moderada ou grave (DIU de cobre).
- Doença vascular (DIU de cobre).
- Obesidade.
- Doença valvar cardíaca não-complicada (administrar antibióticos profiláticos para endocardite).
- Ectrópio cervical.
- Neoplasia intra-epitelial cervical (NIC).
- Tromboembolismo pregresso ou vigente (DIU de cobre).
- Cirurgia com imobilização prolongada (DIU de cobre).
- Cirurgia sem imobilização prolongada (qualquer DIU).
- Enxaqueca (DIU de cobre).
- Epilepsia.
- Distúrbios depressivos.

## ■ EFICÁCIA

Os dados mais recentes apontam para taxas de gravidez entre 0,6 e 0,8 por 100 mulheres/ano com o DIU "T" de cobre e 0,1 por 100 mulheres/ano com o DIU de levonorgestrel.

As taxas descritas para o uso "típico" e o uso "correto" do DIU são praticamente iguais, uma vez que o método não depende da usuária. Na prática, os DIU são mais eficazes que os anticoncepcionais hormonais orais e injetáveis, representando um dos métodos de elevada eficácia contraceptiva.

## ■ DURAÇÃO DO EFEITO CONTRACEPTIVO

A recomendação atual é de manter o TCu-380A por 10 anos, embora estudos mostrem que sua eficácia se mantém por até 12 anos. O Multiload 375 e o Mirena são aprovados por cinco anos.

## ■ VANTAGENS

- Método de longa duração.
- Não depende da usuária.
- Elevada eficácia contraceptiva.
- Não interfere nas relações sexuais.
- Reversibilidade imediata.
- O DIU de cobre pode ser inserido durante o pós-parto imediato e pós-aborto; também não interfere com a lactação.
- Previne contra prenhez ectópica.
- Baixo custo (DIU de cobre) e excelente relação custo/eficácia.
- O DIU de levonorgestrel pode ser utilizado para tratamento do sangramento uterino disfuncional, reduzindo significativamente o fluxo menstrual.

## ■ DESVANTAGENS

- As alterações menstruais para mais e dismenorréia associadas ao DIU "T" de cobre podem limitar sua utilização, representando um motivo para descontinuação do método.
- O custo imediato do DIU de levonorgestrel é elevado, o que pode torná-lo inacessível para algumas mulheres e serviços de saúde.
- O DIU não protege contra DST/AIDS.

## ■ AVALIAÇÃO PRÉ-INSERÇÃO

Além da anamnese cuidadosa, deve ser realizado o exame pélvico (exame especular e toque vaginal). Por meio de anamnese e exame ginecológico, afastam-se eventuais contra-indicações para o uso do DIU, e ambos são essenciais e obrigatórios antes da inserção (categoria A). Igualmente importante é a orientação à candidata ao DIU, que deve abordar:

- Eficácia do método.
- Efeitos colaterais.
- Como será realizada a inserção.
- Sinais e sintomas que devem orientar a volta ao serviço de saúde.
- Risco de DST/AIDS e uso do condom associado – dupla proteção.

Outros exames não são necessários, embora possam e devam ser realizados como parte da assistência global à saúde da mulher. Não são, contudo, requisito para a inserção do DIU, o que inclui exame mamário, medida de pressão arterial, rastreamento para DST em mulheres assintomáticas e rastreamento do câncer cervical (colposcopia, colpocitologia oncótica), representando exames de categoria C (podem ser apropriados para boa ação preventiva, mas não têm relação com o uso seguro do método anticoncepcional). Por sua vez, os exames clássicos "de rotina" (hemograma, glicemia, lipidograma etc.) são categoria D (não somente desnecessários, mas irrelevantes para o uso do método anticoncepcional).

## ■ MOMENTO DA INSERÇÃO

A maioria dos prestadores insere o DIU durante a menstruação (preferencialmente até o quinto dia do ciclo), porque o canal cervical está mais dilatado e a aplicação do DIU torna-se mais fácil e menos dolorosa, além de evitar a colocação em uma mulher com gestação inicial. No entanto, o DIU pode ser inserido em qualquer época, desde que se assegure que a mulher não está grávida. No período periovulatório, o canal cervical também está dilatado e a inserção é mais fácil.

A Organização Mundial de Saúde preconiza que o DIU pode ser inserido a qualquer momento dentro dos primeiros 12 dias do ciclo, ou em qualquer outra ocasião, desde que haja certeza de que não há gravidez. A partir da inserção, não há mais necessidade de uso de outro método contraceptivo.

A inserção pode ser realizada logo depois da extração de um dispositivo já vencido, ou trocado por qualquer outro motivo (p. ex., DIU de cobre pelo de levonorgestrel). Pode ser realizada no pós-parto imediato, de parto normal ou cesárea, manualmente. Caso se opte pela inserção no pós-parto tardio, a recomendação é aguardar quatro semanas. Não é necessário, nem recomendável, aguardar a menstruação. A inserção imediatamente pós-curetagem ou esvaziamento uterino (vácuo-aspiração, AMIU) também é possível, desde que não se trate de abortamento infectado.

Deve-se fornecer à mulher uma ficha contendo os dados sobre a inserção do DIU, o modelo utilizado, a data da inserção e a data programada para remoção.

### Técnica de inserção

1) Exame pélvico – exame especular e toque vaginal: reavaliar se não há cervicite purulenta, DST; avaliar o tamanho e a posição do útero por meio do toque bimanual.
2) Introdução do espéculo.
3) Limpeza da vagina e do colo do útero com solução anti-séptica.
4) Pinçamento do lábio anterior do colo com pinça de Pozzi.
5) Tração uterina delicada e histerometria.
6) Abertura do invólucro, carregando-se o tubo de inserção sem retirar o DIU do pacote estéril.
7) Inserção do DIU através do canal cervical, até sentir que foi alcançado o fundo uterino. Descarregar o DIU do tubo de inserção.
8) Retirar o tubo de inserção e cortar os fios (2 a 3cm).
9) Retirar a pinça de Pozzi e o espéculo.

### ANALGÉSICOS

Podem ser administrados analgésicos comuns ou antiinflamatórios não-hormonais (AINH) em torno de 30 minutos antes do procedimento, prescrevendo-se sua repetição, caso necessário, nas 24 horas subseqüentes, conforme a posologia específica.

## ANTIBIOTICOPROFILAXIA

Não é necessário o uso profilático de antibióticos, que não reduzem significativamente o risco de DIPA, conforme demonstrado em uma revisão sistemática da Biblioteca Cochrane. Nesta metanálise, encontrou-se um baixo risco de DIPA, em torno de 1%, independente da administração de antibióticos (azitromicina, doxiciclina) ou placebo.

### Complicações da inserção

- *Reação vasovagal*: é rara, mas pode ocorrer em torno de 1% dos casos, com tontura, hipotensão, náuseas e vômitos. É mais freqüente em mulheres com estenose cervical. Habitualmente reverte somente com repouso e medidas de suporte.
- *Perfuração uterina*: é bem mais rara, ocorrendo uma vez a cada 770 a 1.600 inserções. A maioria das perfurações ocorre, na verdade, com o histerômetro, sendo muito raras com o DIU. Em geral, as perfurações não causam complicações maiores; o DIU deve ser removido caso se constate a perfuração, podendo ser adotada conduta conservadora com hematimetria seriada. Cirurgia, de preferência laparoscópica, pode ser necessária nos casos em que não se consegue retirar o DIU, quando há perda sanguínea significativa ou dor continuada e sinais de irritação peritoneal.

## ■ SEGUIMENTO

O retorno deve ser agendado para depois da próxima menstruação, entre três e seis semanas depois da inserção, para verificar se o DIU continua no lugar e se não há infecção. O controle básico é feito pelo exame pélvico (especular e toque vaginal). Os retornos subseqüentes devem ser anuais. Não há evidências que apóiem a recomendação de retornos mais freqüentes, que não são custo-efetivos.

O DIU exige relativamente poucos cuidados. Recomenda-se, em geral, que as mulheres palpem os fios logo depois da menstruação, para se assegurarem de que o dispositivo continua em seu lugar. Deve-se orientar o retorno, caso haja suspeita de gravidez, expulsão ou infecção. Aumento do fluxo menstrual é previsível nos três primeiros meses depois da inserção do DIU de cobre, podendo ser prescritos AINH nos três primeiros dias de cada ciclo.

Apesar de bastante difundido, o uso rotineiro da ultra-sonografia (US) transvaginal para verificar a posição do DIU não se baseia em evidências científicas sólidas. Ao contrário, estudos bem desenhados já demonstraram que a posição do DIU na cavidade uterina varia em função do ciclo menstrual, e que medidas ecográficas da distância entre o fundo uterino e o DIU não refletem necessariamente a posição correta. Além disso, mesmo que o DIU não esteja perfeitamente posicionado próximo ao fundo uterino, sua eficácia contraceptiva é mantida.

De acordo com a FEBRASGO, a realização de US de rotina não é custo-efetiva e pode trazer preocupações desnecessárias para a usuária e para o profissional de saúde. A ultra-sonografia pode ser usada como método complementar quando se suspeita de anormalidades na posição do DIU ou quando os fios não são visíveis, porém só se recomenda a remoção do dispositivo se for constatada sua extremidade inferior no orifício cervical interno ou abaixo deste.

## ■ EFEITOS COLATERAIS

- Alterações no ciclo menstrual.
- Sangramento menstrual prolongado e volumoso (DIU de cobre).
- Cólicas de maior intensidade ou dor durante a menstruação (DIU de cobre).

## RISCOS

- Perfuração da parede uterina (bastante rara).
- Expulsão: as taxas de expulsão são baixas e tendem a ser mais freqüentes nos três primeiros meses depois da inserção. A taxa cumulativa de expulsão no primeiro ano varia entre 1% e 5%. Os principais fatores associados com a expulsão são nuliparidade, amenorréia no momento da inserção e falta de experiência do provedor. A inserção pós-parto também se associa com taxas de expulsão mais elevadas (em torno de 10% a 15% no primeiro ano).

## DIU E ALTERAÇÕES MENSTRUAIS

Com o DIU de cobre, pode ocorrer aumento do número de dias da menstruação e da intensidade do sangramento. Essas alterações são mais freqüentes nos seis primeiros meses após a inserção, porém, em algumas mulheres, persistem depois desse período, podendo ocasionar a descontinuidade do método. Caso a mulher deseje, mesmo com o aumento do fluxo, prosseguir com o DIU, podem ser prescritos AINH durante a menstruação, para redução do fluxo, orientando-se dieta rica em ferro ou prescrição de suplementos, se necessário. Caso contrário, o DIU deve ser removido, oferecendo-se outra opção contraceptiva.

O DIU de levonorgestrel reduz a perda sanguínea durante a menstruação, podendo induzir amenorréia ou *spottings*, mas estes eventos habitualmente não necessitam tratamento, desde que se afaste gravidez.

## DIU E DOENÇA INFLAMATÓRIA PÉLVICA

Constatou-se aumento do risco de doença inflamatória pélvica (DIPA) com um antigo modelo de DIU, o *Dalkon Shield*, que tinha fios multifilamentados, permitindo a ascensão de patógenos para a cavidade uterina. Esse risco não é verificado com os modelos atualmente utilizados, todos com fios monofilamentados, estéreis quando cultivados.

Evidências consistentes têm demonstrado que o risco de DIPA associada ao DIU só é maior (risco relativo de 2,0) nas três semanas que se seguem à inserção, sendo mais elevado em pacientes com infecção assintomática por clamídia ou gonorréia e na presença de outros fatores de risco para DIPA, como multiplicidade de parceiros, exposição a DST e idade menor que 25 anos. Estudos multicêntricos têm evidenciado uma incidência de DIPA de apenas 1 caso para cada 1.000 inserções. Por outro lado, o risco de DIPA atribuível ao DIU é muito baixo (0,15%), mesmo em áreas com elevada prevalência de DST.

Não há redução da incidência de DIPA com o uso de antibióticos profiláticos. Nos casos em que as usuárias de DIU desenvolvem DIPA, a conduta preconizada consiste na retirada do DIU e na realização do tratamento antibiótico específico.

## DIU E GRAVIDEZ

Caso se constate a gravidez na presença de um DIU, a primeira providência é excluir gestação ectópica (ver adiante). Nos casos de gestação intra-uterina, a conduta preconizada é a remoção do DIU, caso os fios estejam visíveis, ou mantê-lo *in situ* caso não sejam visualizados os fios. Neste caso, há risco aumentado de interrupção prematura da gravidez, variando entre 15% e 40%.

## ■ DIU E PRENHEZ ECTÓPICA

O DIU reduz significativamente o risco basal de uma gestação ectópica, porém não protege tão bem contra uma gestação ectópica quanto protege contra a gravidez tópica. Assim, 5% a 8% das gestações que ocorrem com o DIU são ectópicas.

## ■ CONDUTA NA PRESENÇA DE DIU COM FIOS NÃO VISÍVEIS

Caso a mulher não deseje remover o dispositivo e este se encontre dentro do prazo de duração, pode ser mantido na cavidade uterina, realizando-se o controle periódico com ultra-sonografia, seguindo as recomendações já estabelecidas. Caso a remoção esteja indicada, pode ser realizada em regime ambulatorial, com a pinça própria, "em boca de jacaré", ou, alternativamente, com a escova para coleta do esfregaço endocervical (*cytobrush*) ou agulha de crochê. Não sendo possível a remoção, deve-se realizar US transvaginal para verificar a posição exata do DIU, que pode ter perfurado a parede uterina e migrado para outros órgãos. A remoção pode ser tentada sob visão ecográfica, ou ainda por histeroscopia.

Excepcionalmente, pode ser necessária uma radiografia pélvica para descobrir onde se encontra o DIU. A remoção cirúrgica é necessária, caso o DIU tenha perfurado o útero e esteja localizado em algum ponto da cavidade pélvica, porque pode levar à formação de abscesso ou lesão intestinal.

# Capítulo 27

# Novas Vias de Contracepção Hormonal

Melânia Maria Ramos de Amorim

## ■ ANTICONCEPCIONAL VAGINAL

### Características

Trata-se da administração da pílula anticoncepcional combinada por via vaginal. A absorção por esta via é muito boa, garantindo elevada eficácia contraceptiva, e seu uso é bem tolerado, com menor freqüência de efeitos colaterais gastrintestinais. Além disso, não há primeira passagem hepática, minimizando os efeitos sobre o metabolismo lipídico e das apolipoproteínas.

A apresentação disponível comercialmente no Brasil (Lovelle®) tem em sua composição 0,25mg de levonorgestrel e 0,05mg de etinilestradiol.

### Mecanismos de ação

São semelhantes aos dos anticoncepcionais hormonais orais:

- Bloqueio da ovulação: inibição da secreção de gonadotrofinas.
- Espessamento do muco cervical.
- Alterações endometriais (atrofia).
- Alterações da motilidade tubária.

### Eficácia

- O índice de Pearl é de 1,0.

## Vantagens

- Fácil utilização.
- Boa eficácia.
- Reduz os efeitos colaterais gastrintestinais.

## Desvantagens

- Algumas mulheres não gostam da via vaginal.
- Não pode ocorrer relação sexual antes de uma hora após o uso do método.
- Irregularidade menstrual.
- Maior freqüência de corrimento vaginal.

## Contra-indicações

As contra-indicações dos anticoncepcionais vaginais são semelhantes àquelas dos contraceptivos hormonais orais combinados, seguindo as categorias da OMS.

## Modo de uso

No primeiro ciclo, inicia-se o uso no quinto dia do ciclo menstrual, colocando-se diariamente um comprimido no fundo da vagina, durante 21 dias seguidos, sem interrupção. A seguir, deve ser observado um intervalo de sete dias, reiniciando-se a administração vaginal com uma nova cartela no oitavo dia.

## Efeitos colaterais

Os efeitos colaterais são raros, mas a mulher pode apresentar náuseas, vômitos, sangramento intermenstrual, dismenorréia, tensão mamária, cefaléia, enxaqueca, nervosismo, depressão, alterações da libido e edema. Outros efeitos colaterais relacionados à administração de anticoncepcionais hormonais orais também podem ser encontrados.

Irregularidade menstrual pode ocorrer, em geral caracterizada por *spottings* (sangramento intermenstrual), mais freqüentes durante os primeiros ciclos de uso.

# ■ IMPLANTE SUBDÉRMICO

## Características

Os implantes subdérmicos constituem métodos de ação prolongada, reversíveis, de elevada eficácia contraceptiva, baseada na liberação contínua de baixas doses de progestágenos, correspondendo a menos de 25% da quantidade presente nos anticoncepcionais orais.

## Implantes disponíveis no mundo

- Norplant® I (levonorgestrel) – seis cápsulas. Tempo de permanência: cinco anos.
- Norplant® II (levonorgestrel) – duas cápsulas. Tempo de permanência: três anos.
- Jadelle (levonorgestrel) – dois bastonetes. Tempo de permanência: três anos.
- Uniplant (acetato de nomegestrol) – uma cápsula. Tempo de permanência: um ano.

- Nestorone (eucometrina) – cápsula única. Tempo de permanência: dois anos.
- Implanon® – bastonete único com taxa de liberação diária de 30 a 60µg de etonogestrel por três anos. Único implante aprovado para ser utilizado no Brasil.
- Implantes biodegradáveis: Capronor (cápsula única contendo levonorgestrel, permanece intacta por pelo menos um ano) e Anuelle (*pellets* de noretindrona – 85% – e colesterol – 15% – que liberam níveis contraceptivos de progesterona por dois anos).

## Mecanismos de ação

Os implantes inibem a ovulação por meio da supressão da secreção de gonadotrofinas, provocam espessamento do muco cervical, dificultando a penetração dos espermatozóides, e promovem alterações endometriais, com redução do número e do tamanho das células endometriais (atrofia). Outros mecanismos incluem diminuição da atividade ciliar nas trompas, insuficiência lútea e modificações do perfil de estradiol.

## Critérios de elegibilidade

As contra-indicações absolutas correspondem à categoria 4 da OMS: gravidez, sangramento vaginal não diagnosticado e câncer de mama. Como se trata de um contraceptivo unicamente com progesterona, tromboembolismo e outras contra-indicações para o uso de estrogênio não impedem a utilização dos implantes.

## Eficácia

Todos os implantes são muito eficazes. Os estudos clínicos com o Implanon não evidenciam nenhuma gravidez até o presente (índice 0 de Pearl), em mais de 70.000 ciclos avaliados. O Implanom também oferece proteção contra gravidez ectópica.

## Vantagens

- Prático.
- Uso prolongado.
- Evita primeira passagem hepática.
- Manutenção de dose hormonal constante.
- Evita interferência da absorção gastrintestinal.

## Desvantagens

- Alterações menstruais.
- Os implantes são visíveis e palpáveis.
- Inserção e retirada – exigem intervenção médica.
- Não protegem contra DST/AIDS.
- Custo imediato elevado.

## Modo de uso

- *Local do implante*: tecido subcutâneo da face interna do braço.
- *Época de inserção*: idealmente entre o primeiro e o quinto dia do ciclo, para garantir a eficácia já no primeiro mês de uso. Se a mulher está usando anticoncepcionais orais, o implante pode

ser inserido no dia seguinte, à ingestão do último comprimido. Também é possível a inserção pós-parto e pós-aborto.
- *Técnica de inserção*: depois de anti-sepsia adequada, realiza-se infiltração anestésica local, na porção proximal do braço, 6 a 8cm acima do cotovelo, na depressão entre bíceps e tríceps. Remove-se então o aplicador com o bastonete do implante de seu invólucro, direcionando a ponta da agulha para cima. Alinha-se o aplicador com o braço e introduz-se a agulha na região entre bíceps e tríceps, diretamente abaixo da pele, inserindo-se a agulha em toda sua extensão. Mantendo-se a cânula fixa, quebra-se o lacre do aplicador, comprimindo-se o suporte do obturador, que deve ser então girado em ângulo de 90 graus em relação à cânula. O obturador também deve ser fixado firmemente contra o braço, puxando-se a cânula para fora, o que representa exatamente o oposto da aplicação de uma injeção (em que se empurra o êmbolo e a seringa permanece fixa). O implante deve permanecer no espaço subdérmico e ser palpado para verificar o sucesso da inserção. Aplica-se gaze esterilizada sobre o local.
- *Duração de uso*: o implante tem ação contraceptiva garantida por três anos, podendo ser retirado antes, caso assim deseje a usuária.

## Efeitos Colaterais

- *Mais comuns*: sangramentos irregulares, tipo *spottings*, ou amenorréia. Os *spottings* ocorrem em cerca de 70% das usuárias nos primeiros três meses de uso, reduzindo-se para 40% a 50% nos dois anos subseqüentes. Cerca de um terço das mulheres torna-se amenorréica dentro dos primeiros seis meses de uso. O principal problema do sangramento irregular é a interrupção do uso, estimando-se que 5% a 30% das usuárias descontinuem o método por este motivo. A amenorréia geralmente não constitui motivo para descontinuação do método. *Spottings* podem ser tratados, caso incomodem a usuária e esta deseje prosseguir com o implante, sendo preferível o uso de anticoncepcionais hormonais combinados quando o sangramento é intenso ou dura mais de sete dias.
- *Menos freqüentes*: acne, dores nas mamas, aumento de peso, dor abdominal, diminuição da libido, tonturas, labilidade emocional e náuseas.
- *Cefaléia*: representa o segundo efeito colateral mais freqüente, depois das alterações menstruais. A incidência com o Norplant oscilou entre 11% e 18%, contra 10% em usuárias de DIU, porém usuárias do Implanom relataram 8,5%. A freqüência de cefaléia parece ser maior no primeiro ano, quando são mais elevados os níveis de progesterona.
- *Alterações do peso*: preocupação freqüente de muitas mulheres, merece discussão à parte. Alterações de peso podem ocorrer em 30% das usuárias, sendo o ganho de peso mais freqüente que a perda de peso. Entretanto, a variação de peso costuma ser semelhante àquela encontrada anualmente durante os anos reprodutivos. A comparação com métodos não-hormonais (como o DIU) não evidenciou ganho significativo de peso, mesmo com os implantes de levonorgestrel, que têm maior efeito androgênico. A atividade androgênica do levonorgestrel poderia explicar um eventual aumento do apetite, porém as alterações de peso entre usuárias de levonorgestrel e etonogestrel são semelhantes.
- *Alterações metabólicas*: ocorrem decréscimo do colesterol total e dos triglicérides e um pequeno decréscimo de HDL que, entretanto, é compensado pela queda da relação colesterol total/HDL. Essas alterações são mais intensas nos três primeiros meses de uso, tendendo a retornar aos valores basais nos 19 meses subseqüentes (United Nations Development Programme/United Nations Population Fund/World Health Organization/World Bank: Special Programme of Research, Development and Research Training in Human Reproduction, Task Force on Long-Acting Systemic Agents for Fertility Regulation).

## Recuperação da fertilidade

- Os níveis de progesterona caem rapidamente logo depois da remoção do implante, tornando-se indectáveis quatro dias depois com o levonorgestrel e uma semana depois com o etonogestrel. O padrão anterior de ovulações e menstruações é retomado em seguida e, dentro dos três meses que se seguem à remoção, pelo menos metade das mulheres já terá ovulado. Não há alteração das taxas subseqüentes de fertilidade, perdas gestacionais, malformações congênitas ou prematuridade.

## ■ ANEL VAGINAL

### Características

Os anéis vaginais são dispositivos flexíveis que podem conter apenas progesterona ou estrogênio e progesterona, programados para liberação lenta durante um período variável. O anel de progesterona está disponível em alguns países, como Chile e Peru, sendo geralmente utilizado por mulheres durante o aleitamento.

A apresentação comercialmente disponível no Brasil (Nuvaring®) é um anel combinado, contendo etonogestrel e etinilestradiol, também amplamente utilizado nos EUA. Estão em fase de pesquisa anéis de liberação programada para um período maior, por 12 meses.

O anel vaginal combinado é um anel de silicone flexível, transparente, com um diâmetro externo de 54mm e espessura de 4mm. Contém 11,7mg de etonogestrel e 2,7mg de etinilestradiol, apresentando, respectivamente, uma liberação diária de 120μg e 15μg, por um período de três semanas.

### Mecanismos de ação

São semelhantes aos dos anticoncepcionais hormonais orais combinados, sendo o principal efeito contraceptivo a inibição da ovulação, a partir da supressão da liberação de gonadotrofinas. Outros efeitos são o espessamento do muco cervical, a redução da contratilidade tubária e a atrofia endometrial.

### Contra-indicações

As contra-indicações do anel vaginal são semelhantes àquelas dos contraceptivos hormonais orais combinados, seguindo as categorias da OMS.

### Eficácia

A eficácia do anel vaginal é alta, com um índice de Pearl de 0,65 para o uso correto. Caso o anel permaneça fora da vagina por mais de três horas, sua eficácia pode ser reduzida.

O anel deve ser retirado (ou trocado) a cada 21 dias mas, caso ocorra esquecimento, pode permanecer na vagina, sem que a eficácia seja significativamente alterada, por até quatro semanas.

Quando o mesmo anel é deixado na vagina por mais de quatro semanas, verifica-se redução da eficácia, podendo ocorrer gravidez.

## Vantagens

- Método de fácil utilização, diretamente controlada pela mulher.
- Prático (fácil inserção e retirada).
- Uso mensal.
- Evita a primeira passagem hepática.
- Não há interferência gastrintestinal na absorção.
- Boa absorção vaginal.
- Liberação hormonal controlada mantendo níveis séricos constantes.

## Desvantagens

- Pode ocorrer sangramento irregular.
- Não protege contra DST.
- Algumas mulheres não se sentem à vontade para usar contraceptivos por via vaginal.

## Modo de uso

- Inserção do primeiro anel: entre o primeiro e o quinto dia da menstruação, independente de ter cessado ou não o sangramento. Em mulheres que vinham previamente utilizando pílula, inserir no dia em que seria iniciada uma nova cartela. Para usuárias de injetáveis, inserir o anel no dia da próxima injeção. Se o método anterior era o implante ou DIU de progesterona, colocar o anel no mesmo dia da remoção do implante ou do DIU.
- Técnica de inserção: retirar o anel do envelope, pressioná-lo em forma de oito e inseri-lo na vagina com a mão escolhida. Empurrar então o anel para a profundidade da vagina, até que não se tenha mais a percepção de sua presença.
- Manter o anel na vagina por três semanas.
- Remover o anel ao final das três semanas e passar uma semana sem anel.
- Inserir novo anel ao final de sete dias, preferencialmente nos mesmos dia da semana e horário da remoção do anel anterior.

Algumas mulheres podem optar pelo uso contínuo do anel, inserindo um novo dispositivo tão logo seja retirado o anel anterior.

## Efeitos colaterais

São pouco freqüentes:

- Cefaléia.
- Desconforto vaginal.
- Expulsão do anel.
- Desconforto durante a relação sexual.
- Náuseas.
- Aumento de peso.
- Mastalgia.
- Alterações do humor.
- Acne.

- Redução da libido.
- Dor abdominal.
- Enxaqueca.
- Alterações menstruais: pouco freqüentes, ocorrem em 3% a 6% dos casos, sendo mais comuns os *spottings*. São menos freqüentes que aquelas observadas entre as usuárias de contraceptivos hormonais orais.
- Alterações da colposcopia e citologia oncótica: não são significativas em relação às encontradas na população em geral.

## Benefícios e riscos

Os benefícios e riscos são semelhantes aos observados com o uso do contraceptivo hormonal oral combinado.

# SISTEMA TRANSDÉRMICO

## Características

O adesivo combinado disponível comercialmente (Evra®) é um sistema matricial com superfície de 20cm$^2$ que contém 6mg de norelgestromina.

O sistema transdérmico é composto por um adesivo fino do tipo matricial, com área de superfície de contato de 20cm$^2$, e contém 6mg de norelgestromina (progestágeno de reduzido efeito androgênico) e 0,6mg de etinilestradiol, liberando 150µg de norelgestromina e 20µg de etinilestradiol na circulação sanguínea a cada 24 horas.

## Mecanismos de ação

- Supressão da ovulação (inibição das gonadotrofinas).
- Espessamento do muco cervical.
- Redução da motilidade tubária.
- Atrofia endometrial.

## Eficácia

O adesivo com etinilestradiol e norelgestromina apresenta um índice de Pearl de 0,8. Estudos sugerem que esse sistema pode ser menos eficaz em mulheres com peso corporal de 90kg ou mais.

## Contra-indicações

São semelhantes às descritas para os anticoncepcionais hormonais orais combinados.

## Vantagens

- Método prático e de fácil utilização.
- Troca semanal: redução da possibilidade de esquecimento em relação aos anticoncepcionais hormonais orais.

- Não há a primeira passagem hepática.
- Redução dos efeitos colaterais gastrintestinais.
- Método de liberação hormonal controlada, mantendo níveis séricos constantes.

## Desvantagens

- Os adesivos são visíveis em determinadas localizações e com certos tipos de roupa (p. ex., biquíni).
- Não protege contra DST.
- Pode haver irritação local.

## Modo de uso

O adesivo transdérmico deve estar bem aderido à pele para que sua ação seja efetiva. O primeiro adesivo deve ser aplicado no primeiro dia do ciclo menstrual. Cada adesivo deve ser aplicado no mesmo dia da semana do primeiro. Um novo adesivo deve ser aplicado a cada semana por três semanas consecutivas, deixando-se a quarta semana livre.

### LOCAL DE APLICAÇÃO

- Nádegas.
- Abdome.
- Parte superior externa do braço.
- Parte superior do dorso (excluindo as mamas).

## Efeitos colaterais

Os efeitos colaterais relatados com o uso do adesivo transdérmico são similares aos relatados com outros contraceptivos hormonais, à exceção das reações locais, como prurido, edema e hiperemia, presentes em torno de 17% das usuárias. Entretanto, apenas 2% destas deixam de usar o método por esse motivo.

O descolamento do adesivo é pouco freqüente, mesmo em mulheres que praticam exercícios, inclusive dentro d'água (natação, hidroginástica). A incidência de descolamento fica em torno de 5% (3% de perda parcial e 2% de perda total).

# Capítulo 28

# Lactância-amenorréia (LAM) Método

Luiz Carlos Santos
Melânia Maria Ramos de Amorim

## ■ INTRODUÇÃO

*A LACTAÇÃO-AMENORRÉIA* é prática contraceptiva que se fundamenta no aleitamento materno *exclusivo* durante os primeiros seis meses pós-parto na mulher amenorréica, caracterizando-se por eficácia elevada (taxas de gravidez inferiores a 2%).

## ■ ANTECEDENTES

Embora a prática do aleitamento materno tenha ressurgido nos últimos anos, merecendo, ao lado de numerosos estudos publicados na literatura internacional, campanhas que apontam suas indiscutíveis vantagens do ponto de vista nutricional para o lactente, pouca atenção vem sendo dada a um efeito adicional e de extrema importância para a saúde materno-infantil: a eficácia contraceptiva do aleitamento exclusivo em mulheres amenorréicas.

O conhecimento empírico de que a lactação protegeria contra uma nova gestação já constitui uma tradição popular que data de vários séculos, conquanto tenha sido questionado nas últimas décadas pela classe médica, que se empenha em classificá-lo como errôneo e distorcido. Assim, embora sejam escassas as concepções produzidas durante o período de lactação, a prescrição de outros métodos contraceptivos tem sido prática instituída precocemente no puerpério pela maioria dos médicos, tanto em nível de clínica privada como em serviços públicos de saúde.

Em agosto de 1988, no entanto, em uma reunião realizada em Bellagio, na Itália, um grupo de cientistas internacionais dedicou-se à análise das informações até então existentes sobre a prática da lactação como alternativa viável de planejamento familiar. Analisando 13 estudos prospectivos, concluíram que a lactação natural permite espaçar os nascimentos ao máximo quando o aleitamento é exclusivo e a mãe se mantém em amenorréia. Quando essas condições são cumpridas, o aleitamento confere uma proteção de mais de 98% contra a gestação nos seis primeiros meses após o parto. A conclusão final foi de que o aleitamento deveria ser considerado um método potencial de planejamento familiar em todos os programas de saúde materno-infantis em países desenvolvidos e em desenvolvimento.

## ■ BASES FISIOLÓGICAS PARA O EFEITO CONTRACEPTIVO DO ALEITAMENTO MATERNO

A ovulação, em um ciclo menstrual normal, é determinada pela atuação sobre a unidade morfofuncional do ovário – o folículo – das duas gonadotrofinas hipofisárias: o FSH (hormônio folículo-estimulante) e o LH (hormônio luteinizante). A elevação dessas gonadotrofinas inicia-se já ao término do ciclo anterior, através da retroalimentação negativa determinada pelos baixos níveis de estrogênio e progesterona. O crescimento folicular é estimulado pelo FSH, enquanto o LH determina a produção de quantidades crescentes de androgênios (via $\Delta 5$) que, sob a ação da aromatase FSH-induzida, são convertidos para estrogênios no próprio folículo. A manutenção de um nível crítico de estrogênios por um determinado período determina a retroalimentação positiva, com o pico de LH no meio do ciclo, responsável pela ovulação. A manutenção de níveis elevados de LH determina a luteinização do folículo roto, que passa a produzir estrogênios e progesterona em grande quantidade (via $\Delta 4$), até que, com o desaparecimento do corpo lúteo (duração limitada, em torno de 10 a 14 dias) na ausência de gravidez, os níveis de esteróides voltam a cair e inicia-se um novo ciclo.

Quando ocorre a gestação, a vida do corpo lúteo se prolonga até aproximadamente 10 a 12 semanas, no momento em que a placenta assume sua função endócrina e passa a produzir estrogênios e progesterona em grande quantidade. Em resposta à elevação dos níveis de estrogênios, eleva-se também a produção hipofisária de prolactina (supressão estrogênica da dopamina, que é o fator inibidor da prolactina, ou PIF).

A prolactina eleva-se progressivamente durante a gestação, atingindo níveis de 200 a 400ng/mL no termo. Junto com essa elevação da prolactina hipofisária, aumenta também a produção placentária do hPL (hormônio lactogênico placentário), que também exerce efeito lactogênico.

Embora os níveis elevados de prolactina e hPL estimulem o desenvolvimento mamário, apenas o colostro (transudato + descamação das células epiteliais) é produzido durante a gestação, uma vez que a lactação completa é inibida pela progesterona. Tanto estrogênios como progesterona são necessários para a expressão do receptor lactogênico, mas a progesterona antagoniza-se com a ação positiva da prolactina em seu próprio receptor.

Após o parto, com a queda de estrogênios e progesterona, é removido o efeito inibitório da ação da prolactina sobre a mama. Os níveis de prolactina declinam aproximadamente 50% cerca de uma semana após o parto, mas a sucção estimula sua secreção: os níveis basais de prolactina encontram-se entre 40 e 50ng/mL depois de dois a três meses e, com a sucção, ocorre um aumento de 10 a 20 vezes, prosseguindo assim a produção láctea. A manutenção de níveis elevados de prolactina dependerá da intensidade e da freqüência do estímulo (sucção).

A hiperprolactinemia fisiológica da lactação inibe a secreção pulsátil de GnRH (hormônio liberador das gonadotrofinas). O excesso de prolactina exerce um efeito de retroalimentação positiva de alça curta sobre a dopamina. A dopamina é um neurotransmissor inibitório que age reduzindo o GnRH a partir da supressão da função do núcleo arqueado.

Com a queda dos níveis de GnRH, as gonadotrofinas hipofisárias (LH e FSH) mantêm-se cronicamente baixas, em geral nos níveis inferiores da normalidade para a fase folicular. A despeito da presença de gonadotrofinas, no entanto, não ocorrem desenvolvimento folicular nem secreção estrogênica no ovário durante a hiperprolactinemia lactacional (desenvolve-se uma situação de *hipoestrogenismo*). Altas concentrações de prolactina, portanto, parecem exercer tanto um efeito central (inibição do GnRH) como ovariano, determinando amenorréia e anovulação, embora predomine indiscutivelmente o efeito central.

A inibição da ovulação pode ocorrer, portanto, em dois níveis distintos, ambos possivelmente mediados pela prolactina:
1) Maior sensibilidade do eixo hipotalâmico-ovariano das lactantes ao mecanismo de retroalimentação negativa e menor sensibilidade à retroalimentação positiva, acarretando secreção inadequada das gonadotrofinas hipofisárias (LH e FSH) e supressão ou redução da atividade ovariana.
2) Redução da resposta ovariana às gonadotrofinas, mesmo com níveis de FSH e LH dentro dos limites inferiores da normalidade para a fase folicular.

Outra possibilidade relaciona-se com a liberação de beta-endorfinas estabelecida pela sucção, determinando a supressão da descarga de GnRH pelo hipotálamo e, assim, redução da secreção de LH e conseqüente ausência da ovulação:

---

1) Hiperprolactinemia relacionada ao estímulo da sucção.
2) Alteração da sensibilidade hipotalâmica ao *feedback* (retroalimentação) dos esteróides sexuais.
3) Secreção inadequada das gonadotrofinas (LH e FSH).
4) Bloqueio da atividade das gonadotrofinas ovarianas.
5) Liberação de beta-endorfinas e supressão da descarga de GnRH hipotalâmica.

---

## Anovulação, amenorréia e contracepção

Uma vez que a manutenção do efeito inibitório da prolactina depende da freqüência e da intensidade da sucção, o efeito contraceptivo máximo é alcançado nos seis primeiros meses da lactação em mulheres amenorréicas que estejam em aleitamento exclusivo e com intervalo regular entre as mamadas (não superior a cinco horas). A suplementação de alimentos aumenta a chance de ovulação mesmo em mulheres amenorréicas. Com a menstruação, ou depois de seis meses, a chance de ovulação aumenta.

## ■ EFICÁCIA CONTRACEPTIVA

A eficácia contraceptiva da lactação depende basicamente de três aspectos: do aleitamento exclusivo em livre demanda, do tempo transcorrido após o parto e do retorno das menstruações, afetando o retorno à fertilidade, conforme evidenciam os estudos que abordaremos a seguir.

Diaz e cols. determinaram, em um estudo envolvendo 130 mulheres em Santiago do Chile, que a probabilidade acumulada de engravidar ao final dos seis primeiros meses pós-parto em mulheres amenorréicas em lactação exclusiva foi de 1,8%, enquanto que, entre as mulheres com aleitamento exclusivo e menstruações presentes, a probabilidade foi de 27,2% (Figura 28.1).

Em estudo envolvendo 60 lactantes em Baltimore e 41 em Manilla, o risco de *ovulação* esteve abaixo de 10% em mulheres amenorréicas com aleitamento misto, com o aleitamento exclusivo

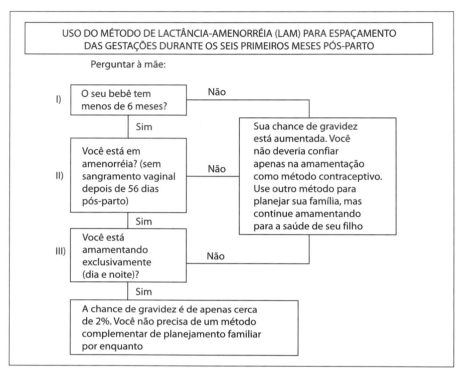

**Figura 28.1**
■ Uso do método de lactância-amenorréia (LAM) para espaçamento das gestações durante os seis primeiros meses pós-parto.

na presença de amenorréia reduzindo o risco para 1% a 5%, independente do intervalo entre as mamadas. No entanto, o risco de ovulação se elevava significativamente em ambos os grupos se as mulheres começavam a menstruar antes dos seis meses de pós-parto ou se continuavam a amamentar além dos seis meses.

Observando-se mulheres que mantinham atividade sexual sem proteção contraceptiva durante a amenorréia lactacional, passando a usar outro método anticoncepcional apenas quando surgia a menstruação, a taxa de gestação foi de 1,7% nos seis primeiros meses de amenorréia, 7% após 12 meses e 13% após 24 meses.

A avaliação do método lactação-amenorréia em 422 mulheres de classe média em Santiago do Chile encontrou uma taxa cumulativa de gestação em seis meses de 0,45% (uma gestante no sexto mês de acompanhamento).

Em uma metanálise que avaliou dados de nove estudos acerca da recuperação da fertilidade em lactantes, visando determinar a efetividade da lactação-amenorréia *per se* como método contraceptivo, independente da introdução ou não de suplementos alimentares, as taxas cumulativas de gestação durante a amenorréia lactacional foram de 2,9 e 5,9 por 100 mulheres aos seis e 12 meses, respectivamente, em comparação com 0,7 aos seis meses quando todos os critérios do LAM eram preenchidos (lactação exclusiva e amenorréia).

## ■ ALEITAMENTO MISTO *VERSUS* CONTRACEPÇÃO

À medida que outros alimentos vão sendo introduzidos na dieta da criança para suplementação do aleitamento, é provável que a freqüência das mamadas e o padrão de sucção se alterem. Vários estudos têm demonstrado que há uma relação importante entre a prática de suplementação e o retorno da fertilidade. O decréscimo na freqüência e na duração da sucção está associado à ovulação e ao subseqüente reinício das menstruações.

Howie observou, em seu estudo, que as 13 mulheres que ovularam enquanto estavam amamentando:

1) Amamentavam menos de seis vezes ao dia.
2) Amamentavam por um período total de tempo inferior a 60 minutos por dia.
3) Introduziam outros alimentos duas ou mais vezes ao dia.

As evidências disponíveis indicam que a suplementação alimentar precede o retorno às ovulações e, portanto, à fertilidade, com maior freqüência que a primeira menstruação, constituindo, assim, um indicador mais confiável para a necessidade de contracepção em mulheres que amamentam. No entanto, o oferecimento de pequenas quantidades de líquidos à criança, como água, chá ou suco de frutas, parece não interferir na baixa fertilidade em lactantes amenorréicas com freqüência regular de mamadas.

## ■ REINÍCIO DAS MENSTRUAÇÕES E EFICÁCIA CONTRACEPTIVA EM LACTANTES

Apesar de a probabilidade de gestação em uma lactante que já experimentou o retorno das menstruações continuar mais baixa em relação às não-lactantes, o efeito protetor é muito mais fraco que durante o período de amenorréia, de modo que o aleitamento não deve ser encarado como um método efetivo para prevenção da gravidez.

## ■ IMPLICAÇÕES PARA OS PROGRAMAS DE PLANEJAMENTO FAMILIAR

O aleitamento é vital para a sobrevivência da criança, sobretudo em países em desenvolvimento. Mesmo nos países desenvolvidos relaciona-se o papel essencial do aleitamento na qualidade de vida das crianças, devido à proteção conferida contra infecções intestinais e respiratórias e doenças alérgicas, e à prevenção de distúrbios na idade adulta, como a obesidade e a morbidade cardiovascular. Os diversos estudos populacionais apontam, outrossim, para um efeito benéfico adicional determinado pelo espaçamento do intervalo interpartal em várias regiões do mundo.

A lactação e o planejamento familiar são complementares sob numerosas formas: "apoiando-se mutuamente no enfoque da sobrevivência infantil: a lactação ajuda a espaçar as gestações e o planejamento familiar ajuda a manter a lactação até que a criança esteja maior o suficiente para comer outros alimentos." Assim, tanto o aleitamento como o planejamento familiar são duas medidas essenciais da saúde preventiva, exigindo atenção especial dos programas de saúde materno-infantil.

Admitindo-se uma taxa de gestações de apenas 2% em mulheres amenorréicas enquanto alimentam exclusivamente seus filhos ao seio, algoritmos especiais são propostos para a utilização em programa de saúde da amenorréia lactacional para o espaçamento das gestações, bem como para introdução de métodos contraceptivos complementares durante o aleitamento.

Na Figura 28.1, é apresentado um guia para o aconselhamento das lactantes com relação ao uso adequado da lactação-amenorréia (LAM) como um método para o espaçamento da prole.

Esse algoritmo ilustra como determinar quando o risco de gestação aumenta durante o aleitamento e quando inicia um método complementar de planejamento familiar. Se uma mulher tem menos de seis meses de pós-parto, encontra-se em amenorréia e o aleitamento é exclusivo, a proteção contra uma nova gravidez encontra-se em torno de 98%.

Alterando-se qualquer uma dessas condições, ela deve imediatamente ser encorajada a usar um método contraceptivo adicional.

No Quadro 28.1 são sumarizadas as principais recomendações para otimizar o papel do aleitamento materno na sobrevivência da criança e no espaçamento das gestações, baseadas nas evidências científicas disponíveis na atualidade. Essas recomendações devem servir como fonte para a preparação de material educativo, e campanhas promocionais, adaptando-se a linguagem em função das variações culturais nos padrões do aleitamento materno e nas terminologias locais.

Pesquisa realizada no CAM-IMIP, avaliando a factibilidade e os resultados da oferta do LAM por serviços de saúde, foram estudados dois grupos, antes e após a introdução do LAM (grupos A e B, com respectivamente 350 e 348 mulheres). Os resultados são apresentados nas Figuras 28.2 a 28.5.

**Quadro 28.1**
■ Recomendações para a otimização do aleitamento materno na sobrevivência das crianças e no espaçamento das gestações

---

1) Iniciar o aleitamento tão rapidamente quanto possível, logo após o nascimento (pós-parto imediato)
2) Aleitamento exclusivo nos primeiros 6 meses de vida
3) Depois de 4 a 6 meses, quando forem introduzidos outros alimentos, preceder sempre que possível à administração do suplemento com a mamada
4) Prosseguir a lactação durante pelo menos 2 anos
5) Amamentar freqüentemente, sempre que a criança tiver fome, tanto durante o dia como à noite
6) Prosseguir o aleitamento mesmo se a mãe ou o bebê ficam doentes
7) Evitar utilizar bicos artificiais (chupetas, mamadeiras ou outros), a fim de evitar a confusão de bicos e a inabilidade de sucção
8) Nutrição e ingesta líquida em quantidades adequadas para satisfazer a fome e a sede da mãe em função das variações culturais nos padrões do aleitamento materno e nas terminologias locais

---

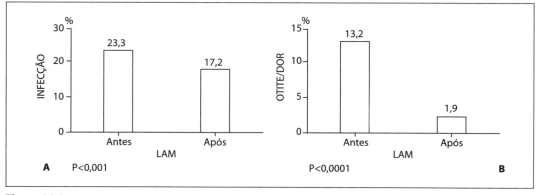

**Figura 28.2**
■ **(A)** Porcentagem de crianças com infecção intestinal durante o primeiro ano de vida, antes e após a introdução do LAM. **(B)** Porcentagem de crianças com otite/dor de ouvidos, durante o primeiro ano de vida, antes e após a introdução do LAM.

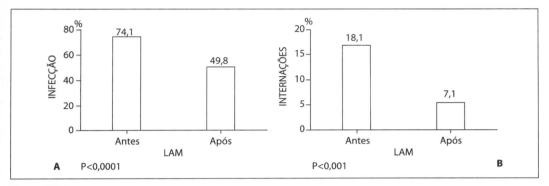

**Figura 28.3**
■ **(A)** Porcentagem de crianças com infecção respiratória alta durante o primeiro ano de vida, antes e após a introdução do LAM. **(B)** Porcentagem de crianças internadas em hospital durante o primeiro ano de vida, antes e após a introdução do LAM.

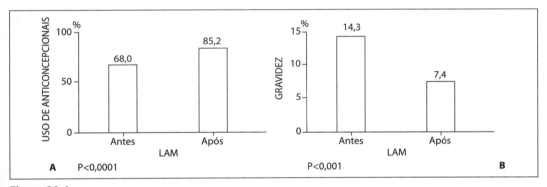

**Figura 28.4**
■ **(A)** Uso de anticoncepcionais um ano pós-parto, antes e após a introdução do LAM. **(B)** Porcentagem de mulheres grávidas um ano pós-parto, antes e após a introdução do LAM.

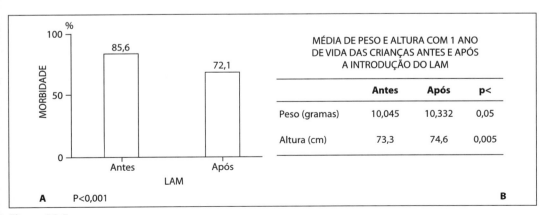

**Figura 28.5**
■ **(A)** Porcentagem de crianças que apresentaram alguma doença durante o primeiro ano de vida, antes e após a introdução do LAM. **(B)** Média de peso e altura com um ano de vida das crianças antes e após a introdução do LAM.

A conclusão foi de que, com relação à saúde infantil, houve uma redução importante na incidência geral das doenças mais comuns no primeiro ano de vida, com impacto favorável sobre o crescimento e o desenvolvimento. Porém, com relação à saúde materna, com ênfase sobre o aspecto de espaçamento das gestações (planejamento familiar), observou-se uma redução do percentual de gestações ao final do primeiro ano, decorrente do acréscimo das mulheres que prosseguiram com o uso de métodos contraceptivos após o puerpério.

## ■ CONCLUSÕES

1) O aleitamento materno exclusivo associado à amenorréia constitui um excelente método contraceptivo nos primeiros seis meses pós-parto, associando-se a taxas acumuladas de gestação inferiores a 2%.
2) O uso de métodos contraceptivos adicionais impõe-se sempre que qualquer dos pontos fundamentais desse tripé seja quebrado: o reinício das menstruações, a introdução de suplementos alimentares e o período após os seis primeiros meses.
3) A divulgação da função contraceptiva do LAM assume especial papel nas ações de saúde, contribuindo para o incremento global da qualidade da saúde materno-infantil à medida que aumenta a sobrevida da criança e garante o espaçamento das gestações.
4) À luz das evidências científicas atuais, deve ser rediscutido o papel do profissional de saúde na promoção de estratégias de contracepção no período pós-parto, enfatizando os efeitos benéficos do aleitamento materno exclusivo.

Capítulo
# 29

# Contracepção de Emergência Profilaxia das DST/AIDS

Luiz Carlos Santos
Melânia Maria Ramos de Amorim

## ■ INTRODUÇÃO

Levando-se em conta que o risco de gestação advinda de estupro oscila de 4% a 7%, caso estejam expostas à gravidez, as pacientes deverão receber no momento do atendimento um dos esquemas descritos neste capítulo.

## ■ PROGESTAGÊNIO ISOLADO

- Levonorgestrel, 0,75 mg*, na dose de dois comprimidos, um no momento imediato ao atendimento e outro 12 horas após (total de 1,5g). Esse esquema deve ser iniciado dentro das primeiras 72 horas após a violência sexual.

Trabalhos recentes têm demonstrado a mesma eficácia do levonorgestrel administrado em dose única oral de 1,5mg (dois comprimidos de 0,75mg).

### Esquema combinado (método de Yuzpe)

- *Contraceptivos orais à base de etinilestradiol (EE) e levonorgestrel*: não se encontram disponíveis os comprimidos contendo a associação. Os serviços costumam destacar quatro comprimidos de *Neovlar, Anfertil* ou *Evanor* para compor o *kit Yuzpe*. O total de quatro comprimidos deve ser administrado em duas tomadas, de dois comprimidos cada, com intervalo de 12 horas entre as

---

*Encontram-se disponíveis os seguintes produtos comerciais: Postinor-2, Postinor-1, Pozzato, Norlevo, Micropil 2 post e Diad.

tomadas, perfazendo um total de 50µg de EE (etinilestradiol) e 200µg (0,20mg) de levonorgestrel. Esse esquema também deve ser iniciado até 72 horas após o coito. Se o anticoncepcional for de média dosagem, utilizam-se quatro comprimidos na primeira tomada e quatro comprimidos 12 horas após.

A contracepção tem sido mais eficiente com o progestagênio isolado. Além disso, pode ocorrer interação medicamentosa entre etinilestradiol e alguns agentes anti-retrovirais (nelfinavir e ritonavir).

## ■ PROFILAXIA DE DST

Iniciar até 72 horas após a violência sexual. O esquema de primeira escolha para a quimioprofilaxia das DST não-virais é o seguinte:

- *Adulto e adolescentes com mais de 45kg*: penicilina benzatina (1.200.000UI) IM + azitromicina 1g VO + ofloxacina 400mg VO.
- *Em crianças e adolescentes com menos de 45kg*: ceftriaxona 125mg ou penicilina benzatina 600.000UI (IM) + azitromicina 20mg/kg (máximo 1g) VO.

O metronidazol e outros derivados imidazólicos (p. ex., secnidazol, tinidazol) podem apresentar interações medicamentosas importantes com ritonavir, e por isso o uso concomitante deve ser evitado. Nesses casos, pode-se substituir esse anti-retroviral pelo nelfinavir. Ressalte-se que o uso desses imidazólicos não é imprescindível em todos os casos de quimioprofilaxia e pode ser realizado posteriormente, se necessário, com vistas a se obter melhor adesão aos anti-retrovirais.

### Esquema alternativo

- *Quinolonas* (ofloxacina, ceftriaxona 1g IM, ciprofloxacina 400mg a cada 12 horas, durante três dias).

## ■ PROFILAXIA DA INFECÇÃO PELO HIV

O prazo para se iniciar a quimioprofilaxia para HIV é de 72 horas após o estupro, e o tempo correto para a utilização dos anti-retrovirais é de quatro semanas.

Os esquemas anti-retrovirais recomendados pelo Ministério da Saúde para quimioprofilaxia em situações de violência sexual são:

1) *Pacientes expostas(os) a agressor(es) com sorologia desconhecida ou HIV-positivo(s) virgem(ns) de tratamento anti-retroviral:*
    - Adultos e adolescentes:
        - Zidovudina (AZT) 200mg VO a cada oito horas.
        - Lamivudina (3TC) 150mg VO a cada 12 horas.
        - Nelfinavir, indinavir ou ritonavir – 800mg a cada oito horas.
        - O produto Biovir é uma associação entre lamivudina e zilovudina. Administra-se um comprimido a cada 12 horas por quatro semanas.

2) *Pacientes expostas a agressor(es) HIV-positivo(s) em tratamento com anti-retroviral:*
- Esquema individualizado com a avaliação do especialista.

3) *Crianças*: o tratamento profilático com anti-retrovirais deve ser oferecido nas seguintes situações:
- Agressor portador do vírus ou viciado em drogas, ou ex-presidiário.
- Agressores múltiplos.
- Lacerações genitais ou coito anal.
- Extrema ansiedade da mãe ou familiares.
- AZT + 3TC + nelfinavir ou AZT + 3TC + retonavir.

*Observação*: em crianças que conseguem ingerir cápsulas ou adultos com intolerância ou contra-indicação ao ritonavir e nelfinavir, pode-se utilizar o indinavir como opção.

## ■ PROFILAXIA DE HEPATITE B

Indivíduos já imunizados contra hepatite B, com esquema vacinal completo (três doses), não necessitam de dose de reforço ou do uso de imunoglobulina humana anti-hepatite B (IGHAHB).

Indivíduos não-imunizados ou com esquema vacinal incompleto devem receber uma dose de vacina, por via IM, e completar o esquema posteriormente (zero, um e seis meses). Além disso, também devem receber uma dose única de IGHAHB, por via IM, em extremidade diferente da vacina. A IGHAHB deve ser utilizada, no máximo, três dias após a violência sexual. A dose usualmente utilizada é de 0,06mL/kg de peso corporal.

A gravidez e a lactação não são contra-indicações para imunização.

Todas as pacientes devem ser orientadas sobre seus direitos legais e os benefícios do registro do boletim de ocorrência (apesar de sua realização não ser obrigatória).

Em nenhuma hipótese, o médico que recebeu inicialmente a paciente pode encaminhá-la ao IML (também não obrigatório) sem antes proceder ao exame físico e sem preencher o atendimento em ficha padronizada que, além de registrar a ocorrência, serve como orientação ao colega.

Recomenda-se que o termo de consentimento informado seja lido e aprovado pela paciente, quanto ao atendimento recebido e à oferta de medicamentos profiláticos.

# PARTE VI

Uroginecologia

# Capítulo 30

# Incontinência Urinária

Artur Eduardo de Oliveira Rangel
Ana Laura Ferreira

## ■ CONCEITO

A incontinência urinária (IU) é definida como toda perda involuntária de urina, clinicamente demonstrável, que cause problema higiênico ou social à mulher (International Continence Society – ICS). Reveste-se de fundamental importância na assistência integral à saúde da mulher, uma vez que pode promover grande desconforto higiênico, isolamento social, disfunção sexual, depressão e diminuição da qualidade de vida da mulher. Acrescente-se ainda o fato de que a IU tem sido freqüente causa de consulta médica, mostrando-se como queixa crescentemente valorizada pela própria paciente.

## ■ EPIDEMIOLOGIA

Um importante estudo epidemiológico, denominado *Medical Epidemiologic and Social Aspects of Aging* (MESA), desenvolvido nos EUA, em 1990, revelou que muitas mulheres apresentavam problemas higiênicos e sociais importantes e tentavam solucionar ou amenizar as perdas urinárias de alguma forma: 55% delas utilizavam absorventes, 42% procuravam certificar-se da existência de banheiros nos locais a freqüentar, 28% tentavam evitar as perdas urinárias modificando seu padrão miccional, 16% por modificação da dieta ou diminuição da ingestão de líquidos, 12% por meio de exercícios da musculatura perineal e 6% pelo uso de alguma medicação.

O estudo também mostrou que apenas 42% das entrevistadas com incontinência urinária severa comunicaram o problema a seu médico, ao passo que 26% daquelas pacientes portadoras de incontinência urinária moderada e 19% com incontinência urinária leve não referiram o problema e se conformavam com tal condição, seja por questões de pudor, desconhecimento ou mesmo por considerarem-se portadoras de um problema sem solução.

A prevalência da IU na mulher varia de 4,5% a 53%, mas somente 25% a 50% das pacientes procuram atendimento médico. A grande variação da prevalência da IU entre os diferentes estudos ocorre devido aos diferentes conceitos empregados para a definição da IU, tipos de populações estudadas e o critério de seleção de pacientes.

A prevalência da IU aumenta com a idade.

Estudo de metanálise, avaliando 48 trabalhos com dados epidemiológicos no período de 1954 a 1995, demonstrou que a prevalência da IU em mulheres jovens com menos de 30 anos variou de 5% a 16%; em mulheres de meia-idade (30 a 60 anos), de 14% a 41% (*média de 24%*); e nas idosas (mais de 60 anos), de 4% a 44% (*média de 23%*). Em pacientes de clínicas/asilos para idosos, essa taxa variou de 22% a 90% (*média de 55%*).

Já está bem estabelecida a correlação entre a diminuição dos níveis séricos de estrogênios com os sinais de atrofia urogenital, fato que parece influenciar o aparecimento da incontinência urinária. Entretanto, como existe uma estreita relação entre o aumento da prevalência da incontinência urinária e a idade, torna-se difícil saber se a maior prevalência da IU é decorrente do hipoestrogenismo da menopausa ou se apenas faz parte do processo de envelhecimento.

Dada a relevância da incontinência urinária, há aproximadamente três décadas foi constituída uma sociedade internacional dedicada exclusivamente ao estudo e às pesquisas sobre este tema, a International Continence Society (ICS).

No Brasil, a Sociedade Brasileira de Urologia (SBU) e a Federação das Sociedades de Ginecologia e Obstetrícia (FEBRASGO) vêm dedicando especial atenção aos problemas urinários da mulher, que faz uma interface entre essas especialidades e criaram uma nova área de interesse comum, a *uroginecologia*, ou *urologia feminina*.

# ETIOLOGIA

A etiologia da incontinência urinária é *multifatorial*, podendo ser causada por doenças do trato urinário baixo, como anomalias estruturais, distúrbios da função muscular, do sistema nervoso ou do controle psicológico, assim como por uma gama de fatores externos. É importante que afastemos inicialmente as perdas urinárias decorrentes de processos inflamatórios, infecciosos ou neoplásicos.

Desse modo, o diagnóstico correto do tipo de incontinência e a identificação de sua etiologia são pontos importantes para o sucesso de seu tratamento.

Relembrando a anatomia do trato urinário inferior, observamos que ele é composto pela bexiga e uretra, sendo o detrusor a estrutura muscular lisa da parede vesical. A bexiga, órgão ímpar do corpo humano, desempenha duas funções antagônicas: enchimento vesical ou de ar-

**Quadro 30.1**
■ Tipos de incontinência urinária

1. IUE – Incontinência urinária de esforço
2. IUU – Incontinência urinária de urgência
3. IUR – Incontinência urinária reflexa
4. IUM – Incontinência urinária mista
5. IUT – Incontinência urinária por transbordamento
6. IEU – Incontinência extra-uretral
7. IP – Incontinência psicogênica

mazenamento da urina, conhecido como primeira fase e que nos possibilita o convívio social, não permitindo as perdas ou escapes urinários; e uma segunda fase, de esvaziamento, em que o conteúdo vesical é eliminado voluntariamente, ficando a bexiga novamente com a capacidade de acumular urina.

Vários tipos de incontinência urinária são descritos, de acordo com sua etiologia, assim como a maneira pela qual se dá a perda urinária. Os principais tipos de incontinência urinária são descritos a seguir e estão listados no Quadro 30.1.

## Incontinência urinária de esforço (IUE)

É a perda urinária relacionada com o esforço, como tossir, espirrar, pular, subir escadas ou caminhar etc. Também chamada de incontinência genuína, verdadeira ou de estresse, é definida como toda perda de urina pela uretra, quando a pressão vesical excede a pressão máxima de fechamento uretral, *na ausência de contração do músculo detrusor* (International Continence Society – ICS; *Committee of Standardization*, 1991).

## Incontinência urinária de urgência ou urgeincontinência (IUU)

Hiperatividade detrusora, também chamada de bexiga hiperativa ou instabilidade vesical, é definida como a perda de urina que ocorre na fase de enchimento, resultante da contração vesical enquanto a paciente tenta inibir a micção, provocada pela instabilidade (contração involuntária) do músculo detrusor. Sua causa é *desconhecida ou idiopática* (International Continence Society – ICS).

## Incontinência urinária reflexa (IUR)

Também chamada de hiper-reflexia detrusora, representa a perda de urina que ocorre na fase de enchimento, resultante da contração vesical enquanto a paciente tenta inibir a micção, provocada por hiper-reflexia do detrusor de *causa neurológica* (International Continence Society – ICS). Várias doenças neurológicas podem levar freqüentemente à IUR: acidente vascular cerebral, neuropatia diabética, doença de Parkinson, esclerose múltipla, demência senil, mielopatias, paraparesia espástica tropical (HTLV 1 e 2) e espinha bífida.

## Incontinência urinária mista (IUM)

Nestes casos, a paciente apresenta a associação dos dois tipos anteriores de incontinência: exibindo perdas urinárias relacionadas às manobras de esforço, como tossir ou espirrar, associada a perdas involuntárias não relacionadas aos esforços, porém devidas às contrações vesicais não inibidas do músculo detrusor (CNID).

## Incontinência urinária por transbordamento (*over flow*) (IUT)

A perda urinária por transbordamento IUT basicamente ocorre em duas situações: nas lesões neurológicas e nos processos obstrutivos.

Muitas doenças neurológicas levam à hipotonia severa ou arreflexia vesical. Nestes casos encontramos uma bexiga com grande capacidade de armazenamento (grande volume) e baixa pressão de micção, antigamente chamada de bexiga neurogênica.

Nas patologias obstrutivas, um fator obstrutivo infravesical (FOIV) do colo vesical ou da uretra (estenose, pólipos, fibrose) pode ocasionar uma dificuldade do esvaziamento da bexiga, conduzindo a distensão com retenção urinária até o limite máximo. No momento em que a pressão vesical suplanta a resistência uretral, ocorre a perda de urina por transbordamento. Neste caso encontramos uma bexiga com capacidade normal ou aumentada, porém com pressão de micção elevada, também conhecida como *incontinência paradoxal,* pois a paciente tem um fator obstrutivo que dificulta a micção; entretanto, apresenta *paradoxalmente* IU por transbordamento.

Pacientes portadoras de bexigas fibrosadas, seqüeladas por múltiplos processos inflamatórios (cistite intersticial crônica) em geral, apresentam uma capacidade vesical de armazenamento reduzida, podendo ser portadoras de incontinência urinária por transbordamento (IUT).

## Incontinência extra-uretral (IEU)

Nestes casos, a perda urinária não se faz pela uretra, mas por uma comunicação anômala entre o aparelho urinário e o genital, através das chamadas *fístulas urogenitais:* uretrovaginal, vesicovaginal, ureterovaginal, vesicouterina ou de Youssef.

Nos casos de malformações congênitas, como nas hipospadias em que a uretra se abre na parede anterior da vagina ou nos casos de implantação anômala do ureter que desemboca na vagina ou no períneo, também ocorre a IEU.

## Incontinência psicogênica (IP)

Este, felizmente, é um tipo raro de incontinência. É difícil de ser definido, e encontra-se em pacientes com distúrbios psiquiátricos ou neurológicos graves, em nível encefálico como demência ou paralisia cerebral, que urinam a qualquer hora e em local não apropriado.

# DIAGNÓSTICO

O diagnóstico da incontinência urinária é fundamentado numa boa história clínica, no diário miccional e num minucioso exame físico uroginecológico, incluindo o exame neurológico simplificado e a avaliação funcional do assoalho pélvico. Os exames subsidiários da avaliação urodinâmica, exames de imagens de videouretrocistoscopia, US, urografia excretora e outros testes laboratoriais devem ser solicitados conforme a necessidade de cada caso.

# TRATAMENTO

Para o sucesso do tratamento é fundamental a compreensão da fisiopatologia da incontinência urinária, sua etiologia, assim como dos fatores associados a ela. Diante de um diagnóstico preciso, podemos então direcionar a terapêutica. O tratamento da incontinência urinária pode ser clínico (medicamentoso), fisioterápico, cirúrgico, ou uma associação destes, conforme cada caso.

# INCONTINÊNCIA URINÁRIA DE ESFORÇO

## Conceito

A incontinência urinária de esforço (IUE) é definida pela International Continence Society (ICS, 1991) como toda perda de urina pelo meato externo da uretra, quando a pressão vesical excede a pressão máxima de fechamento uretral, *na ausência de contração do músculo detrusor.*

Sendo sua etiologia multifatorial, vários fatores são relacionados com a gênese da IUE. Alterações anatômicas provocam descida ou hipermobilidade do colo vesical, levando a junção uretrovesical (JUV) para baixo da borda inferior da sínfise púbica. Esta alteração pode ser preexistente ou agravada por manobras de esforço, como tosse ou espirro. A descida rotacional da uretra, a uretra funcionalmente curta, lesão ou déficit dos mecanismos esfincterianos intrínsecos da uretra, congênito ou adquirido, podem levar a uma incompetência esfincteriana com perda do efeito selante (coaptação) da mucosa, diminuindo a resistência e a força de fechamento uretral. O hipoestrogenismo leva a diminuição do trofismo da mucosa, do tecido conjuntivo, do colágeno, do coxim vascular periuretral e do tônus muscular.

## Fisiopatologia

A IUE é definida como perda involuntária de urina decorrente do aumento da pressão intra-abdominal, relacionada com o esforço durante as atividades desenvolvidas no cotidiano, como andar, tossir, espirrar, sorrir, correr, subir escadas etc.

Diversos são os fatores responsabilizados pela IUE: desde os congênitos até os traumatismos vaginais durante o parto, a deficiência de colágeno no tecido conjuntivo e déficits de elastina na matriz celular.

Os fatores obstétricos são os principais na gênese da IUE, embora o papel da gravidez, da paridade, dos traumatismos obstétricos, do período expulsivo, do peso e da circunferência cefálica do recém-nascido ainda não esteja bem definido (Figura 30.1).

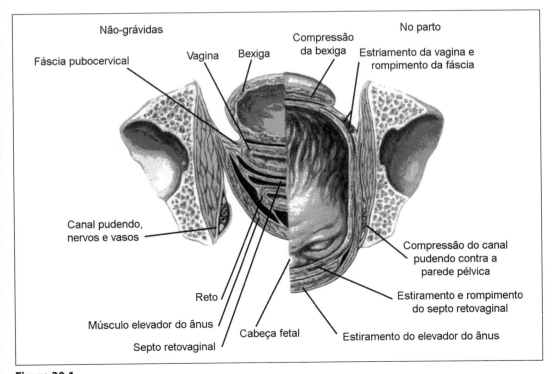

**Figura 30.1**
■ Corte da pelve.

Groutz estudou 300 mulheres no primeiro e segundo dias após o parto, dividindo essas pacientes em três grupos: 100 nulíparas, 100 primíparas, e 100 grandes multíparas (cinco ou mais partos). Durante a gestação, as pacientes desenvolveram IUE em diferentes graus, porém a prevalência foi estatisticamente semelhante. Conquanto na maioria dos casos a IUE tenha sido transitória, sua prevalência foi uma constante após a gestação, sendo significativamente menor nas nulíparas (5%) do que nas primíparas (11%) e nas grandes multíparas (21%).

Esses achados sugerem um provável fator cumulativo das gestações na gênese da IUE. Não houve diferença significativa quanto à incidência da IUE nas puérperas submetidas a parto a fórcipe em relação às submetidas a parto vaginal normal, nem em relação ao peso dos RN, exceto quando o neonato tinha mais de 4kg.

O mecanismo exato pelo qual a lesão conduz a IUE ainda permanece desconhecido, sendo objeto de pesquisas. Recentes estudos morfológicos e eletrofisiológicos da uretra e do assoalho pélvico sugerem que o aparelho urinário inferior recebe inervação somática do nervo pudendo e autonômica através do nervo pélvico.

O nervo pudendo emite ramificações para os músculos do assoalho pélvico e para o esfíncter estriado uretral, que eram desconhecidos anteriormente. As lesões desses ramos durante o parto vaginal são produzidas por compressão do pólo cefálico com isquemia pela passagem do bebê (Figura 30.2).

Um período expulsivo prolongado é um importante fator relacionado com o aparecimento da IUE, podendo causar desnervação ou lesão muscular direta da uretra e do colo vesical.

Pelo mesmo raciocínio, aplicação do fórcipe de alívio protege, mais do que danifica, as estruturas pélvicas, já que diminui o tempo de compressão durante o parto.

Muitas mulheres apresentam uma IUE transitória após o parto imediato, provavelmente pela desnervação e reinervação parcial, podendo as mesmas desenvolver IUE vários anos após o parto

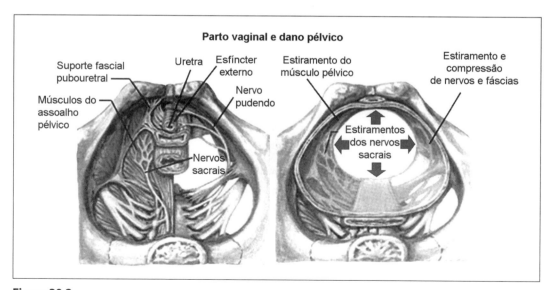

**Figura 30.2**
■ Danos de estiramento e compressão da fáscia endopélvica, músculos e inervação dos esfíncteres durante o parto vaginal.

vaginal, quando outros fatores, como o hipoestrogenismo da menopausa ou outras neuropatias, aparecem.

As cirurgias vaginais e pélvicas, quando realizadas com dissecções muito próximas da base da bexiga e da uretra, podem lesionar os nervos periféricos, produzindo disfunções miccionais e deficiência do esfíncter estriado uretral.

Tais lesões podem levar a uma deficiência intrínseca do esfíncter, que tem sua capacidade de resistência ao aumento das pressões intravesical/abdominal reduzida em conseqüência da diminuição do tônus esfincteriano pela desnervação, bem como pela lesão das fibras musculares estriadas.

Somem-se a isto as lesões obstétricas com perda de sustentação do colo vesical secundária a frouxidão dos músculos desnervados ou lesionados do assoalho pélvico, levando a hipermobilidade do colo vesical, pela perda da estrutura de suporte sobre a qual a uretra se "apóia" durante o esforço. O aumento da pressão intra-abdominal, somado à perda do "suporte" e/ou à diminuição da resistência uretral, é condição que propicia o aparecimento da incontinência urinária de esforço (Quadro 30.2).

**Quadro 30.2**
■ Fisiopatologia da IUE

1. Topografia extra-abdominal do colo vesical
2. Frouxidão da parede vaginal ou de seus ligamentos de suporte
3. Descida rotacional da uretra
4. Lesões de nervos, fáscias e músculos
5. Lesões do mecanismo esfincteriano uretral
6. Uretra funcionalmente curta
7. Hipoestrogenismo, alterações do colágeno e do coxim vascular periuretral
8. Neuropatias

## Diagnóstico

O diagnóstico da IUE, em sua grande maioria, é facilmente realizado nos consultórios, por meio da história clínica e do exame ginecológico, associados a testes simples de esforço. Entretanto, algumas pacientes merecem atenção especial, demandando dos uroginecologistas uma história clínica bem mais detalhada e um exame físico apurado. Referimo-nos aqui àquelas pacientes jovens, nulíparas, já operadas anteriormente com recidiva da incontinência, sintomas irritativos associados de urgência miccional, urgeincontinência, nictúria, enurese, e na ausência de infecções urinárias.

O diagnóstico correto da IUE é feito com base na história clínica na confecção do diário miccional, no questionário sobre a qualidade de vida e no exame uroginecológico.

As informações subjetivas são coletadas numa anamnese detalhada e por meio de questionários aplicados. Os dados semi-objetivos são obtidos por meio do diário miccional e do teste do absorvente. Finalmente, os dados objetivos são obtidos pelo teste de esforço e exame urodinâmico ou videourodinâmico.

O exame uroginecológico compreende os testes de esforço (*Stress-test*) para pesquisa da perda urinária, teste do absorvente (*Pad Test*) e do cotonete (*Q-tip test*), utilizados na avaliação do desvio rotacional da uretra e da mobilidade do colo vesical.

É obrigatória a realização de exame neurológico simplificado, da pesquisa de distopias urogenitais, da rotura perineal e a avaliação funcional do assoalho pélvico. O estudo ou avaliação urodinâmica e a US do colo vesical são exames subsidiários.

## HISTÓRIA CLÍNICA

A história miccional é de grande importância na determinação da etiologia das disfunções miccionais. Deve-se questionar o tempo de início das queixas de IU, a utilização de absorventes, o número de trocas diárias, os hábitos miccionais, a presença ou ausência de enurese, a idade em que controlou a urina ou a idade em que este problema se resolveu. Vários fatores devem ser abordados durante a anamnese clínica da paciente: eventos que precederam ao aparecimento dos sintomas urinários, como diminuição da força muscular nos membros inferiores, atrofia muscular ou dificuldade de marcha, lombalgias, ciatalgias, doenças medulares ou neurológicas.

Devem ser investigados os antecedentes pessoais e familiares de diabetes melito, epilepsia, doenças degenerativas do sistema nervoso central ou distrofia muscular, antecedentes de cirurgias pélvicas ou perineais, bem como alteração dos hábitos intestinais, como incontinência fecal ou constipação, que podem estar relacionadas com traumas na inervação, provocando distúrbios miccionais.

Deve-se pesquisar o uso de fármacos, pois muitos deles influenciam a atividade fisiológica da uretra e bexiga, levando muitas mulheres a procurarem o médico com queixas geniturinárias.

## DIÁRIO MICCIONAL

Uma vez confeccionado o diário miccional ou de "controle da bexiga", a paciente consegue esclarecer as queixas até então subjetivas e aproximadas, anotando os eventos miccionais no período de três dias. A própria paciente registra a ingestão de líquidos, bem como as micções, registrando o volume, as perdas urinárias e os horários dos episódios, as sensações que as acompanham, bem como os fatores associados a essas perdas urinárias.

A partir da análise dos dados do diário podemos avaliar a ingestão líquida diária, a capacidade do reservatório vesical e o volume urinário diário, o que nos orienta para o diagnóstico de diabetes melito ou insípido quando a diurese de 24 horas é superior a 4 L.

Analisamos cuidadosamente as características dos episódios de IU, dando atenção especial às perdas provocadas exclusivamente pelo esforço (tosse, espirro, pular, andar etc.), diferenciando-as das perdas precedidas pela sensação de urgência miccional ou urgeincontinência ou daquelas de incontinência "total" com perda involuntária e contínua de urina.

As perdas provocadas pelo esforço, devido à elevação súbita da pressão abdominal, nos levam a pensar em IUE por hipermobilidade do colo vesical ou insuficiência esfincteriana uretral leve ou moderada.

As perdas precedidas por urgência miccional ou urgeincontinência nos levam a pensar em instabilidade vesical com perda urinária provocada por provável contração não inibida do detrusor; portanto, incontinência urinária de urgência (IUU) ou reflexa (IUR).

Naqueles casos de incontinência "total" com perdas urinárias independentes do esforço abdominal ou de sensações prévias de urgência miccional, devem-se pesquisar fístulas geniturinárias, implantação anômala do ureter, transbordamento por arreflexia do detrusor, incontinência paradoxal, baixa complacência vesical ou insuficiência esfincteriana uretral grave.

Diante de todas essas informações, poderemos comprovar as perdas urinárias e determinar sua gravidade e a presença ou não de sintomas associados, auxiliados ainda pelos testes de esforço, ou estudo urodinâmico, de grande utilidade na avaliação dos tratamentos clínicos ou cirúrgicos.

Solicitamos à paciente que assine o diário miccional e, particularmente, recomendamos anexá-lo à ficha clínica ou ao prontuário da paciente, o que poderá ser útil para dirimir questionamentos no futuro, em caso de demandas judiciais.

## QUESTIONÁRIO SOBRE A QUALIDADE DE VIDA

Um dado fundamental no diagnóstico e tratamento da incontinência urinária é avaliar a qualidade de vida da paciente, estando ela intimamente relacionada com a percepção que o indivíduo tem sobre sua condição ou doença, possibilitando-nos avaliar o impacto do tratamento na qualidade de vida dessa pessoa.

A anamnese deve conter alguns aspectos, incluindo o início dos sintomas, sua duração, gravidade, condições associadas e descrição do impacto social e higiênico à mulher. Como não existem questionários padronizados e validados no nosso meio, eles não têm sido utilizados na prática clínica, reservando-se seu uso aos trabalhos de pesquisa científica.

## EXAME FÍSICO UROGINECOLÓGICO

O exame uroginecológico objetiva: constatar, reproduzir, quantificar e caracterizar a perda urinária, descartar problemas neurológicos, avaliar a integridade do assoalho pélvico, afastando distopias urogenitais, além de excluir outras patologias pélvicas.

## PESQUISA DA PERDA URINÁRIA

### Teste do esforço (*Stress-Test*)

As pacientes devem ser inicialmente examinadas na posição ginecológica, sendo solicitadas a fazer manobras de esforço, como tossir com aumento da pressão abdominal (Valsalva). Constata-se a perda ou não da urina, sincronicamente às manobras que provocam esforço. Se o teste for negativo, repete-se na posição ortostática (em pé), com a bexiga confortavelmente cheia, pedindo-se à paciente para tossir e dar pequenos saltos. Alguns preconizam instilar 250mL de soro, se a paciente encontra-se com a bexiga vazia, ou se urinou pouco tempo antes da realização do exame (Figura 30.3).

### Teste do cotonete (*Q Tip Test*)

Neste teste, descrito por Cristle, com a paciente na posição ginecológica, introduz-se um cotonete estéril, previamente lubrificado com gel anestésico, na uretra da paciente. Pede-se à ela para fazer esforço por meio da manobra de Valsalva e afere-se o desvio do cotonete, medindo-se, com o auxílio de uma régua-goniômetro, o deslocamento rotacional da uretra. Alteração acima de 30 graus no ângulo formado pelo cotonete e o eixo horizontal indica hipermobilidade do colo e da junção uretrovesical (JUV). Esse teste não faz o diagnóstico da IUE, apenas constata a descida do colo vesical que, na presença de IUE, sugere ser a mesma devida à hipermobilidade da JUV e do colo vesical.

Do ponto de vista prático, para cada dois graus de variação no ângulo, a JUV desloca-se aproximadamente 1mm para baixo.

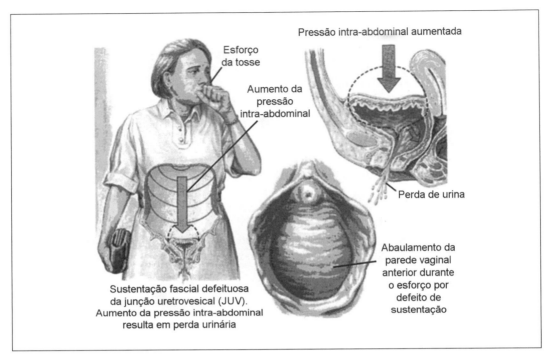

**Figura 30.3**
■ Incontinência urinária de esforço – Teste do esforço.

### Teste do absorvente (*Pad-test*)

Este teste consiste na colocação de um absorvente previamente pesado na paciente. Solicita-se que ela faça manobras padronizadas de esforço; em seguida, o absorvente é retirado e pesado novamente.

A International Continence Society (ICS) padronizou o *pad-test* com uma hora de duração. Após colocar o absorvente, a paciente, sentada, ingere 500mL de líquido sem sódio, no tempo máximo de 15 minutos.

Na primeira meia hora, a paciente anda, sobe e desce um lance de escada. Nos 30 minutos restantes ela realiza algumas atividades: senta e levanta 10 vezes; tosse vigorosamente 10 vezes; corre no mesmo lugar por 1 minuto; agacha-se e apanha um objeto cinco vezes e, finalmente, lava as mãos em água corrente por 1 minuto.

O absorvente é retirado e pesado. Se a diferença pré e pós-pesagem for maior que 1 grama, está caracterizada a perda urinária.

Na EPM (Escola Paulista de Medicina)-UNIFESP, faz-se o teste simplificado de 20 minutos, da seguinte forma: esvazia-se a bexiga da paciente com sonda uretral, infundem-se 250mL de água destilada e retira-se a sonda. Coloca-se o protetor previamente pesado e solicita-se à paciente que realize algumas atividades, como tossir, agachar-se, pular, dobrar-se, subir e descer escadas 10 vezes, andar por 10 minutos e lavar as mãos em água corrente por 1 minuto. Remove-se o protetor/absorvente e afere-se seu peso.

## AVALIAÇÃO FUNCIONAL DO ASSOALHO PÉLVICO

### Exame neurológico simplificado

A avaliação da integridade neuromuscular do assoalho pélvico é obrigatória. A perda do controle vesical, levando a incontinência urinária, pode ser a manifestação inicial de algumas doenças neurológicas, como mal de Parkinson, esclerose múltipla, mielopatias, paraparesia espástica tropical (HTLV-1 e 2), demência senil etc. Por este motivo, iniciamos pelo *exame neurológico simplificado*, com a avaliação do estado mental, da marcha e do equilíbrio, da força e dos reflexos dos membros inferiores e da sensibilidade da região perineal.

A avaliação do arco reflexo sacral pode ser feita com três testes que verificam a integridade do componente motor do nervo pudendo:

- *Reflexo bulboclitoridiano* – contração do músculo bulbocavernoso e do esfíncter anal após estimulação do clitóris com um cotonete (Figura 30.4).
- *Reflexo anocutâneo* – contração do esfíncter anal após a estimulação da pele próxima ao ânus.
- *Reflexo da tosse* – contração espontânea da musculatura do assoalho pélvico, sincrônica com a tosse e que se mostra visível na região perineal.

Convém lembrar que 20% das pessoas normais não apresentam resposta à pesquisa do reflexo sacral; entretanto, se o mesmo está presente, afasta-se lesão sacral.

A força da contração muscular voluntária deve igualmente ser pesquisada por meio do exame digital ou instrumental, utilizando-se o perineômetro. Neste exame, a paciente é solicitada a contrair a musculatura perineal, enquanto o examinador faz o toque vaginal, avaliando a capacidade de contração dessa musculatura. O exame é complementado com o toque retal, para avaliar também o tônus do esfíncter anal, possibilitando assim uma avaliação funcional neuromuscular do assoalho pélvico.

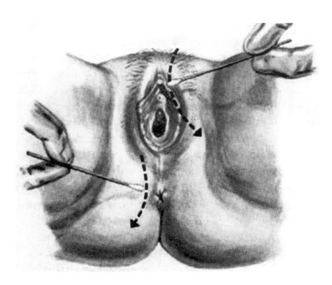

**Figura 30.4**

■ Reflexo sacral. A avaliação do reflexo sacral é feita tocando-se levemente o clitóris, ou a pele lateral do ânus, observando-se a contração esfincteriana (piscada anal).

## AVALIAÇÃO DAS DISTOPIAS GENITAIS

A quantificação e a classificação das distopias genitais devem ser feitas segundo a nova padronização proposta pela ICS. Este sistema de estadiamento baseia-se na determinação de nove pontos de medidas, aos quais são atribuídos valores numéricos com o intuito de aferir a intensidade do prolapso. Essa nova classificação não considera a gravidade dos sintomas clínicos ou outros achados, e também não lança mão da terminologia anteriormente utilizada: termos como cistocele, retocele e enterocele.

Pela nova terminologia, o prolapso pélvico feminino incluiu a *distopia da parede vaginal anterior* (*defeito anterior*), anteriormente conhecida como cistocele, a *distopia apical* (*defeito central*), o prolapso da cúpula vaginal ou uterino, e a *distopia da parede vaginal posterior* (*defeito posterior*), conhecida como retocele.

Completam a classificação as medidas do *hiato genital* (HG) e do *corpo perineal* (CP) e o *comprimento vaginal total* (CVT).

A aferição desses pontos é sempre realizada após as manobras de esforço, assim como com o auxílio da tração para evidenciar distopia ou prolapso, sempre relacionando os referidos pontos com o plano do hímen, considerado ponto de referência.

As posições dos pontos são dadas em centímetros, com *números negativos*, quando estão localizados para dentro da vagina acima do hímen, e *números positivos*, quando prolapsados (para fora) da vagina, distalmente ao hímen.

Os primeiros seis pontos anatômicos citados são:

1. *Ponto Aa* – localizado na linha média da parede vaginal anterior, 3cm proximal ao meato uretral, em relação ao hímen – sua localização poderá variar de –3 a +3.
2. *Ponto Ba* – caracterizado como o ponto mais distal de qualquer parte da parede vaginal anterior, correspondendo ao ápice do prolapso da parede vaginal anterior.
3. *Ponto C* – corresponde à parte mais distal da cérvice uterina ou da cúpula vaginal, se a paciente foi submetida a histerectomia total.
4. *Ponto D* – reflete a localização do fórnice posterior na mulher que ainda tem colo uterino. Representa a altura em que os ligamentos uterossacrais se ligam à cérvice uterina. O ponto D é omitido na ausência do colo uterino.
5. *Ponto Ap* – localiza-se na linha média da parede vaginal posterior, 3cm proximal à carúncula himenal.
6. *Ponto Bp* – representa a porção mais distal de qualquer parte da parede vaginal posterior, correspondendo ao ápice do prolapso desta parede.

As próximas três medidas complementam a descrição da distopia genital:

7. *Hiato genital (HG)* – medido do meato uretral à carúncula himenal na parede posterior da vagina.
8. *Corpo perineal (CP)* – medido da carúncula himenal da parede vaginal posterior ao ânus.
9. *Comprimento vaginal total (CVT)* – é a distância desde a carúncula himenal até o ponto mais profundo da vagina, quando os pontos C ou D estão em suas posições normais.

Os diversos pontos das medidas estão mostrados nas Figuras 30.5 e 30.6, reproduzidas de Bump e cols.

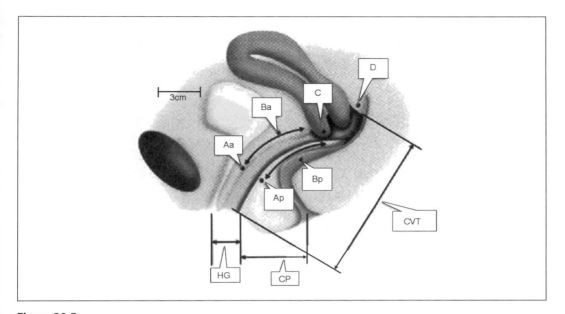

**Figura 30.5**
■ Pontos de referência para o estadiamento do prolapso genital: Aa, Ba, C, D, Ap, Bp, HG, CP, CVT. (Adaptada de Bump e cols., 1996.)

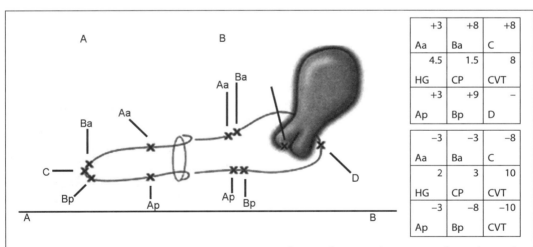

A: **Prolapso vaginal total (estádio 4)** – Os pontos C (cúpula vaginal), Ba e Bp (pontos mais distais da parede vaginal anterior e posterior) estão na mesma posição (+8), e os pontos Aa e Ap estão na máxima posição distal.

B: **Suporte pélvico normal (estádio 0)** – Os pontos Aa e Ba e os pontos Ap e Bp estão na mesma posição (–3), pois não há prolapso da parede vaginal anterior ou posterior. O ponto mais baixo do colo uterino está 8cm acima do hímen (–8) e o fórnice posterior (ponto D) está 10cm acima do hímen (–10). O comprimento total da vagina (CVT) é de 10cm, e o hiato genital (HG) e o corpo perineal (CP) medem 2 e 3cm, respectivamente.

**Figura 30.6**
■ **A.** Eversão completa da vagina. **B.** Suporte pélvico normal.

## Estadiamento das distopias urogenitais (Quadro 30.3)
### EXAMES COMPLEMENTARES SUBSIDIÁRIOS

A infecção do trato urinário (ITU) pode confundir o diagnóstico da IUE; portanto, deveremos excluí-la mediante a realização do sumário de urina com análise do sedimento e urocultura. Muitas vezes serão necessários exames complementares, nos quais carece a manipulação do trato urinário, como a avaliação urodinâmica ou a videouretrocistoscopia, que somente podem ser realizados na ausência de infecção urinária.

O exame urodinâmico tem papel importante no diagnóstico da IUE, sendo indispensável nas pacientes com perdas urinárias, principalmente nos casos em que há queixas irritativas associadas, como urgência miccional, urgeincontinência, freqüência (polaciúria), nictúria e enurese. O exame urodinâmico também está indicado nas IUE recidivadas e nas perdas urinárias aos mínimos esforços.

Atualmente, não se admite a realização de procedimentos cirúrgicos sem um prévio estudo urodinâmico para avaliação funcional da micção.

A avaliação anatômica do trato urinário pode ser realizada pelo exame endoscópico de videouretrocistoscopia e também por meio de exames de imagens, como US, urografia excretora, tomografia computadorizada ou urorressonância (RM do aparelho urinário).

A videouretrocistoscopia está indicada nas pacientes com história de distúrbios miccionais associados a dispareunia, infecções urinárias de repetição ou hematúria. A uretrocistoscopia dinâmica estuda o colo vesical da paciente em repouso e, com manobras de esforço, mostra a competência esfincteriana uretral. Esse exame endoscópico é de grande utilidade ainda no diagnóstico das fístulas urogenitais, assim como nos processos inflamatórios e neoplásicos.

A US do aparelho urinário (via abdominal) está indicada nos casos de investigação do trato urinário alto, parênquima renal, hidronefrose e cálculos. Está igualmente indicada na detecção e avaliação de tumores vesicais, alterações da parede vesical por massas pélvicas e outras lesões, assim como para avaliar o volume urinário e o resíduo pós-miccional. A realização da ultra-sonografia do aparelho urinário pela via transperineal ou vulvovaginal tem o objetivo de *avaliar a mobilidade do colo vesical* em mulheres incontinentes.

Considera-se *hipermobilidade* quando o colo vesical desce mais do que 1cm, tomando-se como referência a borda inferior da sínfise púbica. Portanto, a US do colo vesical *não faz o diagnóstico da IUE, nem o diagnóstico diferencial entre incontinência urinária de esforço e hiperatividade detrusora.* Entretanto, nas pacientes com história de perdas de urina aos esforços, uma vez constatado um deslocamento de mais de 1cm do colo vesical, o diagnóstico de incontinência urinária de esforço por *provável hipermobilidade* do colo vesical pode ser considerado, porém *não afasta o componente (insuficiência) esfincteriano de perda urinária.*

**Quadro 30.3**
■ Estadiamento das distopias urogenitais

| | |
|---|---|
| Estádio 0 | Ausência de distopia |
| Estádio 1 | A ponta do prolapso está abaixo de –1cm |
| Estádio 2 | A ponta do prolapso está entre –1cm e +1cm |
| Estádio 3 | A ponta do prolapso está após +1cm e é menor que CVT–2cm |
| Estádio 4 | A ponta do prolapso está após +1cm e é maior que CVT–2cm |

A associação dos métodos de imagens (US/radioscopia) à urodinâmica constitui a videourodinâmica, considerada atualmente o padrão ouro na investigação das incontinências urinárias.

A urografia excretora tem seu grande valor na investigação das fístulas geniturinárias, principalmente no diagnóstico diferencial da localização dessas fístulas: vesicovaginal, ureterovaginal ou uterovaginal (fístula de Youssef).

Excepcionalmente, necessitamos da tomografia computadorizada (TC) ou da urorressonância (RM do aparelho urinário), reservando-se estes exames para os casos suspeitos de anomalias congênitas, como malformações, duplicação do sistema pielocalicial, hipospadia, implantação anômala de ureter na vagina e nas incontinências urinárias de difícil diagnóstico.

## Tratamento

Para o sucesso do tratamento, é fundamental a compreensão da fisiopatologia da IUE, assim como de sua etiologia. Conforme mencionamos anteriormente, a etiologia da incontinência urinária de esforço está intimamente relacionada à *hipermobilidade do colo vesical* ou à *insuficiência esfincteriana uretral*.

O relaxamento da musculatura do assoalho pélvico e a frouxidão da parede vaginal e de seus ligamentos de suporte, provocados por lesões de nervos, fáscias e músculos, por seqüelas do parto, ou doenças neurológicas e do colágeno, também fazem parte do cenário da IUE.

Dessa modo, com a perda do "suporte", acontece a descida do colo vesical, localizando-se em topografia extra-abdominal, provocando a descida rotacional e abertura da uretra. Esta hipermobilidade do colo vesical faz com que, durante o esforço, a pressão abdominal exercida sobre a bexiga não seja também transmitida à uretra, havendo o desequilíbrio das pressões, o que leva à perda urinária por *hipermobilidade do colo vesical*.

Por outro lado, sabe-se hoje da importância desse "suporte" no terço médio da uretra como elemento fundamental para a manutenção do mecanismo esfincteriano uretral, com o aumento da resistência uretral durante as manobras de esforço para promover a continência urinária.

A falha desse mecanismo de "suporte" leva a incontinência urinária por *insuficiência esfincteriana uretral*.

As alterações urogenitais do climatério, devidas ao hipoestrogenismo, levam a alterações do colágeno e do coxim vascular periuretral, diminuindo o pregueado e o efeito selante da mucosa, assim como a resistência uretral, favorecendo o aparecimento ou agravando uma incontinência urinária preexistente.

Uma vez identificada de forma precisa a etiologia da IUE, procedemos ao tratamento, o qual pode ser cirúrgico, associado ao fisioterápico coadjuvante e ainda ao uso de medicamentos, nos casos de associação da IUE a uma instabilidade vesical com hiperatividade do detrusor.

## TRATAMENTO CLÍNICO DA IUE

O tratamento clínico da IUE está indicado nas seguintes condições:

- Pacientes com IUE leve.
- Pacientes sem condições clínicas cirúrgicas ou que não aceitam o tratamento cirúrgico.
- Pacientes que não aderem ao tratamento fisioterápico (*biofeedback* ou eletroestimulação) e/ou exercícios para fortalecimento da musculatura do assoalho pélvico.
- Pacientes com incontinência urinária mista, cuja queixa principal é de urgeincontinência.

Nas pacientes menopausadas, o tratamento de escolha recai sobre o uso tópico de cremes vaginais à base de estrogênios. Nos casos em que a IUE se associa a hiperatividade detrusora acrescentamos os anticolinérgicos e/ou antidepressivos tricíclicos.

## TRATAMENTO CIRÚRGICO DA IUE

Historicamente, a incontinência urinária existe desde os primórdios da humanidade, sendo o registro mais antigo de sua ocorrência constatado na múmia de Henhenit, uma das esposas de Mentuhorep, faraó que reinou no Egito por volta de 2.050 a.C., portadora de uma fístula vesicovaginal, provavelmente seqüela de um parto laborioso. Desde então, vários foram os tratamentos propostos para aliviar esta aflitiva e angustiante condição.

O tratamento da IUE continua sendo eminentemente cirúrgico. Embora mais de 170 técnicas (originais e modificações) tenham sido descritas até o presente, não existe uma técnica cirúrgica que assegure a cura em 100% dos casos ou que não possua nenhum percentual de recidiva em longo prazo.

Portanto, não existe ainda a técnica cirúrgica perfeita.

### Via vaginal

Em 1907, Giordano descreveu o emprego do músculo grácil como suporte suburetral para o tratamento da incontinência urinária de esforço. Já em 1910, Goebell relatou o emprego do músculo piramidal com a finalidade de dar um suporte *sling* à uretra. Esta técnica foi posteriormente modificada por outros cirurgiões. Várias estruturas anatômicas foram utilizadas, como *sling* suburetral para a correção da incontinência. Estas incluíam os músculos grácil e piramidal, com ou sem a fáscia que os recobre, segmentos de fáscias-lata e dos retos do abdome, colocados anterior ou posteriormente ao púbis, ao ligamento redondo e à derme.

Em 1914, Howard Kelly reconheceu que estava na uretra proximal o motivo da incontinência urinária de esforço e desenvolveu uma técnica que consiste na plicatura da fáscia periuretral, cirurgia vaginal realizada durante a correção da cistocele. Em 1926, Kennedy descreveu a mobilização do tecido parauretral e salientou que a fáscia deve ser penetrada com pontos em U.

### Suspensões retropúbicas

Na década de 1940, Victor Marshall percebeu que a incontinência urinária de esforço poderia ser secundária a uma causa anatômica e descreveu uma técnica denominada suspensão retropúbica.

As técnicas mais difundidas de uretropexia retropúbica são as de Marshall-Marchetti-Krantz, que consistem na sutura da fáscia endopélvica periuretral, colocando-se três pontos em cada lado da uretra e fixando-se ao periósteo da sínfise púbica. John Burch descreve nova técnica de colpossuspensão retropúbica, com pontos envolvendo a fáscia endopélvica e a vagina, porém lateralmente à uretra, fixando-se estes pontos no ligamento de Cooper.

### Suspensões com agulhas

Os procedimentos com agulha foram descritos em 1959, sofrendo posteriormente várias modificações. As suspensões transvaginais do colo vesical ganharam grande impulso devido à facilidade de execução e ao baixo índice de complicações intra- e pós-operatórias. De uma maneira geral, essas técnicas utilizam a passagem de uma agulha longa através de uma pequena incisão abdominal, pelo espaço retropúbico de Retzius, chegando até a vagina. Após a fixação da fáscia endopélvica ou vaginal, é feita sua suspensão, com o ancoramento na aponeurose dos músculos retos do abdome.

## Slings

### Sling aponeurótico

Esta técnica foi resgatada e reintroduzida no final dos anos de 1970, inicialmente restrita aos casos de IUE por *insuficiência esfincteriana uretral intrínseca* e, devido aos bons resultados, foi realizada também nos casos de IUE por *hipermobilidade do colo vesical*.

Nessa técnica, utiliza-se uma abordagem combinada das vias vaginal e suprapúbica. Por meio da incisão abdominal, retira-se o retalho da fáscia aponeurótica do reto do abdome de aproximadamente 10 a 12cm de extensão por 2cm de largura para confecção do *sling*.

Nesse tempo abdominal, faz-se abertura do espaço retropúbico de Retzius, com o descolamento digital da bexiga em relação ao púbis. Em seguida, confecciona-se o *sling*, retirando-se o excesso de tecido adiposo e muscular que venha aderido à aponeurose. São aparadas as bordas da mesma, e transfixadas as extremidades, dando-se pontos com fio prolene 2-0.

O *sling* é mergulhado em cuba com soro fisiológico, passando-se para o tempo vaginal.

Procede-se à incisão na parede vaginal anterior de aproximadamente 2cm, dissecando-se o colo vesical e o espaço periuretral junto à fáscia vaginal, em sentido lateral à fáscia endopélvica, até o ramo anterior do púbis, bilateralmente, com o auxílio de tesoura de Metzembaum.

Pelo espaço retropúbico de Retzius passa-se uma pinça longa, transfixa-se a fáscia endopélvica e o diafragma urogenital, lateralmente à uretra, e traciona-se o fio de prolene do *sling*. Repete-se o procedimento no lado oposto, tracionando-se o fio de prolene contralateral. Prossegue-se então com a colocação e o ajuste do *sling* (aponeurose) suburetral, *sem tensão*, e posterior fechamento da parede vaginal anterior.

Os fios são transfixados e ancorados na parede abdominal. Após a revisão da hemostasia, procedemos ao fechamento da parede abdominal.

### *Slings* sintéticos (TVT, *Safyre, Sparc,* IVS, *Monarc* e outros)

O procedimento com faixa vaginal livre de tensão (*Tension-free Vaginal Tape* – TVT) utiliza o suporte uretral com uma rede de malha de polipropileno (fita/tela de prolene). Realizam-se uma pequena incisão na parede vaginal anterior, descolamento da uretra e do colo vesical e, posteriormente, são introduzidas as agulhas com a tela de prolene.

O suporte uretral é conferido pela fita/tela, que é transfixada ao espaço retropúbico por meio de duas agulhas de trocarte, saindo na parede abdominal suprapúbica, onde são reparadas abaixo da superfície da pele do abdome. Após a passagem das agulhas, a realização da uretrocistoscopia é obrigatória para que o cirurgião se certifique da integridade das paredes vesicais. Não há necessidade de sutura abdominal. A seguir, são dados apenas dois ou três pontos de categute na parede vaginal anterior (Figura 30.7).

Nos últimos anos, a cirurgia de *sling* tornou-se a técnica preferencial para o tratamento da IUE, tenha como etiologia a deficiência esfincteriana intrínseca uretral (tipo III) ou por hipermobilidade uretral. Mesmo nos casos em que haja concomitância das duas formas, a utilização do *sling* corrige de maneira adequada a perda urinária da paciente.

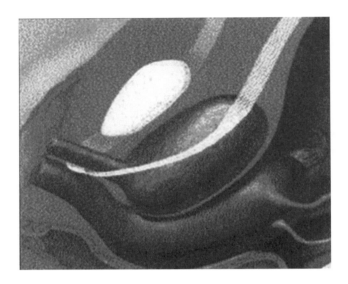

**Figura 30.7**
■ *Sling* uretral sintético (tela de prolene). A fita de prolene (TVT) é colocada próxima à zona de alta pressão da uretra, sem elevá-la, proporcionando um suporte livre de tensão para a uretra e o colo da bexiga.

Neste novo milênio, as novas técnicas de *sling* – *Trans Obturador Tape* (TOT) – vêm sendo largamente utilizadas. Enquanto os *slings* descritos anteriormente transfixam o espaço retropúbico de Retzius, na técnica do TOT, após pequena incisão na parede vaginal anterior, a tela de prolene é passada com uma agulha através do forame obturador (transobturador) da pelve.

Esta técnica tem a vantagem de dispensar o controle cistoscópico obrigatório para verificação da integridade da bexiga, uma vez que, com a passagem das agulhas lateralmente pelos forames obturadores, não há possibilidade de lesão vesical.

### Injeções periuretrais

Estas técnicas objetivam basicamente o aumento da resistência ao fluxo passivo da urina pela diminuição da luz uretral. As injeções periuretrais estão indicadas nos casos de IUE tipo III, por insuficiência esfincteriana intrínseca uretral, principalmente, após falência das técnicas de *sling*. Para aumento da resistência ao fluxo urinário e redução da luz uretral podemos lançar mão de vários tipos de agentes injetados para "preenchimento" na submucosa da uretra. Essas substâncias podem ser homólogas ou heterólogas, como gordura autóloga, colágeno bovino, teflon, silicone *(Macroplastique)* e, mais recentemente, o carbono pirolítico *(Durasphere)*.

Os agentes empregados deveriam preencher alguns critérios, como segurança biológica, facilidade de manuseio, efeito duradouro, ser não-antigênicos, não-migratórios e não-carcinogênicos. Infelizmente, ainda não dispomos de material que tenha todas essas características ideais; entretanto, o carbono pirolítico *(Durasphere)* chega ao mercado com perspectivas de bons resultados. Sua grande desvantagem é o custo elevado, em média US 2.000 por tratamento, reservando-se seu uso para casos extremamente selecionados (Figura 30.8).

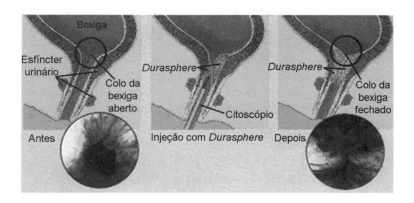

**Figura 30.8**
■ Injeção periuretral – Insuficiência esfincteriana uretral.

## Avaliação crítica do tratamento cirúrgico da IUE

O tratamento da IU feminina tem sido motivo de preocupação da saúde pública do novo milênio. O aumento crescente de sua prevalência, suas repercussões sobre a qualidade de vida da mulher, assim como a variedade de recursos materiais envolvidos em seu tratamento, são fatores que contribuem para reforçar sua crescente importância no nosso meio. Sendo o tratamento da IUE basicamente cirúrgico, qual seria a cirurgia ideal? Existe consenso em alguns aspectos:

- Eficácia, promovendo a maior possibilidade de cura, com menor índice de recidiva.
- Pouco agressiva, minimamente invasiva.
- Fácil realização, podendo ser amplamente empregada para o tratamento desse problema de saúde pública.
- Baixo custo, acessível a toda a população.

Diante do exposto, concluímos que ainda não existe uma técnica capaz de reunir todos esses requisitos. Por outro lado, inúmeras publicações sobre as várias técnicas e procedimentos cirúrgicos para a abordagem da IUE vêm surgindo. Sabemos ainda que existem fatores que limitam a interpretação dos resultados, como o grande número de variáveis cirúrgicas, o que torna difícil estabelecer comparações.

Além do entusiasmo individual de cada cirurgião por determinada técnica, outras variáveis interferem nos resultados dessas publicações: o tipo e o grau da incontinência, cirurgias prévias, a idade da paciente, paridade, hipoestrogenismo com atrofia vaginal, hiperatividade detrusora presente, infecção urinária e as complicações cirúrgicas.

À medida que revisamos a literatura sob o olhar da medicina baseada em evidências, a escolha do melhor tratamento cirúrgico torna-se ainda mais difícil. Existem evidências científicas confiáveis que possam ser utilizadas, na prática clínica diária, para resolver esta questão?

Tentando responder essas perguntas, realizou-se uma revisão sistemática sobre o tema:

### Colporrafia anterior – Cirurgia de Kelly-Kennedy

Embora alguns resultados de curto e de médio prazo sugiram 45% a 87% de sucesso após 5 anos, trabalhos de nível de evidência A demonstraram índice de continência de 66%. Após 5 anos de seguimento, o sucesso cirúrgico cai para 37%. A II International Consulation in Incontinence (ICI), realizada em Paris, França, no período de 1 a 4 de julho de 2001, concluiu que a colporrafia anterior "pode ser indicada em mulheres que preferem chance razoável de melhora com chance pequena de agressividade cirúrgica e complicações".

### Colpossuspensão à Marshall-Marchetti-Krantz (MMK)

Os trabalhos existentes sobre esta técnica são de qualidade discutível. Com base em trabalhos de nível C (II ICI- Paris, 2001), o índice de cura situa-se em torno de 87% e o de melhora, em 91%.

### Colpossuspensão à Burch

Os resultados descritos variam de 55% a 90% de cura, em períodos de seguimento que chegam a 20 anos (I ICI – Mônaco, 1988). Os poucos trabalhos comparativos entre Burch e MMK, apesar da qualidade discutível, mostraram bons resultados em ambos os grupos cirúrgicos, com vantagens para Burch.

### Colpossuspensão videolaparoscópica

Existem poucos trabalhos objetivos, ainda com resultados controversos. Trabalhos com nível A de evidência mostraram 80% de continência pela laparoscopia, contra 90% para colpossuspensão aberta (II ICI – Paris, 2001).

### Reparo paravaginal

Um único trabalho nível A demonstra 72% de cura, comparado a 100% com colpossuspensão (II ICI – Paris, 2001).

### *Slings*

Os resultados de longo prazo com *slings* autólogos ou sintéticos sugerem cura de 80% (nível C). Trabalhos comparativos com colpossuspensão, cientificamente pouco elaborados, mostram resultados semelhantes. Metanálise atual sobre resultados das cirurgias de *sling* identificou somente sete artigos que preencheram critérios de randomização, num total de 682 mulheres tratadas, sendo 457 submetidas a *slings* periuretrais. Nenhum deles comparou *slings* a cirurgias de Kelly-Kennedy, suspensão retropúbica laparoscópica, injeções periuretrais, esfíncter urinário artificial ou tratamentos conservadores. Quatro estudos comparam *sling* a suspensão abdominal, com resultados semelhantes no curto prazo em três desses estudos, e também em longo prazo no quarto deles, todos sem casuística suficiente para análise estatística.

### TVT

Resultados prematuros de um único trabalho nível A, comparando 170 TVT e 146 colpossuspensões tipo Burch, sugerem sucesso semelhante. Trabalhos de coorte nível B demonstraram cura de 80% e melhora de 94% (II ICI – Paris, 2001).

### Injetáveis

Trabalhos de nível C mostram resultados de curto prazo de 48% de cura e 76% de melhora, todos com piora no longo prazo. Trabalhos de nível B, comparativos entre macroplastique e colágeno, sugerem resultados semelhantes (II ICI – Paris, 2001).

### Conclusão

"Não há melhor cirurgia para correção da incontinência urinária de esforço. Há, no estágio atual de evidências, índices razoáveis de cura com quase todas as técnicas existentes. Poucas evidências sugerem índices de cura superiores, com técnicas específicas, necessitando ainda de confirmações e trabalhos mais bem elaborados. A grande diversidade nos resultados encontrados deve-se a situações próprias de cada paciente, à familiaridade do cirurgião com a técnica e ao tempo de seguimento. Na prática diária, a escolha da técnica a ser utilizada deve considerar: a individualidade de cada paciente, o custo/benefício cirúrgico e o verdadeiro objetivo do procedimento". É importante lembrar que a paciente deve ser sempre previamente esclarecida quanto aos riscos cirúrgicos e à possibilidade de sucesso do procedimento cirúrgico indicado.

## ■ HIPERATIVIDADE DO DETRUSOR – BEXIGA HIPERATIVA/HIPER-REFLEXIA

A bexiga hiperativa é uma condição que tem alta prevalência no mundo inteiro, ocasionando um grande impacto social com enorme prejuízo psicológico, econômico e social, interferindo de maneira negativa na qualidade de vida das pacientes.

### Conceito

A bexiga hiperativa constitui uma das principais causas da incontinência urinária e geralmente se manifesta pelo aumento da freqüência das micções, urgência miccional (vontade imperiosa de urinar), episódios de urgeincontinência urinária (perda de urina antes de chegar ao toalete) e nictúria.

O termo *bexiga hiperativa* refere-se ao quadro clínico das alterações da contração e da sensibilidade da bexiga.

A *hiperatividade do detrusor* é conceituada como a presença de contrações espontâneas ou desencadeadas por manobras de esforço, durante o enchimento vesical, estando a paciente orientada a inibir a micção (ICS). Estas contrações são diagnosticadas pela cistometria no *estudo urodinâmico*, quando a pressão do músculo detrusor atinge 15cm de $H_2O$, e há urgência miccional ou perda urinária.

### Classificação

A *hiperatividade do detrusor* é classificada como *instabilidade vesical ou hiper-reflexia do detrusor*. A instabilidade vesical é a condição na qual se constata a presença de contrações não-inibidas do músculo detrusor (CNID), *na ausência de doença neurológica*. Quando as contrações não-inibidas (CNID) são *secundárias a lesão neurológica* clinicamente demonstrável, utiliza-se o termo hiper-reflexia do detrusor.

Na prática, os sintomas clínicos e as alterações do estudo urodinâmico são semelhantes, tanto na instabilidade vesical como na hiper-reflexia do detrusor.

## Epidemiologia

A hiperatividade do detrusor é a segunda causa mais freqüente de incontinência urinária em mulheres adultas, atingindo até 2% desta população; acomete mulheres mais idosas e aumenta após a menopausa.

Outros trabalhos evidenciam uma taxa de prevalência de instabilidade do detrusor em torno 10%.

Entre 10% e 15% das mulheres jovens na menacme com incontinência urinária são portadoras de instabilidade do detrusor. Nas menopausadas com menos de 65 anos, esta taxa se eleva para 27%, e naquelas com mais de 65 anos, ascende para 38%.

## Etiologia

Apesar dos vários estudos realizados, a etiologia da bexiga hiperativa é pouco conhecida. A causa mais freqüente é *idiopática*. Na mulher, está muito relacionada com alterações sensoriais, neurológicas e do psiquismo. Embora no homem a obstrução pela hipertrofia prostática seja a causa mais comum, nas mulheres o processo obstrutivo uretral é raro. Depois das causas *idiopáticas*, as mais freqüentes são as doenças neurológicas, como AVC, neuropatia diabética, doença de Parkinson, esclerose múltipla, mielopatias, espinha bífida e demência senil. Os corpos estranhos, como fios de sutura e cálculos, e a cistite intersticial são também causas freqüentes da hiperatividade detrusora.

Apesar dos vários estudos realizados, a fisiopatologia da instabilidade do detrusor permanece obscura. Alguns achados mostram que o armazenamento normal de urina depende dos arcos reflexos medulares e de sistemas cerebrais inibitórios, que suprimem o estímulo parassimpático excitatório da bexiga. As mielopatias, neuropatias periféricas que comprometem os mecanismos medulares reflexos, assim como os danos cerebrais, podem causar hiperatividade da bexiga pela redução da inibição promovida pelos centros corticais.

## Diagnóstico

O diagnóstico da hiperatividade detrusora, seja a *instabilidade vesical*, seja a *bexiga hiperativa* (causa idiopática), ou a *hiper-reflexia do detrusor* (causa neurológica), é feito mediante a história clínica, o exame uroginecológico, a avaliação neurológica e exames complementares.

### QUADRO CLÍNICO

Os sintomas referidos incluem aumento da freqüência urinaria, nictúria, urgência miccional (vontade imperiosa de urinar), episódios de incontinência, de urgência ou urgeincontinência (não consegue "segurar a urina", chegar ao toalete sem urinar), enurese (urinar dormindo) ou incontinência durante o coito. As perdas urinárias costumam ser volumosas e incontroláveis, ocorrem espontaneamente ou após algum estímulo provocativo, como tosse, exercícios físicos, ouvir barulho de água corrente ou molhar as mãos em água fria.

Por vezes, a perda aos esforços (tosse, espirro) pode estar associada à sensação de urgência miccional, sendo difícil distinguir a perda urinária decorrente do esforço físico daquela decorrente de uma contração vesical não-inibida (hiperatividade detrusora) desencadeada pelo estímulo físico. Desse modo, muitas mulheres *são operadas equivocadamente de IUE*, quando na verdade são portadoras de uma *bexiga hiperativa* ou *hiper-reflexia do detrusor*, contribuindo assim para o insucesso da cirurgia.

O diário miccional e o exame físico uroginecológico também fazem parte do arsenal diagnóstico da hiperatividade detrusora e já foram descritos em capítulos anteriores.

## Avaliação complementar

### EXAMES LABORATORIAIS

O sumário de urina com análise do sedimento e a urocultura são indispensáveis para afastar as infecções urinárias, que podem apresentar sintomatologia semelhante à da bexiga hiperativa. Deve ser pesquisada a presença de hematúria, piúria ou glicosúria. A glicemia de jejum permite afastar o diagnóstico de diabetes. Nas pacientes com diminuição da força muscular nos membros inferiores, ou com dificuldade de marcha, solicitamos sorologia para pesquisa de HTLV-1 e HTLV-2 para afastar paraparesia espástica tropical.

### ESTUDO URODINÂMICO

Trata-se do melhor exame para a avaliação funcional do trato urinário inferior. O diagnóstico definitivo da hiperatividade do detrusor é feito pela cistometria durante o estudo urodinâmico. Na fase de enchimento vesical, constata-se a presença de contrações não-inibidas do detrusor (CNID), freqüentemente de aspecto fásico, acompanhadas de aumento da sensibilidade vesical com sensação de urgência miccional, com ou sem perdas urinárias. Em geral as perdas urinárias acontecem quando a pressão detrusora excede 15cm $H_2O$. Valores inferiores, em pacientes sintomáticas, são rotulados de *urgência sensorial*, porém não excluem a *bexiga hiperativa*.

O estudo urodinâmico deve sempre ser solicitado para as pacientes cuja sintomatologia não pode ser explicada apenas por hiperatividade primária, como, por exemplo, nas infecções do trato urinário.

A avaliação urodinâmica deve ser realizada em portadoras de incontinência urinária mista, pacientes com suspeita de hiperatividade detrusora secundária à causa neurológica ou ainda naquelas pacientes em que haja suspeita de obstrução infravesical. Está indicada também em pacientes com diagnóstico inicial de hiperatividade detrusora com resposta insatisfatória ao tratamento inicial.

### URETROCISTOSCOPIA

A uretrocistoscopia está indicada na falência do tratamento clínico, com o intuito de excluir litíase vesical, corpo estranho e cistite intersticial. Na cistite intersticial, os aspectos cistoscópicos mais freqüentemente observados são as trabeculações da mucosa vesical secundárias à hipertrofia do detrusor.

Também está indicada nos casos em que há suspeita de fator obstrutivo infravesical (FOIV) anatômico ou funcional, por trauma cirúrgico com fibrose ou estreitamento da uretra, hipercorreção nas cirurgias para incontinência urinária (Kelly-Kennedy/Burch/*slings*), ou seqüelas de processo inflamatório uretral. Nos casos de infecções recidivantes do trato urinário, na suspeita da presença de corpo estranho (fios de sutura) e após cirurgias pélvicas, a uretrocistoscopia também está indicada.

Nas pacientes portadoras de hematúria e/ou disúria intensa, mesmo na presença de exame normal, a cistoscopia deve ser sempre acompanhada de biópsias ao acaso, no sentido de afastar patologia neoplásica, em especial Ca *in situ* da bexiga.

## Tratamento

O tratamento da hiper-reflexia do detrusor objetiva controlar os sintomas referidos pela paciente, contribuindo para melhora de sua qualidade de vida. Com freqüência, o tratamento medicamentoso, fisioterápico/comportamental está indicado, sendo realizada excepcionalmente a correção cirúrgica. Outros objetivos do tratamento da hiperatividade do detrusor são a diminuição dos custos com absorventes e fraldas, a melhora do humor e a reintegração social da paciente.

### FÁRMACOS

A terapêutica se baseia em agentes com ação no SNC, na aferência e eferência do trato urinário inferior e na musculatura detrusora. Essas medicações são os anticolinérgicos/antimuscarínicos, que promovem o relaxamento do detrusor, drogas bloqueadoras do canal de cálcio e antidepressivos tricíclicos.

### Agentes antimuscarínicos

São fármacos de primeira escolha no tratamento da hiperatividade detrusora. Seu mecanismo de ação baseia-se no bloqueio dos receptores muscarínicos responsáveis pela contração da bexiga.

Os produtos farmacêuticos disponíveis não têm ação específica sobre os receptores vesicais; portanto, podem ocorrer efeitos sistêmicos e colaterais, como diminuição das secreções salivares (secura na boca), constipação intestinal, tonturas, sonolência, turvação visual por bloqueio do mecanismo de acomodação (borramento visual) e aumento da freqüência cardíaca por bloqueio vagal.

Os agentes utilizados são:

- *Cloridrato de oxibutinina*, 5mg (*Retemic, Incontinol, Frenurin*): a dose terapêutica é de 5mg, administrados de duas a três vezes ao dia.
- *Tartarato de tolterodina* (*Detrusitol: 1mg, 2mg, LA* (longa ação) *4mg*): a dose terapêutica é de 1 a 2mg, duas vezes ao dia, ou LA (longa ação) 4mg, uma cápsula de liberação prolongada por dia. Este fármaco apresenta uma afinidade oito vezes maior pelos receptores muscarínicos vesicais do que pelas glândulas salivares, conferindo-lhe um melhor perfil de tolerabilidade (menos secura na boca).

### Antidepressivos tricíclicos

- *Cloridrato de imipramina*, 10 e 25mg (*Tofranil*): a dose terapêutica é de 25 a 100mg ao dia. Este agente apresenta bons resultados nas pacientes com queixas de nictúria e alterações associadas do sistema límbico, como distúrbios emocionais.

Os antidepressivos tricíclicos *estão contra-indicados* nas pacientes portadoras de *glaucoma de ângulo estreito* (fechado), pela possibilidade de *aumento da pressão ocular com evolução para cegueira*. Toda paciente com glaucoma de ângulo aberto deverá ser acompanhada rigorosamente pelo oftalmologista.

## TRATAMENTO FISIOTERÁPICO/COMPORTAMENTAL

O tratamento fisioterápico/comportamental baseia-se no emprego de técnicas para reabilitação do assoalho pélvico e na adoção de mudanças no comportamento diário com o objetivo de evitar os episódios de urgência miccional e urgeincontinência urinária. Preconiza-se a adoção de três mudanças básicas do comportamento:

- A primeira consiste na *adequação da ingestão de líquidos possibilitada pelo auxílio do diário miccional*. A ingestão de grande quantidade de líquidos é uma medida saudável; entretanto, em pacientes idosas, com a diminuição da capacidade vesical, a ingesta aumentada de líquidos significa uma sobrecarga, resultando em urgência miccional.
- A segunda mudança de comportamento é a adoção da *micção programada com intervalos fixos de tempo* (horários predeterminados), evitando-se o acúmulo de um volume de urina na bexiga suficiente para desencadear episódios de urgeincontinência.
- A terceira medida, que denominamos *treinamento vesical*, consiste em orientar a paciente para não se dirigir ao toalete ao primeiro desejo miccional, mas controlar a urgência, interrompendo o que estiver fazendo, concentrar-se e contrair a musculatura do assoalho pélvico, inibindo a urgência, para em seguida ir ao toalete.

### Fisioterapia – *Biofeedback* EMG

Consiste na técnica de ensino/aprendizado da paciente para contrair adequadamente a musculatura do assoalho pélvico. Para isso são utilizados transdutores de pressão, colocados via vaginal ou retal, e ainda eletrodos de superfície para registro eletromiográfico da contração muscular. Esses transdutores são acoplados a um computador que elabora imagens gráficas, com estímulos sonoros e visuais. A paciente é estimulada a contrair corretamente a musculatura do assoalho pélvico, visualizando-se em tempo real no monitor o resultado de seu esforço e a intensidade da contração muscular efetiva.

### Fisioterapia – Eletroestimulação

O princípio da eletroestimulação baseia-se na *ativação inibitória simpática* e na *inibição do parassimpático* em mulheres com urgeincontinência. São colocados transdutores vaginais ou retais, e utiliza-se corrente bifásica simétrica ou interferencial de baixa freqüência, 20Hz. As séries variam com estímulos de 2 a 5 segundos, seguidos do dobro do tempo de repouso. A intensidade do estímulo é a maior possível tolerada pela paciente, sendo sempre submáxima. Cada sessão dura em média 30 minutos, sendo realizadas duas a três sessões semanais, num total de 8 a 12 semanas. Dessa maneira, obtemos resultados satisfatórios em cerca de 60% das pacientes com instabilidade vesical.

## TRATAMENTO CIRÚRGICO

O tratamento cirúrgico fica reservado para os casos de falha do tratamento conservador, em pacientes com intensa sintomatologia e baixa qualidade de vida, visto que se trata de cirurgias com maior morbidade. Baseia-se em cirurgias de rizotomias dorsais, auto-ampliação vesical e ampliação vesical com alça intestinal.

As auto-ampliações para o tratamento da hiperatividade detrusora constituem cirurgias de baixa morbidade e sem o inconveniente da produção de muco. Contudo, a literatura aponta uma eficácia de apenas 50% para essas cirurgias.

As cirurgias de ampliação vesical com alça intestinal apresentam boa eficácia no tratamento da hiperatividade detrusora, embora cerca de 10% das pacientes precisem de autocateterismo definitivo no pós-operatório. Além das alterações do esvaziamento vesical, a produção de muco, a litíase e as fístulas elevam a morbidade dessa cirurgia.

# PARTE VII

# Endocrinologia Ginecológica

# Capítulo 31

# Síndrome de Anovulação Crônica

Melânia Maria Ramos de Amorim

## ■ INTRODUÇÃO

A síndrome de anovulação crônica (SAC) constitui uma situação clínica bastante freqüente nos ambulatórios de Ginecologia, com uma variedade de manifestações clínicas associadas: amenorréia ou irregularidade menstrual (espaniomenorréia, opsomenorréia, menorragia, metrorragia, hipomenorréia), hirsutismo e, comumente, obesidade. O distúrbio básico é uma falência ovulatória repetida, em que se mantém relativamente normal a secreção estrogênica e, em geral, incrementa-se a síntese de androgênios de origem ovariana.

Além da esterilidade, outras repercussões podem advir do estado anovulatório: a mais preocupante é a predisposição aumentada à hiperplasia e/ou carcinoma de endométrio (o risco é três vezes maior) e, possivelmente, ao câncer de mama. Esse risco relaciona-se ao estado de exposição estrogênica prolongada, sem contraposição pela progesterona. Podem ainda coexistir distúrbios sistêmicos, como hiperinsulinismo e *acantosis nigricans*, destacando-se também maior risco de dislipidemias e doença cardiovascular, intolerância aos carboidratos e diabetes e, durante a gravidez, aumento da incidência de pré-eclâmpsia e diabetes gestacional.

Os ovários policísticos, descritos até recentemente como SOP (síndrome de ovários policísticos), constituem, na realidade, uma característica comum a várias síndromes anovulatórias; o aspecto policístico é encontrado na maioria dos casos em que o estado anovulatório persiste por tempo prolongado (cerca de 75% das mulheres anovulatórias apresentam ovários policísticos). Na realidade, esse aspecto expressa apenas uma alteração funcional, e não representa um "defeito" local ou mesmo central. Por esses motivos, deve-se preferir a denominação "síndrome de anovulação crônica" (SAC), referindo-se ou não à variante – ovários policísticos.

Vale ressaltar que os ovários policísticos representam um mero achado anatômico, que pode ser encontrado sem anovulação crônica; da mesma maneira, a anovulação crônica pode ser encontrada sem a correspondência anatômica de ovários policísticos. Em uma varredura ultra-sonográfica, 25% das mulheres normais apresentam achados típicos de ovários policísticos, uma imagem que pode também ser encontrada em até 15% das usuárias de contraceptivos orais.

# ■ INCIDÊNCIA

A SOP ocorre em cerca de 75% dos casos de esterilidade anovulatória, 30% a 49% dos casos de amenorréia secundária e 85% a 90% das mulheres com espaniomenorréia. Na população feminina em geral, a incidência fica em torno de 5% a 10%.

# ■ ETIOPATOGENIA/FISIOPATOLOGIA

A causa da SAC não é bem definida; o distúrbio básico é um hiperandrogenismo LH-dependente. Como se desenvolve esse hiperandrogenismo, ainda é uma questão controversa: o foco de atenção das pesquisas tem envolvido sucessivamente o ovário, a supra-renal, a hipófise e o hipotálamo. Não está claro ainda se o evento primário é o hiperandrogenismo ou a secreção inapropriada de gonadotrofinas.

Recentemente foi demonstrado que a expressão da 17,20-liase (desmolase) está elevada na SOP, tanto no nível da supra-renal como dos ovários. Essa expressão é ativada na adrenarca. Yen aventou a hipótese de que o início perimenárquico da SAC estaria na dependência dos androgênios da supra-renal: uma adrenarca exagerada poderia resultar em produção inadequada de estrogênios não-ovarianos.

A conversão periférica dos androgênios da supra-renal em estrogênios levaria a uma produção acíclica que alteraria a secreção de gonadotrofinas, e a secreção atípica do LH implicaria a superprodução de androgênios ovarianos, em um círculo vicioso. Esse mecanismo é esquematizado na Figura 31.1. É interessante lembrar que, de acordo com alguns autores, a agitação emocional da puberdade e a obesidade, *per se*, estão associadas a uma maior atividade da supra-renal.

## Secreção inapropriada de gonadotrofinas

Os níveis de LH estão elevados nas pacientes com SAC, e a relação LH/FSH geralmente é maior que 2. A carência da atividade de aromatase FSH-induzida incrementa o excesso de androgênios de origem ovariana. Se essa secreção inadequada é o evento primário ou uma resposta ao ambiente androgênico alterado, ainda permanece por ser esclarecido.

A secreção do GnRH está alterada em pacientes com SAC, um fenômeno que possivelmente envolve a diminuição do tônus opióide e dopaminérgico. A disfunção hipotalâmica determinaria o aumento da secreção pulsátil de GnRH, afetando a secreção das gonadotrofinas hipofisárias (Yen). Estabelece-se uma síndrome de anovulação crônica (Figura 31.2).

## Resistência à insulina

A paciente com SOP em geral apresenta resistência à insulina e conseqüente hiperinsulinemia, um achado que independe da presença, ou não, de obesidade. A resistência à insulina pode ter um papel crucial na fisiopatologia da SOP, tendo sido demonstrado que o hiperinsulinismo aumenta a produção ovariana de androgênios, estimulando o complexo ovariano enzimático do citocromo P450c17, tanto diretamente como por meio do aumento da secreção hipofisária de LH. Apesar

Síndrome de Anovulação Crônica ■ 325

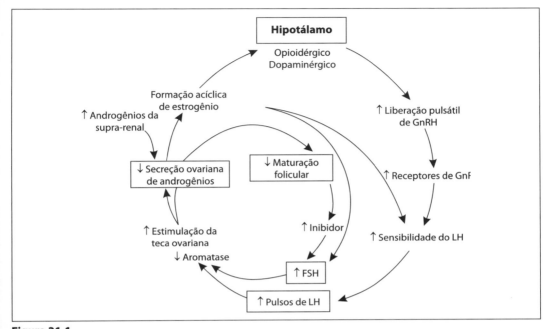

**Figura 31.1**
■ Fisiopatologia da SAC.

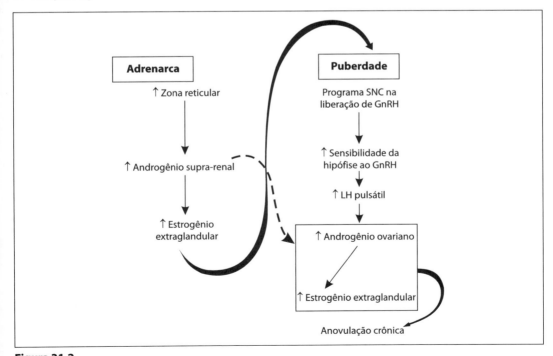

**Figura 31.2**
■ O papel da supra-renal na gênese da SAC.

de os mecanismos moleculares da resistência à insulina não estarem ainda desvendados, aventa-se que a excessiva fosforilação insulino-dependente da serina da subunidade beta do receptor de insulina (já relatada em pacientes com SOP) representaria o novo mecanismo para a resistência à insulina.

## Aspectos genéticos

Estudos recentes têm abordado aspectos moleculares e genéticos da SOP. Reconhece-se há muito tempo o caráter familiar da doença, e alguns autores propõem uma explicação genética para o que, a seu ver, seria uma anomalia primária da biossíntese ovariana de androgênios. Encontrou-se uma associação entre SOP e um polimorfismo na região reguladora do CYP11a (o gene que codifica a clivagem da cadeia lateral do colesterol – P450). Sugere-se que a SOP constitui um distúrbio oligogênico no qual um pequeno número de genes-chave interage com fatores ambientais (principalmente dietéticos), e o balanço desses fatores determinaria o fenótipo clínico e bioquímico heterogêneo.

## Obesidade

A obesidade está intimamente relacionada à anovulação crônica. Três mecanismos básicos estão envolvidos:

1) Aumento da aromatização periférica de androgênios para estrogênios.
2) Diminuição dos níveis de SHBG (globulina ligadora dos hormônios sexuais), resultando em níveis elevados de estradiol livre e testosterona.
3) Hiperinsulinismo, acarretando estímulo da produção androgênica pelo estroma ovariano.

## ■ DIAGNÓSTICO

O diagnóstico, de acordo com Speroff, é eminentemente clínico, baseando-se na anamnese e no exame físico. As dosagens laboratoriais não são habitualmente necessárias para firmar o diagnóstico, sendo utilizadas apenas para avaliação global da função endócrina da paciente.

### Diagnóstico clínico

#### QUADRO CLÍNICO

Ao lado do hiperandrogenismo, a anovulação crônica, a hiperprolactinemia e a hiperinsulinemia são responsáveis pelas manifestações clínicas da síndrome.
  Constituem achados freqüentes:

- *Irregularidades menstruais*: espaniomenorréia, amenorréia, oligomenorréia e hemorragia uterina disfuncional. Os distúrbios menstruais ocorrem em cerca de 80% das pacientes. A resposta ao teste da progesterona é positiva (sangramento de supressão) nos casos de amenorréia. Não é rara a história de períodos de amenorréia alternados com menometrorragia. Os desvios menstruais para mais podem indicar a presença de hiperplasia endometrial.
- *Manifestações de androgenicidade*: são comuns hirsutismo, acne e aumento da oleosidade da pele (presentes em 40% a 50% dos casos). Pode ocorrer subalopecia parietal.

**Quadro 31.1**
■ Conseqüências clínicas da anovulação crônica

---

Esterilidade
Distúrbios menstruais
Hirsutismo/acne
Risco aumentado de carcinoma de endométrio (RR = 3)
Risco aumentado de câncer de mama (RR = 3)*
Risco aumentado de doença cardiovascular
Risco aumentado de diabetes melito com hiperinsulinemia

---

*As evidências clínicas ainda não são conclusivas.

A virilização é rara, e a história do crescimento piloso aponta para um padrão lento, à diferença do hirsutismo, relacionado a tumores, rápido, progressivo e com virilização.
- *Esterilidade*: em decorrência da anovulação crônica.
- *Obesidade*: geralmente de início na adolescência, ocorre em até 70% das mulheres com SAC. O acúmulo de gordura é mais evidente no tronco.

As conseqüências clínicas da anovulação persistente são citadas no Quadro 31.1.

## Diagnóstico laboratorial

A documentação da anovulação é geralmente desnecessária, sendo suficiente o diagnóstico clínico, baseado na história menstrual. No entanto, alguns exames são necessários para afastar outras doenças que possam estar associadas, sobretudo hiperprolactinemia e hipotireoidismo.

A propedêutica básica utilizada no CAM- IMIP é a seguinte:
- *TSH*: para *screening* das endocrinopatias subjacentes.
- *Prolactina*.
- *LH/FSH*: raramente são solicitados, apenas se as evidências clínicas são sugestivas. Em 60% dos casos de SAC, a relação LH/FSH é > 2.
- *Avaliação androgênica*: não é necessária, exceto se há franca androgenização ou hirsutismo de progressão rápida. Por vários motivos, não há utilidade clínica em sua determinação na SAC:
  - Se há hirsutismo, é evidente que existe hiperandrogenismo. A dosagem de testosterona, no entanto, pode ser normal (a testosterona inibe a SHBG e predomina na forma livre), o que não exclui o diagnóstico.
  - A superposição com distúrbios supra-renais é freqüente, o que praticamente anula a utilidade da dosagem de DHEA-S (sulfato de desidroepiandrosterona). Níveis moderadamente elevados (entre 350 e 700µg/dL) são comuns em mulheres com SAC, não interferindo na conduta clínica, e níveis maiores que 700µg/dL são excepcionais. Nos casos de hirutismo severo ou virilização rápida, devem ser solicitados testosterona e 17-OH progesterona. O objetivo básico é o rastreamento de tumores. Na presença de valores elevados, exames de imagem, como ultra-sonografia, tomografia computadorizada e ressonância magnética, devem ser realizados para localização da lesão.
- *Propedêutica dos distúrbios metabólicos:* inclui a realização de um teste oral de tolerância à glicose (TOTG), que deve ser repetido a cada cinco anos, e do perfil lipídico (colesterol total e frações, triglicerídeos) a cada dois anos, para rastreamento das alterações metabólicas mais comu-

mente associadas à SOP. Durante a realização do TOTG, a insulina sérica pode ser medida tanto no jejum como na 1ª, 2ª, e 3ª horas, para estabelecer os parâmetros de resistência à insulina, porém não está claro se esta dosagem é fundamental nos casos de SOP. Uma taxa de insulina de jejum maior que 15µU/mL ou uma relação glicose/insulina menor que 4,5 indicam resistência à insulina.

## OUTROS MÉTODOS
### Ultra-sonografia

Não é necessária para o diagnóstico, e tampouco para o tratamento. Já comentamos anteriormente que 25% das mulheres normais podem apresentar ovários policísticos ao ultra-som, sem qualquer significado clínico. A ausência da imagem característica também não exclui o diagnóstico.

É lamentável que mulheres jovens e perfeitamente saudáveis estejam carreando o estigma de "síndrome de ovários policísticos" apenas pelas evidências ultra-sonográficas. Infelizmente, muitas destas jovens são iatrogenicamente "tratadas" com cirurgias desnecessárias.

O aspecto micropolicístico (múltiplos cistos de 0,4 a 0,7cm, com estroma espessado, hipertrófico) e o aumento do volume ovariano são os achados ecográficos mais freqüentes (60% a 70% dos casos). Há que se distinguir esse aspecto dos ovários multifoliculares, causa freqüente de diagnóstico ultra-sonográfico equivocado. Neste último caso, os folículos (seis ou mais) não têm distribuição periférica e não há aumento do estroma central.

### Biópsia de endométrio

Não é importante para o diagnóstico se a história é característica (é até impossível sua realização na época "adequada" se não existe ciclo menstrual, como em casos de irregularidade associada a períodos de amenorréia). No entanto, pode ser necessária nos casos de exposição prolongada ao efeito estrogênico (anovulação de longa duração), para excluir hiperplasia endometrial. A indicação depende da avaliação minuciosa da história clínica, determinando-se a duração aproximada da anovulação.

## Recomendações para o diagnóstico

Recentemente, um consenso realizado em Roterdã (2003) e publicado na revista *Fertility and Sterility* (2004) recomendou que, para o diagnóstico de SOP, fosse considerada a presença de dois dos seguintes três critérios: evidências clínicas ou bioquímicas de hiperandrogenismo, anovulação crônica e imagem de ovários policísticos (Revised 2003 Consensus on Diagnostic Criteria and Long-Term Health Risks Related to Polycystic Ovary Syndrome).

# ■ TRATAMENTO

O tratamento da SAC depende basicamente da magnitude do hirsutismo e do desejo ou não de gestar, mas também envolve o aspecto preventivo da neoplasia endometrial (o efeito estrogênico isolado deve ser combatido), motivo pelo qual a terapêutica medicamentosa é mandatória.

Enfatizaremos aqui tão-somente os aspectos particulares do tratamento da anovulação.

As principais opções medicamentosas para o manejo da SAC estão expostas nos Quadros 31.2 e 31.3. A orientação terapêutica é descrita a seguir.

## Quadro 31.2
■ Tratamento da síndrome de anovulação crônica (SAC)

### I) Supressão ovariana

#### Anticoncepcionais hormonais orais (ACHO):
- Mecanismos de ação:
  - Bloqueiam o eixo hipotalâmico-hipofisário, suprimindo a esteroidogênese ovariana e, portanto, a secreção androgênica, dependente do LH.
  - Aumento dos níveis de SHBG, com diminuição dos níveis de testosterona livre.
  - Efeito protetor do endométrio.
- Inibição da ação da 5α-redutase na pele: melhora do hirsutismo.
- Constituem o método contraceptivo ideal em pacientes com SOP.
- Apresentam efeito protetor do endométrio, reduzindo o risco de câncer de endométrio.
- Os preparados de baixa dosagem, mais recentes (desogestrel, gestodene), são virtualmente despidos de efeito androgênico, o que ocorria com as medicações antigas, com altas dosagens de levonorgestrel. Os efeitos metabólicos são bastante favoráveis do ponto de vista do perfil lipídico e de carboidratos.

#### Progesterona (acetato de medroxiprogesterona)
- A dosagem é de 10mg/dia, por 12 dias ao mês.
- A atividade androgênica persiste se a progesterona é administrada apenas na segunda metade do ciclo – o círculo vicioso de hiperandrogenismo LH-dependente prossegue.
- Seu uso isolado não é recomendado, pois apenas previne as manifestações endometriais do hiperestrogenismo, não influenciando as alterações decorrentes do hiperandrogenismo, como acne, hirsutismo e hiperlipidemias.

#### AMP injetável (trimestral) – 150mg
- Ocorre decréscimo significativo dos níveis de LH e testosterona, embora em menor grau que com os contraceptivos orais.
- Há redução da SHBG, mas o *clearance* da testosterona é aumentado.

### II) Correção do hiperinsulinismo

Nos últimos anos, drogas que melhoram a resistência à insulina, como metformina e troglitazona, vêm sendo utilizadas no tratamento da SOP. Uma recente revisão sistemática da Biblioteca Cochrane (2004) evidenciou que a metformina representa um tratamento efetivo para a anovulação em mulheres com SOP, além de melhorar diversos parâmetros, tanto clínicos como bioquímicos, da síndrome metabólica, podendo ser usada como droga de primeira linha.

#### Metformina
- Utilizada na dosagem de 500mg, três vezes ao dia.
- Determina uma redução na atividade do citocromo P-450c17 ovariano, com redução do hiperandrogenismo.
- Acarreta melhora expressiva da resposta ovulatória com o uso do citrato de clomifeno.
- Indicada nos casos de SOP associados com diabetes, obesidade refratária ou hiperlipidemia.
- Alguns autores sugerem sua utilização como primeira droga no tratamento das mulheres com SOP, para melhora do hirsutismo e restauração dos ciclos menstruais e da ovulação.
- Uma metanálise recente evidenciou aumento significativo da chance de ovulação com o uso da metformina, em relação ao placebo, e quando usada com o citrato de clomifeno, comparada ao uso isolado deste último. Também houve melhora significativa dos parâmetros laboratoriais associada ao uso da metformina em pacientes com SOP.
- A droga deve ser retirada depois da concepção, uma vez que as evidências sobre sua segurança na gestação ainda são insuficientes. Alguns pequenos estudos longitudinais têm sugerido que o uso da metformina na gravidez pode reduzir as perdas de primeiro trimestre e a incidência de diabetes gestacional, sem efeitos deletérios para o concepto, mas até o presente sua utilização ainda deve ser restrita a protocolos de pesquisa.

*Continua*

**Quadro 31.2**
■ Tratamento da síndrome de anovulação crônica (SAC) *(Continuação)*

---

**Troglitazona**
- Administrada na dosagem de 400mg/dia, melhora o hiperandrogenismo e restaura a ovulação.
- As indicações são as mesmas da metformina.

---

**III) Tratamento do hirsutismo**

**Espironolactona**
- É um diurético antagonista da aldosterona.
- Também utilizada nos casos com hirsutismo associado.
- Mecanismos de ação:
  - Inibe a síntese ovariana e supra-renal de androgênios.
  - Compete pelo receptor androgênico no folículo piloso.
  - Inibe diretamente a atividade da 5α-redutase na pele.
- Reduz discretamente a resistência à insulina.
- Inicia-se com dose diária de 100 a 200mg; depois de determinado período, pode ser mantida em 25 a 50mg/dia. O efeito máximo ocorre 6 meses depois do tratamento.
- Pode (e deve) ser associada aos ACHO, para garantir contracepção (a espironolactona pode acarretar, teoricamente, feminização do concepto do sexo masculino), proteger o endométrio e melhorar a resposta clínica.
- O creme local (2% a 5%) pode ser utilizado para tratamento da acne.
- A drospirinona é um análogo da espironolactona, presente em uma nova formulação de anticoncepcional hormonal (Yasmin®), que, combinada com etinilestradiol, pode ser utilizada em pacientes com SOP.

**Acetato de ciproterona**
- A dose varia de 50 a 100mg/dia.
- O acetato de ciproterona compete com o androgênio ao nível dos receptores celulares e também atua no nível da supra-renal, bloqueando as enzimas ACTH-dependentes envolvidas na biossíntese androgênica.
- Pode causar depressão e, na dose de 100mg, podem ocorrer alterações metabólicas e ganho de peso, agravando a resistência à insulina.
- Como o custo é relativamente elevado e há efeitos colaterais indesejáveis, essa droga tem sido relegada a segundo plano no tratamento da SOP.

**Análogos do GnRH**
- Inibem a produção de esteróides sexuais pelo ovário por meio da diminuição da liberação das gonadotrofinas.
- Podem ser utilizados por via cutânea, intramuscular ou oral (900mg/dia).
- A droga mais utilizada é o acetato de leuprolide, 3,75mg/mês, adicionando-se o contraceptivo oral.
- Excessivamente cara, esta opção terapêutica é reservada aos casos severos, associados, geralmente, a hipertecose e hiperinsulinismo.

**Dexametasona**
- Pode ser utilizada na dosagem de 0,5mg em dias alternados, nos casos de hiperplasia supra-renal congênita ou naqueles em que o componente supra-renal contribua significativamente para o excesso androgênico.
- Muitas vezes é utilizada em associação com os contraceptivos hormonais orais.

**Outras drogas**
Tanto a flutamida (250mg, duas vezes ao dia) como o finasteride (5mg/dia) têm sido utilizados para o tratamento do hirsutismo, com resultados variáveis.

**Quadro 31.3**
■ Tratamento da síndrome de anovulação crônica (SAC)

## IV) Restauração da fertilidade

**Clomifeno** – representa ainda o tratamento de primeira escolha para indução da ovulação em pacientes com SOP. A droga estimula a secreção do FSH endógeno, levando ao desenvolvimento de um folículo dominante e à ovulação em aproximadamente 75% das pacientes. Inicia-se com 50mg/dia a partir do terceiro dia do ciclo, durante cinco dias. A dose pode ser aumentada até 200mg/dia, se a resposta ovulatória não é obtida. A taxa de fecundidade depois da ovulação induzida com clomifeno é bastante próxima da normal: cerca de 70% das mulheres concebem dentro de seis meses. Há necessidade de monitoramento ecográfico e endócrino, e os fatores preditivos da ovulação incluem o peso corporal e o índice de andrógenios livres. As particularidades do tratamento são discutidas no Capítulo 38, *Indução da Ovulação*.

**Clomifeno + hCG:** aplicam-se 5.000UI IM 7 a 8 dias após a administração do clomifeno, ou quando o folículo atinge um diâmetro de 18 a 20mm. É o passo subseqüente quando falha o esquema com clomifeno.

**Clomifeno + corticóides:** associa-se 0,5 a 1mg/dia de dexametasona por todo o ciclo.

**FSH "puro":** tem bons resultados, porque os níveis de LH habitualmente estão elevados. A dose inicial é de 75UI/dia, com monitoramento do crescimento folicular. O hCG é acrescentado quando o folículo atinge 18 a 20mm à ecografia (5.000 a 10.000UI).

**Gonadotrofinas (hCG + hMG):** só são indicadas se houve falha dos esquemas anteriores. O monitoramento ecográfico é imprescindível, devido ao risco de hiperestímulo ovariano. HMG é administrada em dias alternados a partir do terceiro dia do ciclo (150UI). A partir do décimo dia, a US deve ser realizada a par da dosagem de estrogênio para definir o dia da aplicação de hCG.

**GnRH + gonadotrofinas:** os agonistas GnRH podem ser utilizados para bloqueio hipofisário, supressão do microambiente hormonal adverso (níveis elevados de LH e andrógenios) e, a seguir, indução com gonadotrofinas, com melhor efeito.

**Perfurocauterização ovariana:** a perfuração com cautério por via laparoscópica é o sucedâneo moderno da antiga "ressecção cuneiforme" dos ovários. A vantagem sobre a ressecção em cunha é que não se formam aderências tubovarianas, que agravam o prognóstico reprodutor. Um ensaio clínico recente, comparando essa abordagem com o uso de baixas doses de gonadotrofinas, mostrou taxas semelhantes de ovulação, gravidez e abortamentos, com muitas mulheres preferindo submeter-se a um procedimento cirúrgico isolado que à repetição das doses de gonadotrofinas e o monitoramento.

## MEDIDAS GERAIS

- A perda de peso deve ser considerada parte importante da terapêutica, aliada a um programa de exercícios. A redução do peso pode, *per se*, reverter as anomalias endócrinas características da SAC, devendo inclusive ser recomendada antes de qualquer tratamento de restauração da fertilidade (indução da ovulação) em pacientes que pretendem engravidar.
- *Psicoterapia de apoio*: fundamental, sobretudo quando há associação com hirsutismo e obesidade, pois os conflitos em relação à auto-imagem, à capacidade reprodutora e à própria sexualidade são, em geral, importantes.
- *Aspectos estéticos*: o excesso de pêlos não desaparece com o tratamento. A depilação, a descoloração e a eletrocoagulação podem ser necessárias para melhorar o aspecto estético.

## ORIENTAÇÃO TERAPÊUTICA – CAM-IMIP
### Pacientes sem vida sexual ativa

Embora qualquer opção apontada no Quadro 31.1 possa ser preferida, recomendamos particularmente o uso de contraceptivos orais combinados, com progestágenos sem ação androgênica (desogestrel e gestodene) e baixa dosagem de estrogênio (30μg ou menos).

Na dependência do grau de hirsutismo, pode-se associar espironolactona ou dexametasona, além das medidas adjuvantes.

Drogas como metformina ou troglitazona devem ser reservadas aos casos de diabetes ou intolerância aos carboidratos, ou ainda na presença de obesidade, não sendo utilizadas rotineiramente no IMIP para tratamento primário da SAC.

### DURAÇÃO DO TRATAMENTO

Infelizmente, o tratamento da SAC ainda se baseia apenas na fisiopatologia, e não é etiológico. As recidivas são freqüentes após a suspensão do tratamento; a "cura" pode eventualmente ser obtida quando a obesidade é combatida, logrando-se obter a perda de peso.

Recomenda-se o tratamento mínimo durante um ano, podendo ser prolongado ou descontinuado, na dependência da resposta terapêutica. Se a opção for interromper o tratamento, monitorar os ciclos menstruais; reincidindo a irregularidade, reiniciar a terapêutica.

A persistência de anovulação prolongada deve ser evitada devido ao risco potencial de hiperplasia/câncer de endométrio.

### PACIENTES COM VIDA SEXUAL ATIVA
### Pacientes que não querem engravidar

A melhor opção é a contracepção hormonal, aliada ou não ao tratamento específico do hirsutismo e às medidas adjuvantes. A duração do tratamento obedece aos preceitos já citados no item anterior. Embora recentemente tenha sido aventada a possibilidade de o uso prolongado de ACHO em pacientes com anovulação crônica e ovários policísticos deteriorar a resistência à insulina, aumentando a incidência de diabetes em um estudo pequeno e não-controlado, outros estudos são necessários para determinar a segurança em longo prazo dos anticoncepcionais em pacientes com SOP.

### Pacientes com desejo de engravidar

É interessante lembrar que 20% dos casos de esterilidade feminina estão associados à SAC. Caso exista desejo de engravidar, o tratamento compreende os diversos esquemas de indução da ovulação, citados no Quadro 31.2.

# Capítulo 32

# Sangramento Uterino Disfuncional

Melânia Maria Ramos de Amorim

## ■ INTRODUÇÃO

Define-se como sangramento uterino disfuncional (SUD) o sangramento excessivo, prolongado ou acíclico, de origem endometrial, não relacionado a lesão anatômica uterina. O diagnóstico é realizado pela exclusão das doenças orgânicas da genitália e das causas de sangramento no ciclo gravidopuerperal.

É opinião de alguns autores que o termo deve incluir, também, os desvios menstruais para menor quantidade. Na realidade, algumas alterações fisiopatológicas podem cursar tanto com aumento como com diminuição de quantidade, duração e intervalo menstrual (inclusive com alternância de períodos de hemorragia e amenorréia). No entanto, a definição clássica restringe-se aos desvios para mais aumento.

Como alguns desses desvios podem ocorrer esporadicamente na vida de qualquer mulher, sem maior significado patológico, o diagnóstico de SUD só deve ser aventado quando o desvio se repete por um mínimo de três ciclos. Evidentemente, as manifestações hemorrágicas importantes que determinam comprometimento hemodinâmico devem ser valorizadas, mesmo em se constituindo o primeiro episódio. Da mesma forma deve ser encarada a metrorragia, situação em que o sangramento é continuado e acíclico.

O diagnóstico é essencialmente sindrômico, e deve refletir alterações nos mecanismos de retrocontrole hipófise-hipotálamo-ovário, ocasionando mudanças no padrão de descamação endometrial. Mais raramente, podem estar envolvidas alterações ao nível do próprio endométrio, envolvendo os sistemas de coagulação e fibrinólise e a biossíntese das prostaglandinas (mecanismos de controle local da menstruação). Quanto à importância da exclusão das causas anatômicas, leiomiomas subserosos de pequeno volume não precisam ser levados em consideração, devido à elevada freqüência na população feminina, admitindo-se sua coexistência com o SUD.

Sendo o sangramento uterino anormal extremamente freqüente em todas as fases da vida reprodutiva, nem todos os casos são sinônimos de SUD. O sangramento uterino anormal não é diagnóstico, é apenas *sintoma*, e o diagnóstico etiológico deve ser estabelecido a fim de permitir o tratamento apropriado. O diagnóstico diferencial das causas de sangramento uterino anormal é apresentado no Quadro 32.1. Sua importância varia de acordo com a faixa etária

**Quadro 32.1**
■ Diagnóstico diferencial do sangramento anormal

**1) Anovulação**

**2) Lesões anatômicas**
- Pólipos cervicais/endometriais
- Leiomiomas
- Adenose vaginal
- Neoplasias malignas
- Trauma
- Corpos estranhos
- Hemangioma

**3) Distúrbios da coagulação**
- Doença de von Willebrand
- Púrpura trombocitopênica
- Defeitos plaquetários
- Doenças do volume ou reserva plaquetária
- Talassemia *major*

**4) Doenças malignas do sistema hematopoiético**

**5) Complicações gestacionais**
- Abortamento provocado ou espontâneo
- Prenhez ectópica
- Doença trofoblástica gestacional

**6) Infecções**
- Cervicite/vaginite
- Doença inflamatória pélvica

**7) Doenças sistêmicas**
- Distúrbios supra-renais
- Diabetes melito
- Disfunção hepática
- Disfunção renal
- Disfunção tireoidiana

**8) Medicações**
- Tranqüilizantes
- Aspirina
- Drogas antineoplásicas
- Anticonvulsivantes
- Contraceptivos orais
- Anticoagulantes
- Hormônios exógenos

Speroff L, Glass RH, Kase NG. Dysfunctional uterine bleeding. In: _____. *Clinical gynecologic endocrinology and infertility*, 6. ed. Baltimore; Lippincott Williams & Wilkins, 1999.

de incidência, conforme discutiremos a seguir; assim, no climatério é essencial o diagnóstico diferencial com as patologias malignas, enquanto no menacme o mais importante é excluir gestação e patologias benignas do corpo uterino e, na adolescência, as discrasias sanguíneas e as complicações gravídicas.

## ■ CARACTERIZAÇÃO DOS DESVIOS MENSTRUAIS

Na caracterização da existência e do tipo do desvio, reveste-se de fundamental importância a história menstrual da mulher; sem esse dado da anamnese, é impossível a definição de um sangramento disfuncional.

O ciclo menstrual normal pode durar de um a oito dias, com a perda sanguínea na maioria das mulheres oscilando entre 20 e 80mL em cada ciclo. Como a variação é grande, e cada mulher tem um padrão próprio, considera-se o desvio em relação a esse padrão. Por exemplo, se determinada paciente menstruava dois dias e passa a menstruar oito, diagnostica-se uma hipermenorréia, enquanto uma outra mulher pode, durante sua vida menstrual, apresentar menstruação normal por oito dias.

Infelizmente, os dados em relação à quantidade são ainda mais subjetivos: o critério de perda sanguínea maior que 80mL não é útil para avaliação da queixa de menorragia. Para caracterizar, portanto, os desvios (para mais ou para menos) de quantidade, outras informações devem ser coletadas, como número de absorventes utilizados antes e depois da instalação do distúrbio, cor do sangue menstrual e presença de coágulos. O aumento da quantidade diária de absorventes e o sangramento vermelho-vivo, rutilante e com coágulos geralmente refletem menorragia. A avaliação da hemoglobina pode ser útil; na presença de anemia, provavelmente está ocorrendo perda excessiva de sangue. Também tem sido proposta a mensuração da hemoglobina nos absorventes e tampões, bem como sua pesagem criteriosa, porém esses métodos não são habitualmente utilizados na prática clínica.

Em relação ao intervalo, este dura em média 28 dias, variando entre 21 e 35 dias. A informação da mulher também é essencial para se aquilatar da existência ou não de situação patológica (alargamento ou encurtamento dos ciclos são considerados em relação ao intervalo prévio).

A nomenclatura dos distúrbios menstruais varia bastante de autor para autor, com um único termo significando situações diferentes. A classificação atualmente utilizada no IMIP é a de Seitz-Medina, modificada por Halbe (2000) e exposta no Quadro 32.2.

## ■ INCIDÊNCIA

Estima-se que os distúrbios menstruais ocorram em até 20% das pacientes de ambulatório, com o SUD respondendo, possivelmente, por 5% a 10% das consultas novas. Ao lado da dor pélvica e do corrimento, os desvios menstruais constituem a tríade sintomática mais comum em Ginecologia.

Entre as pacientes com SUD, 50% encontram-se no climatério, 30% a 40% na adolescência e o restante na menacme.

## ■ CLASSIFICAÇÃO DO SANGRAMENTO UTERINO DISFUNCIONAL

O SUD pode ser classificado de acordo com a faixa etária de incidência e com o estado de função ovariana, conforme exposto no Quadro 32.3.

Uma vez que tanto a abordagem diagnóstica como a terapêutica variam em função da faixa etária da paciente, consideraremos a seguir, distintamente, o SUD nos três diferentes períodos da vida reprodutiva: adolescência, menacme e climatério.

**Quadro 32.2**
■ Distúrbios menstruais – classificação de Seitz-Medina

**1) Alterações de duração**
- Hipermenorréia – diminuição da duração do fluxo menstrual
- Hipermenorréia – aumento da duração do fluxo menstrual

**2) Alterações da quantidade**
- Oligomenorréia – diminuição da intensidade do fluxo menstrual
- Menorragia – aumento da quantidade do fluxo menstrual

**3) Alterações do intervalo**
- Proiomenorréia – encurtamento do ciclo de 3 a 5 dias
- Polimenorréia – encurtamento maior que 5 dias, atingindo até 12 dias
- Opsomenorréia – alargamento dos ciclos, com intervalos de até 45 dias (atraso de 5 a 10 dias)
- Espaniomenorréia – intervalos alargados, de 46 a 60 dias

**4) Menóstase ou menostasia** – parada súbita da menstruação

**5) Sangramento não relacionado ao período menstrual**
- Metrorragia (sangramento profuso e acíclico)
- Sangramento do meio-de-ciclo (*Mittelschmerz*)

Um ou mais distúrbios podem estar associados.

**Quadro 32.3**
■ SUD – Classificação

**De acordo com a idade da paciente**

- SUD na adolescência (10 a 19 anos)
- SUD na menacme (20 a 35 anos)
- SUD no climatério (acima de 35 anos)

**De acordo com o estado de função ovariana**

- SUD ovulatório

    - *Sem disfunção lútea* { – Fase folicular curta
      – Sangramento do meio de ciclo

    - *Com disfunção lútea* { – Por distúrbio local da coagulação
      – Distúrbio local das prostaglandinas
      – Insuficiência lútea

- Encurtamento da fase lútea

- SUD anovulatório – relacionado à ação persistente dos estrogênios; pode cursar com alternância de ciclos de intervalo prolongado e hipermenorragia ou menometrorragia – metropatia hemorrágica de Schroeder.

## SUD na adolescência

O sangramento uterino disfuncional representa o problema ginecológico de urgência mais freqüente na adolescência, estando relacionada, em 95% dos casos, à imaturidade do eixo hipotálamo-hipófise-ovário (HHO).

### FISIOPATOLOGIA

A elevada freqüência de SUD na adolescência está ligada à lenta maturação do eixo hipotálamo-hipófise-ovário, determinando ciclos anovulatórios. O retrocontrole positivo só se estabelece ao final da puberdade; até então, apesar do aumento dos níveis de estrogênio folicular, as adolescentes não apresentam esse mecanismo necessário para o pico de LH e posterior ovulação. Assim, embora a menarca ocorra, em média, aos 12 anos, o estabelecimento de sangramento ovulatório *cíclico* pode demorar até cinco anos. Ciclos irregulares e atrasos menstruais são mais freqüentes no primeiro ano que se segue à menarca e em geral estão relacionados à falta de ovulação. O intervalo entre o início das menstruações e os ciclos ovulatórios parece estar associado à idade da menarca: se a menarca ocorre antes dos 12 anos, 50% dos ciclos serão ovulatórios dentro de um ano, enquanto se a menarca ocorre entre 12 e 13 anos, podem transcorrer até três anos antes que 50% dos ciclos sejam ovulatórios; se a menarca ocorre depois dos 13 anos, podem ser necessários mais de quatro anos para que se observem 50% dos ciclos ovulatórios. Apenas depois de cinco anos desde a menarca é que aproximadamente 80% dos ciclos já serão ovulatórios.

Na primeira fase do ciclo ovulatório normal, FSH e estradiol estimulam o crescimento folicular ovariano e o estradiol induz a proliferação endometrial; o pico de LH no meio do ciclo resulta da produção crescente de estradiol em níveis críticos e acarreta a luteinização folicular, com elevação significativa da progesterona (característica da segunda fase do ciclo). Esta atua como estabilizadora da matriz endometrial.

Não ocorrendo a ovulação, deixa de ocorrer também a produção de progesterona, expondo-se o endométrio a um estado de estímulo estrogênico não contraposto pela ação progestacional. As arteríolas espiraladas que irrigam o endométrio se dilatam, e este ganha uma espessura anormal e sem suporte estrutural, passível de sofrer fragmentação espontânea, com sangramento anovulatório aleatório.

Pode ocorrer, porém, SUD com ciclos ovulatórios (em pequena proporção), em que uma maior biodisponibilidade do ácido araquidônico altera a proporção entre as prostaglandinas vasoconstritoras e vasodilatadoras no endométrio: o ácido araquidônico em quantidades elevadas satura a via de PGF2$\alpha$, aumentando a formação de PGE2, e passam a predominar as prostaglandinas vasodilatadoras.

### DIAGNÓSTICO

Aproximadamente 95% dos casos de sangramento anormal na adolescência são provocados por SUD, porém é importante lembrar que este é um diagnóstico de exclusão e, portanto, outras causas potenciais devem ser investigadas. Depois do SUD, a causa mais freqüente de distúrbio menstrual nessa faixa etária é representada pelos distúrbios primários da coagulação. A probabilidade de distúrbios da coagulação é maior nos casos mais graves, com sangramento intenso, exigindo hospitalização. É necessária, portanto, a avaliação hematológica dessas pacientes. Em adolescentes com vida sexual ativa, deve-se considerar sempre a possibilidade de gravidez, bastante freqüente em nosso meio (cerca de 25% dos partos no IMIP ocorrem em adolescentes).

O diagnóstico diferencial do sangramento uterino anormal já foi exposto anteriormente.

## AVALIAÇÃO

### Anamnese

Deve ser detalhada, confidencial, colhida em ambiente privativo e contada pela própria adolescente, devendo compreender, na história do problema atual:

- Época de início e a quantidade de perdas menstruais.
- Idade da menarca, freqüência dos ciclos e duração do último período menstrual.

É importante orientar a adolescente para realização de seu perfil menstrual, anotando em calendário período e quantidade de fluxo. Com esses dados, é possível classificar o distúrbio em uma das seguintes categorias:

- *Sangramentos que ocorrem de forma cíclica na época normal da menstruação ou então se iniciam a partir da menarca*: indicativos de distúrbios da coagulação. O mais freqüente é a doença de von Willebrand, seguida pela púrpura trombocitopênica imune, mas eventualmente podem estar presentes outras condições, como leucemia, púrpura trombocitoplástica e aplasia medular.
- *Menstruações regulares cíclicas, intercaladas por períodos de sangramento intermenstrual*: podem incluir pólipos, traumas, lesões cervicais ou infecção.
- *Intervalos intermenstruais prolongados*: podem representar imaturidade do eixo HHO, estresse, modificações do peso ou disfunção tireoidiana ou supra-renal.

Ainda na anamnese, é preciso detalhar:

- *História sexual*: incluindo início da atividade sexual, número de relações sexuais, número de parceiros, número de gestações e uso de contraceptivos.
- Existência de *outras doenças*, como diabetes melito, insuficiência hepática etc.
- Padrão nutricional, excesso de exercícios físicos e uso de drogas.
- Uso de determinados medicamentos (especialmente hormônios, aspirina, antiinflamatórios não-esteróides, anticoagulantes e compostos radioativos). Caso a adolescente esteja fazendo uso de anticoncepcionais orais, perguntar sobre a forma de uso e as utilizações simultâneas de antibióticos e anticonvulsivantes, que podem reduzir a eficácia dos contraceptivos e dar origem a sangramentos irregulares.
- Antecedentes familiares relativos a problemas endócrinos, neoplasias malignas e distúrbios da coagulação.
- Sintomas sugestivos de anemia, doenças do sistema nervoso central (cefaléia, alterações visuais e náuseas), distúrbios hematológicos (epistaxe, sangramento gengival, formação fácil de equimoses) e distúrbios endócrinos (hirsutismo, galactorréia e sintomas tireoidianos).

### Exame físico

Inclui:

- Verificação de peso, altura (calcular o IMC) e sinais vitais (pressão arterial e pulso).
- Avaliação do estado geral e pesquisa de sinais de hipovolemia (avaliar a magnitude da perda sanguínea).
- Avaliação geral do estágio de desenvolvimento dos caracteres sexuais secundários.
- Identificação de estigmas relacionados a endocrinopatias e distúrbios da coagulação.
- Exame minucioso das mamas, com pesquisa de galactorréia.

- Exame da tireóide.
- Exame de abdome e pelve, visando afastar gravidez, trauma (abuso sexual, estupro ou mesmo a relação sexual consentida), processos inflamatórios (cervicites, doenças sexualmente transmissíveis) e processo neoplásico. Deve incluir: vulva, vagina, colo (exame especular) e toque para avaliação de útero e anexos. Quando a paciente nega atividade sexual, o exame especular e o toque vaginal devem ser evitados, salvo em situações de emergência.

## Exames laboratoriais

- Iniciais:
  - Hemograma com contagem de plaquetas.
  - Teste sorológico para gravidez.

Essa avaliação inicial identifica a intensidade e a cronicidade do sangramento, bem como afasta ou diagnostica gravidez. É preciso considerar a possibilidade de gestação em cada adolescente que apresenta sangramentos genitais anormais, independentes da história sexual.

De acordo com o quadro clínico, são solicitados os demais exames laboratoriais:

- *Sangramento recidivante / sangramento intenso no início da menarca*: solicitar perfil da coagulação (testes de função hepática, tempo de protrombina, tempo de sangramento, tempo de tromboplastina parcial ativada, fibrinogênio, fator de von Willebrand, atividade do fator VIII, antígeno do fator XI, estudos de agregação plaquetária) e FSH.
- *Irregularidade menstrual sugestiva de anovulação crônica (síndrome dos ovários policísticos)*: dosagem de LH, FSH, prolactina sérica e testes tireoidianos. Caso exista hirsutismo intenso ou progressivo, incluir testosterona total e sulfato de DHEA. Avaliação mais ampla da função da supra-renal pode ser necessária na suspeita de déficits enzimáticos da supra-renal. Dosagens de glicemia de jejum e insulina podem ser indicadas em adolescentes obesas, com suspeita de diabetes ou hiperinsulinemia.
- *Pesquisa de doenças sexualmente transmissíveis*: exame a fresco, bacterioscopia, cultura e pesquisa de *Chlamydia* estão indicados em adolescentes com atividade sexual, nas quais as infecções podem representar a causa do sangramento.
- *Ultra-sonografia pélvica / transvaginal*: habitualmente não é necessária, mas deve ser realizada em casos refratários ao tratamento ou na suspeita de gravidez. A via transperineal é uma alternativa em pacientes virgens. Na presença de malformações uterinas, pode ser necessário complementar com ressonância magnética.

## TRATAMENTO

O tratamento do SUD na adolescência está baseado na intensidade das manifestações clínicas e tem dois objetivos: parar o sangramento e prevenir recidiva:

## Casos leves

Sangramento irregular com intervalo a cada 20 a 60 dias, hematócrito acima de 30%:

- Apoio tranqüilizador.
  - Educação quanto à dieta adequada, exercícios físicos e controle do estresse.
  - Instrução para calendário menstrual correto.

- Em geral, esses casos se resolvem após um a dois anos, época em que passa a ocorrer ovulação espontânea.
- Caso haja necessidade de um método contraceptivo, indicar a pílula combinada de baixa dosagem.
- Antiinflamatórios não-hormonais podem ser indicados em alguns casos, especialmente se há associação com dismenorréia.
- Reavaliação a cada seis meses.
- Não é necessário realizar avaliação hormonal ou ultra-sonografia.

## Casos graves e recidivantes

Adolescentes com algum grau de anemia, depois de superado o episódio agudo.

Deve ser realizado o tratamento hormonal, que pode ser feito de duas formas:

1) *Se não há desejo de contracepção*: usar acetato de medroxiprogesterona (AMP) – 10mg/dia durante 10 dias no período de um mês (p. ex., do 14º ao 24º dia do ciclo):
   - A finalidade é induzir uma estabilidade do estroma, seguida por um fluxo de privação.
   - Esse esquema pode ser empregado de forma cíclica por três a seis meses, devendo ser interrompido depois para acompanhamento do quadro.
   - Não deve ser utilizado se há hirsutismo ou diagnóstico de síndrome dos ovários policísticos (SOP), uma vez que não corrige o distúrbio básico (hiperandrogenismo LH-dependente).
   - Um esquema alternativo é representado pela progesterona micronizada por via oral ou vaginal (100mg três vezes ao dia), também a cada 10 dias do mês.
2) *Se há desejo de contracepção*: anticoncepcionais hormonais orais (ACHO) devem ser utilizados, prescrevendo-se uma pílula combinada de baixa dosagem (15 a 30µg de etinilestradiol com 60 a 75µg de gestodene ou 150µg de desogestrel). O fluxo menstrual é reduzido em 80% dos casos.

*Em ambos os tratamentos, deve ser efetuadas a reposição de ferro.*

O tratamento dos casos com hirsutismo é discutido em outro capítulo.

## Sangramento agudo, anovulatório, porém com paciente estável

Pode ser utilizado um contraceptivo oral contendo 50µg de etinilestradiol a cada seis horas (esquema de Speroff), até que o sangramento pare, o que geralmente ocorre dentro de um a cinco dias.

Também pode ser utilizada a associação de 10µg de etinilestradiol com 2mg de acetato de noretindrona – um comprimido a cada seis a oito horas até que o sangramento pare, reduzindo-se depois progressivamente a dose e mantendo-se o uso por 21 dias.

Outra opção é o uso da associação de 2mg de estradiol com 1mg de acetato de noretindrona, na dose de três comprimidos diários, até cessar o sangramento.

Caso o sangramento não diminua, deve ser considerada a possibilidade de outras causas de sangramento, como miomas, pólipos e distúrbios da coagulação, realizando-se os exames específicos.

Caso o sangramento diminua significativamente, a pílula (ou qualquer outra associação empregada) deve ser reduzida da seguinte forma: um comprimido a cada oito horas por três dias, posteriormente um comprimido a cada 12 horas e, finalmente, um comprimido diariamente, até completar 21 dias. Após esse período, a paciente deve ser orientada sobre a ocorrência do sangramento de privação.

## Tratamento de manutenção

Deve ser utilizada uma pílula anticoncepcional de baixa dosagem (qualquer das apresentações já mencionadas) por três a seis meses, concomitantemente à suplementação de ferro. Se não há desejo de contracepção, o AMP ou a progesterona micronizada podem ser utilizados nos esquemas já mencionados.

*É comum que um sangramento intermitente esteja associado a baixos níveis de estrogênio, o que produz um sangramento de disrupção; nesse caso, a progesterona não controla a hemorragia. Isso é comum em adolescentes que ficam muito tempo sem ovular, com descamação persistente e reserva endometrial mínima. Nesses casos, é necessário repor estrogênios antes da progesterona.*

A persistência de oligomenorréia por 12 a 24 meses após a avaliação inicial exige a dosagem de LH e FSH para excluir síndrome dos ovários policísticos (com relação LH/FSH igual a 2:1 ou 3:1), prolactina e TSH.

## Sangramento agudo, intenso, com hemoglobina menor que 7g%

Exige hospitalização, com medidas de ressuscitação, expansão com cristalóides, hemotransfusão (quando indicada, de acordo com as classes do choque) e tratamento hormonal.

Devem ser utilizados os estrogênios eqüinos conjugados (20mg) por via endovenosa a cada quatro a seis horas, até que o sangramento cesse, o que geralmente ocorre em 24 a 48 horas. Esse tratamento é extremamente eficaz em adolescentes, obtendo-se resposta em 70% a 90% dos casos.

Cessado o sangramento, faz-se a manutenção com pílula anticoncepcional no seguinte esquema: um comprimido a cada seis horas por três dias, um comprimido a cada oito horas por mais três dias e um comprimido a cada 12 horas por duas semanas. Ao término, haverá sangramento de privação.

O tratamento de manutenção prosseguirá com anticoncepcional oral combinado de baixa dosagem por três a seis meses.

*Nos casos em que não ocorre resposta à terapia de reposição hormonal, deve ser feita reavaliação com pesquisa de coagulopatia, distúrbio anatômico e gravidez.*

Como último recurso, nos casos rebeldes, em que o tratamento hormonal não consegue debelar o sangramento, pode ser realizada a curetagem uterina. No entanto, raramente é necessário, se a avaliação foi correta. Pode-se complementar também com a histeroscopia, porém essas opções geralmente não têm indicação em adolescentes.

## Outras medidas

- *Inibidores das prostaglandinas*: podem ser utilizados em associação ao tratamento hormonal, com a finalidade de também diminuir o sangramento. Os mais freqüentemente utilizados são o naproxeno (500mg a cada seis horas), o piroxicam (20mg no primeiro dia, a seguir 10 a 20mg/dia), o ácido mefenâmico (500mg a cada seis horas) e, mais recentemente, foram introduzidos os inibidores seletivos da COX-2 (cicloxigenase-2), como o celecoxib (dose inicial de 200mg e, a seguir, 100 a 200mg/dia) e o etoricoxib (120mg/dia).
- *Reposição de ferro*: indicada para prevenção (casos leves) ou tratamento da anemia (casos moderados e graves).

- *Tratamentos que eliminam o potencial reprodutivo* (como histeroscopia com ablação endometrial): raramente têm indicação na adolescência.

A maioria das adolescentes com SUD responde bem ao tratamento: em torno de 30% a 60% normalizam as menstruações um a dois anos após o início do quadro, e cerca de metade das pacientes assumem um padrão menstrual regular dentro de quatro anos depois da menarca. No entanto, se a anovulação persiste por mais de quatro anos, o risco de manutenção do distúrbio menstrual é alto e o prognóstico piorado, com elevada probabilidade de SOP. Em cerca de 5% dos casos, a ovulação nunca ocorre, havendo elevada freqüência de SUD recidivante e risco aumentado para neoplasia de endométrio e maior incidência de esterilidade.

## SUD na menacme

O sangramento uterino anormal também constitui uma queixa freqüente na menacme, podendo representar um sangramento uterino disfuncional, mas também distúrbios orgânicos uterinos (especialmente leiomioma) ou, freqüentemente, complicações associadas à gestação ainda não diagnosticada.

### FISIOPATOLOGIA

O SUD na menacme pode ser ovulatório ou anovulatório (ver Quadro 32.3).

A causa mais freqüente de SUD *anovulatório* é a síndrome de ovários policísticos (SOP), em que o endométrio é exposto ao estímulo estrogênico prolongado, sem contraposição da progesterona. Esse endométrio anovulatório caracteriza-se pelo quadro proliferativo exacerbado, sem o suporte estromático, passível de ruptura espontânea, o que pode determinar sangramento irregular e acíclico. O SUD associado à anovulação crônica pode seguir-se a períodos de amenorréia ou espaniomenorréia, e geralmente ocorre em pacientes com história de distúrbios menstruais desde a adolescência.

Em casos de SUD de longa duração, o endométrio pode apresentar um quadro típico de hiperplasia (simples ou cística). Em alguns casos podem surgir atipias, as quais são consideradas lesões precursoras do câncer de endométrio, o que ressalta a importância do diagnóstico e do seguimento adequados das pacientes anovulatórias.

O SUD *ovulatório* está relacionado à fase lútea curta ou inadequada e, mais raramente, ao encurtamento da fase folicular. Nesses casos, o distúrbio básico é o encurtamento dos ciclos, com quadro de proio- ou polimenorréia. Em caso de insuficiência lútea, pode haver hipermenorréia (na realidade, ocorre sangramento no final da segunda fase do ciclo devido ao estímulo progestogênico insuficiente, continuando-se com a menstruação após a morte do corpo lúteo). Sangramento no início do ciclo geralmente relaciona-se à insuficiência estrogênica (fase folicular inadequada).

### Sangramento de meio de ciclo

Constitui uma forma especial de SUD ovulatório que se relaciona com a queda dos níveis estrogênicos que precede a ovulação. Embora seja um evento fisiológico e, na maioria dos casos, autolimitado, essa privação estrogênica pode determinar quadro hemorrágico em algumas mulheres, durando, em geral, de dois a três dias (eventualmente, o sangramento pode estender-se até a próxima menstruação).

Fatores locais podem estar envolvidos em 30% dos casos de SUD. O distúrbio fundamental é um desequilíbrio entre as prostaglandinas vasodilatadoras (PGE2 e PGF2) e vasoconstritoras (TXA2), em que o predomínio das primeiras dificulta a vasoconstrição arteriolar eficaz, ocasionando sangramento prolongado. Alterações locais nos mecanismos da coagulação ocasionalmente são encontradas, em geral ligadas à atividade fibrinolítica.

Ao contrário do que ocorre na adolescência, em que o SUD geralmente reflete um desequilíbrio "fisiológico", por imaturidade axial, o SUD na menacme tem pior prognóstico, não havendo lugar para a mera expectação; o sangramento anovulatório, particularmente, reflete um distúrbio hipotálamo-hipófise-ovário que se mantém em círculo vicioso (como na variante de ovários policísticos da SAC), com manutenção de altos níveis estrogênicos isolados que, em longo prazo, podem funcionar como fator "promotor" para as neoplasias endometriais.

## DIAGNÓSTICO

### Anamnese

- História menstrual detalhada, incluindo idade da menarca, características dos ciclos anteriores, início e evolução dos distúrbios menstruais.
- História sexual: número de relações sexuais, número de parceiros, número de gestações e uso de contraceptivos.
- Antecedentes familiares de neoplasias malignas.
- História de doenças sistêmicas ou uso de drogas.

### Exame físico

- Peso, altura e cálculo do índice de massa corpórea.
- Sinais vitais: pressão arterial e pulso.
- Avaliação do estado geral e pesquisa de sinais e sintomas de hipovolemia.
- Exame das mamas, com pesquisa de galactorréia.
- Exame da tireóide.
- Exame de abdome e pelve, visando afastar gravidez, processos inflamatórios e processo neoplásico.
- Exame especular, toque vaginal combinado, avaliação de útero e anexos.

### Exames complementares

- *Hemograma* (avaliar a magnitude das perdas sanguíneas).
- *Testes sorológicos para gestação* (diagnóstico diferencial do sangramento).
- *Ultra-sonografia pélvica (US) transvaginal*: indicada para avaliação das doenças orgânicas que podem afetar útero e anexos, como mioma (pólipos e tumores ovarianos); habitualmente recomendada em pacientes na menacme.
- *Histerossonografia*: tem maior acurácia que a US para avaliação da cavidade uterina em pacientes com SUD, e sua associação com a biópsia de endométrio apresenta elevadas sensibilidade e especificidade (em torno de 95% e 88%, respectivamente) para a identificação de lesões endometriais.

*O fundamental, em termos de exames complementares, é excluir gestação e doenças orgânicas. As discrasias sanguíneas raramente surgem pela primeira vez nessa faixa etária.*

- *Dosagens hormonais*: PRL e TSH (LH e FSH raramente são necessários).
- *Colpocitologia oncótica*: faz parte da avaliação global da paciente e permite o diagnóstico de neoplasias que, embora raras nessa faixa etária, podem cursar com sangramento. Devido à elevada freqüência de alterações endometriais em pacientes com diagnóstico citológico de atipias glandulares de significado indeterminado, essa é uma indicação de biópsia endometrial.
- *Propedêutica do hirsutismo*.
- *Coagulograma*: não é necessário rotineiramente. Pode ser realizado em caso de suspeita específica de alguma coagulopatia.
- *Histeroscopia/biópsia endometrial*: em casos de anovulação crônica de longa duração (pesquisar hiperplasias que, embora incomuns na menacme, podem ocorrer mais freqüentemente nessas pacientes) ou suspeita de patologia maligna (dados clínicos e ecográficos). Como o risco de câncer de endométrio aumenta com a idade, o ACOG (American College of Obstetricians and Gynecologists) recomenda a avaliação endometrial em todas as mulheres com 35 anos ou mais que apresentam sangramento uterino disfuncional (ACOG, 2001).
- *Curetagem uterina fracionada* (na vigência de hemorragia intensa, tanto para menostasia como para propedêutica): muitas vezes é necessária nos sangramentos agudos, possibilitando o diagnóstico diferencial (retrospectivo) com abortamento e outras patologias obstétricas. Entretanto, não constitui o método de escolha, salvo na urgência, porque o efeito terapêutico é restrito e é um procedimento realizado às cegas, não permitindo a avaliação cavitária correta. Lesões focais podem passar despercebidas. Na atualidade, o procedimento foi substituído pela histeroscopia com biópsia dirigida e, em alguns casos, pela histerossonografia associada à biópsia endometrial.

## CONDUTA

### Casos leves

Ausência de anemia (hemoglobina ≥ 12g%); confirma não haver fenômenos hemorrágicos de grande intensidade. Em geral, são casos crônicos:

- *Sangramento de meio de ciclo*: associação de estrogênios eqüinos conjugados, 0,625 a 1,25mg/dia, iniciada três dias antes do dia previsto para o início do sangramento e mantida durante cinco dias. Caso seja necessária contracepção, ou de acordo com o desejo da paciente, iniciar anticoncepcionais orais de baixa dosagem (ACHO). Estes são também preferíveis nos casos mais intensos, em que o sangramento periovulatório continua até a menstruação.
- *Sangramento na segunda fase do ciclo* (ENCURTAMENTO OU INADEQUAÇÃO DA FASE LÚTEA): suplementar progesterona, como acetato de medroxiprogesterona (AMP), 10mg/dia, durante 10 dias, a partir do 15º dia do ciclo. Outra opção, particularmente se a contracepção é desejada, consiste na utilização dos anticoncepcionais orais de baixa dosagem, já mencionados.
- *Sangramento intermitente na primeira fase do ciclo* (FASE FOLICULAR INADEQUADA): iniciar estrogênios conjugados como no esquema preconizado para o sangramento de meio de ciclo. A opção são os ACHO de baixa dosagem.
- *Proio ou polimenorréia*: iniciar AMP a partir do 15º dia (10mg/dia) por 10 dias ou optar pelos anticoncepcionais orais de baixa dosagem (os anticoncepcionais representam a melhor escolha quando a contracepção é necessária).
- *Spottings*: refletem um sangramento de ruptura estrogênico, por estímulo estrogênico deficiente durante todo o ciclo. Administrar estrogênios conjugados, 1,25mg/dia, durante

aproximadamente sete dias, iniciando dois a três dias antes da data prevista para o início do sangramento. Em geral, esse tempo é suficiente para o rejuvenescimento do endométrio. Esse tratamento também é realizado para os *spottings* relacionados ao uso de anticoncepcionais orais.
- *Associação com outros distúrbios clínicos ou endócrinos*: tratar a hiperprolactinemia (ver Capítulo 33) e o hipotireoidismo, bem como eventuais doenças sistêmicas associadas. A perda de peso é medida adjuvante importantíssima em pacientes obesas, que devem ser esclarecidas quanto ao risco aumentado de hiperplasias/câncer de endométrio. O tratamento do hirsutismo é descrito no Capítulo 33.

*Em mulheres obesas com distúrbios menstruais, a perda de peso pode*, per se, *acarretar a regularidade menstrual, com o reinício dos ciclos ovulatórios.*

## Casos moderados

Menometrorragia de intensidade moderada, sem antecedentes de outros episódios hemorrágicos. Pode haver anemia (Hb < 11g%), mas não há sinais de hipovolemia. O hematócrito é superior a 25%.

### Na vigência do sangramento

- Excluir possibilidade de gravidez e realizar a propedêutica mínima para detectar eventuais patologias orgânicas.
- Iniciar ACHO, de preferência em alta dosagem, contendo 50µg de etinilestradiol, a cada seis horas, até que o sangramento pare (dentro de um a cinco dias), ou utilizar 10µg de etinilestradiol com 2mg de acetato de noretindrona, no esquema já apresentado para o tratamento do SUD na adolescência.
- Uma opção razoável na menacme é o emprego do acetato de noretindrona, na dose de 20 a 30mg/dia, durante 21 dias. Desde que não exista insuficiência estrogênica (que é mais comum na adolescência), o sangramento em geral pára depois de dois a quatro dias (Halbe e cols., 2000).
- Caso o sangramento não diminua, reavaliar a possibilidade de associação com outras causas de sangramento, como miomas, pólipos e distúrbios da coagulação.
- Caso o sangramento diminua significativamente, reduzir a pílula para um comprimido a cada oito horas por três dias, posteriormente um comprimido a cada 12 horas e, finalmente, um comprimido diariamente, até completar 21 dias. Após esse período, aguardar o sangramento de privação. A pílula anticoncepcional deve ser mantida por, no mínimo, seis meses, concomitante à suplementação de ferro.

### Em longo prazo

- Avaliar quadro clínico após suspensão dos ACHO.
- Tratar distúrbios subjacentes associados.
- Aconselhar a perda de peso nas pacientes obesas.
- A indução da ovulação pode ser necessária em pacientes com anovulação crônica desejosas de engravidar.

### Episódios repetidos de menometrorragia ou anovulação crônicos de longa duração (com irregularidade menstrual ou amenorréia)

- *Avaliação endometrial*: é obrigatória para exclusão de hiperplasia ou câncer de endométrio, podendo ser realizada através de histeroscopia com biópsia dirigida ou histerossonografia com biópsia endometrial.
- *Hiperplasia de endométrio*.
- *Endométrio anovulatório não-hiperplásico (proliferativo)*: o tratamento é realizado com reposição de progesterona (AMP, 10mg/dia) por 12 dias durante o mês. Se a contracepção for necessária, os ACHO podem ser utilizados (também protegem o endométrio, reduzindo o risco relativo para neoplasia endometrial). A indução da ovulação é realizada, se há desejo de engravidar, com citrato de clomifeno, 50mg/dia durante cinco dias.

Os estados anovulatórios primários geralmente se mantêm por toda a vida, porque o tratamento não é etiológico. Eventualmente, pode-se suspender a medicação hormonal e observar o quadro. As pacientes devem ser consideradas de risco para neoplasia endometrial, e a reposição progestogênica ou ACHO reiniciados se persistem as manifestações da anovulação.

### Casos graves

Hemorragia aguda de grande intensidade; choque hipovolêmico; hemoglobina abaixo de 7g%.

Em mulheres na menacme, a melhor opção para os casos graves, quando há hipovolemia, é a curetagem uterina, pelos seguintes motivos:

1) Permite a rápida menostasia, cessando a hemorragia que, inclusive, ameaça a vida.
2) Reduz a necessidade de hemotransfusão, porque a menostasia é imediata, permitindo aguardar a reposição volêmica tradicional, com soluções cristalóides.
3) Com freqüência, é difícil o diagnóstico diferencial com complicações hemorrágicas da gestação (abortamento, doença trofoblástica gestacional), pois os dados do exame físico e mesmo ecográfico podem não ser esclarecedores; o exame histopatológico do material curetado sela o diagnóstico.
4) Constitui ainda método propedêutico valioso, permitindo a avaliação do endométrio anovulatório.

O tratamento de manutenção nos casos graves é absolutamente necessário, pois o efeito menostático da curetagem é apenas *imediato*; embora ocorra melhora durante alguns poucos meses, devido à ablação do endométrio proliferativo ou hiperplásico, a manutenção do estado anovulatório implica a recidiva das manifestações clínicas. Os esquemas terapêuticos são os mesmos descritos para os casos moderados.

## OUTRAS MEDIDAS TERAPÊUTICAS

Em geral, constituem medidas adjuvantes ao tratamento hormonal:

### Medidas gerais

- Repouso.
- Hemotransfusão: restrita aos casos graves, com choque hipovolêmico, de acordo com sua classificação.

- Suplementação de ferro e vitaminas.
- Suspensão de medicamentos envolvidos com o SUD. Evitar aspirina na semana anterior e nos dias da menstruação.
- Perda de peso.
- Avaliação emocional e psicoterapia (se necessário).

## Medicamentos inibidores das prostaglandinas

Os antiinflamatórios não-hormonais (AINH) reduzem em aproximadamente 40% a 50% o sangramento em pacientes com menorragia. Na revisão sistemática da Biblioteca Cochrane (2004), os AINH reduziram significativamente a intensidade do sangramento em relação ao placebo, embora tenham sido menos efetivos que danazol e ácido tranexâmico. A freqüência de efeitos colaterais, contudo, foi maior para o danazol. Em pequenos estudos, não houve diferenças na eficácia dos AINH quando comparados à progesterona, aos ACHO e ao DIU de levonorgestrel.

- O mecanismo básico é uma redução da prostaglandina vasodilatadora (PGI2 ou prostaciclina), revertendo sua relação com a prostaglandina vasoconstritora (TXA2 ou tromboxano).
- Apesar de as drogas atualmente existentes não serem seletivas para a prostaciclina e também bloquearem o tromboxano, elas são efetivas na redução do fluxo menstrual, especialmente em mulheres com SUD ovulatório, nas quais constituem a medicação de primeira linha, particularmente quando não há defeitos da fase lútea ou folicular associados. O tratamento é iniciado com o sangramento (ou, alternativamente, três dias antes da menstruação) e deve ser mantido por três a quatro dias.
- O efeito é melhor em mulheres com sangramento preexistente mais intenso.
- Algumas mulheres podem ter resposta paradoxal, com aumento do sangramento.
- Os efeitos colaterais são mínimos porque o tratamento é limitado.
- Têm efeitos benéficos adicionais, aliviando os sintomas do período menstrual.
- Podem ser associados ao tratamento com anticoncepcionais para melhorar a resposta terapêutica nos casos de SUD ovulatório.
- Principais drogas utilizadas: ácido mefenâmico, piroxicam, naproxeno, nimesulide, celecoxib, etocoxib, nos esquemas apresentados anteriormente, quando tratamos do SUD na adolescência.

## Uso do DIU de progesterona

- A melhora é dramática, atingindo 96% em 12 meses.
- O DIU com levonorgestrel (Mirena®) ou com progesterona constitui uma boa opção em pacientes com SUD rebelde, particularmente quando há associação com doenças sistêmicas, exigindo tratamento prolongado.
- De acordo com a revisão sistemática da Biblioteca Cochrane (2004), o DIU de levonorgestrel é mais efetivo que a norestisterona cíclica para o tratamento do sangramento uterino anormal.
- O dispositivo medicado com progesterona (Progestasert®) não se encontra disponível comercialmente no Brasil.

## Derivados do ergot

Efetivas em promover a contração do útero depois do parto e reduzir o sangramento no puerpério, essas drogas não parecem ter qualquer efeito em mulheres fora do ciclo gravidopuerperal.

## Antifibrinolíticos

Os antifibrinolíticos (como o ácido tranexâmico) são efetivos na redução da intensidade do sangramento em casos de SUD, tendo sido demonstrado melhor efeito que a norestisterona na fase lútea e que o ácido mefenâmico em uma revisão sistemática da Biblioteca Cochrane. Entretanto, os dados foram insuficientes para avaliar adequadamente os riscos decorrentes do efeito trombogênico, que limitam sua utilização em larga escala.

## Agonistas do GnRH

- Podem ser utilizados o acetato de leuprolide (3,75mg/mês) e a goserelina (3,6mg/mês), bem como outros similares.
- Embora altamente eficaz, o tratamento é excessivamente caro, e os efeitos colaterais em longo prazo são indesejáveis (osteoporose, manifestações de privação estrogênica).
- A indicação é limitada às mulheres com SUD grave que não respondem a outros tratamentos e ainda desejam manter a fertilidade.
- A supressão da função ovariana é possível mesmo em casos refratários ao tratamento hormonal, obtendo-se a redução da perda sanguínea e, mais freqüentemente, a amenorréia.
- A associação com anticoncepcionais hormonais é válida para reduzir os efeitos da carência estrogênica, depois que se obtém a supressão gonadal (duas a quatro semanas). Alternativamente, estradiol (1mg/dia) ou estrogênios eqüinos conjugados (0,625mg/dia) podem ser utilizados em associação ao acetato de medroxiprogesterona (2,5mg/dia) ou à noretindrona (0,35mg/dia).
- Os análogos do GnRH também são usados para reduzir a espessura do endométrio, antes do procedimento de ablação endometrial.

## Desmopressina

- Análogo da arginina-vasopressina, reduz o sangramento anormal em pacientes com distúrbios da coagulação, tanto por via nasal como por via endovenosa (0,3µg/kg diluídos em solução salina e administrados em 20 a 30 minutos).

## Ablação endometrial

- Constitui alternativa válida à histerectomia, sobretudo em pacientes jovens ou naquelas com contra-indicação à laparotomia, exigindo, no entanto, cirurgiões devidamente habilitados na cirurgia histeroscópica. Em relação à histerectomia, é menos invasiva, de menor custo e permite a preservação do útero.
- A melhora da hipermenorragia ocorre em mais de 90% das pacientes; cerca de 50% se tornam amenorréicas.
- A ablação pode ser realizada sob visão histeroscópica, com utilização de *laser*, fotovaporização, ressectoscópio ou eletrodo *roller ball*. Alternativamente, pode ser realizada às cegas com novas técnicas, como crioablação, balão térmico, ablação por ondas curtas, termoterapia a *laser* e terapia fotodinâmica. Estas últimas são de mais fácil execução e têm resultados similares em termos de melhora do sangramento.
- Os melhores resultados ocorrem quando se administra previamente análogo do GnRH (leuprolide ou goserelina) por quatro a seis semanas. O danazol (600 a 800mg/dia) ou AMP oral também podem ser utilizados para suprimir o crescimento endometrial, porém os resultados são inferiores aos dos análogos do GnRH.

- Deve ser realizada preferencialmente em mulheres com SUD rebelde ao tratamento convencional ou naquelas que apresentam contra-indicação ao tratamento médico ou à histerectomia, quando já têm sua prole definida.
- A biópsia endometrial é obrigatória para excluir neoplasia antes que seja realizada a ablação.
- No dia do procedimento, deve-se administrar AMP, 150mg por via intramuscular, com a finalidade de manter um estado hipoestrogênico.
- O risco de recorrência do sangramento deve ser discutido com as pacientes. No estudo do Aberdeen Endometrial Ablation Trials Group, depois de quatro anos, um terço das mulheres tratadas com ablação endometrial necessitou terapia cirúrgica adicional, histerectomia ou uma nova ablação. Aproximadamente um quarto teve de se submeter à histerectomia. Por volta de cinco anos depois da ablação, 40% já tinham sido submetidas a algum novo procedimento cirúrgico, tendo sido a histerectomia realizada em 30%. Resultados similares foram descritos em uma revisão sistemática da Biblioteca Cochrane (2004).

## Histerectomia

- Eventualmente, pode estar indicada nos casos refratários às demais abordagens terapêuticas, sobretudo se há manifestações hemorrágicas agudas e graves, em mulheres que já definiram sua prole.
- A histerectomia na verdade é o único tratamento *definitivo* do SUD, porém deve ser restrita a casos selecionados, tendo em vista que sua morbidade não é desprezível.
- A histerectomia está associada a maior tempo cirúrgico, período de recuperação mais longo e maiores taxas de complicações pós-operatórias, em relação às técnicas de ablação endometrial.

## SUD no climatério

O SUD no climatério associa-se, geralmente, ao estado de anovulação crônica característica dessa fase da vida reprodutiva; o estímulo estrogênico prolongado incrementa a proliferação endometrial e possibilita a evolução para hiperplasia. A insuficiência lútea pode preceder a instalação da anovulação, e a primeira manifestação pode ser o encurtamento dos ciclos.

No entanto, apesar de representar a causa mais freqüente das metrorragias e de outros distúrbios menstruais no climatério, há que se lembrar que a SUD é diagnóstico de exclusão e que, nessa faixa etária (acima dos 35 anos), é essencial o diagnóstico diferencial, principalmente com o câncer genital, mas também com distúrbios benignos, como adenomiose e leiomioma uterino. Outra grande preocupação deve ser o rastreamento de hiperplasia endometrial, que ocorre em aproximadamente 5% dos casos de sangramento anormal no climatério.

## DIAGNÓSTICO

### Anamnese

- História menstrual detalhada: idade da menarca, características dos ciclos anteriores, início e evolução dos distúrbios menstruais, progressão e intensidade das manifestações hemorrágicas.
- História sexual e obstétrica: número de parceiros, número de gestações e uso de contraceptivos. Realização de exames periódicos (Papanicolau).
- Antecedentes pessoais/familiares de neoplasias malignas.
- História de doenças sistêmicas ou uso de drogas.

## Exame físico

- Peso, altura (calcular IMC), pressão arterial e pulso.
- Exame físico geral.
- Exame das mamas.
- Exame da tireóide.
- Exame de abdome e pelve, visando afastar patologias orgânicas (sobretudo mioma) e processo neoplásico. Exame especular, toque vaginal combinado, avaliação de útero e anexos.

## Exames complementares

- *Hematimetria* (hematócrito, hemoglobina).
- *Ultra-sonografia pélvica transvaginal*: constitui um dos primeiros exames que devem ser realizados na paciente climatérica com SUD. Em um estudo que utilizou a histeroscopia como padrão ouro, a ultra-sonografia transvaginal apresentou sensibilidade de 96%, especificidade de 91%, valor preditivo positivo de 91% e valor preditivo negativo de 94% no diagnóstico de anomalias intra-uterinas.
- *Histerossonografia*: esta técnica, já discutida anteriormente, tem maior acurácia que a ultra-sonografia nas pacientes com SUD, permitindo distinguir as pacientes com sangramento disfuncional sem alterações anatômicas daquelas com endométrio espessado e outras anomalias focais, como pólipos e miomas.
- *Dosagens hormonais*: a rigor não são necessárias, exceto se houver sinais ou sintomas clínicos sugestivos (PRL, TSH). A dosagem de FSH acima de 40 confirma os casos em que há dúvida se a paciente já está no climatério.
- *Colpocitologia oncótica*: deve ser rotineiramente realizada, com a finalidade de rastrear tanto alterações cervicais como endometriais, apesar de sua baixa sensibilidade para o diagnóstico destas últimas.
- *Histeroscopia*: tem indicação precisa no SUD do climatério, visando ao diagnóstico de pólipos endometriais, miomas submucosos e outras alterações. Estudos já evidenciaram que a histeroscopia é superior à ultra-sonografia na propedêutica das pacientes com SUD. Pode ser complementada por biópsia dirigida ou curetagem uterina fracionada. Uma vantagem adicional é que a histeroscopia cirúrgica torna possível a terapêutica imediata (ressecção) de determinadas alterações, como os miomas submucosos e os pólipos.
- *Curetagem uterina*: indicada na vigência de hemorragia aguda e intensa, para diagnóstico e menostasia, não é mais usada como método propedêutico nos casos crônicos, nos quais é possível a utilização de métodos mais acurados, como a histeroscopia.

## CONDUTA

### Casos leves/moderados

Na dependência do resultado do exame histopatológico do endométrio (biópsia histeroscópica ou curetagem) e do laudo histeroscópico:

- *Hiperplasias*.
- *Endométrio proliferativo*: iniciar terapêutica de reposição com progestágenos (AMP, 10mg/dia por 12 dias). Em caso de manifestações vigentes de privação estrogênica ou outros sintomas

climatéricos, associar estrogênios por via oral ou transdérmica. Podem ser utilizados os estrógenos eqüinos conjugados ou o estradiol, administrados continuamente com a progesterona cíclica (o que é bem aceito por mulheres que ainda menstruam, como é o caso do climatério pré-menopausa) ou no esquema combinado contínuo.
- *Histerectomia/ablação endometrial*: os métodos cirúrgicos têm indicação mais liberal, na falha do tratamento clínico convencional, em pacientes com SUD recidivante e de difícil controle (pode haver adenomiose não diagnosticada associada). Em caso de associação com hiperplasia, a histerectomia é o tratamento de escolha: a ressecção endometrial pode dificultar a detecção de um câncer endometrial, oculto entre as áreas de fibrose.

**Casos graves (hemorragia aguda)**

- A curetagem uterina é o tratamento de escolha, permitindo a hemostasia rápida e eficaz. O material deve ser enviado para estudo histopatológico, a fim de orientar o seguimento (terapêutica clínica ou cirúrgica).
- A opção por métodos radicais (ablação endometrial/histerectomia) deve sempre ser precedida pela avaliação anatomopatológica do endométrio; é imprescindível a estimativa da real gravidade do quadro, antes de definir a cirurgia.
- O prognóstico no climatério é menos favorável, devido à maior incidência de hiperplasia, à progressão do quadro de insuficiência ovariana, à associação com outras patologias orgânicas (adenomiose, miomatose uterina) e, eventualmente, à presença de outros fatores de risco para neoplasia endometrial.

# Capítulo 33

# Hiperprolactinemia

Melânia Maria Ramos de Amorim

## ■ INTRODUÇÃO

A prolactina é um hormônio polipeptídeo secretado pela hipófise anterior que representa um papel importante em diversas funções reprodutivas, sendo essencial para a lactação. Com 198 aminoácidos, tem uma estrutura similar à do hormônio do crescimento. As células produtoras de prolactina são os lactotrofos, que constituem 10% a 30% das células hipofisárias, localizadas primariamente nas porções posteriores e laterais da adenoipófise. A prolactina encontra-se habitualmente presente em quantidades mensuráveis no soro, com uma média em torno de 8ng/mL nas mulheres adultas.

A principal função da prolactina é estimular o crescimento do tecido mamário e a produção e secreção de leite (efeitos mamotrófico e lactotrófico), porém o hormônio exerce diversos outros efeitos reprodutivos, e receptores para prolactina estão presentes não apenas na membrana das células mamárias, como também em vários outros tecidos. Estes incluem o hipotálamo, a hipófise, o trato gastrintestinal, os ossos, a decídua e as membranas fetais, sugerindo interações autócrinas e parácrinas nesses tecidos.

Existem várias formas de prolactina circulantes, desde a molécula pequena (*little prolactin*), monomérica, com peso molecular em torno de 22.000 dáltons, a molécula grande, polimérica (*big prolactin*), com 50.000 dáltons, até a molécula muito grande (*big-big prolactin*), com peso de aproximadamente 100.000 dáltons, e a forma glicosilada, com peso molecular em torno de 25.000 dáltons. A diversidade de formas explica eventuais discrepâncias entre os níveis séricos de prolactina e os achados clínicos, porque a proporção de prolactina biologicamente ativa e imunorreativa varia consideravelmente: a prolactina de molécula pequena é a forma mais ativa, representando, em geral, 80% da prolactina secretada, porém as formas maiores são também imunorreativas e podem ser mensuradas por meio dos testes laboratoriais.

## ■ FISIOLOGIA E REGULAÇÃO DA SECREÇÃO DE PROLACTINA

A prolactina é sintetizada e acumulada nos grânulos secretórios dos lactotrofos, sendo estocada no citoplasma até sua liberação. Diversos hormônios e neurotransmissores estão envolvidos na regulação da secreção de prolactina, incluindo dopamina, TRH (hormônio liberador de tireotrofina) e estradiol. O principal mecanismo de controle é inibitório, exercido pela dopamina, que é o fator inibidor da prolactina (PIF). Embora o fator liberador de prolactina (PRF) ainda não tenha sido identificado, reconhece-se que neurotransmissores como o TRH e a serotonina estimulam a liberação de prolactina, sendo possivelmente a serotonina a principal responsável por sua secreção. Níveis subnormais dos hormônios tireoidianos, como no hipotireoidismo primário, levam a aumento da liberação de prolactina induzida pelo TRH. Por sua vez, o estradiol amplifica os efeitos do TRH sobre a secreção de prolactina.

A secreção de prolactina é episódica e varia durante o ciclo menstrual, com picos mais elevados no meio do ciclo e menores níveis na fase lútea. Os estrogênios estimulam a produção e a liberação de prolactina de forma dose e tempo-dependente, representando a causa da elevação de seus níveis na época da puberdade. A administração de estrogênios naturais ou sintéticos também aumenta os níveis de prolactina, tanto na pré- como na pós-menopausa. Os efeitos estrogênicos sobre a síntese e liberação de prolactina resultam de múltiplos mecanismos, como a estimulação direta do gene de transcrição da prolactina, a proliferação dos lactotrofos, o aumento dos receptores de TRH e a redução da atividade dopaminérgica.

A estimulação mamária aumenta os níveis de prolactina em não-gestantes. Outros estímulos fisiológicos para o aumento da secreção de prolactina são representados por exercícios, sono e estresse. Os níveis de prolactina usualmente flutuam durante o dia, sendo os níveis máximos observados à noite. Os níveis basais devem ser medidos durante a manhã, em repouso, e não devem exceder 20 a 25ng/mL.

## ■ PROLACTINA, GESTAÇÃO E ALEITAMENTO

Durante a gravidez ocorrem hipertrofia e hiperplasia dos lactotrofos, em decorrência dos níveis elevados de estrogênios. Os níveis circulantes de prolactina aumentam progressivamente durante a gestação, atingindo cerca de 200ng/mL no terceiro trimestre. Apesar desse aumento, a lactação não ocorre nesse período porque os estrogênios estimulam a produção de prolactina, porém inibem sua ação na glândula mamária, provavelmente bloqueando sua interação com os receptores locais. Depois do parto, com o declínio dos níveis de estrogênios e progesterona, os níveis de prolactina decrescem rapidamente e inicia-se a lactação, normalizando-se em duas a três semanas nas não-lactantes.

Em mulheres lactantes, os níveis basais de prolactina retornam ao normal cerca de seis meses depois do parto, porém ocorre elevação episódica após cada sucção, o que estimula a produção de leite para a próxima amamentação.

## ■ HIPERPROLACTINEMIA

### Conceito

A hiperprolactinemia é definida a partir da presença de níveis plasmáticos persistentemente elevados de prolactina (acima de 25ng/mL), na ausência de situações fisiológicas, como gravidez ou lactação.

## Epidemiologia

Estima-se que valores laboratoriais superiores a 25ng/mL sejam encontrados em até 10% das mulheres, porém a ocorrência de hiperprolactinemia clinicamente aparente depende da população estudada, sendo, em geral, menor que 1%. Uma freqüência mais elevada é encontrada em mulheres com distúrbios menstruais, galactorréia, infertilidade, síndrome de ovários policísticos e outras endocrinopatias. Associação com hiperprolactinemia está presente em 15% dos casos de anovulação crônica, em 20% dos casos de amenorréia, em 25% dos casos de galactorréia e chega a 70% dos casos de amenorréia e galactorréia.

## Fisiopatologia

A hiperprolactinemia pode acarretar distúrbios da função das gonadotrofinas que regulam o metabolismo esteróide, resultando em alterações do ciclo menstrual (proio- ou polimenorréia, opso- ou espaniomenorréia, hipomenorréia, oligomenorréia e amenorréia) e anovulação, além de galactorréia ou lactação inapropriada. Estes distúrbios estão possivelmente associados a alterações na liberação de GnRH, inibindo a liberação, mas não a síntese de gonadotrofinas. Com a elevação dos níveis de prolactina, especula-se que aumentem os níveis de dopamina (alça curta de retroalimentação), e este aumento da dopamina, embora não consiga suprimir a secreção anormal de prolactina, interfere com a liberação do GnRH, alterando a secreção de noradrenalina.

Por outro lado, níveis elevados de prolactina também interferem com o efeito de retroalimentação positiva do estrogênio (alça longa) no pico de LH do meio do ciclo, impedindo a ovulação ou determinando defeitos da fase lútea. Além disso, demonstrou-se que a prolactina também inibe a secreção ovariana de estrogênios e progesterona, estimulada pelas gonadotrofinas.

Esses mecanismos explicam a ampla variabilidade de manifestações clínicas da hiperprolactinemia, que irão variar em função dos níveis de prolactina.

## Etiologia

Elevação fisiológica dos níveis de prolactina ocorre, como já descrito, na gravidez e na lactação, mas também durante o sono, os exercícios físicos e o coito. O estresse também representa uma causa freqüente de elevação dos níveis de prolactina, incluindo o estresse motivado pela consulta médica e pelo comparecimento ao laboratório.

As alterações nos mecanismos de controle neuroendócrinos da secreção de prolactina resultam, habitualmente, em níveis moderadamente elevados (25 a 150ng/mL). As causas mais comuns de hiperprolactinemia são as medicações que alteram as vias bioaminérgicas, incluindo neurolépticos (bloqueadores dos receptores da dopamina), antidepressivos tricíclicos e inibidores da monoaminoxidase (facilitando as vias estimuladoras), inibidores de recaptação da serotonina, opióides, cocaína e medicações anti-hipertensivas (alfametildopa, reserpina e verapamil). Recentemente, foi relatada a associação entre uso de inibidores da protease e hiperprolactinemia, porém o mecanismo ainda não foi desvendado.

Várias doenças crônicas podem determinar hiperprolactinemia. Na insuficiência renal, ocorrem redução do *clearance* e aumento da produção da prolactina, em decorrência de alterações na regulação hipotalâmica de sua secreção. Os níveis de prolactina também se elevam moderadamente em pacientes com cirrose (alcoólica ou não), possivelmente por alterações na produção de dopamina pelo hipotálamo. Na insuficiência supra-renal, a hiperprolactinemia se desenvolve porque os glicocorticóides exercem um efeito supressor na transcrição do gene da prolactina e na liberação de prolactina.

Em aproximadamente 10% das pacientes com hipotireoidismo ocorre elevação significativa dos níveis de prolactina, atribuída tanto aos níveis elevados de TRH como ao aumento da sensibilidade dos lactotrofos ao TRH e, possivelmente, ao incremento da produção hipofisária do peptídeo intestinal vasoativo (VIP), que tem efeitos estimuladores seletivos para prolactina e aditivos ao TRH.

Em relação aos tumores hipofisários, tanto tumores secretores como não-secretores de prolactina podem levar a hiperprolactinemia. Cerca de um terço de todos os tumores hipofisários não se associam com síndromes hiper-secretórias, porém cursam com sintomas de expansão de massa intracraniana, como cefaléia, náuseas, vômitos e distúrbios do campo visual. Em decorrência da extensão supra-selar, os tumores hipofisários podem interromper a liberação de dopamina do hipotálamo para a hipófise, o que resulta em perda da ação inibitória, ou efeito "haste". Por outro lado, os tumores produtores de GH também secretam prolactina em aproximadamente 25% dos casos.

## PROLACTINOMAS

Os tumores secretores de prolactina são os tumores hipofisários produtores de hormônios mais comuns em mulheres. São classificados como microprolactinomas, quando menores que 10mm, e macroprolactinomas, quando maiores ou iguais a 10mm. Cerca de 50% das mulheres com hiperprolactinemia apresentam prolactinomas, com uma freqüência maior quando os níveis de prolactina ultrapassam 100ng/mL. Níveis acima de 200ng/mL estão associados com prolactinomas em praticamente todos os casos.

Os principais sinais e sintomas incluem galactorréia, distúrbios menstruais, amenorréia, cefaléia e hemianopsia bitemporal. Os macroadenomas associam-se mais freqüentemente à cefaléia e distúrbios visuais, e geralmente cursam com níveis de prolactina mais elevados. Entretanto, uma sobreposição significativa desses valores pode habitualmente ocorrer entre micro- e macroprolactinomas, e os níveis de prolactina não servem para distinguir o tipo de tumor.

A evolução dos microadenomas é bastante favorável, e tanto estudos retrospectivos como prospectivos têm demonstrado que seu curso é benigno, não se documentando a evolução para macroadenomas. Os principais problemas são representados pelas repercussões da hiperprolactinemia, e não por efeitos de compressão tumoral. A gestação e o uso de contraceptivos ou terapia hormonal não estimulam o crescimento dos microadenomas, e o tratamento não é necessário, a menos que exista hipoestrogenismo ou se deseje indução da ovulação.

## HIPERPROLACTINEMIA IDIOPÁTICA

Quando nenhuma causa específica é identificada durante a investigação para hiperprolactinemia, esta é designada como idiopática. É possível que muitos desses casos representem pequenos prolactinomas que não podem ser identificados pelas técnicas de imagem atualmente disponíveis, ou ainda que resultem de disfunção não-elucidada da regulação hipotalâmica. As evidências demonstram que, no seguimento em longo prazo, os níveis de prolactina retornam ao normal em um terço dos casos, elevam-se em 10% a 15% e permanecem estáveis nos casos restantes. Em um período de até seis anos, o diagnóstico de microadenoma pode ser realizado em cerca de 10% dos pacientes, porém não se refere o desenvolvimento de macroprolactinoma.

As principais causas de hiperprolactinemia estão listadas no Quadro 33.1.

**Quadro 33.1**
■ Causas de hiperprolactinemia

**Hipotalâmicas**
Tumores
Metástases
Craniofaringioma
Glioma
Lesões granulomatosas infiltrantes
Sarcoidose
Histiocitose X
Tuberculose
Infecção do SNC
Irradiação
Traumatismo craniano

**Hipofisárias**
Tumores
Prolactinoma
Adenoma não-funcionante
Adenoma secretor de GH (acromegalia)
Adenoma secretor de ACTH (doença de Cushing)
Outros tumores hipofisários (metástase, meningioma)
Secção da haste hipofisária
Aneurisma de hipófise
Doença infiltrativa da hipófise
Hipofisite linfocítica
Sarcoidose
Histiocitose X
Tuberculose
Síndrome da sela vazia
Radioterapia

**Hipotireoidismo**

**Doenças crônicas**
Insuficiência renal
Insuficiência supra-renal
Insuficiência hepática

**Secreção ectópica de prolactina**
Carcinoma broncogênico
Carcinoma renal

**Neurogênicas**
Manipulação mamária
Trauma torácico
Cirurgia torácica ou de abdome superior
Infecção por herpes-zoster
Lesão medular

**Medicações**
Estrogênios (anticoncepcionais combinados, terapia hormonal no climatério)
Antagonistas da dopamina: fenotiazinas (clorpromazina), butirofenonas (haloperidol), benzamidas (metoclopramida, sulpirida, veraliprida)
Anti-hipertensivos que promovem depleção da DOPA (reserpina, metildopa)
Bloqueadores dos canais de cálcio (verapamil)
Anfetaminas, alucinógenos, cocaína
Antidepressivos (tricíclicos, inibidores da MAO, inibidores da recaptação de serotonina)
Opióides
Cimetidina
Inibidores da protease
Outros

**Idiopática**

## Manifestações clínicas

Dependem dos níveis de prolactina e da presença ou não de efeito de massa expansiva intracraniana.

### NÍVEIS DE PROLACTINA

- *Prolactina > 100ng/mL*: associa-se geralmente com hipogonadismo, galactorréia e amenorréia. O grau de hipogonadismo é diretamente proporcional à elevação dos níveis de prolactina. Na vigência de hipoestrogenismo, podem ocorrer hipotrofia e secura vaginal, dispareunia e redução da libido. Nos casos mais graves, de duração prolongada, pode haver perda óssea, com osteopenia e osteoporose. Ganho ponderal também pode estar presente.
- *Prolactina entre 51 e 75ng/mL*: geralmente associa-se com anovulação, ciclos longos e oligomenorréia.
- *Prolactina entre 31 e 50ng/mL*: associada com encurtamento da fase lútea, redução da libido e infertilidade.

### MANIFESTAÇÕES TUMORAIS

Podem estar presentes nos casos de macroprolactinomas ou outros tumores hipofisários em expansão, que levam ao aumento da prolactina através do "efeito haste" (interrupção da inibição), e incluem:

- Cefaléia.
- Náuseas.
- Vômitos.
- Distúrbios visuais: o achado clássico dos macroprolactinomas é de hemianopsia bitemporal, porém outros defeitos podem estar presentes nos tumores com compressão extrínseca (craniofaringiomas e outros), devido à proximidade com o quiasma óptico.

## Diagnóstico

A dosagem de prolactina deve ser solicitada rotineiramente em todos os casos de galactorréia, amenorréia e distúrbios menstruais.

### HIPERPROLACTINEMIA

Como a prolactina é secretada episodicamente e pode ser alterada em diversas situações fisiológicas, inclusive pelo estresse, níveis levemente aumentados devem ser confirmados em diversas amostras. O exame deve ser realizado pela manhã, cerca de duas a três horas depois de acordar, em jejum, recomendando-se a coleta, preferencialmente, na fase folicular.

Quando ensaios radioimunométricos ou quimioluminométricos são utilizados, pacientes com níveis elevados de prolactina podem parecer ter níveis moderadamente elevados (entre 30 e 200ng/mL), devido ao "efeito gancho". Nesses casos, pode haver confusão com adenomas clinicamente não-funcionantes, que podem elevar moderadamente a prolactina por alterarem os mecanismos inibitórios (redução da dopamina). Recomenda-se, nessa situação, repetir a mensuração da prolactina em uma diluição de 1:1.000, constatando-se nas amostras com "efeito gancho" uma elevação dramática de seus níveis.

## MACROPROLACTINEMIA

Níveis moderadamente elevados de prolactina podem ser detectados em pacientes com função reprodutiva e gonadal intacta, devido a macroprolactinemia, ou seja, à presença da forma polimérica da prolactina, reconhecida nos imunoensaios. Em geral, a macroprolactina resulta da ligação da prolactina aos anticorpos IgG, e não tem capacidade de interagir com o receptor de prolactina, de modo que pouco ou nenhum efeito biológico ocorre em conseqüência desse excesso de prolactinemia.

Quando se suspeita de macroprolactinemia (não confundir com macroprolactinoma), deve-se notificar o laboratório e repetir a mensuração da prolactina depois de precipitação do espécime com polietilenoglicol. Nos casos em que se confirma que a macroprolactinemia responde pela maior parte do excesso de prolactina, não há necessidade de tratamento.

## Diagnóstico diferencial

Deve-se realizar avaliação para determinar a etiologia da hiperprolactinemia, incluindo:

- Anamnese detalhada, com ênfase no uso de drogas que podem levar a aumento dos níveis de prolactina.
- Exame físico completo.
- Teste de gravidez (β-hCG).
- Exames de função tireoidiana: T4 livre, TSH.

## EXAMES DE IMAGEM

Na ausência de causas fisiológicas, farmacológicas ou outras causas secundárias para a hiperprolactinemia, recomenda-se o uso de exames de imagem da fossa hipofisária para avaliar a presença ou não de tumores. Uma vez que a maioria dos prolactinomas são microadenomas que não promovem aumento da sela turca, o diagnóstico habitualmente não pode ser realizado pelas incidências do exame de raios-X. Apenas tumores maiores que 2cm são detectados por esta técnica. Entretanto, técnicas mais precisas estão disponíveis na atualidade.

A ressonância magnética (RM) é preferível, porque a tomografia computadorizada (TC) pode não ser sensível o suficiente para identificar pequenas lesões ou mesmo lesões maiores que têm a mesma densidade das estruturas circunjacentes. A TC possibilita uma boa avaliação da estrutura óssea da sela turca, porém não das lesões teciduais, enquanto a RM permite a obtenção de imagens acuradas das partes moles, sem radiação. A resolução de 1mm possibilita o diagnóstico de praticamente todos os microadenomas.

Níveis de prolactina acima de 100ng/mL, especialmente acima de 200ng/mL, estão habitualmente associados aos prolactinomas, configurando-se, em geral, uma relação linear entre a magnitude da elevação da prolactina e o tamanho do tumor. Quando se diagnostica um macroadenoma pelo método de imagem e os níveis de prolactina estão apenas moderadamente elevados, o mais provável é que se trate de um adenoma hipofisário não produtor de prolactina ou outras massas intracranianas promovendo o "efeito haste".

Um algoritmo para o diagnóstico da hiperprolactinemia é apresentado na Figura 33.1.

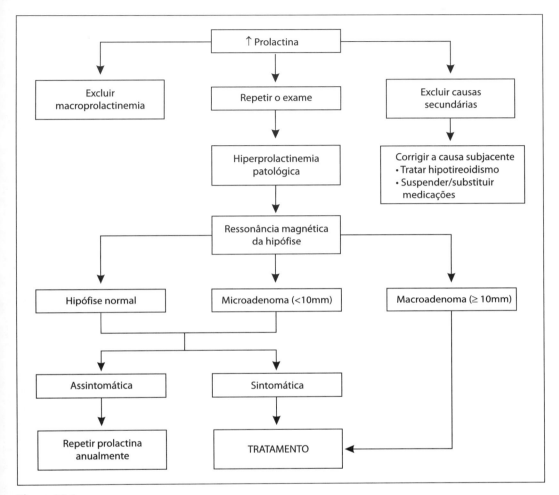

**Figura 33.1**
■ Algoritmo para investigação de hiperprolactinemia.

## OUTROS EXAMES

- *IGF-1*: os níveis circulantes devem ser medidos em todas as pacientes com macroadenomas, uma vez que acromegalia pode apresentar-se inicialmente com aumento dos níveis de prolactina e amenorréia.
- *Campimetria e exame neuro-oftalmológico*: obrigatórios em casos de macroadenomas.
- *Densitometria óssea*: indicada nos casos de hipoestrogenismo e amenorréia prolongada, para avaliação da perda óssea.

## Tratamento

O objetivo básico do tratamento da hiperprolactinemia é corrigir suas conseqüências biológicas: restaurar e manter a função gonadal, recuperar a fertilidade e prevenir a osteoporose. Quando estão presentes os sintomas compressivos dos macroadenomas, deve-se ainda visar à correção das anomalias visuais ou neurológicas, à redução ou remoção da massa tumoral, à preservação da função hipofisária normal e à prevenção da progressão da doença hipotalâmica ou hipofisária.

A indicação e a duração do tratamento irão depender do tipo de hiperprolactinemia (funcional, micro- ou macroprolactinoma), das necessidades das pacientes e das circunstâncias. Pacientes assintomáticas, com ciclos menstruais regulares, com hiperprolactinemia funcional ou microprolactinomas, não necessitam tratamento, recomendando-se apenas o controle clínico, com dosagem anual de prolactina. Pacientes com irregularidade menstrual e infertilidade também devem receber tratamento. Por outro lado, todas as pacientes amenorréicas precisam ser tratadas mesmo que não queiram engravidar, porque as repercussões do hipoestrogenismo, em especial a osteoporose, podem surgir dentro de seis meses.

## TRATAMENTO CLÍNICO

O tratamento é usualmente realizado com agonistas da dopamina, sendo a bromocriptina a droga mais utilizada. A terapia medicamentosa é eficaz mesmo nos casos de macroprolactinomas, reduzindo o volume tumoral e normalizando os níveis de prolactina, com desaparecimento das manifestações clínicas (cefaléia, galactorréia) e regularização dos ciclos menstruais.

Os níveis de prolactina podem permanecer elevados, mesmo com o tratamento com agonistas da dopamina, em cerca de 10% dos microadenomas e 20% dos macroadenomas.

### Bromoergocriptina

A bromoergocriptina é um derivado do ácido lisérgico, agonista da dopamina, que mimetiza seu efeito inibitório sobre a produção de prolactina. Está disponível na apresentação comercial de comprimidos de 2,5mg. A dose inicial é de 2,5mg/dia (a qual pode ser dividida em duas tomadas), podendo ser necessários aumentos progressivos (aumentar 2,5mg por semana) para 5mg, 7,5mg e 10mg, principalmente para o tratamento dos microadenomas hipofisários. Uma forma de liberação lenta oral (SRO) também está disponível, na dose de 5 a 15mg/dia. Os principais efeitos colaterais são náuseas, cefaléia, fadiga e hipotensão ortostática. Menos de 1% dos pacientes desenvolvem alucinações, em decorrência da hidrólise do ácido lisérgico.

Cerca de 10% dos pacientes não conseguem tolerar a bromocriptina por via oral. Nesses casos, a droga pode ser administrada por via vaginal (um comprimido à noite, ao deitar), com excelentes resultados clínicos e menor freqüência de efeitos colaterais. A via vaginal tem ainda a vantagem de evitar a primeira passagem hepática, com maior duração dos níveis sistêmicos, o que permite obter resultados terapêuticos com doses mais baixas.

A resolução da hiperprolactinemia ocorre em 80% das pacientes com hiperprolactinemia funcional e microadenomas. A droga também é extremamente eficaz para promover a redução dos macroadenomas, sendo mais rápida nos três primeiros meses de uso. Uma vez que tenha sido obtida a redução do volume tumoral, pode-se reduzir progressivamente a dosagem até a mais baixa dose de manutenção eficaz.

### Cabergolina

A cabergolina também é um agonista dopaminérgico derivado do ergot, que tem maior afinidade e seletividade para os receptores $D_2$ da dopamina na hipófise e maior duração de ação. Sua grande vantagem é o uso semanal, facilitando o cumprimento da prescrição e a adesão ao tratamento, porém o custo elevado limita sua utilização. Está indicada nos casos de resistência ou intolerância à dopamina, mas também pode ser utilizada como primeira escolha para tratamento da hiperprolactinemia. A dose inicial é de 0,5mg por semana (uma ou duas tomadas), podendo ser aumentada até o máximo de 2mg/semana. A freqüência de efeitos colaterais é bem menor, e a droga também pode ser usada por via vaginal nos raros casos em que a via oral não é bem tolerada.

### Outras drogas

Outros derivados do ergot com atividade dopaminérgica podem ser utilizados, como pergolida e lisuride. A pergolida é administrada em dose única diária de 50 a 150mg. A quinagolida é um agonista dopaminérgico não-derivado do ergot com maior afinidade pelo receptor da dopamina. É administrada em dose única ao deitar de 75 a 300mg, com menores efeitos colaterais e ação antidepressiva. Tumores resistentes à bromocriptina podem responder à quinagolida.

### Controle de cura

Recomenda-se repetir inicialmente a prolactina a cada três meses; após a normalização, repetir a cada seis meses. O tratamento pode ser suspenso depois de seis meses a dois anos de prolactina normal, nos casos de microprolactinomas e hiperprolactinemia funcional, repetindo-se periodicamente a prolactina. Caso esta volte a aumentar, com repercussões clínicas, reinicia-se o tratamento.

Nos macroadenomas, a retirada da droga usualmente se associa com retomada do crescimento tumoral, de modo que o tratamento é mantido indefinidamente. Recomenda-se repetir a RM depois de um ano de tratamento para avaliar a redução tumoral, desde que tenham ocorrido queda dos níveis de prolactina e normalização do quadro clínico.

## TRATAMENTO CIRÚRGICO

Habitualmente reservado para os casos graves, com resistência ou intolerância ao tratamento clínico, também pode ser considerado para pacientes com tumores (macroadenomas) intra-selares que não aceitam ou não têm como realizar o tratamento em longo prazo. Outra indicação de cirurgia é representada pelos tumores que comprimem o quiasma óptico e macroadenomas não-funcionantes.

A cirurgia é realizada sob visão microscópica, por via transesfenoidal, com incisão sublabial, visando à excisão completa do adenoma. A remoção total só é possível nos nódulos pequenos, e é virtualmente impossível quando o adenoma cresce além dos limites da sela turca. A longo prazo, a taxa de recorrência é elevada, superior a 50% nos macroadenomas. As principais complicações são pan-hipopituitarismo, diabetes insípido, vazamento de LCR (líquido cefalorraquidiano) e, menos freqüentemente, meningites. A taxa de mortalidade é inferior a 1%.

## RADIOTERAPIA

As indicações são muito restritas, incluindo apenas tumores que não foram completamente ressecados e apresentam má resposta ao tratamento clínico. Nesses casos, é mandatório o monitoramento constante devido ao risco de desenvolvimento de hipopituitarismo.

### Hiperprolactinemia e gravidez

Não há evidências de efeitos teratogênicos da bromoergocriptina ou da cabergolina durante a gravidez. Entretanto, o tratamento não é necessário na presença de hiperprolactinemia funcional ou dos microadenomas, devendo-se suspender o uso das drogas dopaminérgicas após a confirmação da gravidez. A indicação de tratamento medicamentoso restringe-se, portanto, aos macroadenomas, porque 30% destes continuam a crescer durante a gravidez. O ideal é que as portadoras de macroprolactinoma recebam orientação periconcepcional, adiando-se a gestação até que se comprove redução significativa do volume tumoral no exame de imagem.

A produção de prolactina é habitualmente elevada na gestante, tanto à custa dos lactotrofos como da decídua. Dessa maneira, o monitoramento terapêutico deve ser realizado por meio de campimetria e estudos de imagem, porque os níveis de prolactina não são marcadores confiáveis do tamanho tumoral na gestação. Deve-se programar reavaliação clínica a cada dois meses. Nos casos em que persistem ou se desenvolvem defeitos do campo visual, apesar da terapia com agonistas dopaminérgicos, deve-se considerar a antecipação do parto ou a cirurgia transesfenoidal, a depender da fase da gravidez (Molitch, 1999). A amamentação também está contra-indicada nesses casos.

## Contracepção e hiperprolactinemia

A contracepção é necessária para as pacientes com hiperprolactinemia que não desejam engravidar, quer se encontrem ou não em tratamento. Conforme discutimos anteriormente, o tratamento não é necessário em mulheres assintomáticas com ciclos regulares, quando a hiperprolactinemia é funcional ou decorre de um microprolactinoma. Essas pacientes não são inférteis e necessitam contracepção, da mesma maneira que as pacientes sintomáticas que estão recebendo tratamento medicamentoso. Os anticoncepcionais hormonais podem ser utilizados, mesmo na presença de adenomas hipofisários, com a vantagem de garantir proteção adicional contra a osteoporose. A opção por outros métodos anticoncepcionais pode ser realizada, na dependência do desejo da paciente. Não há contra-indicações específicas para nenhum dos métodos, embora sejam recomendados os de alta eficácia.

# Capítulo 34

# Hirsutismo/Hiperandrogenismo

Melânia Maria Ramos de Amorim

## ■ INTRODUÇÃO

- *Hiperandrogenismo*: aumento da atividade androgênica no organismo.
- *Síndromes hiperandrogênicas*: conjunto de manifestações clínicas que caracterizam a presença de hiperandrogenismo atual ou pregresso.

### Manifestações de androgenicidade

- *Acne*: obstrução e infecção das glândulas sebáceas em decorrência do aumento da oleosidade da pele, acarretando o surgimento de lesões características (comedões).
- *Hirsutismo*: aparecimento de pêlos terminais grossos pigmentados em zonas normalmente glabras na mulher (face, tórax, abdome e parte interna das coxas).
- *Obesidade*: definida atualmente pelo aumento do índice de massa corpórea (IMC), que é determinado pela fórmula:

$$IMC = \frac{peso}{(altura)^2}$$

**IMC**
20 a 25 = normal
25 a 27 = peso elevado
> 27 = obesidade
**Leve – 28 a 30**
**Moderada – 30 a 40**
**Grave – > 40**

As manifestações de androgenicidade são relativamente freqüentes, gerando conflitos e grande carga de ansiedade, devido à depreciação da auto-imagem. No entanto, além do aspecto cosmético, revestem-se de grande importância pelos efeitos deletérios, seja da obesidade, seja do excesso de androgênios e estrogênios: esterilidade, hiperplasia/câncer de endométrio, alterações do perfil lipídico, diabetes melito e maior mortalidade cardiovascular.

## ETIOPATOGENIA/FISIOPATOLOGIA

### Etiologia

Várias entidades clínicas podem estar associadas ao hirsutismo, conforme exposto no Quadro 34.1.

**Quadro 34.1**
- Etiologia do hirsutismo

---

**Fatores intrínsecos**
1) *Genéticos* (racial, familiar e constitucional)
2) *Fisiológicos* (puberdade, gravidez e climatério)
3) Hirsutismo idiopático

---

**Fatores extrínsecos**
1) *Traumas locais* (irradiação, irritação local)
2) *Uso de drogas com atividade androgênica* (androgênios, progestágenios de ação androgênica, fenitoína, minoxidil, diazóxido, danazol, estreptomicina, ACTH, corticóides)

---

**Distúrbios endócrinos**
1) *Causas hipotalâmicas/hipofisárias*
   - SOP
   - Acromegalia
   - Síndrome de Cushing
   - Hiperprolactinemia
2) *Causas supra-renais*
   - SOP
   - Hiperplasia congênita de supra-renal
   - Hiperplasia adquirida de supra-renal
   - Tumores da supra-renal (adenomas, carcinomas)
   - Síndrome do ACTH ectópico
3) *Causas ovarianas*
   - SOP
   - Hiperplasia do estroma ovariano
   - Tumores virilizantes: luteomas, arrenoblastomas, tumor de células hilares
   - Hipertecose
4) *Estados intersexuais*
   - Pseudo-hermafroditismo masculino
   - Disgenesia gonadal mista

---

**Outros**
1) *Síndrome de Achard-Thiers*
2) *Porfiria congênita*
3) *Hipertricose lanuginosa*
4) *Estresse/traumas psíquicos*
5) *Síndrome de Hurler*
6) *Aumento da atividade androgênica periférica*
   - Aumento da conversão extraglandular dos pró-androgênios
   - ↓ SHBG: hipotireoidismo, obesidade
   - ↓ depuração dos androgênios: insuficiência renal crônica
   - ↑ sensibilidade do órgão-alvo

A SOP (síndrome dos ovários policísticos) constitui a principal causa do hiperandrogenismo em mulheres, seguindo-se, em ordem de importância, a hiperplasia supra-renal congênita de início tardio, os distúrbios endócrinos (hipotireoidismo, síndrome de Cushing), a hipertecose ovariana e os tumores produtores de androgênios. Embora a maioria desses distúrbios possa cursar com ovários policísticos, reserva-se o termo SOP ao hiperandrogenismo ovariano funcional (isto é, sem causa aparente definida). Os ovários policísticos, no entanto, representam um mero achado anatômico, que pode ser encontrado sem anovulação crônica; da mesma forma, a anovulação crônica pode ser encontrada sem a correspondência anatômica de ovários policísticos; estas considerações têm levado alguns autores a sugerirem o emprego do termo "síndrome de anovulação crônica" (SAC) no lugar de SOP.

A causa da SAC não é bem definida; o distúrbio básico é um hiperandrogenismo LH-dependente. Como se desenvolve esse hiperandrogenismo, ainda é uma questão controversa: o foco de atenção das pesquisas tem envolvido sucessivamente o ovário, a supra-renal, a hipófise e o hipotálamo. Ainda não está claro se o evento primário é o hiperandrogenismo ou a secreção inapropriada de gonadotrofinas.

Recentemente foi demonstrado que a expressão da 17,20-liase (desmolase) está elevada na SOP, tanto ao nível da supra-renal como dos ovários. Essa expressão é ativada na adrenarca. Yen aventou a hipótese de que o início perimenárquico da SAC estaria na dependência dos androgênios da supra-renal: uma adrenarca exagerada poderia resultar em produção inadequada de estrogênios não-ovarianos. A conversão periférica dos androgênios adrenais em estrogênios levaria a uma produção acíclica que alteraria a secreção de gonadotrofinas, e a secreção atípica do LH implicaria a superprodução de androgênios ovarianos, em um círculo vicioso. É interessante lembrar que, de acordo com alguns autores, a agitação emocional da puberdade e a obesidade, *per se*, estão associadas a uma maior atividade adrenal.

### SECREÇÃO INAPROPRIADA DE GONADOTROFINAS

Os níveis de LH estão elevados nas pacientes com SAC, e a relação LH/FSH geralmente é maior que 2. A carência da atividade de aromatase FSH-induzida incrementa o excesso de androgênios de origem ovariana. Se esta secreção inadequada é o evento primário ou uma resposta ao ambiente androgênico alterado, ainda permanece por ser esclarecido. A secreção do GnRH está alterada em pacientes com SAC, um fenômeno que possivelmente envolve a diminuição do tônus opióide e dopaminérgico. A disfunção hipotalâmica determinaria o aumento da secreção pulsátil de GnRH, afetando a secreção das gonadotrofinas hipofisárias. Estabelece-se uma síndrome de anovulação crônica.

## ■ QUADRO CLÍNICO

Ao lado do hiperandrogenismo, a anovulação crônica, a hiperprolactinemia e a hiperinsulinemia são responsáveis pelas manifestações clínicas das síndromes hiperandrogênicas. São freqüentes as irregularidades menstruais (espaniomenorréia, amenorréia, oligomenorréia e hemorragia uterina disfuncional), o hirsutismo, a acne e a obesidade. A virilização é rara e, quando ocorre, deve determinar o diagnóstico diferencial com tumores produtores de androgênios e síndrome de Cushing.

## Avaliação da paciente com sinais e sintomas de hiperandrogenismo

### AVALIAÇÃO CLÍNICA

#### Anamnese

É fundamental para estabelecer o roteiro diagnóstico. A história da SAC-SOP, por exemplo, é característica: ciclos menstruais irregulares e início do hirsutismo na adolescência, com piora gradual nos anos subseqüentes. Por outro lado, o início tardio ou o rápido agravamento do hirsutismo podem indicar a existência de tumores virilizantes. Deve ser interrogado o uso de drogas androgênicas (agentes anabolizantes, fenitoína, diazóxido, androgênios e danazol). Antecedentes familiares de hirsutismo devem ser pesquisados.

#### Exame físico

Além da avaliação dos sinais clínicos de hiperandrogenismo (hirsutismo, seborréia, sinais de virilização), deve-se classificar o hirsutismo em graus, de acordo com sua intensidade:

- Classificação de Givens:
  - Grau I: presença de pêlos terminais no lábio superior.
  - Grau II: pêlos no lábio superior e nos lados da face.
  - Grau III: pêlos no lábio superior, nos lados da face e no queixo.
  - Grau IV: distribuição de pêlos no rosto semelhante a barba.
- *Classificação de Hatch-Ferriman-Gallway*: Consideram-se a intensidade e a localização do hirsutismo nas áreas supralabial, mento, face anterior e posterior do tórax, face anterior do abdome, coxas e nádegas. A intensidade é classificada de 1 a 4:1 quando a quantidade de pêlos é mínima e 4 na quantidade máxima. A soma da quantidade de pontos é indicativa de hirsutismo (acima de 8) (Quadro 34.2).

#### *Toque vaginal*

O toque vaginal é realizado para avaliação do volume ovariano e *screening* de tumoração ovariana (tumor produtor de androgênios).

**Quadro 34.2**
■ Graus de hiperandrogenismo

| Masculinização | Desfeminização | Virilização |
| --- | --- | --- |
| Hirsutismo | Ciclos anovulatórios | Hirsutismo progressivo |
| Acne | Hemorragia uterina disfuncional | Hipertrofia do clitóris |
| Seborréia | Amenorréia | Hipertrofia muscular |
| Alopecia | Infertilidade | Engrossamento da voz |
|  | Hipotrofia mamária | Calvície |
|  | Hipotrofia uterina | Face masculina |
|  | Angulação das formas |  |

## AVALIAÇÃO LABORATORIAL

### Dosagens hormonais

- *Prolactina*: a associação com hiperprolactinemia ocorre em até 30% das pacientes.
- *TSH*: excluir hipotireoidismo.

### Dosagem dos hormônios masculinos

- *Testosterona*: dosagem acima de 200ng/dL sugere neoplasia produtora de androgênios.
- *DHEA-S (sulfato de desidroepiandrosterona)*: acima de 700μg/mL, sugere tumor da supra-renal.
- *17-OHP (17-hidroxiprogesterona)*: acima de 200ng/dL, sugere hiperplasia de supra-renal.

As dosagens de androgênios não estão rotineiramente indicadas, uma vez que a clínica já nos evidencia um estado de hiperandrogenismo, não sendo, na maioria dos casos, relevante a identificação do hormônio envolvido (a hiperplasia congênita de supra-renal pode associar-se com até 30% dos casos de SAC-SOP, e o tratamento dos casos leves/moderados é semelhante). Além disso, nos estados hiperandrogênicos é habitual a inibição da SHBG (globulina ligadora dos hormônios sexuais), o que aumenta o teor de testosterona livre com testosterona total comum.

### Indicações de dosagens de androgênios

- Hirsutismo de surgimento recente em adultas ou no final da adolescência.
- Hirsutismo de progressão rápida.
- Virilização (clitorimegalia, engrossamento da voz, alterações nos hábitos corporais etc.).
- Hirsutismo severo.
- História familiar de hiperplasia de supra-renal de início tardio.
- Palpação de tumoração ovariana em paciente com hirsutismo.

## PROPEDÊUTICA COMPLEMENTAR

Indicada em casos selecionados, de acordo com os achados de história e exame físico.

### Hiperplasia congênita da supra-renal

Pode ser devida à deficiência das seguintes enzimas: *21-hidroxilase*, *11β-hidroxilase* e *3β-hidroxiesteróide desidrogenase*.

Os exames fundamentais para o diagnóstico de hiperplasia adrenal de início tardio são:

- *Dosagem de 17-OHP*: acima de 200ng/dL, é extremamente sugestiva de hiperplasia de supra-renal. Como, no entanto, pode haver superposição com os valores encontrados na SAC-SOP, é necessário o teste do ACTH para confirmação diagnóstica.
- *Teste do ACTH*: inclui a administração de ACTH sintético (Cortrosine) EV, na dosagem de 250μg (no período da manhã, às 8 horas), obtendo-se a dosagem de 17-OHP na hora zero e uma hora depois. O valor de uma hora deve ser pautado em um nomograma que prediz o genótipo das formas homozigota e heterozigota da deficiência de 21-hidroxilase. Nas formas heterozigotas dessa deficiência, os níveis de 17-OHP após estímulo situam-se, habitualmente, acima de 1.000 ng/dL.

- *Dosagem de 17-OH-pregnenolona*: necessária para o diagnóstico de deficiência de 3β-hidroxiesteróide desidrogenase. A dosagem é feita após o estímulo com ACTH, juntamente com a dosagem de 17-OHP; uma relação 17-OH-pregnenolona/17-OHP acima de 6,0 indica deficiência da 3β-hidroxiesteróide desidrogenase.
- *Dosagem de 11-desoxicortisol*: é utilizada para o diagnóstico de deficiência da 11β-hidroxilase.

## Síndrome de Cushing

O rastreamento para síndrome de Cushing está indicado apenas quando há suspeita clínica, uma vez que é uma causa relativamente rara de hirsutismo. A secreção de cortisol aumentada geralmente se associa a aumento da secreção hipofisária de ACTH (doença de Cushing) ou, mais raramente, à produção ectópica de ACTH, à secreção autônoma de cortisol pela supra-renal e, ainda mais infreqüente, a tumores ovarianos ou secreção de CRH (hormônio liberador de ACTH) por tumores:

- *Diagnóstico*:
  - *Excreção urinária de cortisol (24 horas)*: valores normais entre 10 e 90μg.
  - *Nível plasmático de cortisol noturno*: < 15μg/dL.
  - *Teste da dexametasona*: administração de 1mg de dexametasona à noite, com dosagem de cortisol às 8 horas da manhã seguinte:
    - < 5μg/dL – exclui síndrome de Cushing.
    - 5 a 10μg/dL – síndrome de Cushing improvável.
    - > 10μg/dL – hiperfunção de supra-renal.
    
    (Pacientes obesos têm uma taxa de falso-positivo em torno de 10%.)
  - *Prova complementar*: a dexametasona pode ser empregada em doses mais elevadas, inclusive para diagnóstico etiológico da síndrome de Cushing. Essa etapa da investigação geralmente fica sob a responsabilidade do endocrinologista e, portanto, não será abordada neste capítulo.

## Tumores produtores de androgênios

Níveis de testosterona > 200ng/dL sugerem, geralmente, tumor ovariano secretor de androgênios. Esses tumores são bastante raros:

- *Diagnóstico*: a ultra-sonografia pélvica transvaginal está indicada. Em alguns casos de suspeita de tumor ovariano podem estar indicadas a laparoscopia e, se necessário, a laparotomia (tanto para diagnóstico como para tratamento).

## Hiperinsulinismo

A realização de uma curva glicêmica está indicada para rastreamento de resistência à insulina:

## OUTROS EXAMES

Na suspeita de tumor de supra-renal, podem ser úteis a ultra-sonografia e, em alguns casos, a ressonância magnética e a cintilografia. A biópsia com agulha fina pode estar indicada para lesões unilaterais. Lesões bilaterais devem ser submetidas a exérese e análise histopatológica. O potencial neoplásico da lesão está diretamente relacionado com seu tamanho.

# TRATAMENTO

- *Perda de peso*: deve ser considerada parte importante da terapêutica, aliada a um programa de exercícios. A redução do peso pode, *per se*, reverter as anomalias endócrinas características da SAC-SOP.
- *Identificação e tratamento específico das endocrinopatias de base* (Cushing, hipotireoidismo).

## Tratamento das manifestações de hiperandrogenismo

### TRATAMENTO DA ACNE

A isotretinoína, um análogo sintético da vitamina A, pode ser empregada com a supervisão rigorosa do dermatologista. A espironolactona é também utilizada em tratamento tópico (creme a 2% a 5%).

### TRATAMENTO ANTIANDROGÊNICO

A supressão do hiperandrogenismo deve ser realizada, no intuito de prevenção da doença cardiovascular e da hiperestimulação estrogênica do endométrio e visando impedir a progressão do hirsutismo (os pêlos já existentes sofrem pouca modificação com a terapia antiandrogênica). Podem ser utilizados:

- *Contraceptivos orais combinados*: qualquer associação de estrogênio em baixa dosagem (20 ou 30μg de etinilestradiol) com progestágeno idealmente sem ação androgênica (gestodene 75μg ou desogestrel 150μg) pode ser utilizada (Minulet, Ginera, Microdiol). Embora muito popular, a associação de etinilestradiol 20μg-35μg + acetato de ciproterona 2mg não oferece vantagens, visto que a supressão ovariana ocorre com qualquer contraceptivo e, além disso, a ciproterona traz desvantagens do ponto de vista do perfil lipídico. Os preparados de baixa dosagem, de forma geral, elevam a SHBG (globulina ligadora dos hormônios sexuais), diminuem a testosterona livre e suprimem o hiperandrogenismo LH-dependente tanto ao nível do ovário como da supra-renal.
- *Acetato de ciproterona* (Androcur) – progestagênio de ação antiandrogênica que compete com o androgênio ao nível dos receptores celulares e também atua ao nível de adrenal, bloqueando as enzimas ACTH-dependentes envolvidas na biossíntese androgênica. A apresentação disponível é de comprimidos de 50mg. Nos casos de hirsutismo severo, pode ser empregado no *esquema seqüencial reverso*, em que se administram 50 a 100mg do quinto ao 14º dia do ciclo + valerianato de estradiol 2mg do quinto ao 25º dia. O sangramento habitualmente ocorre quatro a cinco dias depois da interrupção da medicação. A associação tem efeito contraceptivo. O esquema *contínuo* determina alterações do perfil menstrual, mas também podem ser utilizados 50 a 100mg/dia. Nas pacientes que não toleram a administração por via oral, o acetato de ciproterona pode ser administrado por via intramuscular (300μg no quinto dia do ciclo).
- *Espironolactona* (Aldactone) 100 a 200mg/dia: utilizada durante o período mínimo de seis meses, além de inibir a síntese de testosterona ao nível do ovário e da supra-renal, ainda compete perifericamente pelos receptores androgênicos. Despigmentação e diminuição da densidade dos pêlos já começam a ser observadas depois dos três primeiros meses de tratamento. Pode-se prosseguir o tratamento com dose de manutenção tão baixa quanto 25 a 50mg/dia. Como não ocorre supressão da ovulação, a gravidez pode ocorrer em pacientes sexualmente ativas que usam a droga de forma isolada. O tratamento combinado com contraceptivos orais produz melhor efeito clínico e previne a gestação.

- *Flutamida*: potente antiandrogênico recentemente lançado no mercado, em comprimidos de 250mg, a flutamida inibe diretamente o crescimento do pêlo. O esquema terapêutico preconizado é de 250mg três vezes ao dia, com monitoramento das transaminases (efeito hepatotóxico). A contracepção é necessária durante o tratamento.
- *Cimetidina* (Tagamet): compete com a diidrotestosterona nos receptores celulares, podendo ser utilizada na dosagem de 300mg cinco vezes ao dia. O efeito geralmente é desapontador, uma vez que a cimetidina é o mais fraco dos antagonistas dos androgênios.
- *Cetoconazol* (Nizoral, Candoral): seu uso como agente antiandrogênico (bloqueio da síntese através da inibição do citocromo P450) tem sido abandonado devido à magnitude dos efeitos colaterais (incluindo hepatotoxicidade). A dosagem utilizada é de 400mg/dia.
- *Acetato de medroxiprogesterona* (Provera, Farlutal): seu uso isolado não é recomendado, pois apenas previne as manifestações endometriais do hiperestrogenismo, não influenciando as alterações decorrentes do hiperandrogenismo, como acne, hirsutismo e hiperlipidemia.
- *Dexametasona*: pode ser utilizada na dosagem de 0,5mg/dia ou em dias alternados, nos casos de hiperplasia de supra-renal congênita ou nos quais o componente supra-renal contribua significativamente para o excesso androgênico. Pode ser utilizada em associação com os contraceptivos hormonais orais.
- *Análogos do GnRH*: a associação análoga do GnRH/estrogênios tem sido estudada no tratamento do hiperandrogenismo. A droga mais utilizada no Brasil é o acetato de leuprolide, 3,75mg/mês, adicionando-se o contraceptivo oral. A goserelina também pode ser utilizada (3,6mg/mês). Excessivamente cara, esta opção terapêutica é reservada aos casos severos, associados, geralmente, a hipertecose e hiperinsulinismo.

   *Qualquer que seja o tratamento, deve ser mantido por nove a 12 meses, no mínimo, devido ao ciclo de crescimento do pêlo. Com freqüência, no entanto, ocorre recidiva das manifestações clínicas, devendo a terapia medicamentosa ser mantida por longos períodos, às vezes por todo o período reprodutivo.*
- *Restabelecimento da fertilidade*: em pacientes desejosas de engravidar, pode ser necessária a indução da ovulação com citrato de clomifeno, associado ou não aos análogos do GnRH. A associação com hCG pode melhorar a resposta nos casos em que não há ovulação com o citrato de clomifeno. Em alguns casos de SOP pode ser utilizado o FSH puro (ver Capítulos 29 e 38).

### MEDIDAS GERAIS

O excesso de pêlos não desaparece com o tratamento. A depilação (por avulsão, abrasão ou química), a descoloração (amoníaco, água oxigenada) e a eletrólise ou eletrocoagulação (destruição definitiva dos pêlos) podem ser necessárias para melhorar o aspecto estético.

## ■ HIRSUTISMO "IDIOPÁTICO" – HIRSUTISMO POR AUMENTO DA SENSIBILIDADE DO ÓRGÃO-ALVO

### Etiopatogenia

O hirsutismo "idiopático" é definido pelo aumento da *atividade da 5α-redutase*, que incrementa a conversão periférica da testosterona para diidrotestosterona. Essa atividade aumentada provavelmente engloba a maioria dos casos rotulados no passado como hirsutismo "idiopático".

## Características

- Ciclos menstruais regulares.
- Níveis normais de androgênios.

## Diagnóstico

Pode ser realizado pela dosagem do $3\alpha$-androstenediol-glicuronídio ($3\alpha$-AG), que reflete o aumento da atividade da $5\alpha$-redutase. Essa dosagem costuma ser clinicamente desnecessária, primeiro porque há importante sobreposição dos valores característicos de mulheres hirsutas com os valores encontrados em mulheres normais e, depois, porque o diagnóstico e o tratamento não são afetados pelo teste.

## Tratamento

A resposta é boa com os anticoncepcionais combinados e a espironolactona. As medidas cosméticas devem também ser empregadas.

# PARTE VIII

## Patologia Benigna e Lesões Precursoras de Câncer do Trato Genital Feminino

# Capítulo 35

# Patologia Benigna do Colo Uterino

Rosilda José do Nascimento

## ■ INTRODUÇÃO

A cérvice ou colo uterino, que constitui a parte mais distal do útero, é composta por um cilindro de tecido fibromuscular separado do corpo uterino pelo orifício cervical interno, uma união fibromuscular. É oriunda da fusão dos ductos paramesonéfricos de Müller. O colo uterino apresenta duas porções distintas: a supravaginal, que se fixa no *retinaculum uteri* e onde se encontram o cruzamento dos ureteres e as artérias uterinas de cada lado, e o segmento intravaginal, visibilizado durante o exame especular, que se expõe ao ambiente vaginal, sendo também chamado ectocérvice ou *portio vaginalis*.

O colo uterino consiste em uma combinação de tecidos fibrosos, musculares e elásticos, com predomínio dos primeiros. O colo uterino está recoberto por epitélio escamoso, de coloração rosada e translúcida. Modifica-se com o estado hormonal, sendo freqüentemente distrófico na menopausa. O canal endocervical é revestido por epitélio colunar, secretor de muco. A irrigação arterial do colo uterino é feita, principalmente, pelo ramo descendente da artéria uterina, e a drenagem venosa ocorre por ramo ascendente da veia uterina. Os vasos linfáticos drenam predominantemente pelo ligamento cardinal, atingindo linfonodos linfáticos ilíacos internos e obturadores. A inervação origina-se do plexo autônomo pélvico que caminha pelos ligamentos cardinal e uterossacro.

Na mulher adulta nulípara, o colo uterino tem, no mínimo, 3,5cm de comprimento, com um diâmetro médio de aproximadamente 2,5cm.

O colo uterino pode ser sede de diferentes processos patológicos no decorrer de todas as etapas da vida da mulher, podendo-se encontrar: *malformações congênitas, processos inflamatórios* e *tumores benignos*.

# ■ AS MALFORMAÇÕES

O colo uterino se desenvolve no feto (sexta semana) a partir dos ductos paramesonéfricos. Após fusão dos dois ductos na linha média, há reabsorção do septo. Na ausência de desenvolvimento dos ductos paramesonéfricos, há agenesia da cérvice e do útero. Outras anomalias podem resultar da fusão incompleta desses ductos ou falha da absorção do septo na linha média.

## Tipos

### AGENESIA CERVICAL

Representa, provavelmente, a falha de canalização ou proliferação epitelial anormal após a canalização. Mais comum é a ausência do colo e da parte superior da vagina. Na agenesia cervical com função uterina normal, o sangue menstrual pode acumular-se, levando ao fluxo retrógrado e ao desenvolvimento de endometriose.

### Diagnóstico

Pode ser feito pela história clínica de amenorréia primária, dor tipo cólica: exame físico (hematometra) e complementado com ultra-sonografia pélvica vaginal e/ou abdominal, algumas vezes podem-se usar ressonância magnética e a laparoscopia. Muitas dessas pacientes apresentam também malformações do trato urinário.

### Tratamento

O tratamento não-cirúrgico é realizado utilizando-se dilatadores vaginais. O tratamento é cirúrgico, por neovaginoplastia. A cirurgia mais comum é o uso da técnica de Cindoe. Em algumas mulheres, é necessária a realização de histerectomia.

### ÚTERO DIDELFO

A duplicidade do colo uterino e quadro integrante do útero didelfo, malformação em que há falha completa da fusão dos ductos de Müller, resultando em um útero com dois cornos, cada um deles com um colo e vagina separados.

### EXPOSIÇÃO INTRA-UTERINA AO DIETILESTILBESTROL

Anormalidade cervical devida à exposição intra-uterina ao dietilestilbestrol, apresenta alterações estruturais: sulco circular, protuberância cervical e epitélio colunar cobrindo a ectocérvice. Múltiplas anomalias do útero e da vagina também são relatadas em associação à exposição intra-uterina ao dietilestilbestrol.

# ■ LACERAÇÃO CERVICAL

Pode ocorrer em pacientes sem passado obstétrico, muito raramente é encontrado em pacientes que tiveram parto vaginal. As lacerações ocorrem com maior freqüência quando é usado o fórceps ou o vácuo-extrator no parto. Dentre as causas não-obstétricas, podemos lembrar o uso de laminárias cervicais pré-operatórias, o que pode aumentar o risco de laceração, dilatação e curetagem, particularmente pós-menopausa, uso de instrumental nas histeroscopias cirúrgicas e a tração excessiva do colo com a pinça de Pozzi. Pode ocorrer a laceração do colo uterino.

Hemorragia é a complicação imediata e mais séria. O sangramento geralmente está presente e pode ser intra- ou extraperitoneal, podendo levar ao choque hipovolêmico. A incompetência cervical pode ser também uma complicação, devido à falta de diagnóstico ou à correção inadequada da laceração. A laceração poderá ser suturada ao término do procedimento com fio categute 2-0. Nas mulheres menopausadas, pode ser diminuída com o uso de estrogenioterapia.

## ■ PERFURAÇÃO CERVICAL

Ocorre durante aborto provocado por objetos ou, inadvertidamente, durante sondagem uterina, dilatação cervical, introdução de sonda radioativa ou cotização do colo.

## ■ ULCERAÇÃO

A ulceração pode resultar da pressão provocada pelo uso de pessário vaginal ou cervical, como também de prolapso uterino devido à exteriorização do colo pelo intróito vaginal.

## ■ ESTENOSE CERVICAL

Ocorre por cirurgia cervical, como biópsia e excisão com bisturi de alta freqüência, utilização de técnicas abrasivas, radioterapia, neoplasia e atrofia, sendo mais comum nas mulheres menopausadas. As mulheres podem apresentar obstrução do fluxo menstrual, levando a amenorréia, dor pélvica e infertilidade. Nas menopausadas, pode produzir piometra.

O diagnóstico é estabelecido pela impossibilidade de passagem de dilatador cervical e corroborado pela ultra-sonografia, mostrando conteúdo intra-uterino.

O tratamento usual é a dilatação cervical, porém há relatos de várias técnicas, como *laser*, *loop* e histeroscopia com ressecção da área estenosada. A utilização da sonda de Folley no canal cervical por algumas semanas pode ser útil.

## ■ PROCESSO INFLAMATÓRIO

O colo uterino está exposto a agressões mecânicas e infecciosas e a alterações hormonais. O processo inflamatório pode comprometer a ectocérvice e a endocérvice, podendo ser agudo ou crônico. É decorrente de infecções do trato genital superior ou se origina primariamente no colo uterino. Pode ser bacteriano, parasitário, micótico ou viral. No colo uterino existem vários mecanismos de defesa, entre os quais:

- Integridade do epitélio.
- Flora vaginal bacteriana.
- Alterações cíclicas hormonais.
- pH vaginal.
- Muco cervical com seus elementos celulares e enzimas bactericidas.

Os meios de acesso dos agentes agressores são diversos:

### Vias de acesso
- *Ascendente*: contigüidade ou continuidade.
- *Descendente*: tubo endometrial linfático hematogênico descendente.
- A vagina constitui a via de acesso mais freqüente para a infecção atingir o colo uterino.

- Lacerações cervicais, grandes emersões de epitélio endocervical e soluções de continuidade traumáticas são elementos facilitadores da penetração dos agentes agressores.

## Quadro clínico

A cervicite aguda pode manifestar-se por desconforto genital, expresso por corrimento, dor no baixo ventre, dispareunia e, eventualmente, disúria, quando compromete também a uretra.

As cervicites crônicas podem ser assintomáticas ou se caracterizar por corrimento insidioso, metrorragia, dor no baixo ventre e discreta lombalgia e dispareunia, e também ser causa de esterilidade.

Ao exame físico, podemos encontrar colo uterino hiperemiado, presença de pápulas, vesículas e ulcerações, áreas de necrose, áreas de hipertrofia, edema, muco, pus e dor ao exame digital do colo uterino. O diagnóstico diferencial com câncer de colo uterino algumas vezes é necessário, como na ulceração provocada pelo herpes genital.

## Tratamento

O tratamento mais adequado é o específico e por via sistêmica, após identificação do agente etiológico agressor. O tratamento destrutivo das lesões endocervicais só deve ser indicado nos casos de grande intensidade e em pacientes de risco constante para recidivas e reinfecções. Quando a cervicite aguda está associada com vaginite devido a um microrganismo específico, o tratamento deve ser dirigido. Metronidazol é específico para o tratamento do *Trichomonas vaginalis*, na dose de 2g oral em dose única ou 500mg duas vezes ao dia por sete dias. Há cura em aproximadamente 90% a 95% dos casos. O tratamento do parceiro sexual pode aumentar a taxa de cura. O uso tópico do metronidazol parece menos eficaz que o tratamento oral.

A *Chlamydia trachomatis* pode ser tratada com azitromicina, 1g oral em dose única. Eritromicina ou ofloxacina são alternativas.

A cervicite causada pela *N. gonorrhoeae* pode ser tratada com dose única: de ofloxacina – 400mg, ciprofloxacina – 500mg, ou cefixima – 400mg. A aplicação intramuscular de ceftriaxona, 125mg, também pode ser usada.

Não é necessário o tratamento de pacientes com cervicite crônica que não apresentem teste positivo para doenças sexualmente transmissíveis. Em alguns casos, o tratamento cirúrgico pode ser necessário em pacientes com cervicite crônica sintomática, como criocirurgia, eletrocauterização e *laser*. Contudo, há risco de seqüela cervical.

## ■ TUMORES BENIGNOS

### Pólipo cervical

Tumor benigno do colo pediculado ou séssil, constitui 98% de todos os tumores benignos do colo do útero. Apresenta uma incidência em torno de 4%. Resulta da hiperplasia focal da endocérvice, incluindo epitélio e estroma, de causa desconhecida, porém são cogitados vários fatores, como processo inflamatório crônico, resposta local anormal à estimulação hormonal ou congestão vascular localizada dos vasos sanguíneos cervicais. A freqüente associação com hiperplasia endometrial sugere que o hiperestrogenismo tem papel importante na etiologia.

Aparece com maior freqüência entre os 40 e os 50 anos de idade, especialmente em mulheres com gestações múltiplas, sendo raro antes da menarca e, ocasionalmente, podendo desenvolver-se após a menopausa. Os pólipos, em geral, são vermelhos, em formato de chama, com tamanho variando de poucos milímetros a alguns centímetros. Podem ser únicos ou múltiplos e ter diferentes formatos. Alguns são restritos ao canal endocervical, enquanto outros alcançam a vagina.

Os pólipos são facilmente identificados durante o exame clínico e a colposcopia. Faz-se necessário o diagnóstico diferencial com mioma submucoso, hiperplasia microglandular da endocérvice, pólipos endometriais e adenocarcinoma do colo uterino no orifício externo. Os pólipos são assintomáticos na maioria das vezes, mas podem ser responsáveis por leucorréia ou sangramentos uterinos anormais (intermenstruais, hipermenorréia, pós-coito); sangramento pós-menopausa também pode ser responsável. A incidência de transformação maligna do pólipo cervical é inferior a 1%, sendo o carcinoma de célula escamosa o tipo mais comum, embora o adenocarcinoma tenha sido relatado. Câncer endometrial pode envolver o pólipo secundariamente. Sarcoma raramente se desenvolve no pólipo. Os pólipos também podem evoluir para metaplasia, isquemia e necrose.

**TRATAMENTO**

Devido ao potencial para malignização, todo pólipo deve ser removido e enviado para estudo histopatológico.

Pólipo cervical pode ser infectado por patógenos como *Staphylococcus*, *Streptococcus* ou outros, durante instrumentação para identificação ou remoção. Salpingite pode ser iniciada ou exacerbada pela polipectomia.

## Endometriose

A endometriose é um quadro clínico caracterizado pela presença de tecido endometrial fora da cavidade uterina ativado pelo hormônio esteróide sexual (estrogênios) com produção de sangramentos cíclicos. A endometriose cervical é relativamente rara: sua incidência com estudo colposcópico varia de 0,1% a 2,4%, principalmente na quarta década de vida.

A endometriose cervical pode ter sido adquirida como conseqüência de implantação de tecido endometrial em uma solução de continuidade do epitélio, como, por exemplo, depois de uma biópsia ou procedimento cirúrgico, ou em uma escara, após eletrocauterização. Pode apresentar-se em forma de cisto ou úlcera. Na maioria dos casos é assintomática, mas pode apresentar sangramento pré-menstrual, pós-coito e dismenorréia. A biópsia deve ser realizada para confirmação histopatológica, e o diagnóstico diferencial deve ser feito com derrames hemorrágicos após eletrocauterização e cistos de Naboth (observa-se rede vascular regular na superfície do cisto).

A lesão é pequena e assintomática, na maioria dos casos. Em alguns casos, é suficiente a realização de biópsia. Pode-se utilizar a eletrocauterização para controlar o sangramento ou destruir a lesão.

## Cistos de Naboth

Os cistos de Naboth ocorrem quando as ilhotas de epitélio colunar ficam recobertas por epitélio escamoso e continuam secretando muco. Os cistos podem apresentar tamanhos variados, de poucos milímetros a 3cm de diâmetro, apresentando-se translúcidos ou amarelados. Com freqüência, mostram uma rede vascular.

## Mioma cervical

O mioma não é comum no colo uterino, sendo a relação do mioma de corpo uterino com mioma cervical de 12/1. Em geral único, pode ser grande, entrar na cavidade pélvica e comprimir a bexiga, o reto e o ureter. Os leiomiomas com freqüência são assintomáticos. Quando presentes, sintomas são decorrentes de compressão, produzindo urgência urinária, devido à compressão, retenção urinária por compressão sobre a uretra e hematometra pela compressão do colo. Nos casos em que o crescimento do mioma é lateral, podem existir obstrução do ureter e hidronefrose. A compressão retal leva à constipação. Pode ocorrer dispareunia. Dependendo de seu tamanho, podem ser palpados durante o toque bimanual. Nos casos de miomas pequenos e assintomáticos, não é necessário tratamento. Se forem sintomáticos, a retirada deve ser realizada por via histeroscópica, embolização da artéria uterina e miomectomia; em alguns casos, a histerectomia pode estar indicada. Deve-se ter cuidado com o ureter por causa de sua proximidade com a cérvice. A recorrência do mioma cervical é rara.

## Hemangioma

Raro, o hemangioma é um tumor benigno congênito. Apresenta-se de coloração vermelho-vinho e pode ter aspecto difuso ou polipóide. Em geral, é assintomático, mas pode apresentar sangramento ao contato. O diagnóstico é clínico, e não exige tratamento, pois tende à regressão.

# Capítulo 36

# Lesões Precursoras do Câncer Cervical

Melânia Maria Ramos de Amorim

## ■ INTRODUÇÃO

Ainda em nossos dias, o câncer de colo uterino constitui a neoplasia genital mais freqüente no Brasil, representando cerca de 20% dos diagnósticos de câncer na população feminina. Ao contrário do que ocorre nos países desenvolvidos, em que o rastreamento universal com colpocitologia oncótica, associada ou não à colposcopia, determinou redução expressiva da incidência do carcinoma invasor, as taxas de mortalidade por neoplasia cervical persistem elevadas. Conquanto se reconheça atualmente que é possível deter a progressão das lesões precursoras e do carcinoma *in situ*, potencialmente curáveis (sobretudo pelas técnicas ablativas), e a tecnologia para identificação e tratamento dessas lesões esteja bastante desenvolvida, o Brasil, particularmente as regiões Norte/Nordeste, ressente-se da falta de cobertura dos programas de rastreamento: há estimativas de que mais de 90% das brasileiras não são atingidas pelo *screening* mais básico. Grande percentagem dessas mulheres nunca se submeteram a uma coleta para citologia oncótica.

O conhecimento de dados básicos de epidemiologia, fisiopatologia e propedêutica da patologia cervical é imprescindível para a instituição de um determinado programa de prevenção e controle do câncer de colo. Evidentemente, o maior ou menor sucesso desse tipo de programa vai depender da existência de: (1) profissionais treinados e com experiência na coleta e interpretação dos exames citológicos, (2) recursos adequados de equipamento (colposcópio, microscópios) e laboratório e, imprescindível, (3) divulgação do atendimento e educação para a população.

Descreveremos neste capítulo os pontos essenciais do diagnóstico e do tratamento das lesões precursoras do carcinoma cervical.

## ■ LESÕES PRECURSORAS: CONCEITO E NOMENCLATURA

O desenvolvimento, nos últimos anos, de diferentes denominações para o antigo conceito de *displasia cervical* parte do princípio da unidade e evolução do processo, constituindo as diversas alterações epiteliais um espectro contínuo da mesma doença. Desde 1967 tem sido empregado o termo *neoplasia intra-epitelial cervical* (NIC) que, na classificação de Bethesda (1988), foi substituído por *lesão intra-epitelial* (LIE), de baixo (NIC I e HPV) ou alto grau (NIC II e III). O sistema de Bethesda é apresentado no Quadro 36.1 e representa a nomenclatura atualmente adotada no CAM-IMIP.

## NIC – Critérios diagnósticos

Conforme veremos adiante, o ponto-chave do diagnóstico de NIC é a citologia cervical, que é o método universal de *screening*; embora não firme o diagnóstico definitivo, é essencial para a propedêutica. As características cito/histológicas da neoplasia intra-epitelial cervical são descritas no Quadro 36.2. Não estão incluídas alterações específicas da infecção por HPV, que são descritas em Capítulo específico.

**Quadro 36.1**
■ Classificação de Bethesda – Anormalidades das células epiteliais

**Células escamosas**
- **Células escamosas atípicas de significado indeterminado**
  (recomendam-se seguimento e/ou investigação posterior: especificar)
- **Lesões intra-epiteliais escamosas (LIE)**
  (anotar presença de alterações celulares associadas ao HIV, se presentes)
- **Lesões de baixo grau**
  - Alterações celulares associadas ao HPV
  - NIC I (displasia leve)
- **Lesões de alto grau**
  - NIC II (displasia moderada)
  - NIC III (displasia grave)
  - NIC III (carcinoma *in situ*)
- **Carcinoma de células escamosas (invasor)**

**Células glandulares**
- **Presença de células endometriais em uma das seguintes circunstâncias:**
  - Fora da fase menstrual no menacme (fase entre o fim da adolescência e início do climatério)
  - Em mulher na pós-menopausa
  - Sem história menstrual disponível
- **Células glandulares atípicas de significado indeterminado**
  (recomendam-se seguimento e/ou investigação posterior: especificar)
  - Endometriais
  - Endocervicais
  - Não especificadas
- **Adenocarcinoma**
  - Especificar o sítio provável de origem: endocervical, endometrial, extra-uterino
  - Não especificado
- **Outras neoplasias epiteliais malignas: especificar**

A correlação cito/histológica no surgimento do carcinoma cervical é representada esquematicamente na Figura 36.1

**Quadro 36.2**
■ Diagnóstico citológico das NIC

| Parâmetros | NIC I | NIC II | NIC III |
|---|---|---|---|
| **Coesão** | Preservada | Perdida | Perdida |
| **Maturação** | Discreta alteração | Alterada | Alteração marcante |
| **Núcleo** | Regular, pouco maior, único | Hipertrofia, anisocariose, multinucleação | Irregularidade, hipertrofia, membrana nuclear irregular, anisocariose |
| **Citoplasma** | Amplo, bordas nítidas, eosinófilo ou cianófilo | Irregular, bordas nítidas, cianófilo | Em pequena quantidade e cianófilo |
| **Cromatina** | Regular, pouco granular e hipercromática | Irregular, granular, hipercromática | Densa e grosseira |
| **Nucléolo** | Pode existir | Pode existir | Não existe |

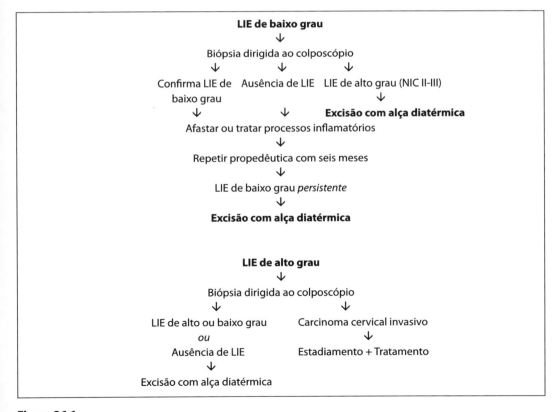

**Figura 36.1**
■ Conduta adotada de acordo com o resultado da citologia oncótica/colposcopia.

**Quadro 36.3**
■ Critérios de risco para LIE

| Alto risco para lesões intra-epiteliais cervicais |
|---|
| Início precoce da atividade sexual – principalmente dentro de um ano da menarca |
| Primeira gestação precoce (na adolescência) |
| Múltiplos parceiros sexuais |
| Parceiro sexual "de alto risco":<br>• Múltiplas parceiras na vida pregressa ou atual<br>• Infecção viral pelo HPV ou outras DST<br>• Antecedentes de parceira(s) com LIE ou câncer cervical<br>• História pessoal de câncer de pênis |
| Infecção viral pelo HPV (especialmente 16, 18, 31 e 33) |
| Multiparidade |
| Infecção pelo herpes II e pelo citomegalovírus |
| Tabagismo |
| Imunodepressão<br>• Drogas imunossupressoras<br>• Síndromes de imunodeficiência (incluindo AIDS)<br>• Déficit local da imunidade específica para o HPV<br>• Imunossupressão mediada por outros fatores (nutrição, estresse) |
| Uso de contraceptivos orais |
| Deficiência de vitaminas A e C |
| Irradiações ionizantes |

## ■ EPIDEMIOLOGIA – FATORES DE RISCO

A real incidência na população é desconhecida, devido à inexistência de estudos epidemiológicos confiáveis. A prevalência tem aumentado universalmente, a par do desenvolvimento progressivo dos programas de rastreamento e do diagnóstico mais acurado da infecção por HPV.

As lesões precursoras são típicas das mulheres jovens, com pico de incidência aos 30 anos, embora tenha aumentado nos últimos anos a freqüência em torno dos 20 anos e em adolescentes.

Do ponto de vista epidemiológico, as lesões precursoras apresentam várias características em comum com as DST: a atividade sexual responde pelo principal fator de risco. Estão envolvidos o início precoce da atividade sexual (coincidindo com a eversão fisiológica do epitélio cilíndrico na adolescência), a multiplicidade de parceiros, a infecção pelo papilomavírus (HPV) e outros fatores, expostos no Quadro 36.3. As protaminas e histonas da cabeça do espermatozóide parecem exercer transformação neoplásica, independente do HPV.

## ■ HPV E NIC

A lesão por HPV é atualmente classificada como LIE de baixo grau e tem comportamento semelhante ao da NIC I, podendo haver progressão para LIE de alto grau em um terço dos casos e até para carcinoma microinvasor. A cura espontânea ocorre em 30% a 50% dos casos e algumas vezes há persistência das lesões. Evidentemente, esse espectro de alterações depende da oncogenicidade do vírus; são descritos mais de 70 subtipos, sendo alguns reconhecidos como de baixo grau e outros que se correlacionam francamente com as neoplasias de alto grau (especialmente HPV 16 e 18).

A incidência na população tem aumentado, embora não existam estudos epidemiológicos em nosso meio. Há evidências de que, empregando-se parâmetros citológicos e colposcópicos, cerca de 5% das mulheres apresentam diagnóstico de HPV, enquanto que por meio de técnicas mais sofisticadas, como a hibridização do DNA viral, detecta-se a infecção em até 30% da população feminina sexualmente ativa.

Detalhes sobre a importância e o diagnóstico de HPV são encontrados no Capítulo específico. É interessante lembrar que muitos dos aspectos epidemiológicos do carcinoma cervical (que sempre se assemelharam às características de uma DST) podem hoje ser explicados pelo achado dos subtipos oncogênicos do vírus na maioria dos cânceres invasivos e em seus precursores (LIE) de alto grau.

O tratamento das lesões por HPV associadas à LIE de baixo grau também se encontra descrito em Capítulo específico. Existindo NIC II ou III, o tratamento é o da LIE de alto grau, conforme descrito adiante.

## ■ PROPEDÊUTICA

O rastreamento das lesões precursoras do câncer cervical, altamente curável, deve ser parte importante de todo programa de atenção à mulher. Embora apenas a associação de exames firme o diagnóstico, são essenciais métodos simples para *screening* universal na população. Esse papel tradicionalmente é atribuído à colpocitologia oncótica, que inclusive acabou adquirindo o rótulo de "prevenção".

Descreveremos, a seguir, os métodos propedêuticos utilizados em nosso serviço para complementação diagnóstica.

### Exame especular (inspeção macroscópica do colo)

As lesões intra-epiteliais não são identificadas à vista desarmada, mas a avaliação macroscópica da cérvice é imprescindível, anotando-se a existência de mácula (ectopia), cistos de Naboth (formação da terceira mucosa), vasos visíveis e tumores exofíticos (HPV).

### Teste de Schiller

Utiliza-se a solução iodo-iodetada de Schiller ou o lugol comum, aplicados sobre a cérvice. As células maduras e normais, ricas em glicogênio, captam bem o iodo e se coram em marrom-escuro. Coloração mais clara ou ausente pode ser determinada tanto por células atípicas como por inflamação ou metaplasia imatura, daí o teste não ser específico. É importante como *screening*, e já foi muito utilizado para a biópsia dirigida, embora atualmente se prefira a biópsia colposcopicamente guiada. Indicamos a realização de colposcopia no IMIP em todos os casos em que o teste é positivo (ou seja, apresente uma área iodo-negativa).

### Colpocitologia oncótica

Considerações sobre a técnica de coleta e nomenclatura citológica são encontradas no Capítulo 4, de forma que nos deteremos tão-somente em sua importância para o *screening* cervical.

O exame citológico do colo do útero recebe também o nome de esfregaço de Papanicolau ou Pap-teste. No CAM-IMIP usamos a abreviatura CO. É um método de especificidade elevada (o percentual de falso-positivos é menor que 5%), mas a sensibilidade, infelizmente, ainda deixa muito a desejar: os falso-negativos para NIC variam entre 20% e 30%, podendo chegar a 50% em algumas revisões.

Além de erros da técnica (coleta inadequada, má fixação, leitura incorreta pelo citologista ou citotécnico) e da dificuldade de interpretação em algumas circunstâncias (infecção, traumatismo, uso de DIU), temos de considerar que o método, em si, por mais perfeitas que sejam as condições técnicas, carreia o estigma da baixa sensibilidade.

**Quadro 36.4**
■ Nomenclatura colposcópica

---

**A) Achados colposcópicos normais**
- Epitélio escamoso original
- Epitélio colunar
- Zona de transformação normal

**B) Achados colposcópicos anormais**
- Epitélio acetobranco*
- Plano
- Micropapilar ou microcircunvoluções
- Pontilhado*
- Mosaico*
- Leucoplasia*
- Zona iodo-negativa
- Vasos atípicos

**C) Achados colposcópicos sugestivos de câncer invasor**

**D) Achados colposcópicos insatisfatórios**
- Junção escamocolunar não-visível
- Inflamação intensa ou atrofia intensa
- Cérvice não-visível

**E) Achados variados**
- Superfície micropapilar não-acetobranca
- Condiloma exofítico
- Inflamação
- Atrofia
- Úlcera
- Outros achados

---

**Nota** – os achados colposcópicos anormais devem ser seguidos por sua localização, se dentro da zona de transformação ou fora dela (ectocérvice ou vagina).
* Indicar alterações menores ou maiores:

**Alterações menores**
- Epitélio acetobranco
- Mosaico fino
- Pontilhado fino
- Leucoplasia tênue

**Alterações maiores**
- Epitélio acetobranco acentuado
- Mosaico áspero
- Pontilhado áspero
- Leucoplasia densa
- Vasos atípicos
- Erosão

Assim, os resultados positivos têm de ser valorizados, mas os resultados negativos não devem causar uma falsa impressão de segurança, sobretudo se a mulher se enquadra em um dos grupos de risco, se tem alteração do teste de Schiller e, sobretudo, se apresenta alterações colposcópicas.

## Colposcopia

A colposcopia é imprescindível quando o resultado da CO é alterado, ou quando este resultado é normal, mas há alteração do teste de Schiller, bem como em mulheres de alto risco para LIE.

Devido ao percentual relativamente elevado de falso-negativos do Papanicolau (20% a 30%), a complementação com a colposcopia aumenta a acurácia no diagnóstico de lesões intra-epiteliais e permite a biópsia dirigida sobre a zona mais alterada.

Uma nova nomenclatura colposcópica foi adotada em 1990, durante o sétimo Congresso Mundial de Patologia Cervical e Colposcopia, e encontra-se exposta no Quadro 36.4.

Embora nem sempre haja concordância entre colposcopia, citologia e biópsia, tentativas têm sido feitas para correlacionar os achados colposcópicos com o resultado cito/histológico. Assim, a colposcopia permitiria já o diagnóstico *presuntivo* do processo biológico subjacente. No Quadro 36.5 apresentamos a correlação colposcopia/LIE, de acordo com os critérios de Soldan, modificados por Rivoire.

## Biópsia cervical

Os critérios de biópsia atualmente existentes têm por base parâmetros colposcópicos, ou seja, a biópsia deve ser *dirigida* (colposcopicamente). Nem toda ZTA merece biópsia, daí a necessidade de se usar o colposcópio para diferenciar provavelmente as atipias de baixo e alto grau.

**Quadro 36.5**
■ Correlação dos achados colposcópicos com a LIE

| Imagem | LIE de baixo grau | LIE de alto grau |
|---|---|---|
| **Leucoplasia** | Branco pouco intenso<br>Não-escamoso<br>Sem relevo | Branco intenso<br>Escamoso<br>Com relevo |
| **Mosaico** | Homogêneo<br>Campos pequenos<br>Ausência de relevo<br>Ladrilhos regulares | Heterogêneo<br>Campos grandes<br>Com relevo, áspero<br>Ladrilhos grandes e irregulares |
| **Pontilhado** | Homogêneo<br>Pontos finos<br>Pequena distância entre os pontos | Heterogêneo, áspero<br>Pontos grosseiros, mais distantes entre si |
| **Epitélio acetobranco** | Pouco intenso<br>Só visível após aplicação de ácido acético | Intenso<br>Já visível antes da aplicação do ácido acético |
| **Orifícios com halo espessado** | Halos finos, pouco queratinizados<br>Ausência de relevo | Halos grossos queratinizados<br>Presença de relevo |
| **Vasos atípicos** | Ausentes | Presentes |

Adaptado da classificação de Soldan, 1974.

Em 1984, Reid propôs cinco critérios colposcópicos (espessura, cor, contorno, atipia vascular e coloração pelo iodo), com pontuação específica, calculando-se um *índice colposcópico*. Esses critérios foram modificados em 1985 e passaram a incluir apenas quatro parâmetros: cor, padrão vascular, coloração pelo iodo e delimitação das margens periféricas, conforme exposto no Quadro 36.6.

Aconselha-se a realização não apenas de uma, mas de múltiplas biópsias, incluindo a JEC, para diminuir o risco de falso-negativos.

O tecido obtido por biópsia dirigida destina-se ao exame histopatológico, que define o tipo de lesão intra-epitelial existente, complementando os dados citológicos e colposcópicos.

De acordo com Reid: "As biópsias dirigidas e a ablação ou excisão da zona de transformação constituem a base para o tratamento das lesões cervicais que podem ser adequadamente visualizadas."

**Quadro 36.6**
■ Índice colposcópico combinado

| Sinal | Zero ponto | Um ponto | Dois pontos |
|---|---|---|---|
| **Colposcópico** | Contorno condilomatoso ou micropapilar<br>Acetobranqueamento inespecífico<br>Margens floculadas ou em forma de pena de ave | Lesões regulares com limites suaves e retilíneos | Bordas irregulares e destacadas<br>Demarcações internas entre áreas de aspecto diferente |
| **Margem** | Lesões angulares e entalhadas<br>Lesões satélites e áreas de epitélio branco que se estendem para além da zona de transformação | | |
| **Coloração** | Cor branco-neve brilhante | Tons intermediários (cinza brilhante) | Branco peroláceo, homogêneo |
| **Vasos** | Fino calibre e padrões mal-definidos<br>Lesões condilomatosas ou micropapilares | Ausência de vasos | Mosaico e pontilhado definidos |
| **Iodo** | Captação positiva do iodo<br>Pequena negatividade | Captação parcial | Ausência de captação em lesões significativas |

**Índice colposcópico:**
0 a 2 = Infecção pelo HPV ou NIC I
3 a 5 = NIC I ou NIC II
6 a 8 = NIC II ou NIC III ou lesões aneuplóides

Reid, 1985.

## Biópsia cônica (conização) (cirúrgica – *laser* – alça diatérmica)

Em virtude do elevado percentual de falso-negativo com o uso do Papanicolau, e da possibilidade de a biópsia não excisar a zona mais alterada (não é infreqüente a coexistência de focos de carcinoma invasor em meio à área de NIC III, bem como a presença simultânea de áreas de NIC I, II e III), o tratamento excisional é hoje amplamente difundido. A antiga conização cirúrgica vem cedendo lugar à ablação a *laser* ou com alça diatérmica, que devem ser utilizadas preferencialmente em lugar dos métodos destrutivos (crio- ou eletrocauterização, vaporização com *laser* de $CO_2$). A maior vantagem é que, além de firmar o diagnóstico (os cortes escalonados ou semi-escalonados permitem mapeamento histopatológico adequado de toda a zona de transformação), a excisão constitui a terapêutica mais adequada para as lesões intra-epiteliais, incluindo a NIC III (Quadro 36.7).

Mais dispendiosas e com maior número de complicações, a conização cirúrgica e a amputação cônica do colo foram reservadas por muito tempo às pacientes com NIC III. Já a terapêutica destrutiva, embora tenha resultados satisfatórios em pacientes com LIE (os índices de recidiva são menores que 5%), tem a grande desvantagem de não permitir o estudo anatomopatológico da área afetada, aliada ao fato de que pelo menos 1 (até 10) de cada 1.000 mulheres tratadas como portadoras de LIE apresenta, na realidade, neoplasia invasora (não evidenciada pela propedêutica básica citologia/colposcopia/biópsia). Para essas pacientes, a terapia é insatisfatória e encerra o risco futuro de disseminação do câncer invasor.

Tanto a vaporização como a conização a *laser* são bastante caras: o custo é cerca de 10 vezes maior que o da aparelhagem para eletrocirurgia de alta freqüência (alça diatérmica); os estudos mais recentes da literatura européia indicam que este último método é seguro e apresenta uma ótima relação custo/eficácia. Desde 1994, tem sido a abordagem empregada no CAM-IMIP. Suas indicações são descritas posteriormente.

## Conização com alça diatérmica

Conforme exposto anteriormente, inclui várias indicações, tanto para propedêutica como para tratamento. Constitui, atualmente, a modalidade diagnóstica e terapêutica de melhor custo/eficácia no seguimento das LIE.

### INDICAÇÕES

- NIC II e III (todos os casos).
- NIC I persistente.
- Discrepância entre os resultados da colpocitologia oncótica e da biópsia.
- Lesão colposcópica que penetra o canal e é inabordável por outros métodos. Os detalhes técnicos são descritos no Quadro 36.8.

**Quadro 36.7**
■ Principais vantagens da excisão eletrocirúrgica

Remoção de toda a zona de transformação
Alta qualidade do material excisado, permitindo estudo histopatológico adequado
Menor taxa de complicações (sangramento, estenose) que a conização tradicional

**Quadro 36.8**
■ Cirurgia de alta freqüência

*Aparelhagem* – gerador eletrocirúrgico monopolar com entrada para eletrodos ativos em forma de alça (são disponíveis vários tamanhos, para lesões ecto- e endocervicais)

*Anestesia*

*Técnica* – a excisão é realizada ambulatorialmente, no Centro de Diagnóstico do CAM-IMIP.
Utiliza-se a alça para conização sob visão colposcópica; a profundidade do cone depende da extensão e da gravidade da lesão, bem como da paridade da paciente. A preservação do orifício cervical interno (OCI) é importante, especialmente em mulheres sem prole definida, pelo risco de surgir a incompetência istmocervical. Uma vez retirado o fragmento, pratica-se a eletrofulguração com o eletrodo em esfera e aplica-se a solução de Monsel com subsulfato férrico. A peça é incluída em formol e enviada para exame histopatológico

## ■ INDICAÇÕES E PERIODICIDADE DOS EXAMES

Embora o Ministério da Saúde recomende rastreamento prioritário das mulheres entre 25 e 60 anos, com periodicidade inicialmente anual e, após três resultados consecutivos *negativos*, a cada três anos, a conduta adotada no CAM-IMIP consiste na coleta anual da colpocitologia oncótica em *todas* as mulheres sexualmente ativas e por toda a vida. Essa rotina está de acordo com a proposta pelo American College of Obstetricians and Gynecologists e a International Academy of Citology e é especialmente adequada ao nosso meio, em que há percentual elevado de fatores de risco, e ainda considera o potencial de resultados falso-negativos.

Tentamos inicialmente realizar a colposcopia em todas as clientes do ambulatório de Ginecologia, mas foi impossível prosseguir com essa abordagem "universal" devido ao grande movimento do setor, que inclui mais de 3.000 consultas mensais. Assim, são atualmente seguidas as seguintes indicações para colposcopia:

- Mulheres com colpocitologia oncótica *alterada*.
- Teste de Schiller positivo.
- Presença de fatores de risco para LIE (ver Quadro 35.3).
- Pacientes que irão submeter-se a cirurgia ginecológica.
- História prévia de LIE.

### Conduta ante à colpocitologia alterada

Esquematizamos na Figura 36.1, a conduta de acordo com o resultado da colpocitologia oncótica, individualizada conforme o grau da LIE (classificação de Bethesda). O roteiro não inclui o achado de NIC em gestantes.

O seguimento após excisão eletrocirúrgica é realizado por meio de colposcopia e colpocitologia seriadas, a cada três meses no primeiro ano, semestralmente no segundo ano e, se todos os testes forem normais, anualmente a partir do terceiro ano. A colposcopia continua sendo incluída na propedêutica mesmo com exames normais de Papanicolau, pois a história prévia de LIE enquadra a mulher em pelo menos um dos fatores de risco.

### Controvérsias acerca do tratamento da NIC I

Desde que uma nova classificação envolveu, sob a mesma denominação, tanto NIC II como NIC III (LIE de alto grau), a indicação de excisão eletrocirúrgica para essas lesões tem sido universalmente aceita. A maior controvérsia atualmente reside na conduta face ao diagnóstico cito/histológico de NIC I/HPV; a discussão é se as LIE de baixo grau devem ou não ser removidas.

Admite-se que a regressão espontânea do processo pode ocorrer em 50% a 90% dos casos, de modo que a conduta expectante, não-intervencionista, é perfeitamente plausível. No entanto, muitos autores defendem uma abordagem mais agressiva, particularmente a excisão com alça diatérmica, alegando que o diagnóstico por citologia/colposcopia/biópsia pode subestimar o grau da lesão, e que uma confirmação cito-histológica de uma NIC I poderia esconder uma LIE de alto grau (NIC II ou III). Há evidências de que 15% a 30% dos diagnósticos de NIC I podem ser falso-negativos de variantes mais graves.

Tendo em vista o custo ainda elevado da padronização da conização com alça diatérmica para *todos* os casos de NIC e a possibilidade, embora pequena, de complicações relacionadas ao procedimento, temos reservado, no CAM-IMIP, sua indicação aos casos de LIE de baixo grau *persistente*.

A possibilidade de testes virais específicos, de baixo custo e alta eficácia, para detecção dos tipos oncogênicos do HPV pode, no futuro, individualizar a conduta nas LIE de baixo grau, de acordo com o risco carcinogênico. A associação de NIC I com vírus de alto risco (especialmente HPV 16 e 18) exige intervenção, devido ao maior potencial de evolução para LIE de alto grau ou carcinoma invasivo. Vírus de baixo grau apresentam possibilidade de progressão muito pequena, e as lesões relacionadas costumam regredir sem tratamento (há necessidade de múltiplas biópsias) (Quadro 36.9).

**Quadro 36.9**
■ Conduta de acordo com os resultados da citologia/colposcopia/biópsia

| Citologia | Colposcopia | Biópsia | Conduta |
| --- | --- | --- | --- |
| Normal | Normal | – | Controle anual |
| Normal | ZTA | LIE de baixo grau | Tratamento das infecções associadas + repetir propedêutica com 6 meses |
| Normal | ZTA | LIE de alto grau | Excisão com alça diatérmica |
| LIE de baixo grau | Normal | – | Investigar o canal cervical (citologia com escova ou curetagem endocervical) |
| LIE de alto grau | Normal | – | Excisão com alça diatérmica |
| LIE de baixo grau | ZTA | Normal | Tratamento das infecções associadas + repetir propedêutica com 6 meses |
| LIE de baixo grau | ZTA | LIE de alto grau | Excisão com alça diatérmica |

# Capítulo 37

# Lesões Precursoras do Câncer de Endométrio

Vilma Guimarães

## ■ INTRODUÇÃO

As patologias endometriais que estão associadas ao carcinoma de endométrio são os pólipos, as hiperplasias e as neoplasias intra-epiteliais. Apesar da diferença no comportamento biológico do ponto de vista oncológico, apresentam em comum o estímulo estrogênico na mucosa endometrial. A resposta endometrial depende da concentração sérica de estrogênio e de progesterona, da concentração de receptores teciduais, da atividade enzimática e dos níveis de prostaglandina.

## ■ HIPERPLASIAS DO ENDOMÉTRIO

As hiperplasias do endométrio representam um espectro de proliferação anormal das glândulas endometriais e do estroma, variando de um estado fisiológico exagerado ao carcinoma *in situ*. São a expressão morfológica da estimulação estrogênica prolongada, endógena ou exógena, não contrabalançada pela progesterona. Associam-se, com freqüência, à obesidade e à nuliparidade.

As hiperplasias do endométrio são as lesões precursoras mais comuns do câncer de endométrio. O tamoxifeno, droga antiestrogênica usada largamente como adjuvante no tratamento do câncer de mama, apresenta risco para hiperplasia e câncer de endométrio, com um aumento de cinco a seis vezes, principalmente quando associado a obesidade, diabetes melito, mioma uterino e colpocitologia com resposta estrogênica.

Embora existam inúmeras classificações, a mais recente é a preconizada pela Sociedade Internacional de Patologistas Ginecológicos e pela OMS, que, em linhas gerais, baseia-se no vínculo entre os aspectos histopatológicos das lesões e seu caráter pré-maligno. São classificadas em simples e complexas, com ou sem atipias. As formas simples são caracterizadas pelo aumento da relação glândula/estroma, com glândulas dilatadas e císticas sem aglomeração e pouca atividade mitótica. As complexas apresentam agrupamentos glandulares, com projeções papilíferas, elevado grau de complexidade estrutural e atividade mitótica variável. Os critérios para atipia citológica incluem núcleos de tamanho grande e formato variável, com perda de polaridade e aumento da relação núcleo/citoplasma, nucléolos proeminentes e cromatina aberrante e irregular.

Há evidências de que a atipia celular é o indicador de maior importância no desenvolvimento do câncer. O risco para desenvolvimento do câncer de endométrio é de 1% nas hiperplasias simples sem atipia, 3% nas hiperplasias complexas sem atipia, 8% nas hiperplasias simples com atipia e de 29% nas hiperplasias complexas com atipia. Nesse estudo foram avaliadas, retrospectivamente, 170 pacientes não tratadas, durante um período médio de 13 anos.

## ■ CLÍNICA

As pacientes com hiperplasia de endométrio apresentam, como manifestação clínica, sangramento uterino anormal, embora ocasionalmente essas lesões possam ser detectadas em mulheres assintomáticas, desenvolvidas como resultado de estímulo estrogênico sem oposição da progesterona, e ocorrem com maior freqüência em pacientes anovulatórias crônicas, obesas, com doença hepática, que fizeram tratamento hormonal sem progesterona, ou com tumores ovarianos produtores de estrogênios.

## ■ DIAGNÓSTICO

O diagnóstico é necessariamente histológico, considerado o padrão ouro, mas podem ocorrer falhas se alguma lesão existente na superfície endometrial não for incluída no material colhido.

Está indicada a investigação endometrial nas seguintes condições: sangramento ou piometra na pós-menopausa, sangramento uterino aumentado ou irregular no menacme, anovulação crônica, presença de células endometriais em exame citopatológico do colo uterino e no caso de espessamento endometrial alterado na ultra-sonografia transvaginal.

A ultra-sonografia transvaginal pode ser usada como exame inicial, e é considerada um excelente método de rastreamento. Na pós-menopausa, quando a espessura é menor ou igual a 4mm, o risco de câncer de endométrio é inferior a 1%. A espessura do endométrio durante o menacme vai depender da fase do ciclo da mulher, sendo ao redor de 12mm no final da fase secretora.

A dilatação e a curetagem uterinas foram usadas por muitos anos, e ainda continuam a ser na maioria dos serviços que não dispõem de histeroscopia, como forma de coletar material para o exame histopatológico. Apresentam falha maior que quando o material é coletado através da visão direta da histeroscopia, além do inconveniente de necessitar internamento e anestesia. Como técnica isolada, resulta em 10% a 17% de falso-negativos.

A biópsia endometrial às cegas, de fácil execução e interpretação, tem sua confiabilidade discutível no diagnóstico de hiperplasias focais ou localizadas junto aos cornos, os quais são sede de início da maioria das neoplasias. Tem valor quando apresenta resultado positivo para carcinoma. No entanto, frente a qualquer outro resultado, a investigação deve continuar com outro método.

A histeroscopia com biópsia orientada e/ou dirigida é considerada por vários autores o melhor método para avaliação da cavidade uterina. A dificuldade na interpretação morfológica do endométrio no que se refere à hiperplasia endometrial é evidente, com erro de 8% a 33%.

A biópsia deve ser dirigida para as alterações focais e pode ser orientada ou dirigida para as alterações que acometem, pelo menos, a superfície de uma das paredes uterinas.

Os aspectos histeroscópicos variam desde um endométrio aparentemente normal com aumento da densidade glandular (hiperplasia simples), até a formação de placas esbranquiçadas confluentes (hiperplasia complexa). Aspectos como: espessamento da mucosa endometrial de forma focal ou difusa, irregularidade da superfície endometrial, aumento da vascularização, aspecto polipóide do endométrio e pequenos cistos endometriais, sugerem hiperplasia atípica.

Embora a acurácia do exame histeroscópico seja elevada, ele não deve ser considerado uma técnica diagnóstica final, porém deve sempre ser utilizado em conjunto com a biópsia endometrial e o seu estudo histológico.

## ■ MANEJO TERAPÊUTICO

O tratamento depende da presença ou não de atipia celular: sem atipias, o tratamento é conservador; com atipias, é cirúrgico, com raras exceções, a depender, principalmente, do desejo reprodutivo do casal.

O tratamento conservador tem como pré-requisito básico a avaliação cuidadosa da cavidade endometrial.

A progesterona é considerada o tratamento clínico de excelência. Pode ser usada por via sistêmica ou local, por meio da liberação prolongada de levonorgestrel contido em dispositvo intra-uterino.

Os progestogênios são potentes antiestrogênicos quando utilizados em doses farmacológicas. Estimulam a atividade da 17β-hidroxiesteróide desidrogenase e da sufoniltransferase, que convertem o estradiol em sulfato de estrona, o qual é rapidamente excretado da célula. Diminuem os efeitos dos estrogênios sobre as células-alvo, pela inibição do aumento dos receptores estrogênicos, além de supressão da transcrição de oncogenes mediada pelos estrogênios, levando a efeito antimitótico e antiproliferativo sobre o endométrio.

O uso sistêmico do progestogênio pode ser oral ou intramuscular, cíclico ou contínuo. O acetato de medroxiprogesterona (AMP) tem pequeno efeito androgênico e boa ação progestacional, provocando decidualização, necrose e descamação endometrial. O acetato de noretisterona apresenta maior atividade androgênica e antiestrogênica, o que lhe confere maior poder de atrofia sobre o endométrio.

Esquemas que podem ser utilizados:

- Acetato de medroxiprogesterona: 10 a 20mg/dia, 12 a 14 dias/mês, por seis meses, ou contínuos, por três meses.
- Acetato de noretindrona: 20 a 40mg/dia contínuos, por três meses.
- Acetato de megestrol: 20 a 40mg/dia contínuos, por três meses.
- Acetato de nomegestrol: 5mg/dia, 12 a 14 dias/mês, por seis meses, ou contínuos, por três meses.

Após esse tempo de tratamento, as pacientes são submetidas a uma nova avaliação endometrial, através da histeroscopia e/ou biópsia, para confirmação da cura. As portadoras de anovulação crônica devem fazer tratamento de manutenção, com o uso de progestogênio, ou na segunda fase do ciclo ou anticoncepcionais de baixa dosagem (15 a 20μg) de EE quando houver o desejo de gestação, está indicada o tratamento do anovulação.

Os progestogênios têm como efeitos colaterais mais importantes: edema, aumento de peso, dor mamária, sangramento de escape, ansiedade, irritabilidade, depressão, cefaléia e aumento do apetite.

Na falha do tratamento clínico, pode-se lançar mão da endometrectomia por videoisteroscopia ou da histerectomia.

Nas hiperplasias com atipia citológica há unanimidade quanto à histerectomia, desde que haja prole constituída. Isso se justifica em virtude não só da associação, em até 25% dos casos, com câncer não diagnosticado, como também pela alta taxa de evolução para a patologia maligna e a não desprezível recorrência após tratamento clínico. No entanto, se não há prole constituída ou se a paciente apresenta risco cirúrgico muito elevado, justifica-se o uso de progesterona como tratamento. No caso de síndrome do anovulação crônica (SAC) segue-se de imediato a indução da ovulação naquelas que desejam engravidar. No tratamento clínico das hiperplasias com atipia, podem ser usados a noretisterona – 10 a 50mg/dia, por via oral, ou o acetato de medroxiprogesterona injetável, na dose de 500 a 800mg mensal. A ablação endometrial está contra-indicada, pois a remoção completa do endométrio não é segura de obter-se, além de, nas áreas fibrosas surgidas após o uso desta técnica, poder encobrir um câncer de endométrio no futuro.

As pacientes tratadas devem ser seguidas com periodicidade por meio de monitoramento cuidadoso do endométrio, o que pode ser realizado por avaliação dos sintomas, ultra-sonografia transvaginal, histeroscopia e biópsia. Também devem ser orientadas quanto a medidas preventivas no combate ao hiperestrogenismo, como o tratamento da anovulação crônica, da obesidade e dos tumores produtores de estrógenos, e manejo adequado do uso de hormônios no climatério.

Acredita-se que as hiperplasias do endométrio apresentam dois comportamentos biológicos distintos: um de caráter benigno, no caso de não haver atipia, que regride após a curetagem ou tratamento com progestogênios, e o outro de caráter neoplásico, incluindo todas as lesões com atipia.

## ■ NEOPLASIA ENDOMETRIAL INTRA-EPITELIAL (NEI)

A partir da década de 1980, o conceito de hiperplasia, com ou sem atipia, vem se modificando, sendo ela considerada como duas entidades diversas – para sua classificação, é de fundamental importância a presença de atipia citológica. O risco de a hiperplasia progredir para carcinoma de endométrio está relacionado à presença e à gravidade da atipia citológica, como também à complexidade e à estratificação arquitetural.

A hiperplasia sem atipia em geral não é considerada lesão precursora do câncer, porém, se há atipias, correlaciona-se com o câncer de endométrio, e deveria ser denominada neoplasia endometrial intra-epitelial (NEI). A duração média de progressão de uma hiperplasia sem atipia é de aproximadamente 10 anos, sendo de quatro anos para aquela com atipia.

## ■ PÓLIPO ENDOMETRIAL

O pólipo endometrial é uma neoformação da mucosa endometrial que se origina como uma hiperplasia focal da camada basal, revestida de epitélio e contendo quantidade variável de glândulas, estroma e vasos sanguíneos.

Na população em geral, a incidência é de 24%, com maior prevalência na quinta década de vida. Doze por cento dos casos estão associados ao câncer do endométrio.

Os pólipos com hiperplasia atípica são aqueles que representam, de fato, lesão precursora do câncer de endométrio. A malignização do pólipo endometrial é rara (0,6%). Pacientes portadoras de pólipos têm um risco duas vezes maior de apresentarem câncer de endométrio.

Os critérios utilizados para considerar o pólipo lesão maligna primária ou precursora são os seguintes: (1) a lesão não deve atingir o pedículo, (2) deve estar limitada ao pólipo, (3) não existir no endométrio adjacente e (4) parte do pólipo deve ser benigna.

O tratamento do pólipo consiste em sua extirpação, de preferência por meio de videoisteroscopia, com tesoura, se o pedículo é fino e não fúndico, ou com ressectoscópio, técnica que assegura a completa retirada e que é, atualmente, a mais utilizada. A curetagem dificilmente assegura a retirada completa do pólipo, já que o mesmo apresenta mobilidade e desliza com a cureta.

É desnecessário ressaltar que todo o material ressecado deverá ser encaminhado para estudo anatomopatológico, que fará a confirmação histológica do material retirado.

# PARTE IX

Infertilidade

# Capítulo 38

# Infertilidade Conjugal

Melânia Maria Ramos de Amorim

## ■ ROTEIRO DE INVESTIGAÇÃO

De acordo com a FIGO (Federação Internacional de Ginecologia e Obstetrícia), a infertilidade pode ser caracterizada como:

- *Infertilidade primária*: significa que a mulher nunca concebeu, apesar da prática de coitos regulares sem anticoncepção por um período mínimo de dois anos.
- *Infertilidade secundária*: refere-se à mulher que já concebeu anteriormente, todavia não volta a fazê-lo, apesar de manter atividade sexual regular sem anticoncepção por um período mínimo de dois anos.

## ■ ASPECTOS EPIDEMIOLÓGICOS

A infertilidade conjugal acomete 10% dos casais; este percentual classicamente conhecido sofre variações em função de diversos fatores, como, por exemplo, a prevalência elevada de DST em determinada população, levando a maiores taxas de obstrução tubária.

A freqüência do coito é um fator importante na epidemiologia da infertilidade: os espermatozóides são capazes de sobreviver até 72 horas no trato genital feminino, ao passo que o óvulo dispõe de apenas 12 a 24 horas após a rotura folicular para ser fertilizado. Aconselha-se, portanto, orientar o casal a manter pelo menos duas relações sexuais por semana.

O uso de duchas e lubrificantes, embora ambos não sejam métodos contraceptivos eficazes para casais férteis, pode interferir na sobrevida espermática e prejudicar a fertilidade.

O uso de dispositivo intra-uterino por casais monogâmicos não compromete a fertilidade. No entanto, a história pregressa de multiplicidade de parceiros de qualquer um dos cônjuges acompanha-se de aumento no risco de doença inflamatória pélvica e infertilidade por danos tuboperitoneais.

Práticas esportivas extenuantes podem propiciar acentuada perda do peso corpóreo com aumento das endorfinas, modificando o tônus dopaminérgico e induzindo hiperprolactinemia, que leva a disovulias e infertilidade. Por outro lado, o aumento excessivo de peso pode também interferir no metabolismo dos esteróides e prejudicar a função ovulatória.

O uso de drogas lícitas ou ilícitas pode prejudicar o processo reprodutivo, seja interferindo na contagem da motilidade espermática, seja aumentando os índices de abortamento ou reduzindo o peso fetal.

Acredita-se que alguns fatores ambientais e/ou ocupacionais podem interferir na infertilidade. São eles: radiações ionizantes, altas temperaturas e determinados produtos químicos (mercúrio).

Na verdade, a divisão percentual dos fatores é artificial. A associação de causas de infertilidade é freqüente, principalmente a concomitância de fatores masculinos e femininos.

## ■ DISTRIBUIÇÃO DOS DIVERSOS FATORES ENVOLVIDOS NA INFERTILIDADE CONJUGAL

- Masculino: 35% a 30%
- Tuboperitoneal: 35%
- Ovulatório: 15%
- Esterilidade sem causa aparente (ESCA): 10%
- Cervical, corporal e outros: 5%

## ■ ROTEIRO SEMIOLÓGICO MÍNIMO DA INFERTILIDADE FEMININA

É fundamental ter em mente que o índice de fecundidade de um casal normal com atividade sexual regular, sem uso de contraceptivo, não ultrapassa 20% por ciclo.

A investigação do casal deverá iniciar-se baseado nos seguintes critérios:

- Casais com menos de 30 anos e mais de dois anos de vida sexual sem anticoncepção.
- Casais com mais de 30 e menos de 40 anos e mais de um ano de vida sexual ativa sem anticoncepção.
- Casais com mais de 40 anos e mais de seis meses de vida sexual ativa sem anticoncepção.
- Casais que têm vida sexual ativa, sem uso de métodos anticonceptivos, e que são portadores de um fator impeditivo da reprodução já definido anteriormente.

## ■ ANAMNESE

### História menstrual

Mulheres que menstruam regularmente, a cada 27 a 30 dias, e relatam presença de muco cervical na metade do ciclo, sensibilidade mamária e mudança de humor no pré-mênstruo, geralmente têm ovulação normal. Ciclos curtos ou que se acompanham de *spottings* ou manchas pré-menstruais podem significar insuficiência de corpo lúteo; tais sintomas na fase folicular podem denotar insuficiência folicular, estenose cervical, pólipo, adenomiose ou mioma intra-uterino.

Pacientes que menstruam a cada três a seis meses muitas vezes apresentam anovulação crônica, e apenas 25% engravidam espontaneamente. A queixa de dismenorréia de intensidade progressiva representa uma forte suspeita de endometriose.

## História obstétrica

Passado de abortamentos precoces pode estar associado a disfunções ovulatórias, imunológicas ou genéticas; muitas pacientes com desvios menstruais freqüentes deixam dúvidas quanto à ocorrência de gestações passadas.

O abortamento provocado ou complicado por infecção faz-se acompanhar de maior freqüência de danos uterinos, como incompetência istmocervical e alterações tuboperitoneais.

A infecção puerperal e a curetagem uterina pós-parto representam um risco importante de sinéquias intra-uterinas e patologia tuboperitoneal.

A hemorragia pós-parto pode acompanhar-se da síndrome de Sheehan devido a necrose hipofisária com redução na liberação das gonadotrofinas e conseqüente anovulação crônica.

## Antecedentes patológicos

Algumas enfermidades guardam estreita associação com a ocorrência da infertilidade:

- Doença inflamatória pélvica (DIP)
- Tuberculose genital

Antecedentes de cirurgia pélvica fazem-se acompanhar de elevada incidência de formação de aderências. Assumem especial importância as miomectomias e a ressecção em cunha dos ovários.

É importante também avaliar o estado clínico geral da paciente, atentando para concomitância de doenças como diabetes, hipertensão arterial, tireoidopatias e neoplasias.

## Anamnese do parceiro

É importante a informação quanto à ocorrência de criptorquidia uni- ou bilateral e ao período no qual o problema foi solucionado. Deve-se interrogar quanto à ocorrência de parotidite e suas complicações, passado de traumatismos testiculares, infecções, presença de varicocele e cirurgias corretivas.

## Exames complementares

A semiologia mínima está ao alcance de todos os profissionais médicos, não necessariamente necessitando de centros especializados em reprodução humana; já a semiologia avançada procura esclarecer dúvidas surgidas na investigação inicial ou aprofundar a propedêutica, quando ainda não estiver esclarecido o fator de infertilidade.

### TESTES DISPONÍVEIS

- Temperatura corporal basal.
- Teste pós-coito.
- Espermograma.
- Histerossalpingografia.

- Biópsia de endométrio.
- Ultra-sonografia.
- Dosagens hormonais.
- Laparoscopia e histeroscopia.

## Temperatura corpórea basal

Baseia-se na constatação de que, após a rotura folicular, ocorre aumento de 0,3 a 0,5°C na temperatura corpórea feminina por 11 a 14 dias, mantendo-se até as vésperas da menstruação seguinte. Duração da elevação térmica inferior a 10 dias está relacionada a função lútea deficiente. Sabe-se que o pico de LH coincide com uma queda da temperatura corpórea da mulher, e a elevação da temperatura basal ocorre um dia após a rotura folicular, fruto da ação termogênica da progesterona. Todavia, em 20% dos ciclos ovulatórios, o registro da temperatura deixa de mostrar uma curva bifásica.

## Teste pós-coito (TPC)

Também conhecido como teste de Sims-Hunner, fundamenta-se na capacidade do muco cervical, na fase estrogênica, de preservar espermatozóides com motilidade.

Informa sobre os fatores masculino, cervical, imunológico, e também quanto à função ovariana. Existem muitas controvérsias quanto a sua interpretação e seu valor como método propedêutico na infertilidade conjugal. Entretanto, faz parte do roteiro semiológico do casal infértil na quase totalidade dos tratados de reprodução humana.

Discute-se muito qual seria o número ideal de espermatozóides móveis identificados. Simplificando a interpretação, considera-se o teste positivo se existe pelo menos um espermatozóide móvel direcional.

Infelizmente, além dos problemas metodológicos para sua interpretação, o TPC tem sensibilidade, especificidade e valor preditivo positivo e negativo pobres, de modo que diversos estudos já concluíram que o teste não tem validade para investigação de infertilidade.

## Espermograma

O teste deve ser realizado depois de dois dias de abstinência, coletando-se o esperma através de masturbação, sendo o espécime interpretado de acordo com os critérios da OMS, apresentados no Quadro 37.1.

**Quadro 37.1**
Parâmetros normais no sêmen humano (OMS)

| Parâmetro | Valor |
| --- | --- |
| Volume | 1,5 a 5,0mL |
| Viscosidade | Nenhuma |
| Concentração de espermatozóides | > 20 milhões/mL |
| Mobilidade | >60% |
| Morfologia | >35% |

Um espermograma anormal não permite afirmar a existência de fator masculino, devendo ser repetido no intervalo de 10 a 15 dias. Deve ser sempre acompanhado de cultura, para afastar a possibilidade de infecções.

## Histerossalpingografia (HSG)

É um método radiológico que permite o estudo da cavidade uterina e da luz tubária mediante a injeção de contraste através da cérvice uterina; usam-se os contrastes hidrossolúveis devido ao temor de efeitos embólicos e reações inflamatórias decorrentes do uso de soluções oleosas. Um exame clínico e um estudo citológico cervicovaginal precedem a realização do exame e rastreiam previamente a presença de qualquer processo infeccioso genital; é fundamental que o fluxo menstrual tenha cessado por completo, para não se carrearem detritos menstruais para a luz tubária ou cavidade peritoneal, o que aumentaria o risco de endometriose e DIPA. A execução do procedimento na fase lútea propicia a chance de se irradiar uma gestação incipiente, e deve ser evitada; este deve, portanto, ser rotineiramente realizado na fase folicular, de preferência entre o primeiro e o décimo dia de um ciclo de 28 dias.

O exame deve ser conduzido preferencialmente sob monitoramento fluoroscópico, permitindo assim acompanhar a injeção lenta do contraste no útero e nas trompas.

Resultados falso-positivos podem decorrer de agendamento inadequado na fase do ciclo (exame na fase proliferativa tardia), inadequação da técnica e volume/pressão insuficientes do contraste injetado.

Para interpretação adequada das alterações da cérvice e da cavidade uterina é fundamental que o enchimento desses segmentos seja feito de modo bem lento, para que o contraste delimite não só a arquitetura interna do útero, mas também os limites de estruturas anômalas que possam existir em seu interior. Sabe-se que pólipos e miomas costumam propiciar imagens arredondadas e de contorno regular, enquanto as sinéquias intra-uterinas assumem as mais variadas formas, podendo o contraste evidenciar desde a ausência de opacificação de toda a cavidade uterina, até pequenas falhas de enchimento de contorno irregular.

A histerossalpingografia mostra um índice de concordância com a laparoscopia em torno de 60% a 80% dos casos, quando se compara o estudo da permeabilidade tubária. Um bom número de casos discordantes é fruto de obstruções proximais resultantes da contratilidade da musculatura cornual uterina, impedindo a passagem do contraste pelas trompas. Na presença de obstrução bilateral do terço médio das trompas, a hipótese mais provável é de que tal achado decorra de oclusão tubária após ligadura. As obstruções distais que se acompanham de dilatação tubária geralmente evidenciam um aumento sacular de contraste e selam o diagnóstico de hidrossalpinge.

Algumas pacientes engravidam espontaneamente após uma HSG; atribui-se este episódio às seguintes ações terapêuticas: lavagem mecânica das trompas, removendo tampões mucosos; retificação das trompas, desfazendo aderências peritoneais finas; estimulação dos cílios tubários; ação bacteriostática sobre as superfícies internas do útero e trompa; e imunossupressão sobre fagócitos peritoneais.

Como complicações, além de possíveis reações vagais e desconforto devidos ao pinçamento do colo e à injeção do contraste, podem ocorrer DIP (1% a 3% dos casos) e a dispersão vascular do contraste (3%), que pode ser muito séria nas pacientes com história de hipersensibilidade ao iodo.

### Biópsia do endométrio (BE)

Representa um método indireto de diagnóstico da ovulação e da função do corpo lúteo. Baseia-se no princípio de que, na primeira fase do ciclo, o endométrio, sob efeito estrogênico, apresenta características proliferativas. Depois da ovulação, sob efeito da progesterona produzida pelo corpo lúteo, desenvolve características secretoras, que são evolutivas de acordo com a fase do ciclo, o que permite uma datação histológica. A BE é habitualmente programada para a fase lútea média ou tardia.

A identificação de um endométrio proliferativo oito dias antes da menstruação indica ciclo anovulatório, enquanto que um endométrio secretor com uma datação retardada em mais de dois dias sugere insuficiência de corpo lúteo. Como isso pode acontecer eventualmente, inclusive em mulheres férteis, recomenda-se repetir o procedimento em ciclo subseqüente.

A maioria dos autores conclui, atualmente, que a biópsia de endométrio raramente estará indicada na avaliação de rotina do casal infértil, principalmente porque a deficiência de fase lútea não contribui para a dificuldade de engravidar e a anovulação em geral tem diagnóstico clínico, pela história de irregularidade menstrual ou amenorréia.

### Ultra-sonografia (USG)

Representa um importante instrumento na propedêutica em Ginecologia e Obstetrícia. Com a utilização dos transdutores vaginais, aumentou consideravelmente a acurácia da avaliação uterotubovariana. A indução da ovulação tornou-se muito mais segura e eficiente, e a precisão do estudo endometrial tem permitido o diagnóstico de pequenos miomas ou pólipos endometriais. A ultra-sonografia possibilita não só o diagnóstico das patologias expansivas do ovário, como também o tratamento endossonográfico de algumas condições anormais, substituindo procedimentos mais invasivos, como punção dos endometriomas.

Um recurso recente é a histerossonografia, que permite injetar líquido na cavidade uterina, facilitando a análise do contorno de pólipos e miomas, e podendo até mesmo aferir a permeabilidade tubária. Ainda não substitui a HSG como exame padrão.

### Dosagens hormonais

A dosagem de progesterona plasmática representa um importante recurso semiológico na avaliação da normalidade ovulatória, geralmente realizada entre o 20º e 24º dia (no meio da fase lútea), em ciclos de 28 dias. Níveis maiores que 5,6ng/mL sugerem ciclos ovulatórios, enquanto níveis acima de 10ng/mL sugerem uma função do corpo lúteo adequada.

A análise da prolactina é também muito importante na avaliação da infertilidade feminina, uma vez que mulheres infértis apresentam hiperprolactinemia em 10% a 15% dos casos; está especialmente indicada nos casos de ciclos anovulatórios, na presença de galactorréia e quando a biópsia endometrial ou a progesterona plasmática sugerem insuficiência lútea.

As dosagens de T4 e TSH raramente estão alteradas em pacientes infértis sem sintomas de disfunção tireoidiana, porém sua indicação torna-se imperiosa em mulheres que apresentam hiperprolactinemia, naquelas com passado de abortamentos espontâneos, e também faz parte da propedêutica da anovulação crônica e dos distúrbios menstruais.

Pacientes infértis com mais de 35 anos têm indicação para uma dosagem de FSH basal. Sabe-se que mulheres que apresentam níveis de FSH entre o terceiro ao quinto dia do ciclo acima de 25UI/L têm uma redução importante do patrimônio folicular; níveis abaixo de 15UI/L sugerem melhores perspectivas de gravidez. Níveis maiores que 35UI/L, repetidos, indicam menopausa.

## Laparoscopia e histeroscopia

O advento da endoscopia ginecológica serviu para esclarecimento diagnóstico em uma variedade de doenças no campo da reprodução humana. Em algumas situações, é obrigatória a associação de videolaparoscopia e videoistereoscopia. O enriquecimento dessa técnica com os recursos de vídeo melhorou não somente a qualidade da propedêutica, mas também simplificou um grande número de cirurgias que antes eram executadas por laparotomia.

Laparoscopia e histeroscopia são tanto diagnósticas, como algumas vezes terapêuticas, permitindo o tratamento imediato de alguns distúrbios diagnosticados durante o exame (endometrioma, pólipos, miomas e outras lesões). No entanto, constituem métodos invasivos e não estão indicadas na propedêutica inicial na maioria dos casos de infertilidade, salvo na presença de história clínica sugestiva de endometriose (dismenorréia grave e progressiva, dor pélvica crônica). Na maioria dos casos, serão realizadas na dependência dos resultados dos outros exames, como ultra-sonografia (sugerindo endometrioma ou hidrossalpinge) e histerossalpingografia (sinéquias, obstrução tubária).

O avanço do conhecimento no campo da reprodução humana tem tornado fundamentais alguns testes antes considerados não essenciais para o atendimento do casal infértil. Por outro lado, a melhoria da qualidade da assistência técnica, antes observada apenas nas grandes capitais, tem ampliado o arsenal propedêutico e terapêutico mesmo em cidades menores e em serviços menos sofisticados.

# Capítulo 39

# Indução da Ovulação

Madalena Caldas
Vamberto Maia Filho

## ■ INTRODUÇÃO

A incapacidade de gestar sempre foi um obstáculo a ser transposto em muitas sociedades, reinados e dinastias ao longo da história. A incapacidade de produzir descendente ruiu casamentos, desfez famílias e gerou dúvidas quanto à paternidade de filhos desde os tempos mais remotos até os dias atuais. A evolução da ciência possibilitou, entretanto, a elucidação de muitas dúvidas antes inexplicáveis e, no campo de infertilidade, a descoberta e a evolução das drogas indutoras da ovulação produziram uma gama de soluções para problemas antes insolúveis, alterando o próprio conceito de infertilidade e esterilidade.

Estéreis são aqueles que, após 12 meses mantendo relações sexuais freqüentes (duas a três por semana) e sem uso de métodos anticoncepcionais, não obtêm a gravidez. Infertilidade ocorre quando um casal consegue engravidar sem que a gestação chegue ao final. O conceito de esterilidade, portanto, mudou devido às técnicas de fertilização assistida e suas variáveis, desde o uso de drogas indutoras da ovulação até o uso de sêmen e útero de doadores. Os ciclos naturais, de acordo com Hodgen (1982), nos oferecem valorosas informações sobre a paciente e, portanto, nortearam o caminho a se seguir nas técnicas de reprodução assistida (TRA).

O uso de drogas indutoras da ovulação tem sido indicado em pacientes com anovulação, disovulias (p. ex., a insuficiência lútea), esterilidade sem causa aparente (ESCA) e em todas as técnicas de reprodução assistida. As estratégias de produzir uma superovulação nas TRA visam à produção de um número de oócitos maior que os conseguidos em um ciclo espontâneo.

## ■ TÉCNICAS DE REPRODUÇÃO ASSISTIDA

As TRA podem ser não-invasivas, em que a intenção é a obtenção de um a quatro folículos, ou invasivas, em que será produzido um maior número de folículos, resgatados por punção e então submetidos a uma fecundação extracorpórea e, posteriormente, transferidos para o útero. São duas as grandes vantagens obtidas com a superovulação:

1) O recrutamento e a estimulação simultânea de diversos óvulos aumentam o número de embriões e, portanto, aumentam a possibilidade de gravidez.
2) Há a possibilidade de se controlar o momento em que os óvulos podem ser captados a partir do folículo ovariano.

Por outro lado, estimulações muito agressivas produzem um aumento no risco de hiperestimulação ovariana e, conseqüentemente, elevam a possibilidade de gestações múltiplas, o que aumenta o risco gestacional, com maior morbimortalidade materna e perinatal.

Há que se considerar o princípio básico do uso dessas medicações, em que se delinearia como indutor da ovulação ideal aquele que conseguisse reunir boa eficácia e tolerabilidade, baixo custo, risco aceitável de síndrome de hiperestimulação ovariana (SHO), fácil aplicabilidade e baixa morbidade.

## ■ DROGAS ESTIMULADORAS DO PROCESSO DE OVULAÇÃO

### Citrato de clomifeno

O citrato de clomifeno (CC) foi sintetizado pela primeira vez em 1956, introduzido no uso clínico em 1960 e, desde 1965, tem sido o fármaco mais utilizado na indução da ovulação. É um agente não-esteróide, ativo por via oral, de rápida absorção e fracamente relacionado ao dietilestilbestrol. Essa estrutura, semelhante aos estrogênios, favorece sua captação e ligação com os receptores estrogênicos.

Por outro lado, somente 51% da droga são excretados nas fezes após o quinto dia de uso, e até seis semanas após seu uso é possível detectar concentrações plasmáticas significativas. Isso se deve ao fato de o CC ser fruto da junção de dois isômeros: o enclomifeno, que tem curto tempo de ação na circulação, desaparecendo em pouco mais de 24 horas, mas que parece ter um papel mais ativo no resultado final; e o zulclomifeno, que compõe 38% da forma ativa do CC e tem ação detectável por até seis semanas após o uso, sendo provavelmente responsável pelas modificações no meio do ciclo sobre o muco cervical e, mais tarde, sobre o endométrio. Dessa maneira explica-se o fato de algumas pacientes obterem ovulação ou gestação um a dois meses após seu uso.

A chave do mecanismo de ação do CC é a semelhança de sua estrutura molecular com a do estrogênio. Esta singularidade faz com que o CC atue no eixo hipotálamo-hipófise-ovário (HHO), promovendo uma hipersecreção de gonadotrofinas pituitárias. Quando o CC entra em contato com o eixo hipotálamo-hipófise, ocorre elevada e duradoura fixação aos receptores hipotalâmicos, deslocando o estrogênio endógeno, o que, associado a sua baixa potência como estrogênio, cria um estado de falso hipoestrogenismo no hipotálamo. O meio interno torna-se insensível aos níveis endógenos de estrogênio, promovendo assim, por meio de *feedback* negativo, um aumento de gonadotrofinas a partir do aumento e da freqüência nos pulsos de GnRH. O CC não estimula diretamente a ovulação, porém recupera e amplia a seqüência de fenômenos característicos de um ciclo normal. O CC não possui efeitos progestagênicos, nem corticotrópicos, androgênicos ou antiandrogênicos. Não afeta a função das supra-renais nem da glândula tireóide.

As indicações para o uso de CC são:

1) Anovulação com níveis normais de estrogênio.
2) Insuficiência de corpo lúteo.
3) ESCA.
4) Técnicas de reprodução assistida.

As melhores respostas na indução da ovulação obtidas com o CC ocorrem em pacientes com síndrome dos ovários polimicrocísticos (SOP). O índice de androgênios livres e a leptina predizem a resposta à terapia de indução com CC. Antes de seu emprego, um fator importante a se considerar é a idade da paciente, pois os índices de gravidez por ciclo são muito inferiores aos obtidos com o uso das gonadotrofinas.

Seu uso deve ser contínuo, no início do ciclo e durante cinco dias, podendo-se iniciar do segundo ao quinto dia do ciclo, mas alguns autores defendem seu uso a partir do terceiro dia, para melhorar a resposta da coorte de folículos recrutados para o ciclo em questão. Esse artifício traz o imprevisto de possíveis gravidezes múltiplas, porém em menor número, se comparado com as gonadotrofinas.

A dose inicial é de 50mg, podendo ser aumentada até o valor máximo de 250mg/dia, até ser conseguida a ovulação. De maneira geral, caso não se obtenha uma resposta ovulatória com dose de 150mg, costumam-se associar gonadotrofinas para induzir a ovulação. O pico de gonadotrofinas costuma aparecer entre o quinto e 12º dia do ciclo contados a partir do último dia do uso do medicamento.

Ministrada a droga, deve-se realizar acompanhamento da ovulação por meio de ultra-sonografia (US) endovaginal e sinais clínicos de ovulação. A US será realizada a partir do 12º dia, para acompanhar o desenvolvimento folicular e o amadurecimento do endométrio. Pacientes que não apresentarem desenvolvimento folicular, mas com sinais da presença de estrogênio (endométrio maior que 1cm e presença de muco), se beneficiarão com aumento da dose do CC. Na ausência de crescimento ovular, sem sinais de estrogenização, não haverá benefício com o aumento da dose, pois se não há suficiente estrogênio circulante, não há receptores e, conseqüentemente, a droga não irá surtir os efeitos esperados, acarretando apenas despesa e desconforto para a paciente. Nesses casos, pequenas doses de estrogênio poderão potencializar o efeito do CC e então alcançar o efeito desejado.

A taxa de gravidez por ciclo induzido está em torno de 20% a 25%, e a taxa de gravidez múltipla é de 6% a 10%. Espera-se que 80% das pacientes obtenham ovulação e que 40% engravidem em um total de seis ciclos ovulatórios, com melhores resultados nos três primeiros.

As duas grandes vantagens do uso do CC são sua maior comodidade na administração e o menor custo, quando comparados com os dos demais esquemas de estimulação ovulatórios. A desvantagem do CC é que ele atua como antiandrogênico no útero, no colo e na vagina, antagonizando com o efeito dos estrogênios sobre o muco cervical e o endométrio, podendo atuar negativamente sobre o transporte dos espermatozóides, a implantação e o desenvolvimento embrionário precoce. O CC também inibe a produção de progesterona pelas células da granulosa, sendo então importante o suplemento de progesterona micronizada como suporte na fase lútea. São contra-indicações ao uso de CC: cistos ovarianos, doença hepática, escotomas visuais persistentes e a gravidez.

## ESQUEMAS CC + HMG (GONADOTROFINAS HUMANAS DA MULHER MENOPAUSADA)

- Esquema de Krister:
  - CC: 100mg/dia do segundo ao sexto dia (VO).
  - hMG: 150UI no nono, décimo e 11º dia (IM).
  - hCG (*gonadotrofina coriônica humana*): 5.000UI (IM).

- Esquema de Frydman:
  - CC: 100mg/dia do segundo ao sexto dia (VO).
  - hMG: 150UI no segundo, quarto, sexto, oitavo e décimo dia (IM).
  - hCG: 5.000UI (IM).

## Agonistas e antagonistas do GnRH

O hormônio liberador de gonadotrofinas (GnRH), o principal regulador hipotalâmico da função reprodutora, é um decapeptídeo produzido e liberado por neurônios hipotalâmicos do núcleo arqueado e da área pré-óptica até o sistema porta-hipofisário, unindo-se assim rapidamente aos gonadotrofos da hipófise anterior. O GnRH tem uma meia-vida curta (minutos) e é de liberação pulsátil, o que é importante, já que, também em pulsos, o FSH e LH levam à ovulação.

Sua descoberta, em 1971, trouxe a capacidade de induzir um estado de dessensibilização hipofisária, que viria a se tornar a chave para evitar os cancelamentos de vários ciclos induzidos. Posteriormente, foram desenvolvidos os agonistas do GnRH (aGnRH) e antagonistas do GnRH, os quais permitiram controlar a síntese e a liberação das gonadotrofinas.

### AGONISTAS DO GNRH (aGNRH)

Os aGnRH resultaram de modificações nos aminoácidos 6 e 10 da cadeia do GnRH natural, o que resultou em aumento na afinidade da ligação com seus receptores da ordem de 100 a 200 vezes, quando comparada como da molécula original. Sua ação elimina os níveis basais de LH, o que favorece uma menor chance de luteinização precoce e um maior sucesso da FIV, dessensibiliza as células gonadotrofínicas da hipófise e reduz o número de receptores de GnRH.

Imediatamente após sua administração ocorre uma maciça liberação das gonadotrofinas já armazenadas (FSH e LH, 10 vezes) e de estradiol (quatro vezes o valor basal), representando o efeito *flare*. Entretanto, o uso contínuo irá firmar sua união com o receptor, sendo este complexo (aGnRH/receptor) internalizado por endocitose, de modo a eliminar essa liberação de gonadotrofinas (*down regulation*), gerando um efeito pós-receptor que inclui a perda e o comprometimento funcional dos receptores. Em geral, são necessários sete a 14 dias para se conseguir a supressão hipofisária. O bloqueio hipofisário é a base clínica para o uso dos aGnRH.

### ANTAGONISTAS DO GNRH

Os antagonistas do GnRH possuem um efeito inibidor direto na secreção de gonadotrofinas. As primeiras gerações de antagonistas do GnRH favoreciam uma grande liberação de histamina, mas atualmente, com as drogas de terceira e quarta gerações, não há mais esse efeito colateral. Os antagonistas do GnRH se ligam aos receptores endógenos de forma competitiva e dose-dependente, havendo a necessidade de uma administração constante.

Vantagens: menor tempo de uso, menor exposição à medicação durante o desenvolvimento folicular e supressão imediata dos níveis de LH e FSH, bloqueio imediato do eixo, redução da freqüência de formação de cistos por não haver efeito *flare*, fácil manejo, menor custo, menores índices de SHO, não há perda de receptores impedindo a ação do GnRh natural e não há efeito pós-receptor, com menor necessidade de suporte de fase lútea. Contudo, a curva de aprendizado, em decorrência de sua introdução mais recente na prática clínica, ainda impõe restrições a seu uso.

## ■ PROTOCOLOS PARA ESTIMULAÇÃO OVARIANA CONTROLADA (EOC)

### Agonistas do GnRH (aGnRH)

O uso de aGnRH popularizou-se e sedimentou-se ao longo dos anos, sendo os primeiros utilizados na prática médica e, atualmente, empregados em mais de 85% dos ciclos de FIV. Sua administração pode ser tanto por via inalatória como intramuscular, sem diferenças no resultado final. Os aGnRH de depósito também podem ser empregados para ciclos de FIV, porém estes produzem um bloqueio mais intenso e duradouro, impossibilitando alterações de dose durante o processo e ciclos sucessivos, já que se deve esperar sua metabolização. Na prática clínica, existem três formas possíveis de utilização de aGnRH para estimulação ovariana controlada:

#### PROTOCOLO LONGO

O aGnRH deve ser iniciado na fase folicular ou na metade da fase lútea do ciclo anterior ao da EOC, porém estudos comprovaram que se consegue uma melhor supressão e uma incidência menor de cistos quando se emprega o aGnRH na metade da fase lútea do ciclo anterior. Mantém-se sua administração por 10 a 14 dias, até ser atingida a supressão hipofisária.

A supressão hipofisária é confirmada por ecografia (endométrio linear e com folículos menores que 10mm) e níveis séricos de estradiol <50pg/mL. Após a supressão, inicia-se EOC com gonadotrofinas, até que pelo menos um folículo esteja maior que 18mm. Mantém-se o GnRH por toda a EOC até a indução da ovulação com o hCG. Este protocolo necessita de maior quantidade de gonadotrofinas e maior suporte de fase lútea, devido à longa dessensibilização aplicada.

#### PROTOCOLO CURTO

Inicia-se o aGnRH entre o primeiro e o terceiro dia do ciclo, buscando aproveitar o efeito *flare*. A indução com gonadotrofinas (EOC) se inicia também no terceiro dia do ciclo. Manter GnRH até induzir a ovulação (hCG).

#### PROTOCOLO ULTRACURTO

Consiste na administração única do aGnRH nos três primeiros dias do ciclo, e a EOC é iniciada no segundo ou terceiro dia do ciclo.

Estudos comparativos, confirmados por metanálise, sobre qual protocolo parece ser mais efetivo mostram que os melhores resultados, em termos de taxas de gravidez clínica, são obtidos com a utilização do protocolo longo. Além disso, deve-se estar atento para o potencial risco de gravidez a partir do ciclo anterior, que gira em torno de 1%. Sabe-se que o risco de anomalias cromossômicas ou morfológicas com o uso do aGnRH não excede o risco da população em geral, porém a administração de anticoncepcionais por via oral no ciclo anterior à EOC, além de uma segurança quanto à prevenção de gestação concomitante à EOC, diminui o risco de cistos, melhora a planificação do ciclo de FIV e parece gerar um possível efeito benéfico nas pacientes com má resposta à IO.

Outro aspecto importante a ser discutido refere-se à extrema supressão do LH resultante do protocolo longo e ainda à ação do FSH recombinante (rFSH). Sabemos, pela teoria das duas células, que para uma boa síntese estrogênica e uma boa maturação oocitária necessitamos de quantidades balanceadas de FSH e LH. Durante uma hiperestimulação ovariana controlada, a supressão de LH pode atingir níveis críticos. Alguns autores defendem que, quando são encontrados níveis de LH menores que 1,0UI/L na metade da fase folicular, aumentam-se os dias de estimulação, exigindo maiores quantidades de rFSH, obtendo-se menos oócitos e, portanto, menos embriões em relação às mulheres com limite de LH maior que 1,0UI/L. Esses estudos não demonstraram de quanto seria esse limite do LH ou sua quantidade ótima, porém, essas respostas poderão ser obtidas com o uso do LH de origem recombinante.

## DROGAS UTILIZADAS

- Acetato de leuprolide
  - Lupron® – 2,8mL (14mg SC).
  - Lupron Depot® – 3,75 ou 7,5mg a cada 28 dias (IM).
- Acetato de buserilin
  - Suprefact® – 5,5mg
  - SuprefactE® – 15mg (0,15mg por aplicação nasal)
- Goserelina
  - Zoladex® – 3,6mg (*depot* cilíndrico) a cada 28 dias (SC).
- Triptorelina
  - Neo-Decapeptyl® – 3,2mg a cada 28 dias

## Antagonistas do GnRH

Desde sua descoberta, os aprimoramentos vêm ao longo das gerações melhorando sua função. Os fármacos de terceira e quarta gerações têm poucos efeitos colaterais, principalmente relacionados à liberação de histamina. Estudos multicêntricos mostraram sua capacidade de evitar o pico prematuro do LH e, conseqüentemente, a luteinização precoce durante a EOC, o que por muito tempo foi um fator limitante da FIV.

Seu mecanismo de ação, já anteriormente citado, resulta da inibição direta da secreção de gonadotrofinas, competindo pelos receptores do GnRH endógeno (dose-dependente), ocupando os receptores (não estimulam a secreção/impedem a ligação do GnRH a seus receptores hipofisários), sem efeito pós-receptor.

Os estudos são contraditórios quanto à presença de receptores em nível ovariano, fazendo-se então necessário o suporte da fase lútea. Sua ação no endométrio é discutida, e não há alteração quanto à taxa de formação de blastocistos ou da formação de *hatching*, com semelhantes taxas de fecundação, clivagem e qualidade embrionária, quando comparados com aGnRH.

## DROGA UTILIZADA

- Cetrotide® – 0,25 mg (SC).

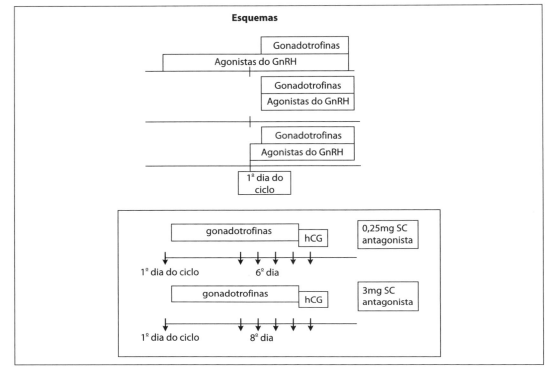

**Figura 39.1**
Protocolo de administração.

## PROTOCOLOS DE ADMINISTRAÇÃO (FIGURA 39.1)

- *Protocolo de doses múltiplas ou de Lübeck:*
  - Aplicação diária de 0,25mg do antagonista do GnRH SC, iniciando-se no sexto dia da estimulação até o dia de induzir a ovulação com hCG ou com aGnRH.

- *Protocolo de dose única:*
  - Aplica-se dose maior e única de antagonista (3mg SC de Cetrorelix) no sétimo dia da estimulação.
  - Noventa e seis horas após a aplicação do antagonista do GnRH, usa-se o aGnRH para induzir a ovulação.
  - Deve-se reforçar a supressão hipofisária com doses diárias de 0,25mg de antagonista até a indução da ovulação (menos de 10% necessitam dessas doses adicionais).

## Gonadotrofinas

Existem três tipos de gonadotrofinas: o hormônio luteinizante (LH), o hormônio folículo-estimulante (FSH) e a gonadotrofina coriônica humana (hCG), todos são glicoproteínas, constituídas de duas proteínas e com ligação não-covalente, e determinadas subunidades $\alpha$ e $\beta$. A subunidade $\alpha$ existe nas três gonadotrofinas, mas é a subunidade $\beta$ que confere a atividade biológica e a especi-

**Quadro 39.1**
■ Comparação agonistas × antagonistas GnRH

|  | Agonistas | Antagonistas |
|---|---|---|
| Efeito *flare* | Sim | Não |
| Formação de cistos | Sim | Não |
| Dose de FSH e LH | Maior | Menor |
| Dias de estimulação | Maior | Menor |
| Risco de SHO | Maior | Menor |
| Suporte de fase lútea | Sim | Provavelmente não |
| Sintomas de hipoestrogenismo | Sim | Não |
| Metabolismo ósseo | Sim | Não |
| Esteroidogênese | Parece que não | Parece que sim |
| Embrião | Favorecem | Inibem |
| Implantação embrionária | Parece que não | (?) |
| Utilidade em baixa resposta | Moderada | Parece que sim |
| Aceitação das pacientes | Menor | Maior |
| Melhor controle do ciclo | Sim | Não |
| Curva de aprendizado | Não | Sim |
| Ampla experiência | Sim | Não |

ficidade de cada uma delas. As gonadotrofinas são solúveis em água e altamente degradáveis pelas enzimas do trato gastrintestinal; por isso, sua via de administração deve ser parenteral (IM ou SC).

O primeiro nascimento por meio de FIV foi obtido a partir da fertilização de apenas um oócito de um ciclo espontâneo, em 1978. Hoje, as técnicas de reprodução assistida primam pela obtenção do máximo de folículos na busca do êxito gestacional e, para tanto, a utilização das gonadotrofinas é fundamental. Devido a seu custo elevado, não se deve partir para seu emprego sem uma prévia avaliação cuidadosa e criteriosa sobre a origem da esterilidade, no Quadro 39-1 vemos vantagens e desvantagens quanto ao uso de agonistas × antagonistas.

## DROGAS UTILIZADAS

- **hCG**
  - Profasi HP® – 500, 1.000, 2.000, 5.000, 10.000UI (IM).
  - Pregnyl® – 1.500 e 5.000UI (IM).

## GONADOTROFINAS URINÁRIAS DE MULHER MENOPAUSADA (HMG)

As gonadotrofinas da urina da mulher menopausada foram estudadas em 1954, quando se constatou a existência de quantidades iguais de LH e FSH, mas somente em 1962 foi obtida a primeira gravidez com hMG. Nas gonadotrofinas de primeira geração (Pergonal®), as concentrações de FSH/LH eram idênticas (75UI) e levavam, freqüentemente, a uma luteinização precoce; nas de segunda geração (Metrodin®) já havia uma diminuição dos valores de LH (0,1UI), mantendo-se a concentração do FSH; em seguida, surgiram as de terceira geração, com apenas resíduos de LH e pouca quantidade de proteínas na droga, conferindo um FSH "quase" purificado (Metrodin® HP).

Sua administração começa a partir do terceiro dia do ciclo, em doses diárias que podem variar de 75 a 225UI/dia, e a via de acesso é a IM. A dose deve variar de acordo com a paciente: idade, intensidade da resposta aos indutores de ovulação em ciclos anteriores e o risco presumível de SHO.

### Drogas utilizadas

- Pergonal 500®* – 75UI de FSH e 75UI de LH (IM).
- Pergonal 1.000® – 150UI de FSH e 150UI de LH (IM).
- Humegon® – 75UI de FSH e 75UI de LH (IM).

### Posologia

- 75 a 300UI/dia (IM).

## FSH recombinante (rFSH)

O rFSH é um produto oriundo de pesquisas em engenharia genética que foi obtido *in vitro*, mediante tecnologia do DNA recombinante. O processo de preparação dessa gonadotrofina passa pela transfecção de células ovarianas de hamster chinesa, utilizando-se plasmídeos contendo as subunidades de genes com o código do FSH. A substância final guarda perfeita identidade com o produto oriundo de fluidos humanos, seja na seqüência de aminoácidos, seja na afinidade por receptores específicos ou mesmo em sua atividade biológica. Por outro lado, apresenta alta pureza, em decorrência de uma manutenção na qualidade lote-a-lote, o que assegura um produto isento de proteínas de origem desconhecida.

Acrescente-se a isso que o rFSH não apresenta contaminação alguma pelo LH, constituindo-se assim em um agente monoterapêutico. O rFSH é composto por duas subunidades: folitropina α (que tem menor reação no local da injeção – Gonal-F) e folitropina β (Puregon). Deve ser conservado ao abrigo da luz em temperatura de 2°C a 30°C. As pacientes devem ser orientadas a variar o ponto de aplicação do SC para que não ocorra lipoatrofia.

### Drogas utilizadas

- Gonal-F® – 150, 450, 75 e 37,5UI de FSH (SC ou IM).
- Puregon® – 50, 100 e 150UI de FSH (SC ou IM).

### Posologia

- 75 a 450UI/dia (SC).

## LH RECOMBINANTE (RLH)

Apesar de seu valor durante a esteroidogênese, o LH na indução da ovulação é alvo de muitas críticas. Níveis elevados de LH na fase folicular precoce (como na SOP) levam a diminuição da

---

*O Pergonal foi recentemente retirado do mercado farmacêutico.

implantação embrionária e perdas gestacionais precoces. O LH promove degradação do sistema de comunicação da granulosa (*gap junction*), o qual mantém a fase meiótica presa pela permissão da passagem do inibidor da maturação oocitária da parede do folículo para o oócito e induz o fator de maturação pela granulosa.

Não se sabe ao certo, mas na fase folicular média/tardia os receptores de LH já estão presentes, na teca e um pouco na granulosa, otimizando o efeito do FSH e potencializando, assim, o crescimento folicular. Acredita-se que níveis de LH em valores próximos a 1,5UI/L seriam capazes de manter a produção androgênica tecal durante todo o ciclo de estimulação. Em pacientes com hipogonadismo hipogonadotrófico grave, essa relação parece ser ainda mais verdadeira e o rLH se faz necessário desde o início da estimulação, por volta do segundo ou terceiro dia do ciclo menstrual. Nos demais casos, no sétimo ou oitavo dia de estimulação, pode-se adicionar o rLH (ou seja, no primeiro dia do antagonista do GnRH nesse tipo de protocolo).

### Droga utilizada
- Luveris® – 75UI de LH (SC).

## INIBIDORES DA AROMATASE

Há alguns anos vem sendo estudada a utilização dos inibidores da aromatase como uma possibilidade para indução da ovulação, com resultados promissores. A aromatase é um complexo enzimático do citocromo P450 que catalisa a etapa limitante na produção de estrogênio, isto é, a conversão dos androgênios androstenediona e testosterona em estrona e estradiol. Assim, a enzima aromatase é um bom alvo para a inibição seletiva, pois a produção de estrogênio é a última etapa na seqüência biossintética dos esteróides sexuais.

A princípio, essas drogas tinham o intuito de tratar doenças estrogênio-dependentes (p. ex., câncer de mama). Entretanto, devido a sua toxicidade e efeitos colaterais, tais drogas tiveram seu uso restringido.

A evolução e o desenvolvimento de inibidores da aromatase, em sua terceira geração, de potência (1.000 a 10.000 vezes) e tolerabilidade superiores, proporcionaram a possibilidade de utilizá-los com maior segurança, e desde então estes vêm sendo administrados com freqüência.

Os inibidores da aromatase podem ser esteróides e não-esteróides. Os esteróides produzem destruição da ação enzimática de forma irreversível; já os não-esteróides atuam por mecanismo de competição e ligação ao sítio específico da aromatase, sendo geralmente reversíveis, dependendo da presença do agente inibidor. A aminoglutetimida, droga de primeira geração, foi substituída pelos anastrozol e letrozol e pelo inibidor exemestane, drogas de terceira geração (aprovadas recentemente pela Food and Drug Administration – FDA) para uso no tratamento de câncer como drogas de primeira escolha, que vêm sendo testadas para tratamento de doenças como endometriose, puberdade tardia em homens, puberdade precoce, ginecomastia e, finalmente, na indução da ovulação.

O letrozol, por exemplo, que é um inibidor não-esteróide, específico e reversível da enzima aromatase, com excelente biodisponibilidade oral (próximo a 100%), meia-vida relativamente curta (45 horas) e exigüidade de efeitos colaterais, pode representar uma alternativa ao citrato de clomifeno. A indução da ovulação baseia-se no mesmo princípio de ação do CC, a diminuição do *feedback* negativo produzido pelo estrogênio, no eixo hipófise-hipotálamo, produzindo um aumento de gonadotrofinas e, conseqüentemente, a estimulação de folículos ovarianos; outra possibilidade aventada para seu mecanismo de ação seria o aumento da sensibilidade folicular ao FSH, como resultado da acumulação temporária de androgênios intra-ovarianos, devido ao bloqueio de reação de aromatização que converte androgênios em estrogênios, permitindo doses menores de gonadotrofinas durante a indução.

Estudos comparativos entre CC e letrozol têm sido realizados e demonstram resultados satisfatórios do letrozol, principalmente com diminuição dos níveis circulantes de estradiol, que podem afetar a implantação e a função lútea. Entretanto, esses estudos foram feitos com pequenos grupos de pacientes, sendo necessária a realização de estudos clínicos randomizados e com maior seguimento para avaliação da dose adequada, posologia e segurança quanto ao uso na prática diária. Mesmo assim, a possibilidade de indução da ovulação com menores efeitos antiestrogênicos no endométrio e no muco cervical, aumento da resposta ao FSH, permitindo menores quantidades de gonadotrofinas, diminuição do custo e melhora da resposta em pacientes pouco responsivas, é bastante animadora para o futuro.

## ■ SÍNDROME DOS OVÁRIOS POLICÍSTICOS E INDUÇÃO DA OVULAÇÃO

A SOP é, sem dúvida, um dos principais motivos de procura de casais inférteis ao esterileuta, sendo responsável por cerca de 20% a 30% das causas de infertilidade feminina.

A indução da ovulação na SOP deve ter como droga de primeira escolha o citrato de clomifeno, associando-se a metformina, que é uma biguanida, cuja ação reduz o hiperinsulinismo e o hiperandrogenismo. O uso de metformina melhora a resposta ovariana à gonadotrofina exógena em mulheres com SOP resistentes ao CC.

A dosagem de citrato de clomifeno já foi discutida anteriormente. Em relação à metformina, recomenda-se iniciar com 500mg VO na primeira semana, aumentando-se para 500mg VO a cada 12 horas na segunda semana e, finalmente, 500mg VO a cada oito horas a partir da terceira semana, monitorando-se a ocorrência de efeitos colaterais.

Quando se realiza estimulação ovariana controlada em pacientes com SOP, deve-se ter cautela, porque o uso de gonadotrofinas está associado a maior possibilidade de síndrome de hiperestimulação ovariana. Ainda não se encontram disponíveis estudos prospectivos controlados sobre o uso de antagonistas GnRH em pacientes com SOP.

## ■ SÍNDROME DE HIPERESTIMULAÇÃO OVARIANA (SHO)

A SHO é uma entidade de grande importância clínica, caracterizada por uma resposta suprafisiológica do ovário à indução da ovulação, acarretando grande aumento do volume ovariano, ascite, derrame pleural, oligúria, hemoconcentração e fenômenos tromboembólicos, podendo ser uma grande ameaça à vida da paciente. Mesmo nos casos de tratamento para estimulação ovariana com baixas doses de gonadotrofina ou mesmo CC, poderá haver SHO.

### Etiologia e fisiopatologia

Dentre os fatores predisponentes, a SOP constitui o principal. A etiologia ainda é indeterminada, porém o hCG é o fator que deflagra a SHO por meio da liberação de um mediador que possui efeitos sistêmicos e potentes sobre o sistema vascular. Este fato foi comprovado com a substituição do hCG pela progesterona como suporte da fase lútea. Na SHO, o aumento da permeabilidade capilar leva a um extravasamento de líquido para o terceiro espaço, através de possíveis mediadores sobre a circulação. A SHO pode ser precoce, apresentando-se entre o terceiro e o sétimo dia após o hCG, ou tardia, quando se apresenta entre o 12º e o 17º dia após o hCG. É um processo autolimitado, durando de 10 a 14 dias, desde que nenhum hCG endógeno persista atuando. Portanto, caso haja implantação, o estímulo irá persistir e aumentar de acordo com o aumento do hCG, que é crescente até atingir o platô por volta da décima semana, quando então, a partir de duas semanas, inicia-se o processo de queda dos níveis de hCG, melhorando o quadro da SHO.

Muitos estudos vêm tentando demonstrar qual mediador, liberado pelo hCG, estaria relacionado ao aumento da permeabilidade capilar, porém não há uma resposta clara até o momento. O estrogênio ($E_2$) parece estar implicado na alteração da permeabilidade vascular, como naturalmente ocorre nas gestações, contudo este não é o único mediador modulado pelo hCG. Nos quadros em que há altas concentrações de $E_2$ sem uso do hCG, não há desenvolvimento de SHO, e também há pessoas com níveis baixos de $E_2$, porém com defeito enzimático da 17,20-desmolase, que podem apresentar ascite e SHO. Sem dúvida, o estrogênio é um modulador importante da SHO, mas não o único.

As prostaglandinas têm altas concentrações nos quadros de SHO, principalmente devido a sua alta produção, com níveis elevados de $E_2$; entretanto, os inibidores das prostaglandinas, como a indometacina, não mostraram melhorar o quadro de SHO quando foram analisados modelos experimentais com coelhas. Ademais, antiinflamatórios não-esteróides podem acarretar um decréscimo na função renal, piorando o quadro da SHO.

O sistema renina-angiotensina tem receptores espalhados em muitos locais no organismo. No ovário, a angiotensina II (AII) participa da modulação da esteroidogênese no processo de foliculogênese e atresia e também na maturação de oócitos e na ovulação, por meio de mecanismos complexos. Detecta-se a presença de AR no líquido folicular. Resposta exagerada após administração do hCG exógeno e suas propriedades vasoconstritoras sugerem seu possível efeito como modulador da SHO. Estudos utilizando bloqueadores das enzimas de conversão mostraram uma redução importante na incidência de SHO em cobaias de laboratório. Estudos clínicos posteriores são necessários para elucidar melhor essa questão.

As citocinas são notavelmente elevadas em pacientes que apresentam SHO, e sua secreção é hCG/LH-dependente. As interleucinas (IL) 6, 2 e 8 têm obtido destaque entre as demais. Já se demonstrou elevação prévia de IL-6 em mulheres com risco clínico de desenvolver SHO; a IL-2 é capaz de induzir uma síndrome de fenda vascular muito semelhante à SHO, tem concentrações altas no momento da escolha do oócito, e o hCG induz sua produção; e a IL-8 é um potente agente quimiostático, induz a migração de neutrófilos na cavidade peritoneal e é ativador de granulócitos e células T que alteram a permeabilidade vascular. Entretanto, esses efeitos se apresentam com um *gap* de tempo importante para SHO precoce, podendo estar relacionados a um efeito mais tardio.

O fator de crescimento endotelial vascular (VEGF) é, atualmente, a principal citocina imputada na fisiopatologia da SHO. Esta glicoproteína induz a proliferação celular endotelial e a angiogênese *in vivo*, aumentando a permeabilidade vascular de modo importante, muito maior que a histamina. Imediatamente após a administração do hCG (três horas), a concentração de VEGF no soro aumenta drasticamente, porém sua concentração no líquido folicular não acompanha a subida do soro, havendo de fato uma diminuição de seus valores. Dessa maneira, o VEGF deverá estar envolvido com a SHO precoce, devido a sua rápida produção, e então outras citocinas, como a IL-6, a qual demora 48 horas para obter um crescimento significativo, devem estar relacionadas com a SHO tardia, em associação com outros mediadores.

A endotelina-1, um potente vasoconstritor, que aumenta a permeabilidade vascular, a insulina, que atua nas células da granulosa e nos IGF (*insulin growth factors*), aumentando a produção de estrogênios, a histamina e o sistema cinina-calicreína ovariano também podem ter ação no processo da SHO.

## Quadro clínico

Sem dúvida, a principal repercussão do aumento da permeabilidade é representada por hipovolemia e hemoconcentração, embora outros sinais e sintomas possam ser percebidos, os quais podem ser divididos em classes:

- *Leve*: estrogênio e progesterona séricos altos e ovários levemente aumentados (menores que 5cm).
- *Moderada*: distensão abdominal e desconforto, náusea e/ou vômitos e/ou diarréia, síncope e dispnéia leve; hipotensão e taquicardia podem estar presentes, com ovários entre 5 e 12cm de diâmetro.
- *Grave*: ovários maiores que 12cm, ascite e, menos freqüentemente, hidrotórax ou efusão pericárdica. Disfunção renal (diurese menor que 25mL/h, creatinina entre 1 e 1,5mg%, *clearance* de creatinina ≥ 50mL/min), hemoconcentração (hematócrito > 45%) e leucocitose >15.000.
- *Formas críticas*: ascite tensa, hidrotórax e/ou efusão pericárdica, hemoconcentração grave > 55%, leucocitose profunda > 25.000 e lesão renal extrema (oligúria, creatinina >1,6, *clearance* de creatinina > 50mL/min). Podem surgir síndrome do desconforto respiratório do adulto (SDRA) e fenômenos tromboembólicos. Estes últimos representam a manifestação clínica mais perigosa da SHO, acometendo principalmente as veias (75% – veias jugular interna, subclávia e cava inferior) e, em menor freqüência, as artérias (25% – artérias cerebral mediana, cerebral anterior, carótida interna, vertebral, umeral, femoral, mesentérica, aorta e subclávia). Comumente, os pacientes queixam-se de dispnéia (92%), seguida de desconforto abdominal provocado pela ascite (99%) e distúrbios gastrintestinais (54%), e podem apresentar alterações da função hepática, devido ao edema causado pelo aumento da permeabilidade vascular. O tamanho absoluto dos ovários não deve ser levado unicamente em consideração, e os quadros clínico e laboratorial devem nortear a condução do caso.

## Fatores de risco

Sem dúvida, como em qualquer doença, não devemos medir esforços para nos antecipar aos problemas potenciais, e para isso a análise dos fatores de risco envolvidos é o primeiro passo para prevenção e redução da SHO. Os trabalhos têm demonstrado que mulheres jovens e magras têm maior tendência para o desenvolvimento SHO porque, devido ao baixo índice de massa corpórea (IMC), a resposta às drogas se mostra exagerada. Altos níveis séricos de $E_2$ sintetizados pelos folículos imaturos, presença de hiperandrogenismo, obesidade, níveis séricos de LH e ovários em formato de "terço", hiperinsulinemia e, portanto, pacientes com SOP, representam outros fatores de risco para SHO. Há uma incidência aumentada em pacientes alérgicas, indicando que os mecanismos imunológicos também podem estar envolvidos. Outros fatores podem ser identificados depois da administração do hCG, podendo-se modificar o esquema terapêutico (ver Quadro 39.2):

**Quadro 39.2**
■ Fatores de risco para SHO antes e após administração de hCG

**Fatores de risco para SHO antes da administração de hCG**
1) Jovens e com baixo IMC
2) "Sinal do colar"
3) SOP
4) Alérgicas

**Fatores de risco para SHO após administração de hCG**
1) Folículos múltiplos (> 5 em hiperestimulação ovariana controlada [HOC] e > 6 em indução da ovulação [IO])
2) $E_2$ (↑4.000pg/mL em HOC e ↑ 1.700pg/mL em IO)
3) Ciclos de concepção
4) Suplementação de hCG lúteo
5) ↑ níveis de VEGF no líquido folicular/soro

## Prevenção

Após a identificação dos fatores de risco, a partir dos fatores mencionados no Quadro 39.2, a prevenção seria uma nova estratégia a se seguir para evitar a SHO. Como já salientado, o ponto de partida da SHO é o hCG, que irá modular outros mediadores responsáveis pela SHO e, conseqüentemente, suspender a administração do hCG é uma alternativa para prevenir a SHO em pacientes que apresentam fatores de risco iminentes de SHO. A suspensão do hCG tem implicações emocionais e financeiras para a paciente, sendo realmente um problema a ser contornado; contudo, representa uma excelente alternativa para se evitar a SHO.

Pacientes com SOP e que apresentam todo o cortejo clínico da síndrome podem beneficiar-se da eletrocauterização ovariana (*ovarian drilling*) por via laparoscópica anteriormente ao ciclo induzido, melhorando o ambiente androgênico e, conseqüentemente, a resposta alcançada.

Quando os níveis de $E_2$ aumentam rapidamente em mulheres submetidas à hiperestimulação ovariana controlada (HOC) com o uso de gonadotrofinas e agonistas do GnRH (aGnRH), se suspendermos as gonadotrofinas e mantivermos o aGnRH, não haverá crescimento dos folículos. Isto se deve ao efeito de freio do aGnRH, que determina ausência endógena da gonadotrofinas naturais, ocorrendo um decréscimo importante no $E_2$. Esse processo, chamado *coasting*, não deve prosseguir além de 48 horas, porque implicará prejuízo para a qualidade dos folículos.

O *coasting* pode ser iniciado em protocolos de indução da ovulação quando os níveis de $E_2$ excedem o valor de 1.800pg/mL, até redução de 25% dos valores de $E_2$, ou até se verificarem pelo menos três folículos menores que 18mm, quando então se administra o hCG. Em casos de hiperestimulação ovariana controlada para FIV, inicia-se o *coasting* com folículos maduros quando os níveis de $E_2$ encontram-se acima de 3.000pg/mL ou com numerosos folículos imaturos, até normalização dos valores de $E_2$. No protocolo *step down*, o *coasting* faz parte do processo que simula os acontecimentos fisiológicos, sem alterações nos índices de gravidez.

A aspiração folicular antes ou após a administração do hCG tem como objetivo, por meio da aspiração das células da granulosa, o declínio de substâncias responsáveis pelo início da síndrome, porém estudos clínicos não comprovaram sua efetividade na prática. A infusão de albumina imediatamente após a recuperação do oócito é outra manobra que tem o objetivo de aumentar a pressão oncótica e diminuir o extravasamento de líquido do meio intra- para o extravascular, embora as publicações sejam contraditórias a esse respeito.

**Quadro 39.3**
■ Prevenção da SHO sem e com GnRH

**Prevenção da SHO (com GnRH)**
1) Suspender o hCG
2) Eletrocauterização ovariana
3) *Coasting*
4) Aspiração folicular antes ou após hCG
5) Albumina EV
6) Criopreservação dos embriões

**Prevenção da SHO (sem GnRH)**
1) FSH para induzir a ovulação
2) Antagonistas do GnRH
3) Agonistas do GnRH
4) Octeotrídeo
5) Cetoconazol

Como já ressaltado anteriormente, a SHO é autolimitada, porém, em caso de implantação do embrião, esta se perpetuará, prolongando todo o cortejo clínico; por isso, a criopreservação dos embriões torna-se uma opção para prevenir a SHO. Obviamente, o principal problema envolvido nesse caso é a diminuição do índice de gravidez, quando comparado com a implantação de embriões a fresco. A substituição do hCG em mulheres submetidas à hiperestimulação ovariana controlada sem aGnRH pode ser realizada utilizando-se: FSH para induzir a ovulação; aGnRH para induzir a ovulação; octeotrídeo, que é um análogo da somatostatina, reduzindo a insulina, o fator de crescimento insulina-*like* (IGF) tipo I e os níveis de LH, podendo diminuir o risco de SHO; antagonistas do GnRH e cetoconazol que, em baixas doses intermitentes durante a indução da ovulação, reduzem a síntese de estrogênio ovariano (ver Quadro 39.3).

## Tratamento

Infelizmente, enquanto os mediadores moduladores da SHO estiverem atuando e não forem totalmente esclarecidos, o tratamento será meramente empírico e de suporte. O repouso no leito evitará que o sistema nervoso simpático e o sistema renina-angiotensina-aldosterona sejam ativados, prevenindo a diminuição do índice de filtração glomerular e a excreção sódica; paracentese de alívio não deverá ser feita de rotina, porque não leva a melhora clínica e apenas espolia ainda mais a paciente.

O equilíbrio hídrico é um ponto importante do tratamento; deve-se, a princípio, utilizar cristalóides para aumentar o volume intravascular, além da albumina, principalmente a *low-salt*, na dose de 50 a 100g a cada seis a 12 horas, como expansores, com bons resultados; o uso de diuréticos, como a furosemida, deve ser criterioso, devido ao risco de agravamento da lesão renal; o controle dos parâmetros de coagulação é outro aspecto importante no tratamento, devendo-se dar atenção aos indicadores como o D-dímero e os complexos plasmina $\alpha^2$ e antiplasmina, principalmente se os outros parâmetros da coagulação se encontram em níveis normais (ver Quadro 39.4).

**Quadro 39.4**
■ Tratamento da síndrome de hiperestimulação ovariana

---

Repouso no leito
Aspiração do líquido ascítico
Albumina *low-salt*
Furosemida
Baixa ingestão de sódio
Monitoramento:
    Equilíbrio líquido e concentração eletrolítica
    Disfunção hepática
    Indicadores hemostáticos do sangue (D-dímero e complexos plasmina $\alpha 2$ e complexos antiplasmina)

---

## CONDUTA NAS PACIENTES POUCO RESPONDEDORAS

A definição do que vem a ser uma paciente pouco respondedora ainda é controversa; em geral, o termo é usado para uma paciente no menacme, com ciclos regulares, sem endocrinopatia, que teve pelo menos dois ciclos de hiperestimulação, resultando em menos de três folículos. Há ainda quem sugira o uso dos níveis de estradiol como parâmetro, porém este é menos aceito.

Acredita-se que pelo menos 8% a 9% das pacientes apresentam baixa resposta à indução da ovulação. Há de se ressaltar a dificuldade em separar a paciente pouco respondedora daquela que apresenta um pequeno número de folículos devido à idade, a qual normalmente tem mais de 40 anos. Existem vários outros fatores de risco para má resposta que merecem atenção: falha ovariana latente, anticorpos para os ovários, fumo, obesidade, aderências pélvicas, ooforoplastia, baixa resposta hipofisária ao GH e alterações do fluxo ovariano (Doppler).

O diagnóstico é muito importante para se evitar o uso de medicações caras, sem o resultado esperado e levando a expectativas frustradas. Para tanto, devem ser avaliadas as reservas ovarianas, para identificação das pacientes com má resposta a ciclos induzidos ou previamente, em pacientes maiores de 40 anos. O achado de FSH elevado no início do ciclo tem sido relacionado com uma baixa resposta. Valores de FSH entre 2,4 e 16mUI/mL indicam um bom prognóstico, são considerados limítrofes entre 15 e 20mUI/mL e de mau prognóstico quando acima 20mUI/mL. Parece haver uma melhor correlação entre o FSH basal e o sucesso da FIV do que a idade.

Também foi demonstrado que $E_2$ basal elevado no terceiro dia do ciclo está associado a uma má resposta (foliculogênese precoce e inibição do FSH). O achado de um $E_2$ abaixo de 30 pg/mL corresponde a uma boa taxa de gravidez. O $E_2$ na faixa de 30 a 75pg/mL ainda é aceitável, mas quando se encontra $E_2$ acima de 75 a 80pg/mL, isso resulta em maior taxa de cancelamento e menor taxa de gestação, independente do FSH basal.

A inibina é secretada exclusivamente pelas células da granulosa, propondo-se seu uso como um marcador da função dessas células. O baixo número ou a má qualidade da coorte folicular resultam em resposta inadequada da granulosa e em baixos valores de inibina. Contudo, devido ao alto custo e à dificuldade de dosagem, seu uso na prática clínica não é adotado de maneira rotineira.

A ultra-sonografia serve para avaliar a coorte de folículos iniciais no ciclo e o volume ovariano e, associada à dopplerfluxometria, serve para avaliar o fluxo sanguíneo ovariano e, assim, a resposta do ovário às medicações empregadas.

O tratamento dessas pacientes visa tentar promover o crescimento folicular, podendo ser empregadas algumas alternativas, como:

1) Aumentar as doses de gonadotrofina – o resultado final em número de folículos é bom, contudo o resultado final em termos de gestações não se altera muito.
2) Uso de aGnRH – é polêmico: estas drogas produzem efeito inibidor central ao suprimir a liberação de gonadotrofinas, porém também parecem ter um efeito inibidor local no ovário. Por isso, nessas pacientes, tende-se geralmente a administrar baixas doses de aGnRH com altas doses de gonadotrofinas. Entretanto, não se consegue um aumento significativo do número de gestações. Pode-se usar o protocolo longo com baixas doses, o curto (de melhor resposta) e o ultracurto, para utilizar o efeito *flare*. Outra possibilidade é o protocolo *stop*, no qual, semelhante ao longo, se inicia o aGnRH na fase lútea do ciclo anterior e, quando tem início a EOC, suspende-se o aGnRH (há risco de luteinização precoce por pico de LH).
3) EOC sem aGnRH.
4) Uso de gonadotrofinas recombinantes (rFSH e rLH) isoladamente ou gonadotrofinas recombinantes e aGnRH.
5) Antagonistas do GnRH – parecem ser uma possibilidade factível, já que se administram unicamente em fases do ciclo em que a luteinização é iminente e não exercem qualquer efeito sobre a fase de recrutamento folicular em pacientes que têm diminuído sua reserva ovariana.
6) Hormônio do crescimento – não traz muitos benefícios e é de alto custo.

# Capítulo 40

# Inseminação Artificial

Ana Eunice Rodrigues da Silva
Carmem Lúcia de Souza
Flavia Gusmão
Madalena Caldas

## ■ INTRODUÇÃO

Entende-se como inseminação artificial a técnica de depósito de forma não natural do sêmen capacitado no trato reprodutor feminino, tendo como objetivo a gestação.

O sêmen é depositado diretamente na cavidade uterina próximo aos ovidutos; posteriormente, a fecundação irá ocorrer de maneira habitual com a migração espontânea do embrião para a cavidade uterina, onde se implantará, e a gravidez seguirá assim seu curso natural. As primeiras inseminações artificiais em humanos foram realizadas por Jonh Hunter, em Londres (final do século XVII), e Girout, na França, em 1838, ganhando posteriormente êxito maior graças aos avanços tecnológicos e um melhor conhecimento da fisiologia reprodutiva humana, bem como das causas de infertilidade conjugal, o que possibilitou maior precisão em suas indicações.

A inseminação intra-uterina deverá ser realizada mediante condições básicas:

1) Integridade anatômica das trompas de Falópio.
2) Concentração de espermatozóides móveis pós-capacitação maior de $5 \times 10^6$, segundo os critérios de Kruger.

Na inseminação artificial falamos em capacitação espermática, como mencionado anteriormente, que tem por objetivo melhorar a qualidade do sêmen, obtendo espermatozóides em maior quantidade e qualidade.

## ■ MÉTODOS DE INSEMINAÇÃO ARTIFICIAL QUANTO AO LOCAL DE DEPÓSITO

1) *Intracervical*: indicado nos casos de inseminação artificial com sêmen de doador. Consiste no depósito de sêmen descongelado sem capacitação, parte no canal cervical e parte em uma

cúpula semi-esférica adaptada à cérvice uterina, que é retirada pela própria paciente cerca de seis horas depois da inseminação.
2) *Inseminação intra-uterina (IU)*: atualmente é a técnica mais utilizada tanto para inseminação artificial homóloga como heteróloga. Consiste no depósito de espermatozóides no interior da cavidade uterina mediante o uso de cânulas transcervicais flexíveis.
3) *Inseminação intratubárica*: a canalização intratubárica transvaginal para transferência dos gametas (GIFT) ou para realização de inseminação intratubárica é tecnicamente difícil de realizar, pois exige apoio ecográfico ou histeroscópico.
4) *Inseminação intraperitoneal (DIPI – direct intraperitoneal insemination)*: consiste na injeção de sêmen capacitado com uma agulha de 21G através do fórnix posterior vaginal e o depósito do sêmen no fundo-de-saco de Douglas, após aspiração do líquido intraperitoneal.
5) *Inseminação intrafolicular*: consiste no depósito de espermatozóides no interior de um folículo pré-ovulatório. É raramente utilizada por seu caráter invasivo e por possibilitar a criação de anticorpos antiespermatozóides.

A inseminação artificial pode ser dividida em dois grandes grupos (quanto à origem do sêmen):

- Inseminação artificial homóloga ou conjugal (IAC):
  - quando o sêmen procede do marido (parceiro).
- Inseminação artificial heteróloga:
  - quando o sêmen procede de um doador (banco do sêmen).

## ■ PRINCIPAIS INDICAÇÕES DE IAH

### Infertilidade de origem masculina

Incapacidade para depositar sêmen na vagina (hipospadia, epispádia, ejaculação retrógrada ou impotência de origem neurológica). A ejaculação precoce, o vaginismo e a impotência psicológica devem, a princípio, receber tratamento clínico e suporte psicológico, reservando-se portanto a inseminação artificial homóloga para os casos refratários.

A causa mais comum de indicação de inseminação artificial homóloga é a presença de alguma alteração nos parâmetros seminais normais. A Organização Mundial de Saúde (OMS) considera como parâmetros normais:

1) Concentração de espermatozóides $> 20 \times 10^6$ ept/mL.
2) Motilidade $> 50\%$ (motilidade progessiva).
3) Morfologia $> 4\%$ de espermatozóides normais (segundo os critérios de Kruger).

No entanto, para a grande maioria dos autores o número necessário de espermatozóides móveis progressivo pós-capacitação para indicar IAH é $5 \times 10^6$.

### Infertilidade de origem feminina

- Fator cervical, como processos infecciosos e inflamatórios (cervicites), tumorais (pólipos, miomas) e traumáticos (parto, aborto, conização).
- Fator uterino, como pólipos, miomas, malformações uterinas.
- Endometriose estádios I e II da American Society for Reproductive Medicine.
- Disfunções ovulatórias.

## Infertilidade por fator imunológico

Sua etiologia é pouco conhecida e incerta. Fatores como a presença de anticorpos antiespermatozóides ao longo do trato reprodutor (masculino ou feminino) podem estar envolvidos na causa da infertilidade. Nesses casos, recomenda-se a realização de ICSI (injeção intracitoplasmática de espermatozóides).

## Infertilidade sem causa aparente

Constitui um diagnóstico de exclusão; não há origem para a causa da infertilidade em questão. É nessa situação que a IAH adquire grande importância frente à simples estimulação ovariana associada ao coito programado.

## Indicação para inseminação artificial com sêmen de doador

1) Infertilidade masculina severa:
   - Azoospermia secretora (indicação absoluta).
   - Sêmens muito patológicos com falhas anteriores de ICSI (injeção intracitoplasmática de espermatozóides).
2) Doenças genéticas não-susceptíveis ao tratamento com diagnóstico pré-implantatório.
3) Doença de transmissão sexual.
4) Incompatibilidade de Rh com inseminação prévia.
5) Mulheres sem parceiro (em países cuja lei permite).

## ESTIMULAÇÃO OVARIANA CONTROLADA × INSEMINAÇÃO ARTIFICIAL

Existe um aumento de cinco vezes nas taxas de gravidez quando esses tratamentos são associados.

A associação de estimulação ovariana controlada com inseminação artificial possibilita a obtenção de um maior número de folículos de boa qualidade. Assim, todos os pacientes submetidos à inseminação artificial, seja ela homóloga ou heteróloga, se beneficiam com a estimulação ovariana controlada.

Existem vários esquemas de estimulação, os quais irão variar de acordo com a resposta da paciente. Em geral, os fármacos empregados são:

1) *Citrato de clomifeno* (Clomid®, Serofene®): usado na dose de 50 a 100mg/dia, em dose única diária ou dividida em duas vezes a cada 12 horas do terceiro ao sétimo dia do ciclo menstrual. Porém, apresenta taxas de gravidez significativamente menores do que quando utilizado esquema com gonadotrofinas.
2) *hMG* – gonadotrofina humana contendo concentrações iguais de LH e FSH (Menogon®, Humegon®, Menopur® ou Merional®): dose de 75 a 150mg/dia em dias consecutivos ou alternados a partir do terceiro dia do ciclo menstrual até alcançar a maturidade folicular (controlado por US); entretanto, vale salientar que, embora já muito utilizado, esse tratamento foi abandonado em vista de apresentar o inconveniente de um alto grau de impurezas e grande variabilidade intralotes. Além disso, o componente LH aumenta a produção de hiperestimulação ovariana, impedindo a continuidade do tratamento.
3) *FSH recombinante* (Gonal F®, Puregon®, Pergonal®): oferece 100% de pureza, aplicação subcutânea e menor formação de cistos (uma vez que está totalmente desprovido de LH). Tem

sido o tratamento de escolha naquelas pacientes com síndrome de ovários polimicrocísticos, com doses variando de 100 a 150UI de FSH, iniciadas no terceiro dia do ciclo menstrual, até alcançar a maturidade folicular controlada por US transvaginal seriada para monitoramento da ovulação, avaliando-se o número, o tamanho e a evolução dos folículos, assim como o aspecto e a espessura do endométrio, bem como a presença de muco cervical. Dessa maneira, serão realizados controles seriados até encontrar-se entre um e quatro folículos medindo aproximadamente 12 e 20mm de diâmetro médio. Em relação ao endométrio, o objetivo é alcançar uma espessura superior a 8mm e aspecto periovulatório. Nesse dia, a paciente receberá uma injeção de hCG (Pregnyl®, Choriomon®, Choragon®, Ovidrel®). No nosso serviço administramos Ovidrel, que utiliza a tecnologia recombinante do DNA do ser humano na dosagem de 250UI. A ovulação deverá ocorrer 36 a 40 horas após sua administração.

O número de ciclos realizados dependerá de cada caso, levando-se em consideração diversos fatores, como a idade do casal e a história e a etiologia da infertilidade. Porém, as chances de sucesso não são cumulativas e, por isso, não se deve ultrapassar quatro ciclos.

## ■ PREPARO DE SÊMEN (CAPACITAÇÃO ESPERMÁTICA)

A amostra é coletada por automanipulação, com período de abstinência médio de três a cinco dias. A coleta deverá ser feita com o máximo de higiene possível, depositando-se a amostra em um frasco estéril que, a seguir, é processado em laboratório. Essa amostra, se necessário, poderá ser fracionada naquelas situações em que se detecta anteriormente a presença de anticorpos antiespermatozóides no plasma seminal, ou congelada antes da inseminação, quando necessário.

## Principais técnicas

### SWIN-UP

Técnica simples que deverá ser utilizada quando a amostra de sêmen tem valores normais segundo os critérios da OMS, já que não é tão eficaz quando se trata de amostras oligo- e/ou astenozoospérmicas. Consiste na diluição da amostra do sêmen em meio de cultura suplementada com soro da própria paciente ou soro sintético a 10%. A amostra então é centrifugada a 60°C, usando-se um tubo cônico de plástico de 15mL não-tóxico e estéril durante 10 minutos. O sobrenadante será descartado, e no fundo do tubo haverá uma concentração de células, o *pellet*, que será diluído em 0,35 e 1mL de meio de cultivo em função da qualidade da amostra. O tubo centrifugado é posteriormente incubado em posição inclinada a 45°C durante 45 minutos, a 37°C e 5% de $CO_2$, permitindo assim que haja uma seleção dos melhores espermatozóides. No fundo do tubo ficarão os espermatozóides imóveis e outras células, e na superfície do tubo ficarão os espermatozóides com melhor motilidade que conseguiram sair do *pellet* nadando até a superfície do meio (toma-se entre 0,3 a 0,5mL).

### GRADIENTES DE PERCOLL

Constituem-se em técnica melhor e permitem recuperar espermatozóides móveis de amostras oligo- e astenozoospérmicas. São baseados na diferença da gravidade entre os espermatozóides e entre estes e outras células presentes no sêmen.

Percoll é uma suspensão de partículas de sílica cobertas com polivinilpivolidono. O preparo utilizado é o Puresperm® (Midacom Internacional AB, Suécia) que, em diferentes concentrações, irá atuar como filtro nas células presentes no ejaculado. A amostra do sêmen é então pipetada delicadamente sobre essa coluna de densidade e posteriormente centrifugada. Dessa maneira, somente aquelas células que apresentam uma motilidade adequada serão capazes de atravessar o gradiente formado pelas duas concentrações de Puresperm (no *pellet* ficarão as células funcionalmente normais). O restante – plasma seminal, células imaturas, detritos e espermatozóides com motilidade não-progressiva – ficará aprisionado nas diferentes fases de gradiente.

O *pellet* é isolado e lavado em meio de cultura. Finalmente, a amostra é colocada em uma pequena seringa de insulina com agulha e deixada na incubadora a 37ºC e 5% de $CO_2$, devendo sair da seringa e da incubadora quando tudo estiver pronto para a inseminação.

## Capacitação por gradiente descontínuo – Isolate®

O princípio básico desse método é a força centrífuga responsável pela passagem dos espermatozóides através de duas camadas de uma substância coloidal (isolante) com concentrações diferentes. Essas camadas retêm os espermatozóides mortos, células redondas e debris (resíduos celulares), deixando chegar ao fundo, formando um *pellet*, somente os espermatozóides móveis, vivos e sem patologia. Descrevemos a técnica a seguir:

1) Colocam-se em tubo de centrífuga 1,5 a 2mL da solução *lower* de Isolate.
2) Adicionam-se, deixando escorrer pela parede do tubo, 1,5 a 2mL da solução de *upper*.
3) Adicionam-se 1,5 a 2mL de sêmen liquefeito pela parede do tubo.
4) Centrifuga-se durante 20 minutos a 30ºC.
5) Aspira-se o *pellet* com pipeta de Pasteur e ressuspende-se com 5mL de meio de cultura específico.
6) Centrifuga-se durante 10 minutos a 30ºC.
7) Despreza-se o sobrenadante e repete-se a lavagem com 5mL de meio de cultura específico.
8) Despreza-se o sobrenadante e ajustam-se o volume e a concentração desejados.

Após essa preparação, os espermatozóides estão prontos para serem usados em uma inseminação artificial, FIV ou ICSI.

## ■ DOADORES E BANCOS DE SÊMEN

A seleção dos doadores de banco de sêmen é necessária para assegurar a qualidade da amostra, a qual resistirá ao congelamento por longos períodos de tempo. A avaliação do doador deverá ser feita segundo dois pontos de vista: antes de formar parte de banco de sêmen (pré-aceitação) e no período pós-aceitação:

- *Período pré-aceitação*: a captação será feita mediante publicidade. A doação deverá ser anônima, com assinatura de consentimento pós-informado e os dados pessoais tratados de maneira confidencial.

    O doador não pode ser membro do corpo clínico. Deve ter idade entre 18 e 40 anos e, de preferência, ter prole anterior.

    Seus antecedentes médicos, seus hábitos de vida, estado atual de saúde, anamnese genética e se já foi doador anteriormente. Provas: semiograma, prova de congelamento, cultivo do sêmen e análise sanguínea completa. Esta consta de sorologia para hepatites B e C, HIV I e II, VDRL, grupo sanguíneo, fator Rh, hemograma, bioquímica e cariótipo.

- *Avaliação do espermograma*: a seleção será feita em função de alguns critérios relativos à concentração espermática, à motilidade, de acordo com os parâmetros determinados pela OMS, e à morfologia da amostra, segundo os critérios de Kruger. Também se avalia o número de espermatozóides móveis progressivos após descongelamentos, o qual deverá ser sempre superior a 15 milhões por milímetro.
- *Período pós-aceitação*: o período de doação é de seis meses, durante os quais é coletada uma amostra por semana e realizado um semiograma simples.

## ■ BANCO DE SÊMEN

Deverá permitir o armazenamento de amostras durante um longo tempo em condições adequadas, que consiste em temperatura de $-138°C$ e capacidade de armazenamento de um alto número de amostras.

Os bancos de sêmen são recipientes isolados que enchemos de nitrogênio líquido ($N_2$) e, por estarem isolados, impedem a evaporação do $N_2$.

Deve ser informatizado, possibilitando um rápido acesso à posição na qual se encontra a amostra, além de garantir o sigilo da identificação dos proprietários das amostras e dos doadores.

Deve existir também um banco de quarentena, a fim de nele se armazenarem aquelas amostras provenientes de pacientes com doenças virais, como hepatites B e C, HIV etc., uma vez que já foi documentada a transmissão desses vírus através do $N_2$ líquido.

### Indicações para o uso do banco de sêmen

- Azoospermia.
- Oligospermia grave.
- Outras anormalidades do sêmen ou fluido seminal.
- Desordens hereditárias ou genética (doença de Huntington, hemofilia, anomalias cromossômicas).
- Disfunção ejaculatória grave não-corrigível, secundária a trauma, cirurgia, medicação, distúrbios psicológicos etc.
- Mulher Rh-negativa gravemente iso imunizada com marido Rh-positivo.
- Técnicas de reprodução assistida em que houve falha de fertilização prévia.
- Infertilidade masculina imunológica.
- Oligoastenospermia grave onde não seja preferida ICSI.

Há um período de seis meses após o qual se repete a propedêutica infecto-contagiosa, antes da liberação do uso do sêmen gelado e sua utilização para a inseminação artificial.

### Técnica de inseminação artificial

A inseminação intra-uterina não exige nenhum preparo especial da paciente e pode ser realizada em ambiente ambulatorial. O ideal é que ela seja feita pouco antes da ovulação. Como já mencionamos, as inseminações devem ser realizadas entre 36 e 40 horas depois da administração do hCG.

É necessário lembrar que, nos casos de inseminações artificiais de sêmen de doadores, o banco de sêmen deverá ser avisado previamente do horário de inseminação artificial.

Quando o sêmen já estiver preparado, a paciente será colocada em posição de litotomia e a amostra será injetada dentro do útero através de cateter apropriado. O procedimento é praticamente indolor, não necessitando de anestesia.

A paciente deverá permanecer em repouso por alguns minutos e, em seguida, retornar às suas atividades habituais.

Quinze dias após a inseminação, caso não ocorra a menstruação, a paciente deverá realizar uma dosagem sérica de hCG para diagnóstico de possível gravidez.

## ■ RESULTADOS

A taxa de gravidez após a inseminação artificial intra-uterina homóloga alcança valores médios de 6% a 15% por tentativa, em ciclos naturais ou hiperestimulados, quando o sêmen apresenta número e motilidade satisfatórios e a paciente não apresenta alterações tubárias. Sabe-se que há uma brusca diminuição das taxas de gravidez a partir dos 37 anos, e por isso é desaconselhável a realização de inseminação artificial homóloga em mulheres acima dessa idade.

Nos casos de etiologia imunológica, a taxa de gravidez é de 21%. Na endometriose leve, a média dos resultados obtidos é de 15,4%, inferior, portanto, ao restante das etiologias.

Apesar da melhora nos protocolos de diagnósticos, vale salientar que 38,2% dos casais realizam um tratamento sem ter diagnosticado uma causa aparente da esterilidade, obtendo uma taxa de gravidez de 20,2% por ciclo.

A inseminação artificial com sêmen de doador cuja indicação absoluta é a azoospermia não-obstrutiva nos tem fornecido melhores resultados, à medida que têm melhorado os métodos de criopreservação, preparação espermática e inseminação intra-uterina. Com a utilização dessas medidas, observam-se taxas de gestação superiores às habitualmente relatadas, com taxas de aborto próximas às da população em geral e gestações múltiplas não superiores às proporcionadas pelas demais técnicas de reprodução assistida.

## ■ COMPLICAÇÕES

1) Reação anafilática por uma preparação inadequada da amostra ou por meio do uso de substâncias que provoquem ativação das defesas do organismo; introdução de germes no aparelho genital feminino.
2) Complicações decorrentes do uso de drogas indutoras da ovulação; gravidez múltipla, o que aumenta o risco de aborto e parto prematuro.
3) Síndrome da hiperestimulação ovariana: ocorre em cerca de 1% a 5% dos ciclos tratados. Mulheres com altos níveis de estrogênios e grande número de folículos apresentam um risco elevado de desenvolver hiperestimulação, nos quais os seguintes sintomas podem estar presentes: distensão abdominal, náuseas, vômitos, aumento do volume ovariano e ascite, que em algumas situações leva a paciente a hospitalizar-se.

## ■ CONCLUSÃO

A inseminação artificial é uma técnica que ainda tem seu espaço dentre as técnicas de reprodução humana assistida. Ela está indicada em diferentes etiologias de infertilidade, e a seleção do casal que irá submeter-se a essa terapêutica tem fundamental importância. Uma vez que a preparação psicológica é imprescindível, a linguagem deverá ser adequada à compreensão do casal e ser oferecido ao mesmo o conhecimento das possibilidades numéricas de sucesso e insucesso do método, bem como dos riscos inerentes à técnica.

A reprodução é vital para a proliferação das mais diversas espécies, e para alguns casais isso é motivo de grande angústia. Compete àqueles profissionais que trabalham com reprodução humana a responsabilidade de descobrir o que leva um homem ou uma mulher a se tornar infértil, e ajudá-los a encontrar um caminho dentro do rigor dos padrões éticos e científicos que lhes proporcionem a obtenção de uma gravidez que, muitas vezes, corresponde à busca de uma felicidade plena.

# PARTE X

# Climatério

# Capítulo 41

# Climatério

Luiz Carlos Santos
Melânia Maria Ramos de Amorim

## ■ CONCEITOS BÁSICOS

- *Climatério*: fase da evolução biológica da mulher em que ocorre a transição do período reprodutivo para o não-reprodutivo. A característica endócrina básica é a deficiência dos hormônios esteróides sexuais, decorrente da insuficiência ovariana secundária ao esgotamento dos folículos ovarianos.

    De acordo com alguns autores, o climatério terminaria um ano depois da menopausa; a tendência, no entanto, é de considerar o climatério a fase de transição entre menacme e senilidade – esta última, de acordo com a Organização Mundial de Saúde (OMS), tem início aos 65 anos.
- *Menopausa*: é a última menstruação governada pelos ovários, constituindo um marco fundamental do climatério. Tanto a Federação Internacional de Ginecologia e Obstetrícia (FIGO) como a OMS recomendam que se aguarde um ano de amenorréia antes de se firmar o diagnóstico de menopausa.

    A menopausa pode ocorrer entre os 40 e os 55 anos de idade (geralmente em torno dos 50 anos). A faixa etária média observada no Brasil é de 48 anos.
    - *Menopausa precoce*: antes dos 40 anos.
    - *Menopausa tardia*: depois dos 55 anos.
    - *Síndrome climatérica*: conjunto das manifestações clínicas que acompanham o climatério, resultantes do declínio da função ovariana.
- *Pré-menopausa*: espaço de tempo anterior ao momento da última menstruação, que pode ser considerado clinicamente a partir do início das ondas de calor e/ou dos distúrbios menstruais. A duração é variável, entre dois e oito anos.

- *Pós-menopausa*: época que começa a partir da menopausa, desde que se tenham observado 12 meses de amenorréia espontânea.
- *Perimenopausa*: período que inclui a pré- e a pós-menopausa.

## ■ CLASSIFICAÇÃO

### De acordo com a evolução temporal (Notelovitz)

- Climatério:
  - *Fase inicial* – dos 35 aos 50 anos.
  - *Fase intermediária* – dos 51 aos 55 anos.
  - *Terceira fase* – dos 55 aos 64 anos.

### De acordo com o tipo de climatério (Utian)

- *Tipo A*: climatério espontâneo estrogênio-dependente (ovários intactos) – sem compensação ovariana.
- *Tipo B*: climatério espontâneo não-estrogênio-dependente (ovários intactos) – com compensação ovariana.
- *Tipo C*: climatério por agenesia ovariana estrogênio-dependente (ovários ausentes).
- *Tipo D*: climatério iatrogênico estrogênio-dependente (ovários extraídos) – menopausa cirúrgica.

## ■ EPIDEMIOLOGIA E IMPORTÂNCIA

A população climatérica constitui, atualmente, importante parcela da população brasileira (cerca de 10% do total da população feminina, ou aproximadamente 10 milhões de mulheres). A queda da taxa de natalidade e o aumento progressivo da expectativa de vida devem aumentar expressivamente esse número nos próximos anos.

A expectativa de vida da mulher brasileira no presente é em torno de 70 anos (alcançando 80 nos estratos sócio-econômicos mais elevados), o que significa que a maioria dessas mulheres sobreviverá pelo menos 20 anos depois da menopausa, expondo-se, portanto, aos problemas clínicos freqüentes nessa faixa etária (doenças cardiovasculares, câncer, osteoporose). A morbimortalidade relacionada a essas complicações representa importante ônus para o Sistema de Saúde, respondendo por até 70% das internações realizadas. O climatério deve, portanto, ser encarado como um verdadeiro problema de saúde pública.

## ■ ETIOPATOGENIA E FISIOPATOLOGIA

A unidade morfofuncional do ovário é representada pelo folículo. Os folículos são formados durante a embriogênese e, ao nascimento, as mulheres já têm determinado o número de folículos que será utilizado por toda a sua vida reprodutiva. Partindo do folículo primordial, que se caracteriza pelo ovócito rodeado por uma simples camada de células da granulosa, esses folículos irão, desde a vida fetal, passar por um ciclo de desenvolvimento, crescendo a partir do recrutamento folicular e se transformando progressivamente em folículos primários, secundários, terciários de Graaf, ou se tornar atrésicos.

A esteroidogênese ovariana depende das fases de crescimento folicular, mediadas pelos hormônios hipofisários FSH (hormônio folículo-estimulante) e LH (hormônio luteinizante). Na primeira fase do ciclo, os estrogênios são formados a partir de androgênios, cuja produção (nas células tecais) é estimulada pelo LH, sendo a aromatização (conversão para estrogênios nas células da granulosa) dependente do FSH. Ocorrendo a ovulação e a formação do corpo lúteo, incrementa-se a síntese de progesterona folicular por desvio da produção estrogênica contínua, agora a partir de precursores progestagenos.

A atresia folicular, por sua vez, é um processo contínuo, desde o período intra-uterino: dos 6 a 8 milhões de folículos formados na embriogênese, restam ao nascimento 1 a 2 milhões, na puberdade, em torno de 400.000, e apenas 8.000 a 10.000 por volta dos 45 anos. Esse consumo folicular implica que, a cada ciclo, um número menor de folículos irá competir entre si para tornar-se o folículo dominante.

A diminuição da população folicular com a idade acarreta progressiva diminuição da fertilidade e declínio das taxas de estrogênios e inibina – a taxa de FSH tende, portanto, a se elevar antes dos 45 anos mesmo em mulheres com ciclos normais (o decréscimo da secreção de inibina parece iniciar-se precocemente, a partir dos 35 anos). Altera-se a retroalimentação hipotálamo-hipofisária e aumentam os ciclos anovulatórios com insuficiência lútea (deficiência de progesterona), mas a produção de estrogênios é ainda mantida pela unidade folicular. Em consequência, surgem irregularidades menstruais. Os ovários tornam-se outrossim progressivamente refratários à ação das gonadotrofinas.

Como o resultado final é o esgotamento folicular completo, a produção folicular dos esteróides sexuais se encerra, regredindo as células da granulosa e incorporando-se as células tecais ao estroma circundante. As gonadotrofinas (LH e FSH) estão elevadas, e o LH estimula o tecido estromal ovariano. A esteroidogênese é assumida então pelas células estromais e hilares, que produzem androgênios (androstenediona e testosterona, principalmente) e, em pequena quantidade, estradiol (a atividade de aromatase é muito pequena no estroma ovariano). A androstenediona é convertida perifericamente (em especial no tecido gorduroso) em estrona (E1), bem mais fraca que o estradiol (E2), que é o estrogênio encontrado em níveis mais elevados no menacme. A estrona, bem mais fraca que o estradiol, representa a fonte estrogênica na pós-menopausa.

Em decorrência do declínio do nível estrogênico, surgem importantes alterações em seus tecidos-alvo, bem como no metabolismo lipoprotéico e do cálcio.

## Síndrome climatérica

Manifestações clínicas surgem no climatério em cerca de 40% de todas as mulheres. De acordo com Halbe, essas manifestações decorrem basicamente de quatro circunstâncias:

- *Deficiência estrogênica ou progestacional.*
- *Envelhecimento.*
- *Fatores socioculturais.*
- *Fatores psicológicos.*

### MANIFESTAÇÕES NEUROGÊNICAS – DISTÚRBIOS VASOMOTORES

- Ondas de calor: extremamente freqüentes, podem acometer até três quartos das mulheres climatéricas, persistindo, em geral, por mais de um ano. Decorrem, provavelmente, da queda de opióides endógenos devida à insuficiência estrogênica.
- Sudorese.

- Calafrios.
- Palpitações.
- Cefaléia.
- Tonturas.
- Insônia.
- Fadiga.
- Agitação.
- Falha da memória.

## MANIFESTAÇÕES PSICOGÊNICAS

- Ansiedade.
- Tensão.
- Depressão.
- Alterações do humor.
- Irritabilidade.

O climatério *per se* não determina alterações emocionais importantes em mulheres ajustadas. No entanto, a magnitude das outras manifestações clínicas (ondas de calor, atrofia genital etc.), a par das alterações corpóreas decorrentes do processo de envelhecimento, pode determinar problemas psicológicos, perturbando a auto-estima, o relacionamento familiar e social e a própria sexualidade.

## MANIFESTAÇÕES METABÓLICAS

São secundárias à deprivação estrogênica a longo prazo:

- *Metabolismo ósseo*: a par da perda progressiva de massa óssea e da rarefação do esqueleto, decorrentes do envelhecimento, a carência estrogênica acelera a perda de osso trabecular devido ao desequilíbrio entre remodelação (atividade osteoblástica) e reabsorção (osteoclástica). Nos cinco primeiros anos de pós-menopausa, essa perda é de 1% a 5% ao ano, contrastando com 0,2% entre os 35 e os 49 anos. Essa diminuição da densidade óssea determina o surgimento de *osteoporose*, propiciando, assim, importantes conseqüências clínicas, como dor lombar, redução da estatura, cifose e, especialmente, aumento do número de fraturas (mais freqüentes em coluna, colo do fêmur e segmento distal do rádio).
- *Metabolismo lipídico*: o hipoestrogenismo acarreta o aumento de colesterol total e da lipoproteína de baixa densidade (LDL), em geral mantendo inalterada a lipoproteína de alta densidade (HDL). A fração LDL-colesterol é aterogênica, de modo que há um incremento do risco cardiovascular (aumento da incidência de coronariopatia isquêmica, infarto agudo do miocárdio e AVC).

## MANIFESTAÇÕES MAMÁRIAS

- Atrofia.
- Flacidez.
- Redução do volume.

## MANIFESTAÇÕES GENITURINÁRIAS

São determinadas pelas alterações do trofismo, secundárias à insuficiência estrogênica, nas mucosas do trato genital e urinário (atrofia):

## Vulva

- Redução dos pêlos pubianos.
- Aumento de gordura e tecido elástico dos grandes lábios e enrugamento da pele.
- Atrofia das glândulas de Bartholin e do clitóris.
- Prurido vulvar.
- Ardor.
- Dispareunia.
- Disúria.
- Distrofias vulvares.

## Vagina

- Estreitamento progressivo do intróito.
- Rugosidades e secura vaginal.
- Diminuição dos bacilos de Doderlein e substituição por flora inespecífica e alcalinização do meio vaginal.
- Erosões e aderências.
- Dispareunia.
- Sinusorragia.
- Infecção secundária.
- Corrimento.
- Prurido.

## Cérvice

- Diminuição do teor de glicogênio – Teste de Schiller com coloração amarelo-pálida.
- Atrofia das glândulas endocervicais e menor produção de muco.
- Diminuição da viscosidade.
- Diminuição da arborização estrogênica.

## Endométrio

- Atrofia provocando perdas sanguíneas por alterações vasculares regressivas.
- Hiperplasia: decorrente de estimulação estrogênica prolongada sem contraposição pela progesterona.

## Uretra e bexiga

- *Síndrome uretral*: poliúria, polaciúria, disúria e sensação de micção iminente (com urina estéril).
- Incontinência urinária de esforço (atrofia + alterações na estática pélvica).
- Dificuldade de esvaziamento vesical, aumento do resíduo urinário e aumento das infecções do trato urinário (ITU).

## MANIFESTAÇÕES TEGUMENTARES (PELE E ANEXOS)

- Envelhecimento cutâneo:
  - *Epiderme*: redução da camada córnea e da secreção sebácea, descamação, ressecamento e fissuras.

- *Derme*: redução da espessura, perda das fibras elásticas e do colágeno.
- *Hipoderme*: diminuição do alcochoamento adiposo.
- Rugas.
- Alterações da pigmentação cutânea: manchas hipocrômicas, sardas e melanoses.

## ALTERAÇÕES DOS ANEXOS CUTÂNEOS

- Diminuição do número e do volume dos pêlos (primeiro os corporais, a seguir os pubianos e os axilares).
- Embranquecimento.
- Surgimento de pêlos terminais faciais.
- Diminuição das glândulas sudoríparas e sebáceas.

### Cabelos

- Queda e embranquecimento.

## DISTÚRBIOS MENSTRUAIS

- Proiomenorréia e polimenorréia (encurtamento dos ciclos).
- Menorragia e hipermenorragia.
- Metrorragia.
- Opsomenorréia e espaniomenorréia (alargamento dos ciclos).

Os distúrbios menstruais no climatério decorrem do excesso *relativo* de estrogênios sem oposição da progesterona, acarretando hemorragia uterina disfuncional (HUD). A HUD no climatério associa-se, geralmente, ao estado de anovulação crônica característico dessa fase da vida reprodutiva; o estímulo estrogênico prolongado incrementa a proliferação endometrial e permite a evolução para hiperplasia. A insuficiência lútea pode preceder a instalação da anovulação, e a primeira manifestação pode ser o encurtamento dos ciclos.

No entanto, apesar de representar a causa mais freqüente das metrorragias e outros distúrbios menstruais no climatério, há que se lembrar que a HUD é diagnóstico de exclusão e que, nessa faixa etária (acima dos 35 anos), é essencial o diagnóstico diferencial, principalmente com o câncer genital, mas também com distúrbios benignos, como adenomiose e leiomioma uterino.

## SANGRAMENTO PÓS-MENOPAUSA

- *Definição*: qualquer tipo de sangramento proveniente da cavidade uterina que ocorre a partir de um ano da última menstruação. Devem ser assim consideradas quaisquer perdas sanguíneas, mesmo quando não há sangramento profuso, de coloração rósea ou amarronzada ("borra de café").
- *Etiologia*:
    - Atrofia endometrial (causa mais comum).
    - Endométrio proliferativo (estímulo estrogênico persistente pelas fontes extra-ovarianas).
    - Pólipos.
    - Endometrite (mais rara).
    - Hiperplasias endometriais.
    - Carcinoma endometrial.

No diagnóstico diferencial devem entrar todas as neoplasias dos tratos geniturinário e gastrintestinal, já que freqüentemente as mulheres não conseguem distinguir o sangramento uretral e retal do sangramento vaginal.

## ■ ASSISTÊNCIA MÉDICA NO CLIMATÉRIO

Atualmente, o ginecologista representa o verdadeiro "clínico geral" da mulher no climatério, tendo, portanto, obrigação não apenas de identificar e tratar as principais intercorrências ginecológicas nessa faixa etária, mas também contribuir para a saúde global de sua paciente, rastreando doenças gerais e alterações metabólicas, orientando sobre dieta, exercícios e hábitos de vida.

De acordo com Speroff, "o futuro do ginecologista é tornar-se o administrador da assistência à saúde da mulher", afirmação corroborada por Sarrel, quando afirma que "o ginecologista é o médico que pode reduzir significativamente a morte das mulheres". A par da redução da morbimortalidade, a melhoria da qualidade de vida deve ser a meta final da assistência médica no climatério.

## ■ PROPEDÊUTICA

### Anamnese + exame físico

- *Anamnese*: na história, além da pesquisa dos sintomas climatéricos, do estabelecimento da idade na menopausa e das queixas subjetivas, deve-se pormenorizar o estado de saúde atual e pregressa da paciente. Os principais itens pesquisados são apresentados no Quadro 41.1.

**Quadro 41.1**
■ Anamnese da mulher climatérica

| Queixas e sintomas | Antecedentes pessoais |
|---|---|
| *Menopausas* | Doenças cardiovasculares – hipertensão, cardiopatia, acidente vascular |
| Ondas de calor, sudorese, nervosismo, irritabilidade, cefaléia, insônia, depressão | Diabetes e alterações metabólicas |
| *Geniturinários* | Osteoporose |
| Prurido e secura vaginal, disúria, polaciúria, polaciúria, incontinência urinária e sintomas do prolapso genital | Doenças tromboembólicas |
| | Hepatopatias |
| | Alergias e contra-indicações a drogas |
| *Osteoarticulares* | Câncer – ginecológico e de outras localizações |
| Mialgias, artralgias e lombalgias | Medicações em uso |
| *Sexuais* | Conflitos pessoais ou familiares |
| Alterações no desejo, na freqüência e na satisfação sexual, dispareunia | **Antecedentes ginecológicos/obstétricos** |
| **História alimentar** | Idade da menarca e característica dos ciclos no menacme |
| Hábitos alimentares, ingestão de cálcio (laticínios), fibras e gorduras | Idade da menopausa |
| **Exercícios** | Atividade sexual (idade de início, número de parceiros) |
| Tipo, regularidade, freqüência, duração e intensidade | Métodos contraceptivos |
| **Hábitos** | Idade na primeira gestação, número de gestações e características dos partos |
| Etilismo | Aleitamento |
| Tabagismo | Realização de colpocitologia oncótica |
| Uso de drogas | Mastopatias |
| **Antecedentes familiares** | Doenças ginecológicas, DST |
| Câncer, doenças cardiovasculares, diabetes | Uso de hormônios |

- *Índice menopausal de Kupperman* (IMK): índice utilizado para avaliação quantitativa da síndrome menopausal, em que são atribuídos pontos a cada uma das manifestações, prestando-se, portanto, ao acompanhamento ao longo do tempo e à avaliação da resposta terapêutica. O IMK é apresentado na Figura 41.1.
- *Exame físico*:
  - *Geral*: peso e estatura (calcular IMC [índice de massa corpórea]), PA, pulso, avaliação do estado geral e do trofismo da pele, dos anexos, ausculta cardiopulmonar e palpação abdominal.

$$IMC = \frac{peso}{(altura)^2}$$

  - *Ginecológico*:
    - *Mamas*: inspeção estática, dinâmica, palpação e expressão papilar, palpação dos linfonodos.
    - *Vulva*: inspeção cuidadosa, avaliação do trofismo e da pilificação, pesquisa de lesões de pele (distrofias).
    - *Perfil vaginal*: propedêutica das distopias – pesquisa de uretrocele, cistocele, prolapso uterino, enterocele, retocele e rotura perineal, classificando-as em graus, (ver Capítulo 10, Distopias Genitais).
    - *Vagina*: avaliação de trofismo, encurtamento, atrofia, identificação de traumatismos (erosões, petéquias).
    - *Colo uterino*: tamanho, coloração, superfície, características do OCE, presença de mácula ou lesões traumáticas, teste de Schiller (geralmente iodo-claro na pós-menopausa, a coloração marrom-escura deve ser encarada como suspeita de hiperestrogenismo).

| Sintomas _____ | Peso _____ | Estatura _____ | | | |
|---|---|---|---|---|---|
| Intensidade | Ausente(s) | Leve(1) | Moderada(2) | Grave(3) | Total |
| Ondas de calor | | | | | |
| Sudorese | | | | | |
| Parestesia | | | | | |
| Insônia | | | | | |
| Artralgia | | | | | |
| Mialgia | | | | | |
| Fadiga | | | | | |
| Cefaléia | | | | | |
| Irritabilidade | | | | | |
| Vertigem | | | | | |
| Psicolabilidade | | | | | |
| Palpitação | | | | | |
| Total | | | | | |

**Figura 41.1**
Índice menopausal de Blatt e Kupperman.

**Quadro 41.2**
■ Valores de colesterol total e frações

| Interpretação | Colesterol total | HDL | LDL |
|---|---|---|---|
| Valores desejáveis | < 200mg% | > 65mg% | < 130mg% |
| Valores limítrofes | 200 a 200mg% | 45 a 65mg% | 130 a 160mg% |
| Valores anormais | ≥ 240mg% | < 45mg% | ≥ 160mg% |

- *Toque vaginal combinado*: avaliar elasticidade vaginal, características cervicais e uterinas (posição, tamanho, superfície, consistência, mobilidade), palpação dos anexos (tamanho, consistência, mobilidade – os ovários geralmente não são palpáveis na pós-menopausa).
- *Toque retal*: complementação da propedêutica das distopias e rastreamento do câncer retal.

## Exames complementares

- *Dosagens hormonais*: não são necessárias rotineiramente, visto que o diagnóstico de menopausa é essencialmente clínico. Assim, dispensa-se a dosagem de gonadotrofinas e esteróides sexuais. Em caso de dúvida diagnóstica (p. ex., falência ovariana precoce) podem ser solicitadas as gonadotrofinas.
- *Exames laboratoriais*: a finalidade básica é o rastreamento de diabetes e alterações lipídicas, para estabelecimento do risco cardiovascular:
  - Sumário de urina (rastrear infecção urinária).
  - Glicemia de jejum.
  - Normal: abaixo de 110 mg%.
  - 110 a 125mg%: pesquisar intolerância aos carboidratos por meio da curva glicêmica (glicemia com duas horas e qualquer outra amostra entre zero e duas horas acima de 200mg% indicam diabetes; valores entre 140 e 200mg% diagnosticam intolerância aos carboidratos).
  - A partir de 126mg% = diabetes.
  - Triglicerídeos (normais até 150mg%).
  - Colesterol total e frações (HDL, LDL, VLDL) (Quadro 41.2).
- *Colpocitologia oncótica* (rastreamento do carcinoma cervical e avaliação endócrina vaginal).
- *Ultra-sonografia endovaginal*: realizada para rastreamento de patologia uterina e ovariana, tem como principal utilidade a medida da espessura do eco endometrial.
- *Mamografia*: realizar anualmente em todas as mulheres a partir dos 50 anos para detecção precoce do câncer de mama. Antes dos 50 anos, solicitar para elucidação diagnóstica dos casos suspeitos, em mulheres de risco ou em pacientes que irão iniciar TRH. Mamografia de triagem aos 45 anos.

## ■ RASTREAMENTO DO CÂNCER DE DIVERSAS LOCALIZAÇÕES NO CLIMATÉRIO

### Rastreamento do câncer genital

- *Vulva*: interrogar sobre prurido vulvar crônico e realizar inspeção detalhada e pesquisa de lesões hipo- ou hipercrômicas (anualmente). Em casos positivos, indicar vulvoscopia e, se necessário, teste de Collins e biópsia.

- *Vagina*: exame especular e teste de Schiller anuais – colposcopia e biópsia em casos específicos.
- *Colo uterino*: colpocitologia anual. A colposcopia estará indicada se a citologia oncótica for anormal, em caso de alterações cervicais e do teste de Schiller, em pacientes de risco ou que irão submeter-se a cirurgia ginecológica. Biópsia em situações específicas.
- *Endométrio*:
  - *Ultra-sonografia endovaginal*: a avaliação da espessura do eco endometrial deve ser realizada anualmente (ver Quadro 41.3).

    Em pacientes usuárias de TRH, o eco endometrial encontra-se normalmente mais espessado, e só está indicada a investigação de lesões endometriais com espessura maior que 10mm.

    Em casos de aumento da espessura endometrial, a *histerossonografia* tem sido empregada para diagnóstico diferencial com pólipos endometriais e miomas submucosos. A dopplervelocimetria para análise do fluxo no endométrio e nas artérias uterinas constitui, também, um recurso valioso. Lesões pré-malignas e malignas cursam, em geral, com aumento do fluxo e queda dos índices de resistência; lesões benignas apresentam padrão de fluxo característico da pós-menopausa (baixo fluxo e alta resistência).
  - *Histeroscopia / curetagem uterina fracionada*: estão indicadas para avaliação do endométrio nas seguintes situações clínicas:
    - Sangramento genital pós-menopausa espontâneo.
    - Metrorragia/hipermenorréia em climatéricas pré-menopáusicas.
    - Aumento da espessura do eco endometrial (> 5mm sem TRH e 10mm com TRH).

      A histeroscopia é um excelente método diagnóstico que permite a visualização direta do endométrio e a biópsia dirigida. No entanto, às vezes não pode ser realizada devido à estenose do canal cervical na pós-menopausa, quando então é realizada a curetagem uterina.
- *Ovário*:
  - *Exame ginecológico*: a palpação anexial com o toque combinado deve ser realizada anualmente.
  - *Ultra-sonografias pélvica e endovaginal*: devem ser realizadas em caráter anual, visando ao diagnóstico de massas anexiais.
  - *CA 125*: não tem sido empregado para *screening* do carcinoma ovariano, uma vez que a maioria dos estudos evidencia baixas sensibilidade e especificidade. Pode ser realizado para melhor avaliação dos casos suspeitos.

## Rastreamento do câncer mamário

- *Auto-exame mamário*: orientação para realização sistemática por todas as mulheres, mensalmente.
- *Exame clínico das mamas*: pelo menos a cada seis meses.

**Quadro 41.3**
■ Interpretação da espessura do eco endometrial em mulheres menopausadas sem TRH

| | |
|---|---|
| ≤ 5mm | Endométrio normal |
| 6 a 19mm | Suspeitar de:<br>Hiperplasia endometrial/câncer de endométrio<br>Pólipos endometriais |
| ≥ 20mm | Risco elevado de carcinoma de endométrio |

- *Mamografia*: anualmente, a partir dos 50 anos e a partir dos 40 anos em situações de risco. Mamografia de triagem a partir dos 45 anos.

## Rastreamento do câncer extragenital

- *Pele*: aproveitar a ocasião do exame ginecológico para mapear as lesões cutâneas, orientando os casos suspeitos à biópsia.
- *Câncer colorretal*: pesquisa de sangue oculto nas fezes e toque retal anualmente após os 40 anos. Sigmoidoscopia ou colonoscopia a partir dos 50 anos.

# ■ AVALIAÇÃO DO RISCO CARDIOVASCULAR

Além da interpretação das dosagens de colesterol, o médico deve lançar mão da identificação dos fatores de risco para doenças cardiovasculares.

## Dosagem de colesterol

Como a hipercolesterolemia constitui o fator de risco endógeno mais importante, sua avaliação é realizada independentemente dos outros fatores. Os valores normais foram já citados anteriormente, deixando ao clínico a interpretação em termos de quantificação do risco:

- *Risco elevado* – qualquer uma das seguintes situações:
  - Colesterol total ≥ 240mg% e/ou LDL-colesterol ≥ 160mg%.
  - Colesterol total entre 200 e 239mg% e/ou LDL-colesterol entre 130 e 159mg% associado a outros fatores de risco.
- *Índices de risco*:
  - Relação colesterol total/HDL deve ser menor que 4,5.

# ■ AVALIAÇÃO DA PERDA ÓSSEA

## Densitometria óssea

Não tem sido empregada rotineiramente no CAM-IMIP, devido ao custo elevado. Sugere-se que o exame seja realizado em todas as mulheres com mais de 65 anos e naquelas com menos de 65 anos com fatores de risco para osteoporose, a fim de determinar a magnitude da perda de massa óssea e instituir o tratamento adequado.

# ■ TRATAMENTO

## Orientações gerais

### NUTRIÇÃO

Extremamente importante nessa faixa etária, a dieta deve cumprir três objetivos básicos:

1) Manutenção do peso adequado (prevenção da obesidade): a gordura corporal deve representar em torno de 20% a 28% do peso total.
2) Manutenção da massa óssea (prevenção da osteoporose).
3) Proteção cardiovascular.

A dieta deve ser balanceada, com baixo a moderado teor de gorduras, carboidratos complexos, com menor índice glicêmico (frutas, vegetais, grãos e cereais) e proteínas. Estimular o consumo de fibras (regulação da função intestinal), cálcio e antioxidantes.

A suplementação de cálcio geralmente é feita com o carbonato de cálcio, que apresenta maior biodisponibilidade.

## EXERCÍCIOS

A prática regular de exercícios deve ser encorajada, individualizando-se os tipos de exercício de acordo com as condições gerais de saúde (p. ex., presença ou não de osteoporose e doença cardiovascular). Caminhadas em geral não apresentam contra-indicações e trazem diversos benefícios do ponto de vista de manutenção da massa óssea e prevenção de doença cardiovascular.

### Vantagens dos exercícios

- Redução de peso ou manutenção do peso adequado.
- Efeitos benéficos no tratamento da hipertensão e doença cardiovascular.
- Aumento do HDL-colesterol e prevenção de doença coronariana.
- Alívio de tensão e ansiedade.
- Alívio da depressão.
- Sensação de bem-estar.
- Melhora da auto-estima.

### OUTRAS MEDIDAS

- Evitar o fumo.
- Evitar consumo exagerado de álcool.
- Evitar ingesta excessiva de sal e carnes vermelhas.
- Manter atividade sexual regular.
- Atividades alternativas: meditação, ioga, outras práticas antiestresse.

## Terapia de reposição hormonal (TRH)

Constitui a melhor alternativa terapêutica para as queixas relacionadas à privação estrogênica (sintomas vasomotores e geniturinários, alterações do humor), comuns em pacientes na perimenopausa. Apontam-se ainda diversos outros benefícios a longo prazo, que constituiriam indicações potenciais para o tratamento, e que continuam em discussão sobre risco × benefícios:

- Prevenção da osteoporose.
- Prevenção de doença cardiovascular.
- Melhora da função cognitiva e prevenção da doença de Alzheimer.
- Aumento da expectativa de vida.

## Osteoporose

- A TRH exerce importante efeito protetor, reduzindo a perda da massa óssea e prevenindo a ocorrência de fraturas e outras morbidades relacionadas à osteoporose.

- Estudos também demonstram o aumento da massa óssea decorrente da TRH, com redução do número de fraturas de antebraço, vértebras e quadril, sugerindo que a TRH também é efetiva no tratamento da osteoporose já estabelecida.
- O tratamento alternativo inclui drogas como os bifosfonados (alendronato, etinondrato), a calcitonina e os moduladores seletivos dos receptores estrogênicos (SERM) como o raloxifeno.

### Doença cardiovascular

- A TRH é considerada efetiva na prevenção primária da doença cardiovascular, reduzindo a incidência de infarto agudo do miocárdio por diversos mecanismos, inclusive por melhora do perfil lipídico e lipoprotéico.
- Há controvérsias em relação ao efeito protetor em pacientes com doença cardiovascular estabelecida (prevenção secundária), principalmente pelos resultados do estudo do HERS, de modo que a TRH não pode ser recomendada com essa indicação.

### Melhora da função cognitiva e prevenção da doença de Alzheimer

Estudos observacionais sugerem uma redução significativa do risco de demência, sugerindo-se como possíveis mecanismos o aumento do fluxo sanguíneo cerebral e do crescimento dendrítico neuronal, permitindo a produção normal de neurotransmissores.

## ■ RISCOS RELACIONADOS À TERAPIA DE REPOSIÇÃO HORMONAL

- *Hiperplasia e câncer de endométrio*: ocorrem apenas se forem utilizados os estrogênios isolados, dependendo da dose e da duração da terapia. Em mulheres com útero, recomenda-se sempre a adição do progestágeno.
- *Câncer de mama*: existe muitas controvérsias na literatura, podendo-se afirmar, à luz das evidências atuais, que o risco de câncer de mama persiste inalterado nos primeiros cinco a 10 anos de TRH, verificando-se um aumento discreto na incidência a partir de 10 anos de uso (risco relativo de 1,35 em uma metanálise de 51 estudos). Em geral, os cânceres de mama diagnosticados em pacientes com TRH têm melhor prognóstico (diagnóstico precoce, tumores bem diferenciados e com receptores hormonais positivos).

*Tanto os riscos como os benefícios devem ser discutidos com as mulheres, para que elas decidam livremente se querem ou não utilizar, e por quanto tempo, a terapia de reposição hormonal.*

### Indicações

#### MULHERES PARA AS QUAIS A TRH É OPCIONAL

1) Ausência de história familiar de doença cardiovascular antes dos 65 anos.
2) Prática regular de exercícios aeróbicos (pelo menos três vezes por semana).
3) Perfil lipídico normal com HDL-colesterol maior que 35.
4) Ausência de história familiar de osteoporose.
5) Ausência de história familiar de doença de Alzheimer.
6) Não-fumantes.

## MULHERES PARA AS QUAIS A ESTROGENIOTERAPIA É PROVAVELMENTE BENÉFICA

1) História familiar importante de doença coronariana.
2) Fumantes.
3) Estilo de vida sedentário.
4) Diabetes.
5) Hipertensão e/ou perfil lipídico desfavorável.
6) História familiar de doença de Alzheimer.
7) Mulheres que não desejam ou não conseguem modificar seu estilo de vida com dieta e exercícios.

## Contra-indicações

### ABSOLUTAS

- Sangramento genital não esclarecido.
- Câncer de mama.
- Câncer de endométrio.
- História de melanoma maligno.
- Tromboembolismo recente.
- IAM recente.

### RELATIVAS

- Doença hepática crônica.
- Endometriose.
- Hipertrigliceridemia acentuada.
- Doença da vesícula biliar.
- História prévia de doença tromboembólica.

## Esquemas terapêuticos de reposição hormonal

Existem diversos esquemas, com tipos diferentes de estrogênios e progestágenos que, no entanto, podem ser agrupados em seis tipos:

1) Estrogênio cíclico.
2) Estrogênio contínuo.
3) Estrogênio cíclico associado a progestágeno cíclico.
4) Estrogênio contínuo associado a progestágeno clínico.
5) Estrogênio e progestágeno contínuos.
6) Progestágeno cíclico ou contínuo.

### PREPARAÇÕES ESTROGÊNICAS

Os estrogênios podem ser administrados por via oral, vaginal, implantes subcutâneos, injetável intramuscular, sublingual, intranasal, percutânea e através de dispositivos transdérmicos:

- *Via oral*: os mais utilizados são os estrogênios eqüinos conjugados (0,625mg), seguindo-se o valerato de estradiol (1mg) e o estradiol micronizado (1 e 2mg).

- *Transdérmicos*: adesivos matriciais com estradiol (25, 50 e 100µg).
- *Percutâneo*: gel percutâneo em sachês contendo 0,5, 1 e 1,5g.

## PROGESTÁGENOS

Administrados por via oral ou transdérmica, devem sempre ser utilizados em mulheres que têm útero. Existem diversos preparados e, segundo Whitehead, devem ser usados pelo menos por 12 dias a cada mês, na dose mínima efetiva para proteção endometrial (Quadro 41.4).

## TIBOLONA

Droga com propriedades estrogênicas, progestogênicas e androgênicas, não tem ação proliferativa no endométrio, porém apresenta os mesmos efeitos benéficos do estrogênio sobre o metabolismo ósseo e das lipoproteínas.

## ESQUEMAS TERAPÊUTICOS MAIS ACESSÍVEIS

### Pacientes sem útero que usam estrogênios isolados

1) Estrogênios conjugados, 0,625mg/dia via oral contínuo (Premarin®; Repogen®; estrogênios conjugados). Custo do tratamento/mês = R$ 15,00 a R$ 18,00.
2) Estradiol micronizado, 1 ou 2mg/dia via oral contínuo (Estrofen®). Custo do tratamento/mês = R$ 15,00.
3) Valerato de estradiol, 1mg/dia via oral contínuo (Merimono®). Custo do tratamento/mês = R$ 16,00.

### Pacientes com útero que usam estrogênios associados a progesterona

1) Pacientes que desejam menstruar (esquema de estrogênio contínuo com progestágeno cíclico).
   - Estrógenos conjugados 0,625mg (uso contínuo) + acetato de medroxiprogesterona 5mg (Farlutal®, Provera®, Cycrin®) por 12 dias ao mês.
   - Valerato de estradiol 2mg + acetato de ciproterona 1mg – 1 comp/dia via oral durante 21 dias (Climene®, Elamax®).
   - 17-β-estradiol 2mg (22 dias) + acetato de noretisterona 1mg (10 dias) + 17-β-estradiol 1 mg (seis dias) – 1 comp/dia via oral para uso contínuo (Trisequens®). Custo do tratamento/mês = R$ 33,00 a R$ 35,00.

**Quadro 41.4**
Uso de progestágenos para proteção endometrial na TRH

| Progestágenos | Doses Diárias* |
| --- | --- |
| Norestisterona | 0,7 a 1,0mg |
| D-Norgestrel | 150mg |
| Acetato de medroxiprogesterona | 2,5 a 10mg |
| Acetato de ciproterona | 1 a 2mg |
| Progesterona oral micronizada | 300mg |

*Utilização por no mínimo 12 dias ao mês.

2) Pacientes que não desejam menstruar (estrogênios e progestágenos em uso contínuo).
- Estrogênios conjugados 0,625mg + acetato de medroxiprogesterona 2,5mg – 1 comp/dia via oral contínuo (Premelle®, Repogen Conti®).
- 17-β-estradiol 2mg + acetato de norestisterona 1mg – 1comp/dia via oral contínuo (Cliane®, Kliogest®).
- Valerato de estradiol 2mg + acetato de noretisterona 0,7mg – 1 comp/dia via oral contínuo (Merigest®).
- Custo do tratamento/mês = R$ 35,00 a R$ 37,00.

## Tratamento alternativo

Inclui medicações não-hormonais, apresentando, em geral, bons resultados nos sintomas vasomotores, porém sem efeito comprovado na prevenção de doença cardiovascular, osteoporose e sobre alterações tróficas do sistema urogenital:

- Veralipride (Agrealò®) 100mg/dia – 1 comp/dia para paciente pós-menopausa.
- Ciclofenil (Menopax®) – para pacientes na peri- e na pós-menopausa.
- Ácido gamalinolênico (GLA) – Gamaline®, Gamax®.
- SERM (moduladores seletivos dos receptores estrogênicos) – substâncias como tamoxifeno e raloxifeno, que ocupam os receptores estrogênicos. Exercem efeito antiestrogênico na mama e efeito estrogênico no endométrio e no metabolismo ósseo.
- Fitoestrogênios – flavonóides encontrados em alimentos como soja e grão de bico (Previna®, Isosoy®), com ação de SERM.
- Cimífuga rancemosa (Black Cohash®) – imita os efeitos estrogênicos.

Capítulo
# 42

# Climatério em Situações Especiais

Luiz Carlos Santos
Melânia Maria Ramos de Amorim

## ■ INTRODUÇÃO

O papel da terapia de reposição hormonal (TRH) no climatério está bem estabelecido, com efeito benéfico comprovado sobre os sintomas vasomotores e a atrofia do epitélio urogenital. Além disso, a reposição hormonal mantém o conteúdo colágeno da pele, reduz a perda de massa óssea, melhora o perfil lipídico e, possivelmente, previne a aceleração da aterosclerose e reduz o risco de doença cardiovascular, conforme evidências de estudos observacionais.

Apesar dessas vantagens, alguns riscos podem estar associados à hormonioterapia, e nos últimos anos atenção progressiva tem se voltado para a relação entre TRH e câncer de mama. Uma metanálise de 51 estudos evidenciou um acréscimo em torno de 35% para o uso de longa duração (mais de 10 anos). A reposição hormonal está formalmente contra-indicada em pacientes com câncer de mama que, no entanto, podem beneficiar-se dos efeitos dos moduladores seletivos dos receptores estrogênicos (SERM), freqüentemente indicados como terapia complementar nesses casos (tamoxifeno, raloxifeno).

Por outro lado, o risco de neoplasia de endométrio não está aumentado se esquemas incluindo doses adequadas de progestágenos são utilizados, uma vez que hiperplasia e câncer são efeitos da estrogenioterapia isolada, dependendo da dose e do tempo de uso. História pregressa de câncer de endométrio no estádio I, tratado cirurgicamente com histerectomia alargada e com intervalo livre de doença maior que três anos, não contra-indica a reposição hormonal, devendo-se, todavia, individualizar os casos. A progesterona não tem contra-indicações nessas pacientes.

A relação risco/benefício deve ser sempre avaliada, e a prescrição de qualquer esquema de reposição hormonal no climatério deve levar em consideração as características da paciente, a presença de doenças de base ou fatores de risco específicos e, é claro, sua opinião e expectativa em relação à TRH.

O uso de TRH em determinadas situações ou sintomas deve ser criterioso, e tanto a dose como o tipo de hormônio e a via de administração devem ser individualizados, com indicações específicas. Vale lembrar que a estrogenioterapia deve resultar em níveis circulantes fisiológicos e não farmacológicos de estrogênio, de modo a não aumentar o risco de hipertensão e tromboembolismo.

No presente capítulo, abordaremos questões pertinentes à prescrição hormonal nas seguintes situações: histerectomia prévia, hipertensão e tromboembolismo, leiomioma uterino e tensão pré-menstrual, pacientes fumantes e com infarto agudo do miocárdio ou acidente vascular cerebral prévios, endometriose, epigastralgia, náuseas e colelitíase, diminuição da libido, depressão e cefaléia.

## ■ HISTERECTOMIA PRÉVIA

A recomendação é a de utilizar esquemas com estrogênio isolado, cíclico ou contínuo, com o objetivo de não expor a paciente a efeitos indesejáveis dos progestágenos. A progesterona deve ser sempre associada em pacientes com útero, para antagonizar-se com os efeitos endometriais da estrogenioterapia, reduzindo o risco de hiperplasia e câncer do endométrio. Entretanto, nas pacientes com histerectomia prévia, não há a preocupação com proteção endometrial, dispensando-se a adição do progestágeno na TRH. Além de não haver necessidade da progesterona, os resultados benéficos da estrogenioterapia isolada são superiores em diversos aspectos, sobretudo os efeitos metabólicos e a redução do risco cardiovascular.

Em algumas situações, mesmo pacientes sem útero podem necessitar de uso de progesterona, como no caso de pacientes com endometriose (inicialmente), operadas por carcinoma endometrióide dos ovários e, possivelmente, aquelas com níveis plasmáticos elevados de triglicerídeos.

## ■ HIPERTENSÃO E HISTÓRIA DE TROMBOEMBOLISMO

A via de administração ideal é a parenteral, devendo-se evitar a via oral, porque esta aumenta o substrato de renina, o angiotensinogênio, diminui a antitrombina III e eleva os níveis de triglicerídeos. Esses efeitos não parecem ocorrer quando se utiliza a via parenteral. Qualquer esquema pode ser administrado por essa via, incluindo a estrogenioterapia isolada e o uso, cíclico ou contínuo, de estrogênio e progesterona.

O uso de TRH em pacientes com história prévia de tromboembolismo é controvertido. Alguns estudos não encontraram associação entre doses pós-menopausa de estrogênio e trombose ou alterações nos fatores de coagulação. Não há evidências que contra-indiquem a reposição hormonal em pacientes com história de tromboembolismo sem associação com estrogênio, porém esses casos devem ser investigados para a pesquisa de alterações genéticas dos fatores da coagulação (proteína C, proteína C ativada, proteína S). Nessas circunstâncias, não se deve administrar estrogenioterapia.

Não se encontrou associação entre o uso de TRH nas doses habituais e hipertensão. Estudos indicam que não há ação ou que há um pequena, porém significativa, ação da reposição estrogênica no sentido de diminuir a pressão arterial em mulheres normo- ou hipertensas. Os raros casos de hipertensão associada à terapêutica de reposição estrogênica representam reações idiossincráticas. Por causa do efeito benéfico do estrogênio sobre as doenças cardiovasculares, pode-se argumentar que mulheres com hipertensão controlada apresentam uma necessidade específica para esse benefício do uso do estrogênio.

## ■ LEIOMIOMAS E TENSÃO PRÉ-MENSTRUAL

Deve-se dar preferência ao uso contínuo de estrogênio e progesterona. O estrogênio isolado promove o crescimento mitótico do endométrio e dos miomas, já que estes possuem receptores estrogênicos. A adição dos progestágenos confere proteção eficaz contra esse efeito indesejável. Usualmente, 40% das pacientes podem apresentar sangramento irregular nos primeiros seis meses, porém, ao término de 12 meses, 95% estarão em amenorréia, em decorrência da atrofia endometrial.

O esquema contínuo também pode ser usado nos casos de tensão pré-menstrual, quando não se deseja a presença do episódio menstrual, e nas pacientes há muito tempo menopausadas. Quanto à via de administração, pode-se usar tanto a via oral como a parenteral, sendo os resultados idênticos.

## ■ PACIENTES FUMANTES OU COM INFARTO AGUDO DO MIOCÁRDIO E ACIDENTE VASCULAR CEREBRAL PRÉVIO

A via de administração de escolha é a parenteral, uma vez que a via oral, como citado anteriormente, promove o aumento do substrato de renina, do angiotensinogênio e dos níveis de triglicerídeos, reduzindo a antitrombina III. Fumantes apresentam aumento do risco de hipertensão, tromboembolismo e hipertrigliceridemia, e com a utilização da via parenteral esses efeitos não são estatisticamente significativos.

As indicações de estrogênio isolado ou com a associação de progesterona devem obedecer à presença ou não de útero. Os esquemas utilizados podem ser tanto cíclicos como contínuos, não havendo diferenças significativas nos resultados.

## ■ ENDOMETRIOSE

A preferência também fica com os esquemas contínuos, com o uso do progestágeno para se contrapor aos efeitos proliferativos do estrogênio no endométrio e nos implantes endometrióticos. Esse esquema serve para minimizar o quadro de dismenorréia, tão freqüente nessa patologia, fazendo com que as pacientes fiquem em amenorréia e evitando, assim, os sangramentos dos esquemas cíclicos.

## ■ EPIGASTRALGIA, NÁUSEAS E COLELITÍASE

A via de administração de escolha é a parenteral, com o objetivo de evitar efeitos colaterais relacionados com o trato gastrintestinal. Os resultados são indiferentes quanto ao tipo de hormônio utilizado e ao esquema adotado, se contínuo ou cíclico. Estudos atuais concluíram que o uso do estrogênio não é um fator de risco para colecistopatias em mulheres na pós-menopausa.

## ■ DIMINUIÇÃO DA LIBIDO E DEPRESSÃO

Nessas situações pode-se indicar a associação com testosterona (esquema contínuo), uma vez que depois da menopausa ocorre queda de 80% da produção estrogênica e de 50% da androgênica, verificando-se uma redução ainda mais acentuada em pacientes com histerectomia e salpingoforectomia bilateral.

A associação estroandrogênica é utilizada quando a paciente deseja aumento da libido e do bem-estar geral com melhora da energia, e em pacientes com histerectomia total e anexectomia bilateral. Deve-se adicionar o progestágeno ao esquema por 12 a 14 dias, mensalmente, em pacientes que possuem útero.

O uso de testosterona deve ser evitado em mulheres com doença cardiovascular e/ou perfil lipídico desfavorável (níveis baixos de HDL-colesterol), uma vez que a fração HDL-colesterol diminui significativamente com a androgenioterapia, e não existem estudos das possíveis repercussões a longo prazo nessas pacientes.

## ■ CEFALÉIA E MASTALGIA

É recomendável, nessas situações, diminuir a dose do estrogênio ou administrar progesterona isolada, nos casos em que houver contra-indicação para estrogenioterapia. Quanto à via de administração e ao esquema utilizado, os resultados são idênticos.

# PARTE XI

# Cirurgia Ginecológica

# Capítulo 43

# Principais Cirurgias Ginecológicas e suas Indicações

Ana Laura Ferreira
Cláudia Viana Henriques

## ■ INTRODUÇÃO

À medida que o cirurgião foi adquirindo técnicas cirúrgicas mais direcionadas às características femininas, a ginecologia operatória passou a ser mais amplamente difundida no mundo inteiro. Um resultado cirúrgico favorável não depende exclusivamente da habilidade técnica do cirurgião. Uma indicação cirúrgica criteriosa e individualizada, um diagnóstico preciso da patologia a ser abordada, bem como o diagnóstico de possíveis condições clínicas associadas que possam complicar o ato anestésico, cirúrgico ou o pós-operatório, também constituem elementos muito importantes na obtenção do sucesso cirúrgico.

Neste capítulo abordaremos as principais cirurgias ginecológicas e suas indicações. As cirurgias para infertilidade, cirurgias mamárias, uroginecológicas, endoscópicas e oncológicas serão abordadas em outros capítulos.

## ■ CURETAGEM UTERINA SEMIÓTICA

A curetagem uterina semiótica, também conhecida como curetagem uterina fracionada (CUF), é um procedimento cirúrgico realizado em ambiente hospitalar e que consiste na raspagem da endocérvice e da cavidade endometrial, utilizando-se instrumental apropriado (curetas).

Sua principal indicação é o sangramento uterino anormal de urgência. A metrorragia é uma causa freqüente de morbidade ginecológica, e pode ser a principal queixa em 35% das consultas. Suas causas são múltiplas, principalmente de acordo com a idade da paciente. Na adolescência, por exemplo, 95% são decorrentes de imaturidade neuroendócrina, enquanto que na menopausa a possibilidade de neoplasia não deve ser descartada.

Nos serviços que não dispõem de endoscopia ginecológica, a curetagem semiótica é também utilizada para investigação de achados ultra-sonográficos de afecções endometriais ou endocervicais, espessamentos do endométrio e sangramento pós-menopausa.

Dessa maneira, a CUF pode ser indicada para o diagnóstico ou como uma opção intermediária de tratamento entre a terapia medicamentosa, freqüentemente ineficaz, e a cirurgia (histerectomia).

Em alguns casos, a curetagem semiótica possibilita a retirada de pólipos e miomas pediculados, passando a ser chamada de curetagem terapêutica.

## ■ MIOMECTOMIA

A miomectomia consiste na exérese de mioma uterino (único ou múltiplos), preservando-se o útero. Está indicada na presença de mioma que ocasiona sangramentos genitais irregulares em pacientes jovens, sem prole definida, nuligestas, ou naquelas pacientes com infertilidade. Pode ser realizada por via abdominal ou vaginal, esta última nos casos de miomas pediculados e que se exteriorizam através do canal endocervical (miomas paridos).

## ■ HISTERECTOMIAS

Consistem na retirada parcial ou total do útero.

Devido ao deficiente sistema de informação de saúde no Brasil, não é possível estimar a prevalência de histerectomia entre mulheres brasileiras. Entretanto, a histerectomia é a segunda cirurgia mais freqüente entre mulheres em idade reprodutiva no Sistema Único de Saúde (SUS), perdendo apenas para o parto cesariano.

As histerectomias podem ser realizadas através da via abdominal ou via vaginal, dependendo da patologia, do tamanho do útero e da técnica a ser adotada.

Quanto a sua extensão, a histerectomia pode ser conservadora ou total. As histerectomias conservadoras podem ser subtotais (conserva-se o colo uterino) ou fúndicas (conservam-se o corpo e o colo uterinos). Tanto na total como nas conservadoras, os anexos poderão ser mantidos ou retirados (um ou ambos). Quando são retirados o útero e os dois anexos, denomina-se histerectomia total com anexectomia bilateral.

A grande maioria das histerectomias é indicada por enfermidades benignas, enquanto que as doenças malignas representam em torno de 10% de suas indicações. A causa mais comum de indicação de histerectomia é a presença de mioma, geralmente associado a sangramento uterino anormal.

Outras afecções benignas que levam à indicação de histerectomia são: endometriose, adenomiose, pólipos endometriais, prolapso genital, anomalias de desenvolvimento, fístulas, sangramento uterino disfuncional, dor pélvica crônica, doença inflamatória pélvica, piométrio, tuberculose genital, hemorragia por perfuração uterina (DIU, projétil de arma de fogo, curetagem etc.), atonia uterina, ruptura uterina intraparto, inversão uterina pós-parto, acretismo placentário, corioamnionite e aborto séptico.

As afecções malignas que determinam a realização de histerectomia serão abordadas em capítulo específico.

## ■ SALPINGECTOMIA

Realizada através da via abdominal, refere-se à exérese de uma ou de ambas as trompas, tendo como principais indicações: salpingite crônica, abscesso tubovariano, hidrossalpinge e prenhez ectópica. Pode ainda ser empregada em casos de esterilização definitiva.

## LAQUEADURA TUBÁRIA

Realizada por meio de diversas técnicas, baseia-se na ligadura da trompa, associada ou não à exérese de pequenas porções da mesma, com o objetivo maior de obstruir sua luz.

Está indicada quando o objetivo é a esterilização definitiva.

## OOFOROPLASTIA

Procedimento simples em que se realiza apenas uma incisão no ovário, com dessecação e retirada do cisto. Nos casos de endometriose, procede-se ainda à retirada dos tecidos inválidos.

Está indicada, principalmente, nos casos em que se objetiva a preservação do tecido ovariano, como, por exemplo, em alguns tumores ovarianos benignos, ooforite policística, endometriose e infertilidade.

## OOFORECTOMIA

Consiste na exérese de um ou de ambos os ovários, geralmente através da via abdominal.

Está indicada nos casos de cistos foliculares gigantes, tumor benigno, tumores funcionantes, ooforite crônica, abscesso ovariano, torção ovariana, endometriose e como tratamento complementar no câncer de mama.

## ANEXECTOMIA

Cirurgia na qual é realizada a retirada de todo o anexo (trompa e ovário), tem as mesmas indicações da salpingectomia e da ooforectomia e deve ser realizada quando todo o anexo estiver comprometido. Está indicada ainda nas mulheres acima de 50 anos que são submetidas à histerectomia, pois os ovários atróficos já não desempenham mais sua função.

## FIXAÇÃO DA VAGINA NO LIGAMENTO DE COOPER – MÉTODO DE BURCH

Consiste na fixação da fáscia paravaginal anterior ao ligamento ileopectíneo (ligamento de Cooper).

O aumento na expectativa de vida da mulher possibilitou o surgimento de algumas patologias ginecológicas, como o prolapso vaginal, que deverá ser corrigido com o objetivo de melhorar a qualidade de vida dessa paciente.

A vagina é mantida em sua posição normal devido a uma interação entre os ligamentos que emergem da pelve e se inserem no colo uterino e a fáscia pubocervical. Suporte adicional vem das fibras do paracolpos, que se fixam verticalmente ao terço superior da vagina. As cirurgias pélvicas, principalmente as histerectomias, podem desfazer esse equilíbrio, causando alterações na posição vaginal.

Indicada na presença de prolapso de vagina ou cistocele, sua indicação na incontinência urinária é bastante controversa.

## BARTHOLINECTOMIA/MARSUPIALIZAÇÃO DA GLÂNDULA DE BARTHOLIN

A bartholinectomia é a exérese da glândula de Bartholin, enquanto que a marsupialização consiste na abertura da glândula e na fixação dos seus bordos, com a drenagem do conteúdo da mesma.

Está indicada quando existe cisto não infectado ou cronicamente fistulado da glândula de Bartholin. Na presença de infecção da glândula (abscesso), realiza-se apenas a drenagem da mesma. Sanado o processo inflamatório, indica-se então a cirurgia definitiva.

## ■ HIMENECTOMIA

Pequena cirurgia que consiste na incisão ou ampliação himenal, está indicada quando existe hematocolpo por hímen imperfurado ou na presença de vaginismo por hímen resistente ao coito.

## ■ COLPOPERINEOPLASTIA POSTERIOR

Consiste no reparo da fáscia retovaginal associado à miorrafia do músculo transverso profundo do períneo, à miorrafia dos levantadores do ânus e à reconstituição da cunha perineal. Está indicada na presença de ruptura perineal com ou sem retocele.

## ■ CURA DE ENTEROCELE

Está indicada quando existe hérnia do fundo-de-saco posterior da vagina.

## ■ AMPUTAÇÃO CÔNICA DO COLO (CONIZAÇÃO)

Realizada por via vaginal, consiste na excisão de parte do colo uterino em formato de cone. Sua indicação pode ser diagnóstica ou terapêutica. Deve ser realizada na presença de citologia anormal com colposcopia insatisfatória, NIC, zona de transformação anormal na colposcopia com curetagem endocervical positiva, biópsia de colo sugestiva de carcinoma microinvasor, NIC persistente após terapêutica conservadora ou após CAF, disparidade entre citologia, colposcopia e biópsia dirigida.

## ■ CIRURGIA DE MANCHESTER

Consiste na realização de incisão triangular na parede vaginal anterior, com dessecação lateral e sutura dos paracolpos, associada à amputação do colo uterino em secção plana.

Está indicada na presença de cistocele com colo alongado, incontinência urinária e prolapso genital.

# Capítulo 44

# Cirurgia Ambulatorial

Ana Laura Ferreira
Aurélio Antônio Ribeiro da Costa

## ■ INTRODUÇÃO

Nos últimos anos, a indicação de procedimentos cirúrgicos em regime ambulatorial tem sofrido um aumento substancial, fenômeno que vem sendo também observado com a cirurgia ginecológica. Diversos pré-requisitos são considerados fundamentais para que um procedimento cirúrgico seja classificado como ambulatorial.

A obrigatoriedade da internação hospitalar, a presença de pessoal e material especializado, uma sala cirúrgica adequada para o procedimento, assim como a presença ou não de anestesista, são alguns critérios considerados básicos no conceito da cirurgia ambulatorial. Entretanto, é a ausência de necessidade dos cuidados pós-operatórios com o paciente internado que define um procedimento como ambulatorial, mesmo se o procedimento for realizado sob anestesia, bastando para isso que a alta hospitalar se dê imediatamente após a sala de recuperação.

É importante lembrar que, apesar de se tratar de um procedimento ambulatorial, os preceitos básicos de assepsia e anti-sepsia não devem ser esquecidos.

O surgimento de novas técnicas, tanto cirúrgicas como anestésicas, o desenvolvimento tecnológico dos insumos associados a um pré-operatório criterioso, a habilidade transoperatória e os cuidados pós-operatórios adequados são importantes fatores que permitiram uma ampla difusão da cirurgia ginecológica no âmbito ambulatorial.

O número de procedimentos ambulatoriais no Brasil cresceu substancialmente, perfazendo mais da metade dos procedimentos cirúrgicos realizados no ano de 2003. As vantagens da cirurgia ambulatorial são inúmeras, sendo seu custo baixo uma das mais importantes. Em alguns serviços, ao compararmos a cirurgia ambulatorial com o procedimento que demanda internação hospitalar, podemos alcançar uma economia de 75%. Como se isso não bastasse, a cirurgia ambulatorial é responsável por menores índices de infecção e demais complicações.

Diversos procedimentos podem ser realizados em nível ambulatorial, dispensando a hospitalização, mostrando-se como uma alternativa mais econômica e menos invasiva não só para fins terapêuticos, como também propedêuticos.

Em nosso serviço, os procedimentos ambulatoriais são realizados no Centro Diagnóstico (CD), que se trata de um ambiente cirúrgico específico, onde as pacientes são submetidas não só aos procedimentos ambulatoriais, como a cirurgias endoscópicas diagnósticas, cirurgias para contracepção definitiva, pequenas cirurgias mamárias, assim como às conizações com alça de alta freqüência. No CD são realizados, em média, cerca de 95 procedimentos ambulatoriais por mês. A cirurgia ginecológica ambulatorial pode abordar a vulva, vagina e o colo uterino, como também engloba a biópsia endometrial.

## CIRURGIA AMBULATORIAL DA VULVA

A vulva corresponde ao conjunto de órgãos genitais femininos externos a que chamamos genitália externa. O conhecimento adequado de sua anatomia, evolução embriológica e mudanças hormonais que influenciam sua topografia é condição básica para uma boa abordagem cirúrgica do órgão.

## BIÓPSIA DE VULVA

Consiste na retirada de um ou mais fragmentos do tecido vulvar, tendo por objetivo o diagnóstico histológico dos principais processos patológicos, como as lesões pré-cancerosas, as neoplasias invasoras e a diferenciação das diversas alterações tegumentares. Idealmente, a biópsia vulvar deve ser realizada após avaliação vulvoscópica, em que a área de maior gravidade é visivelmente reconhecida.

A biópsia pode ser realizada com pinças de saca-bocado ou alças de ressecção que permitam um bom fio de corte para evitar esmagamentos. Os fragmentos devem possuir um bom diâmetro e atingir o estroma adjacente a fim de ser avaliada a profundidade de acometimento.

O material obtido deve ser acondicionado em frasco com solução fixadora (formol), identificado adequadamente e acompanhado da solicitação do exame, que por sua vez deve conter os dados de identificação da paciente e uma anamnese sucinta.

### Teste de Collins

Em 1963, frente às dificuldades para eleger adequadamente o local da biópsia na suspeita de alterações vulvares, Richard passou a utilizar o azul de toluidina em solução aquosa a 1% para orientar suas biópsias. No Brasil, esse teste foi amplamente difundido por Rieper; seu uso, entretanto, restringia-se basicamente a lesões cervicais.

Estudos realizados por Collins, em 1966, evidenciaram resultados satisfatórios sobre o emprego do azul de toluidina na orientação de biópsias em lesões vulvares e, dessa forma, possibilitaram que o teste de Collins pudesse ser difundido para outros órgãos. Caso exista uma lesão vulvar macroscópica, e portanto bastante evidente, estando o restante da vulva normal, esse teste não precisa ser realizado, e pode-se proceder diretamente à biópsia da vulva.

A técnica do teste de Collins consiste na limpeza da vulva com solução fisiológica de cloreto de sódio e, depois de enxugada cuidadosamente, pincela-se a vulva com solução aquosa de azul de toluidina a 2%. Aguardam-se três minutos e retira-se o azul de toluidina com solução de ácido acético a 2%. O teste é considerado positivo quando há impregnação do azul de toluidina em determinadas áreas. O azul de toluidina é um corante vital que se fixa ao DNA dos núcleos. Quanto maior for a concentração nuclear, mais intensa será a fixação do azul de toluidina.

### Teste do ácido acético

Outra substância que pode ser utilizada ambulatorialmente para auxiliar as biópsias da vulva é o ácido acético a 5%. Após sua aplicação, verificamos uma reação do tegumento cutâneo, que normalmente torna-se mais pálido. As imagens alteradas ao teste do ácido acético apresentam-se esbranquiçadas, acetobrancas, com relevo leucoplásico ou espículas papilomatosas.

As principais lesões que acometem a região vulvar e que, portanto, são passíveis de tratamento ambulatorial são:

- Sinéquias vulvares.
- Lesões distróficas e displásicas.
- Infecções.
- Tumores.
- Úlceras.
- Traumas.
- Vasculares.

## ■ SINÉQUIA VULVAR

Consiste na fusão dos pequenos lábios da vulva. Sua ocorrência pode estar associada ao hipoestrogenismo das infantes e pré-púberes, ou mesmo ao acometimento dos pequenos lábios por vulvovaginites recorrentes em mulheres adultas.

O tratamento baseia-se na aplicação de estrogênio tópico. Indicada na falha do tratamento clínico, a cirurgia consiste no descolamento digital das aderências. Outra alternativa é a realização de uma incisão cuidadosa em rafe mediana, protegendo o clitóris e a fúrcula do intróito vulvar.

## ■ LESÕES DISTRÓFICAS E DISPLÁSICAS

O diagnóstico definitivo dessas lesões é bastante dificultado pelo grande número de dermatoses que podem acometer a região vulvar; além disso, as características macroscópicas das mesmas são muito semelhantes, contribuindo para dificultar seu diagnóstico diferencial.

Um dos principais objetivos da cirurgia ambulatorial nas várias lesões distróficas da vulva é a distinção entre alterações benignas e malignas por meio do estudo histopatológico, mediado por biópsia.

Nesse contexto destaca-se o líquen escleroso, uma das condições hipocrômicas e pruriginosas que mais acometem a pele da vulva, podendo, muitas vezes, ser confundido com a atrofia genital. A biópsia da lesão estabelece o diagnóstico definitivo. A doença de Paget também promove lesões displásicas que podem causar confusão diagnóstica; entretanto, é elucidada pela avaliação histológica.

## ■ INFECÇÕES

Dentre as alterações infecciosas que acometem a vulva, as que se beneficiam com o tratamento cirúrgico ambulatorial são aquelas lesões promovidas por agentes inespecíficos, a exemplo dos abscessos, furúnculos, carbúnculos e condilomas.

O tratamento dessas lesões deve ser o mais precoce a fim de evitar complicações, como a fasciite necrosante, a mais temida. Drenagens e desbridamentos constituem a terapêutica adequada. O regime ambulatorial depende das condições clínicas da paciente, assim como da extensão da lesão.

O condiloma acuminado, doença provocada pelo vírus papiloma humano (HPV), pode apresentar-se como uma lesão vegetante e indolor, ou mesmo como uma verruga que geralmente responde ao tratamento clínico por meio da aplicação local de substâncias cáusticas, como, por exemplo, o ácido tricloroacético a 50%. Quando o tratamento cirúrgico ambulatorial está indicado, o mesmo é realizado por meio de termocauterização ou vaporização com *laser*.

## TUMORES BENIGNOS

### Tumores císticos

#### CISTO DA GLÂNDULA DE BARTHOLIN

Também conhecidas como glândulas vulvovaginais, as glândulas de Bartholin são em número de duas e produzem muco para lubrificação da vagina através dos ductos que desembocam lateralmente ao óstio vaginal. A obstrução desses ductos promoverá o acúmulo de muco e, conseqüentemente, a formação do cisto correspondente. Dentre as principais causas de obstrução dos canais vestibulares podemos citar as vulvovaginites, em que o gonococo e a clamídia são os principais agentes etiológicos em quase 80% dos casos.

O tratamento baseia-se nos sintomas clínicos e nos achados durante o exame ginecológico. Quando se trata de um tumor pequeno, em estágio inicial, sem sintomatologia dolorosa importante, o tratamento geralmente é clínico e conservador, por meio do uso de antiinflamatórios e antibióticos, assim como de termoterapia local. Nos casos de tumores endurecidos, nodulares, que ocasionam dispareunia ou qualquer outro desconforto pélvico, está indicada a exérese da glândula de Bartholin por marsupialização e sutura posterior da borda da glândula à borda da pele. Uma infecção aguda pode vir a acometer o cisto da glândula de Bartholin, desencadeando a formação de um abscesso; neste caso, o tratamento recai sobre a drenagem seguida de antibioticoterapia.

#### CISTOS DE GLÂNDULAS DE SKENE

São ocasionados pela obstrução dos ductos das glândulas parauretais e, como nos cistos da glândula de Bartholin, o tratamento consiste na exérese das mesmas.

#### CISTOS SEBÁCEOS

Tanto os grandes como os pequenos lábios da genitália externa possuem glândulas sebáceas. A obstrução dos ductos dessas glândulas possibilita a formação de cistos que exigem excisão cirúrgica da lesão.

#### CISTO EPIDERMÓIDE

Outro tipo de cisto de retenção de fragmentos de tecido queratinizado, geralmente os cistos epidermóides são formados por traumatismo anterior. O tratamento consiste na exérese da lesão.

## CISTOS DO CANAL DE GARTNER

Os cistos canal de Gartner são remanescentes dos ductos de Wolf; quando surge infecção, deve-se promover a ressecção cirúrgica.

## CISTOS DO CANAL DE NUCK

São cistos de tecido peritoneal localizados na extensão da inserção ligamentar do redondo à vulva (grandes lábios). Nos casos que causam desconforto à paciente, deve-se retirá-los cirurgicamente.

## ENDOMETRIOSE

A endometriose vulvar é uma condição rara. Pode ser encontrada em cicatrizes de episiotomias e outros traumas, assim como em glândulas vestibulares e grandes lábios por contigüidade com o ligamento redondo. Os sintomas clínicos cíclicos favorecem o diagnóstico, enquanto a terapêutica se constitui na excisão cirúrgica do foco endometriótico.

## Tumores sólidos

São neoplasias benignas de origem variada, cujo tratamento se restringe à exérese cirúrgica da lesão após a biópsia e confirmação histopatológica da mesma. Nessa categoria se incluem os fibromas (originados dos tecidos fibrosos), os lipomas (tecidos adiposos), os angiomas (origem vascular) e os hidradenomas (glândulas sudoríparas apócrinas).

## MIOBLASTOMA DE CÉLULAS GRANULOSAS

Também conhecido como mioblastoma das células de Schwann (bainha de mielina das fibras neurais), pode ter um caráter infiltrativo e, dessa forma, ser confundido com o carcinoma espinocelular. Seu diagnóstico é histopatológico.

## NEVUS

Quando localizado na vulva, o *nevus* possui um potencial de malignização, e todas as lesões suspeitas deverão ser submetidas à biópsia excisional.

## ■ TUMORES MALIGNOS

Como o tratamento das neoplasias malignas em geral é realizado por meio de cirurgias radicais, as intervenções ambulatoriais resumem-se à biópsia excisional diagnóstica.

## Úlceras

A importância das úlceras vulvares está em seu diagnóstico diferencial com outras lesões mais graves, como doença de Behçet, doença de Crohn e algumas lesões de pele associadas à síndrome de Reiter ou ao carcinoma vulvar. Úlceras crônicas e recidivantes devem ser sempre biopsiadas.

## Vasculares

Em pacientes portadoras de varizes vulvares crônicas, em que apenas os vasos de menor calibre são acometidos, o tratamento ambulatorial pode ser realizado por meio de injeções de substâncias esclerosantes.

## ■ CIRURGIA AMBULATORIAL DA VAGINA

As patologias vaginais são menos freqüentes, assim como seus respectivos procedimentos cirúrgicos; entretanto, alguns merecem destaque.

### Hímen imperfurado

O hímen imperfurado congênito é uma anomalia do trato urogenital externo em que ocorre falha na fusão do epitélio do seio urogenital e do tubérculo de Müller. É raro e diagnosticado antes da puberdade. Sua obstrução leva ao aparecimento de mucocolpo ao nascimento, e pode ocorrer também hematocolpo com os primeiros episódios menstruais. Neste último, a retenção e a disseminação dos restos menstruais pela via de regressão retrógrada resultam em hematométrio, hematossalpinge ou hematoperitônio, muitas vezes chegando ao abdome agudo ginecológico.

O tratamento é sempre cirúrgico, com himenotomia, drenando-se todas as secreções retidas. A incisão do hímen pode ser em X, preservando as glândulas vestibulares, ou circular. Alguns autores estimulam a sutura das bordas com fio absorvível.

### Neoplasias benignas

Os tumores benignos que acometem a vagina são basicamente de dois tipos: os cistos derivados de restos embrionários paramesonéfricos e os cistos de Gartner, derivados de restos embrionários mesonéfricos. Os primeiros podem apresentar-se isoladamente ou de forma múltipla, em geral são assintomáticos e diagnosticados por acaso; entretanto, podem variar de volume e conteúdo. Dispareunia e polaciúria podem ser sintomatologias atribuídas aos mesmos, dependendo da origem histológica dos ductos de Müller. Em geral, está indicada exérese cirúrgica com anestesia local, sempre correlacionando-se com a sintomatologia da paciente.

Os cistos mesonéfricos se diferenciam dos anteriores por apresentarem sempre conteúdo aquoso. Seu tratamento também consiste em retirada cirúrgica.

### Neoplasias malignas

As neoplasias malignas primárias da vagina são raras, correspondendo a pouco menos de 2% dos tumores vaginais; destes, 90% correspondem ao carcinoma epidermóide. A abordagem ambulatorial dessas pacientes se restringe a biópsia para realização do diagnóstico.

### Punção aspirativa

Procedimento ambulatorial com fins propedêuticos cujo maior objetivo é detectar coleções no fundo-de-saco de Douglas. É realizada com ajuda de uma agulha de cerca de 10cm de comprimento com calibre 10. A técnica consiste em expor o fundo-de-saco posterior com ajuda de valvas e tracionar o colo anteriormente com pinça de Pozzi. Procede-se à anti-sepsia local e faz-se o botão anestésico. Em seguida, a agulha acoplada à seringa calibrosa é introduzida e completa-se a aspiração. As complicações são raras, desde que a técnica seja seguida corretamente.

Outro procedimento vaginal que pode ser realizado em ambiente ambulatorial é a correção cirúrgica de estenoses cicatriciais. Os sintomas são diversos, podendo até levar à incapacidade ao coito. O tratamento varia da simples incisão transversal da trave fibrosa até a rotação de retalhos.

## ■ CIRURGIA AMBULATORIAL DO COLO UTERINO

O colo uterino é a parte do útero que se situa na vagina e corresponde a um verdadeiro órgão devido às grandes transformações que sofre durante as diferentes etapas da vida feminina. Este órgão pode ser sede de inúmeras doenças, desde processos inflamatórios simples até neoplasias invasoras.

Grandes avanços têm possibilitado a caracterização e o tratamento das alterações cervicais. O aumento do conhecimento sobre a biologia oncológica em nível celular vem tornando crescente a procura por tratamentos menos invasivos, principalmente nos casos de lesões pré-malignas, e tem-se tornado objetivo da maioria dos serviços. A biópsia com preservação da arquitetura cito-histológica é fundamental para uma boa avaliação histopatológica.

Devido à grande freqüência do carcinoma cervical, principalmente nos países em desenvolvimento, a preocupação com o diagnóstico e o tratamento das lesões cervicais tem-se tornado uma constante. No Brasil, o câncer de colo ocupa a segunda posição entra as neoplasias malignas na mulher; a prevenção é o melhor tratamento, e baseia-se no diagnóstico e na terapêutica das lesões precursoras.

A abordagem cirúrgica ambulatorial do colo uterino, nos casos de lesões precursoras e neoplásicas do mesmo, consiste em biópsias, cauterizações, excisões, cirurgias de alta freqüência (CAF) e biópsias a *laser*.

## Biópsia

Promove a retirada de um ou mais fragmentos de colo, biópsia dirigida pela colposcopia nas áreas de maior gravidade, para fazer exame histológico.

As biópsias são realizadas com pinças do tipo saca-bocado, alças de recessão ou CAF. Em qualquer desses procedimentos, o cuidado com o esmagamento das amostras e seu dano térmico deve ser uma preocupação constante. O tamanho e o número dos fragmentos devem ser apropriados para uma boa avaliação histopatológica. Nos casos de múltiplas biópsias, deve-se sempre iniciar pelo lábio anterior, a fim de evitar sangramentos que dificultem a visualização das áreas subseqüentes. Outra opção para realização de biópsia, principalmente quando é necessário um fragmento maior ou mais largo, é a biópsia com alças diatérmicas, ou CAF. Nesse procedimento a biópsia é indicada, principalmente, em situações de acometimento glandular ou lesões de acesso dificultado.

Em seguida, o material biopsiado é colocado em solução fixadora, identificado e acompanhado da solicitação do exame adequadamente preenchida.

O índice de complicações é muito baixo, resumindo-se, em sua quase totalidade, a sangramento. Este é facilmente coibido com aplicação de substâncias hemostáticas, como o percloreto férrico (pasta de Monsel).

## Curetagem endocervical

Quando não se consegue uma boa amostra do canal cervical, deve-se realizar uma curetagem deste canal. Em geral, utiliza-se a cureta de Kervokiam ou de Novak. Se necessário, pode-se realizar anestesia local ou locorregional. Sua maior indicação reside na reavaliação do canal após o tratamento de lesão precursora, em casos nos quais o orifício externo do colo ficou estenosado, dificultando a simples avaliação colposcópica. Os riscos são praticamente nulos.

A curetagem do canal falha no diagnóstico em cerca da metade das lesões epidermóides e em quase 65% dos adenocarcinomas *in situ*, por remover apenas o topo das cristas cervicais. Por tratar-se de um meio diagnóstico que não permite avaliar o grau de invasão da lesão, seu resultado só pode ser valorizado se for positivo.

## Cauterização

Método destrutivo realizado por aplicação de substâncias cáusticas, eletrocauterização, criocauterização ou por vapororização a *laser* do colo uterino. Para a indicação de qualquer um destes métodos devem-se considerar algumas condições:

- Avaliação colposcópica.
- Ausência de suspeita de invasão pela citologia.
- Avaliação endocervical que exclui doenças do canal.
- Concordância entre citologia, colposcopia e histologia.
- Certeza do seguimento.

O índice de falha desses tratamentos pode chegar a 30%, e a recidiva pode ocorrer em até 24 meses; o seguimento baseia-se na citologia e colposcopia.

A *cauterização química* do colo uterino pode ser realizada com aplicação de ácido tricloroacético de 50% a 90%, com contonete e protegendo a vagina com gaze. A aplicação é feita semanalmente por cerca de cinco a 10 semanas, sendo largamente utilizada apenas em processos mais simples, pois sua destruição é superficial.

A *criocauterização* é o método que utiliza um transdutor manual conectado a uma fonte de gás ou nitrogênio líquido, congelando a ponta desse transdutor e promovendo morte celular. A técnica consiste em promover lesão tecidual e formação de crosta com posterior reepitelização por meio de congelamento e descongelamento do tecido agredido, seguido de novo congelamento. O tecido se desgarra com cerca de 10 dias. O sangramento pode ocorrer e, apesar de ser raro, é a principal complicação. A desvantagem desse método é a dificuldade de controle colposcópico da JEC, visto que a mesma se manterá dentro do canal após o tratamento.

A *eletrocauterização* utiliza um eletrodo de esfera conectado a um eletrocautério, promovendo coagulação e destruição tecidual através do calor. O procedimento é guiado pelo teste de Schiller, tentando atingir uma destruição tecidual de 7mm de profundidade.

As complicações são raras, sendo o sangramento, a infecção secundária, a estenose do canal cervical e a não-visualização da JEC após o procedimento as mais comuns.

## Cirurgia de alta freqüência

A realização de biópsia e tratamento de lesões intra-epiteliais utilizando alça conectada a eletrocautério comum foi criada por Raoul Palmer e René Cartier durante a década de 1970.

Prendeville, médico britânico, aperfeiçoou o eletrodo, aumentando seu tamanho e conectando-o a um aparelho que emitia uma onda de freqüência mais intensa que o eletrocautério. Então, já ao final da década de 1980, sua decoberta possibilitou exérese de maiores áreas, combinação de hemostasia e corte, com discreto efeito térmico nos tecidos. Essa técnica foi denominada de *large loop excision of the transformation zone* (LLETZ). Os americanos passaram a chamá-la de *loop eletrictrosurgical excision procedure* (LEEP). No Brasil recebeu o nome de cirurgia de alta freqüência (CAF).

O aparelho de CAF emite uma onda de freqüência de 2 a 4Mhz que, ao atravessar a célula, perde energia devido à impedância do tecido, fazendo com que a água intracelular entre em ebulição, promovendo ruptura da membrana citoplasmática e corte tecidual. A hemostasia é provocada pelo efeito térmico dos vapores emitidos pela água intracelular. As alças possuem formatos e tamanhos variados e são compostas por tungstênio com espessura de 0,2mm e revestidas de silicone em sua base.

Além do efeito térmico, a CAF ainda tem o efeito elétrico, separando as partículas intracelulares de cargas opostas. O efeito farádico que promove o corte tecidual por meio da separação dos corpos eletrodensos por criação de um campo magnético também é atribuído à CAF.

Vários procedimentos podem ser realizados por meio da CAF: biópsia, vaporização, excisão de zona de transformação e, por fim, a conização.

Para a realização dos procedimentos por CAF, algumas etapas devem ser cumpridas:

- Assepsia vaginal.
- Definir ZT (visão colposcópica e teste de Schiller).
- Anestesia geral endovenosa ou locorregional.
- Escolha adequada da alça.
- Introdução da alça, fazendo o corte e a hemostasia.
- Completar a retirada do canal restante com alça retangular, após a medida do canal com histerômetro, deixando cerca de 5mm de canal residual.
- Realizar hemostasia com eletrodo de esfera e aplicação da pasta de Monsel (percloreto férrico).
- Se possível, realizar colposcopia da peça excisada e do restante do canal.

Secreções genitais inicialmente sanguinolentas e posteriormente serosas podem aparecer após o procedimento. A paciente deve ser orientada quanto aos sinais e sintomas de infecção e deve ser reavaliada após 30 dias.

Existem inúmeras vantagens da CAF em relação aos procedimentos clássicos. Bridgette e cols. estudaram 180 pacientes, divididas em dois grupos alocados randomicamente, e não evidenciaram diferenças em relação às complicações ou margens acometidas em comparação às encontradas com a conização com bisturi frio. Resultados de estudos prospectivos anteriores mostram também que a CAF pode ser utilizada para conização, pois trata-se de um procedimento mais seguro e com menor incidência de sangramentos, evidência reforçada em outros estudos prospectivos anteriores.

As complicações são infreqüentes e se resumem basicamente aos sangramentos durante e após o procedimento. Infecção, estenose do canal e JEC não visível podem ocorrer, porém são muito improváveis. Quando acontece, o sangramento é facilmente coibido com compressão local.

As contra-indicações ao procedimento são:

- Suspeita de invasão.
- Coagulopatias.
- Gravidez.
- Puerpério menor que três meses.
- Cervicite.
- Paciente exposta ao dietilestilbestrol.

Alguns autores demonstram inclusive vantagem em realizar a conização por CAF nos casos em que apenas o exame citológico revela lesão displásica de alto grau, estando a colposcopia normal. Entretanto, quando a alteração colposcópica existe, a associação é significativa.

## Laser

O *laser* (*Light Amplification by Stimulated Emission of Radiation*) é empregado em cirurgias ambulatoriais do colo para tratamentos abrasivos ou excisionais. Vários tipos de *laser* podem ser empregados, embora o mais utilizado no colo seja o de $CO_2$, pois produz um feixe luminoso delgado com um único comprimento de onda que, ao atingir os tecidos, permite a elevação da temperatura e promove ebulição intracelular com corte e hemostasia.

O procedimento segue os mesmos preceitos da CAF, apresentando taxa de cura para as lesões intra-epiteliais cervicais que varia de 85% a 95%.

As maiores desvantagens desse método são o custo do equipamento e o grau de treinamento e experiência necessário.

A principal contra-indicação é a alteração anatômica da cérvice, e as complicações descritas são as mesmas encontradas na CAF. A incompetência istmocervical é rara em ambos os métodos. As evidências revelam que não existem outras técnicas cirúrgicas que demonstrem superioridade em relação ao tratamento com laserterapia.

Capítulo

# 45

# Vídeo-histeroscopia Cirúrgica

Ana Laura Ferreira
Ana Paula Guimarães Barbosa

## ■ INTRODUÇÃO

O desenvolvimento da técnica cirúrgica por via histeroscópica foi um desdobramento lógico e originado a partir da histeroscopia diagnóstica, após a eliminação de alguns obstáculos. Cada vez mais a histeroscopia cirúrgica vem se revelando uma técnica eficiente na abordagem de determinadas patologias intra-uterinas, reunindo vantagens para a paciente, para o médico e para o próprio sistema de saúde. A ausência de cicatriz, o curto tempo de internação, o rápido retorno às atividades, um pós-operatório pouco doloroso, além de uma expectativa psicológica mínima da paciente por estar se submetendo a um procedimento pouco invasivo, são algumas das vantagens importantes para a paciente. Um menor tempo cirúrgico, o baixo índice de complicações e a possibilidade de realização em sistema de hospital-dia são outras vantagens atribuídas à histeroscopia cirúrgica.

## ■ EQUIPAMENTOS E INSTRUMENTAL

Grande parte dos equipamentos usados na histeroscopia diagnóstica também é utilizada nos procedimentos histeroscópicos cirúrgicos. A seguir, tentaremos fazer uma breve descrição acerca dos mesmos:

- *Monitor*: os monitores que oferecem uma imagem de boa qualidade são aqueles com 480 a 700 linhas de resolução.
- *Microcâmera*: sua principal função é captar a imagem proveniente da óptica e enviá-la para o monitor. O número de *chips* indica a resolução da microcâmera, que por sua vez deve coincidir com o número de linhas do monitor.

- *Fonte de luz*: existem três tipos diferentes de fonte de luz: halógena, cuja temperatura de cor equivale a 3.600 kelvin e com duração curta (50 horas); HTI, com temperatura de cor de 5.600 kelvin e duração de 250 horas; e, por fim, a fonte de luz de xenônio, ideal para procedimentos histeroscópicos, com temperatura de cor de 6.000 kelvin e maior durabilidade, porém com custo mais elevado. A luz é conduzida da fonte até a óptica através de um cabo de fibra óptica ou de cristal líquido.
- *Histeromat*: utilizado em procedimentos operatórios, realiza distensão e lavagem da cavidade uterina, possibilitando um controle automático do fluxo e da pressão dentro da cavidade uterina, assim como maior controle na absorção do meio distensor. A pressão intra-uterina é aferida por meio de um pequeno dispositivo que transforma essa informação em sinal elétrico que, por meio de um circuito eletrônico, calculará o fluxo de irrigação e a pressão ideais necessários para uma distensão adequada da cavidade. Esses ajustes são feitos simultaneamente. A pressão varia de 0 a 180mmHg e o fluxo, de 0 a 200mL/min. Se algum obstáculo for detectado, a pressão não ultrapassará mais de 180mmHg e o fluxo poderá ir a zero, prevenindo assim o risco de intravasamento e absorção maciça.
- *Histeroscópio cirúrgico*: utiliza uma óptica acoplada a uma única camisa operatória que tem quatro canais: canal de entrada para a óptica, canal de entrada para instrumentos (microtesouras, micropinças, hastes elétricas 5Fr), canal de entrada para o meio distensor e um canal de drenagem.

    Existem também duas camisas operatórias: a interna, por onde passa o fluxo contínuo do meio distensor, e a externa, por onde é realizada a aspiração ou drenagem. A camisa externa possui múltiplos orifícios, evitando o turvamento da visão e o acúmulo de detritos (total de 8mm).

    Além das duas camisas operatórias (interna e externa), o ressectoscópio conta com um elemento de trabalho, ao qual são acopladas as alças elétricas de corte e ressecção e de coagulação (*roller ball, roller bar*). Ao elemento de trabalho é ainda acoplado a um fio proveniente de unidade geradora de energia, que produz corrente monopolar nos modos corte e coagulação. O diâmetro total varia de 6,3 a 9mm.

    Mais recentemente foi desenvolvido um novo sistema (*Versapoint*), no qual a unidade geradora de energia fornece corrente bipolar, possibilitando seu uso em cirurgias histeroscópicas. Utilizam-se também as camisas operatórias (interna e externa) e um elemento de trabalho específico para acoplar os eletrodos provenientes da unidade geradora de energia. A utilização da corrente bipolar em cirurgias histeroscópicas possibilita menor dano tecidual, maior segurança no procedimento (a chance de danos térmicos à distância é infinitamente reduzida) e redução do risco de distúrbios metabólicos, pois possibilita o uso do soro fisiológico como meio distensor.

## ■ MEIO DE DISTENSÃO

Na histeroscopia cirúrgica, diferentemente do procedimento diagnóstico, não se utiliza $CO_2$, pois a fumaça pode obscurecer a visão, sendo o calor provocado pela corrente elétrica mais bem absorvido pelos meios líquidos. O meio de distensão líquido ideal deverá ser isotônico, não condutor de energia, claro, eletroliticamente normal e metabolizado em produtos não-tóxicos. Soluções hipotônicas podem resultar em hemólise, hiponatremia e hiperpotassemia. Em caso de absorção maciça, em que a paciente pode apresentar náuseas, vômitos, sintomas neurológicos, insuficiência respiratória e coma, o tratamento deve ser imediatamente instituído.

Soluções condutoras de energia deverão ser evitadas, pois podem dispersar a corrente elétrica. Muitas soluções foram propostas, cada uma com suas próprias vantagens (glicina a 1,5%, sorbitol a 3%, glicose a 5%, Hyskon [dextran a 32%], manitol a 3%). Por muito tempo a glicina foi utilizada, porém é metabolizada em amônia. A intoxicação por amônia pode levar a impregnação cerebral e coma mesmo quando corrigida a hiponatremia. Atualmente, dá-se preferência ao uso do manitol a 3%, que provoca diurese osmótica, tratando assim algum excesso de líquido absorvido.

Mais recentemente, com a utilização da corrente bipolar na histeroscopia operatória, é possível o emprego de solução fisiológica, que tem osmolaridade igual à osmolaridade sérica, evitando assim as complicações inerentes à hiposmolaridade.

## ■ USO DE MEDICAÇÃO PRÉ-OPERATÓRIA

O uso de medicação prévia à cirurgia histeroscópica está bem indicado nas miomectomias de grandes miomas submucosos, nas ablações endometriais, especialmente naquelas pacientes com endométrio sabidamente espessado, e em alguns casos especiais de polipectomias e metroplastias.

Com a utilização prévia do análogo de GnRh, grandes miomas podem ser tratados mais facilmente, pois o análogo do GnRh possibilita uma redução de até 40% a 50% no volume e na vascularização do mioma. Além disso, à medida que provoca uma atrofia miometrial, promove um deslocamento do mioma, aumentando a porção submucosa naqueles de localização submucosa/intramural. Nesses casos, geralmente são preconizadas duas ou três aplicações, não sendo necessário o uso superior a 15 semanas, pois a partir daí a redução tumoral será mínima, não justificando o custo-benefício. Nos casos de ablações endometriais, o uso do análogo de GnRh induz atrofia endometrial e, como conseqüência, maior facilidade cirúrgica, redução do tempo operatório, menor absorção de líquidos, menores índices de complicações e melhores resultados no controle do sangramento uterino anormal. São necessárias apenas uma ou, no máximo, duas aplicações do análogo do GnRh.

O danazol é uma terapia alternativa, podendo ser utilizado na dose de 400 a 800mg diários durante seis a oito semanas. À medida que provoca hipoestrogenismo e conseqüente atrofia genital, favorece o procedimento operatório; no entanto, pode acarretar efeitos colaterais mais importantes.

Em caso de impossibilidade do uso das drogas anteriormente citadas, pode-se utilizar um progestágeno isolado ou combinado (ACHO) para obter uma hipotrofia endometrial e, portanto, melhores condições de abordagem intracavitária.

## ■ MIOMECTOMIA HISTEROSCÓPICA

Uma avaliação pré-cirúrgica detalhada do mioma submucoso é de fundamental importância, e para tanto podemos lançar mão de alguns métodos complementares, como ultra-sonografia endovaginal, histerossonografia e a própria histeroscopia diagnóstica. Em casos selecionados, podemos ainda realizar a ressonância magnética a qual, mesmo fornecendo informações valiosas, torna-se inviável na prática diária devido a seu custo elevado. Toda essa propedêutica complementar auxiliará especialmente a escolha do tratamento cirúrgico.

Existem alguns critérios de operabilidade histeroscópica que devem considerar a patologia quanto à(ao):

- *Dimensão*: para a maioria dos autores o volume tumoral máximo para ressecção histeroscópica seria de 5cm. No entanto, o volume avaliado isoladamente é parâmetro secundário, tornando-se mais importante quando considerado em conjunto com o grau de penetração na parede uterina.
- *Localização*: os miomas localizados na parede posterior são de abordagem mais fácil, enquanto que os de localização fúndica e em regiões cornuais exigem mais habilidade do cirurgião. Aqueles miomas de região ístmica podem oferecer maior dificuldade nas trocas pelo sistema de irrigação.
- *Número*: a presença de mais de um nódulo de mioma implicará maior dificuldade técnica, tempo cirúrgico mais longo, maior superfície cruenta, maior possibilidade de intravasamento e, se estiverem localizados em paredes opostas, maior risco de sinéquias.
- *Componente intramural do mioma*: o risco e a dificuldade técnica também são diretamente proporcionais ao grau de penetração do nódulo de mioma no miométrio, sendo classificados em:
  - *Grau 0 (G0)*: mioma com desenvolvimento intracavitário total, pediculado ou com base de implantação limitada.
  - *Grau 1 (G1)*: mioma com desenvolvimento intramural parcial; o componente intracavitário é maior que 50%. O ângulo de incidência com a parede uterina é menor que 90 graus.
  - *Grau 2 (G2)*: mioma com desenvolvimento intramural predominante; o componente intracavitário é menor que 50%. O ângulo de incidência com a parede uterina é maior que 90 graus.
- *Margem livre miometrial*: significa a distância compreendida entre a porção mais profunda do mioma no miométrio e a serosa uterina. É fundamental seu conhecimento antes da realização dos procedimentos cirúrgicos em miomas submucosos com componente intramural. A margem livre miometrial deverá ser de, no mínimo, 0,6cm, pois distâncias menores implicam maior risco de perfuração uterina.

Antes de iniciar o procedimento cirúrgico propriamente dito, recomenda-se repetir a histeroscopia diagnóstica para uma nova avaliação da cavidade endometrial, buscando possíveis mudanças nas características do mioma e em sua relação com a cavidade endometrial, especialmente após uso de medicação pré-operatória. Segue-se a dilatação do canal cervical com velas de Hegar até número 10, com o objetivo de dar passagem ao ressectoscópio.

A ressecção do mioma é feita por meio de uma técnica de "fatiamento" do tumor. São realizados movimentos sucessivos sobre o tumor, semelhantes ao de um gatilho, utilizando-se uma pequena alça elétrica com extremidade com formato de semicírculo (*loop*) ligada a uma corrente monopolar (corte). Nos miomas com componente intracavitário total, após a ressecção completa do tumor, o leito deve estar liso e exangue. Caso persista algum sangramento, pode ser utilizada uma outra alça elétrica com uma pequena esfera (*roller-ball*) em sua extremidade com corrente monopolar, que possibilita o processo de coagulação.

Nos miomas com componente intramural, após a ressecção total da porção intracavitária, proceder-se-á a remoção do componente intramural com o máximo de cautela, para que não haja danos aos tecidos vizinhos sadios, tentando-se respeitar a transição entre o mioma e o miométrio. Nos casos em que o componente intramural do tumor é muito profundo, próximo à serosa, pode-se realizar a cirurgia em dois tempos. Em uma segunda abordagem, após 60 dias, possivelmente haverá protrusão do componente intramural remanescente para dentro da cavidade uterina, facilitando sua remoção.

## ■ POLIPECTOMIA HISTEROSCÓPICA

Preconiza-se uma avaliação pré-operatória criteriosa nos casos de pólipos uterinos, podendo-se utilizar alguns métodos propedêuticos, como colposcopia, ultra-sonografia endovaginal e histerossonografia, a depender se o pólipo é endocervical ou endometrial. No entanto, é fundamental a avaliação histeroscópica diagnóstica prévia, para afastar a possibilidade de outras patologias associadas, e também para uma estratégia cirúrgica adequada.

Os pólipos endocervicais de base não visualizada na colposcopia devem ser encaminhados para histeroscopia cirúrgica para exérese. Nos casos de pequenos pólipos endocervicais pediculados, podemos utilizar a camisa operatória e seccionar sua base com uma microtesoura sob visão direta. Uma outra possibilidade é a coagulação de sua base e posterior secção, quando se prevê um sangramento maior. Também nesses casos podemos utilizar a técnica do laço, ou ainda o próprio ressectoscópio. Nos pólipos endocervicais sésseis é recomendável o uso do ressectoscópio para uma exérese satisfatória.

Semelhantes aos pólipos endocervicais, os pólipos endometriais pediculados e pequenos são retirados apenas por coagulação e secção da base com micropinças através da camisa operatória, ou até mesmo pela técnica do laço, muito embora mais freqüentemente se utilize o ressectoscópio para exérese dos mesmos. Nos pólipos endometriais maiores, e especialmente nos de base séssil, o uso do ressectoscópio é regra. Nos pólipos pediculados, a base é seccionada com o próprio ressectoscópio e posteriormente procede-se à retirada do pólipo, na maioria das vezes sem fragmentação. Nos pólipos maiores, de base larga, efetua-se o fatiamento do tumor à semelhança do mioma submucoso.

## ■ ABLAÇÃO ENDOMETRIAL HISTEROSCÓPICA

A ablação endometrial consiste na ressecção do endométrio sob visão histeroscópica, em que são retirados, além da camada basal do endométrio (camada funcional do endométrio que tem a capacidade de regeneração), alguns poucos milímetros do endométrio, inibindo totalmente sua proliferação.

Essa técnica está indicada em pacientes com queixa de hipermenorréia e menorragias, estando excluídas as causas orgânicas. A ablação endometrial também está indicada naquelas pacientes que não responderam ao tratamento clínico, que apresentam contra-indicação ao mesmo ou ainda nos casos de intolerância aos efeitos colaterais do tratamento clínico, que na grande maioria das vezes é um tratamento hormonal. Apenas pacientes com prole definida e nenhuma intenção de gravidez podem ser submetidas à ablação do endométrio.

O preparo prévio com medicamentos que promovam a supressão do endométrio é recomendável, como já citado anteriormente. A realização de histeroscopia diagnóstica prévia ao procedimento é obrigatória, assim como o estudo histopatológico do endométrio, para afastar a possibilidade de lesões neoplásicas ou pré-neoplásicas. Após a dilatação do canal cervical, procede-se à coagulação do fundo uterino, da região dos óstios tubários e do istmo com o *roller-ball*, objetivando demarcar a área a ser ressecada. Além disso, a coagulação do istmo diminui a possibilidade de formação de sinéquias e possível hematometra. O endométrio coagulado nessa região posteriormente auxiliará a reepitelização da cavidade.

A ressecção do endométrio se inicia na parede posterior, utilizando-se a alça elétrica em semicírculo (*loop*) com corrente monopolar modo corte e movimentos de saída e entrada da alça, sempre no sentido fundo-istmo. Tiras de endométrio vão sendo retiradas, devendo-se obedecer à profundidade preestabelecida de aproximadamente 5mm abaixo da camada basal do endométrio, ficando o miométrio totalmente visível. A retirada insuficiente implicará provável insucesso no controle do sangramento uterino anormal, assim como o aprofundamento até as camadas mais vascularizadas aumentará o risco de intravasamento. Paulatinamente, todas as paredes vão sendo ressecadas, sendo a alça elétrica mais uma vez trocada para *roller-ball*, permitindo a coagulação dos vasos sangrantes.

## ■ METROPLASTIA HISTEROSCÓPICA

Mulheres portadoras de útero septado apresentam maior incidência de aborto espontâneo, nascimento prematuro e apresentações fetais anômalas. O diagnóstico dessa entidade uterina patológica pode ser suspeitado a partir da história clínica da paciente, muito embora deva ser confirmado por meio dos exames complementares. A imagem do "útero duplo", vista pela ultra-sonografia endovaginal e pela histerossalpingografia, não permite estabelecer o diagnóstico diferencial entre o útero subseptado e o útero bicorno, nem entre um septo completo e um útero didelfo.

Segundo alguns autores, existiriam características histerográficas diagnósticas das várias malformações. Nos úteros bicornos e didelfos, as hemicavidades possuem paredes mediais convexas, e o ângulo entre as mesmas é em geral maior que 90 graus. Ao contrário, nos úteros septados, as paredes mediais são mais retilíneas e o ângulo resultante é, em geral, menor que 90 graus. Mais recentemente, a histerossonografia e ultra-sonografia tridimensional têm demonstrado um bom desempenho no diagnóstico das anomalias uterinas, assim como a ressonância magnética, em que pese o elevado custo da última.

O diagnóstico diferencial dessas malformações depende, também, do conhecimento da superfície serosa do útero. Assim sendo, a histeroscopia isoladamente não fornece informação definitiva para um diagnóstico diferencial, embora seja útil na avaliação da existência de incompetência cervical e da associação com outras patologias intracavitárias.

A combinação de laparoscopia e histeroscopia permite a confirmação da presença de septo uterino, devendo o mesmo ser incisado nessa ocasião.

A metroplastia histeroscópica pode ser realizada mecanicamente com o auxílio de uma tesoura histeroscópica ou com o próprio ressectoscópio, utilizando-se a alça em bisturi. Nos casos em que o septo é largo, é preferível a utilização do ressectoscópio devido a uma melhor hemostasia, embora o dano tecidual seja maior. O septo é seccionado a partir de sua borda inferior em direção ao fundo uterino, devendo ser incisado até que os óstios tubários estejam visíveis. A presença de sangramento mais intenso no fundo uterino significa que os vasos miometriais foram atingidos, sendo recomendável interromper o procedimento antes que ocorra perfuração do fundo uterino. À medida que o septo é seccionado, ocorre retração do tecido septal, que vai se incorporando ao miométrio, sendo desnecessária a ressecção de suas paredes.

Alguns estudos prospectivos e randomizados não preconizam o emprego da estrogenioterapia no pós-operatório com objetivo de acelerar a reepitelização endometrial e conseqüente profilaxia de sinéquias. Da mesma maneira, a inserção de dispositivos intra-uterinos, para evitar o contato das superfícies cruentas e posterior formação de sinéquias, também não é consensual na literatura médica, visto que a própria retração do tecido septal impediria, por si só, a adesão das paredes uterinas.

## ■ SINÉQUIAS UTERINAS

A principal causa de sinéquias intra-uterinas é o traumatismo sobre a camada basal do endométrio, estando as curetagens uterinas traumáticas e cirurgias uterinas (septoplastias, miomectomias, polipectomias) mais freqüentemente implicadas em sua etiologia. Podemos citar ainda causas menos freqüentes, como infecções, especialmente por tuberculose, uso de substâncias cáusticas abortivas, anticoncepcionais, terapia actínica e hipoestrogenismo.

As sinéquias podem ser classificadas de acordo com sua natureza (mucosa, muscular, fibromuscular e fibrosa), grau de acometimento (leve, moderada e grave) e, finalmente, quanto a sua localização (cervical, ístmica, central, marginal, cornual e fúndica).

O tratamento é sempre cirúrgico, e os resultados dependerão da precocidade e da classificação das sinéquias segundo sua natureza, grau de acometimento e localização.

A cirurgia deverá ser realizada com o mínimo de agressão tecidual possível, pois implicaria a formação de novas sinéquias. Nas do tipo mucosa, a lise poderá ser realizada com a própria ponta do bisel da camisa do histeroscópio. Nas sinéquias musculares, fibrosas e fibromusculares, a depender de seu grau de complexidade, poderão ser empregados desde a secção com microtesoura sem corrente elétrica até o ressectoscópio com alças em bisturi, em "L" ou em gancho, utilizando corrente monopolar. Recentemente, tem-se utilizado a corrente bipolar em cirurgias histeroscópicas, devido ao menor dano tecidual circundante.

Preconiza-se o uso de estrogênios conjugados, na dose de 2,5mg diários, durante os primeiros 60 dias pós-operatórios, para acelerar a regeneração endometrial. Podemos também lançar mão de um dispositivo intra-uterino na tentativa de impedir o contato das superfícies cruentas e a formação de novas aderências, especialmente nos casos de lises extensas.

Uma nova histeroscopia diagnóstica deverá ser realizada passados 60 dias, na tentativa de reconhecer e tratar possíveis aderências mucosas em formação.

## ■ COMPLICAÇÕES DAS HISTEROSCOPIAS CIRÚRGICAS

As complicações traumáticas são as mais freqüentes, principalmente no colo uterino, podendo ser decorrentes da tração com a pinça de Pozzi ou da dilatação cervical com velas de Hegar. Perfurações uterinas também podem ocorrer durante a dilatação da cérvice. Menos freqüentemente, as perfurações uterinas são ocasionadas pelo ressectoscópio, que provoca, na maioria das vezes, perfurações fúndicas. Estas perfurações são mais preocupantes, especialmente quando a corrente elétrica é utilizada.

As complicações ligadas ao meio distensor são ainda menos freqüentes, podendo ocorrer em procedimentos mais prolongados e com maior risco de absorção, como nas ablações endometriais e grandes miomectomias. O quadro clínico é decorrente de sobrecarga hídrica, ou seja, edema pulmonar, taquicardia, edema cerebral e coma. O controle rigoroso do balanço líquido, o uso do histeromat e a utilização de medicações pré-operatórias são algumas medidas que podem reduzir essa complicação. Outras complicações, como os distúrbios metabólicos, também tendem a reduzir-se à medida que se utilizam meios de distensão mais próximos da osmolaridade sérica e empregam-se metabólitos não-tóxicos.

As complicações infecciosas são bastante raras, assim como as hemorrágicas, e ocorrem geralmente no intra-operatório. Medidas como massagens uterinas, o uso de drogas uterotônicas e de balões intra-uterinos são bastante satisfatórias para solucionar esses incidentes.

Capítulo
# 46

# Videolaparoscopia Cirúrgica

Ana Laura Ferreira
Ana Paula Guimarães Barbosa

## ■ INTRODUÇÃO

A videolaparoscopia trouxe um considerável avanço para a clínica ginecológica, tratando-se hoje de um procedimento bem firmado tanto no diagnóstico como no tratamento de várias entidades pélvicas. Inicialmente empregada na avaliação da paciente com infertilidade, nas duas últimas décadas a videolaparoscopia adquiriu tamanha importância entre as disciplinas cirúrgicas, que vem motivando cada vez mais discussões e publicações sobre a escolha para abordagem das patologias ginecológicas. O sucesso do procedimento laparoscópico cirúrgico depende da competência técnica da equipe cirúrgica, da qualidade e do perfeito funcionamento dos equipamentos. Os reconhecidos benefícios da laparoscopia, como diminuição da morbidade cirúrgica, rápida recuperação do paciente e, conseqüentemente, diminuição do tempo de internação, possibilitaram uma ampliação de suas indicações em ginecologia, permitindo que um maior número de cirurgiões opte por essa via.

Uma vez indicada uma laparoscopia cirúrgica, a paciente deverá ter total conhecimento da técnica cirúrgica utilizada, dos riscos inerentes ao procedimento e, principalmente, das limitações da mesma, assim como da possibilidade de conversão para a laparotomia.

Neste capítulo faremos uma descrição objetiva das principais entidades ginecológicas passíveis de uma abordagem cirúrgica por meio da laparoscopia.

## ■ ABORDAGEM LAPAROSCÓPICA DA PRENHEZ ECTÓPICA

No passado, a maioria das prenhezes ectópicas (PE) constituía um diagnóstico de emergência caracterizado pela presença de quadro abdominal grave, acompanhado de choque hipovolêmico, que geralmente resultava em tratamento cirúrgico laparotômico radical. O diagnóstico mais precoce da PE tornou-se possível graças ao avanço de alguns métodos propedêuticos, como o teste quantitativo do hormônio gonadotrófico coriônico (hCG), a ultra-sonografia endovaginal, e a laparoscopia, permitindo, dessa forma, uma conduta terapêutica mais conservadora para a prenhez ectópica.

Nos casos de PE íntegra ou rota bloqueada, o quadro abdominal não é tão exuberante. História de atraso ou irregularidade menstrual e sangramento vaginal e, ao exame, presença de massa anexial dolorosa e dor à mobilização do colo uterino podem sugerir o diagnóstico. Em fase mais tardia pode haver a presença de massa sólida arredondada, extra-ovariana e tubular; além disso, uma estrutura semelhante a um saco gestacional (SG) localizado em regiões anexiais também pode ser visualizado ao ulta-som.

A laparoscopia combinada à dosagem do hCG, acrescida ainda ao ultra-som, constitui método de eleição para avaliação da PE, assim como toda a cavidade abdominal, a pelve e, especialmente, a trompa contralateral, que tem fundamental importância para a fertilidade futura. O tratamento tem como objetivo principal salvar a vida da paciente, visto que atualmente a urgência da prenhez ectópica ainda é causa de morte materna.

Nos casos em que há estabilidade hemodinâmica, o tratamento é individualizado, considerando-se especialmente o desejo de manter a função reprodutiva. O tratamento pode ser clínico (expectante ou medicamentoso) e cirúrgico (laparotômico ou laparoscópico), podendo o mesmo ser conservador ou radical.

O tratamento clínico expectante está indicado apenas em casos de PE íntegra e baseia-se no emprego de medicações, como o metotrexato, que atua impedindo a divisão celular. Pode ser injetado no próprio SG por meio de punção guiada por ultra-som ou da injeção por laparoscopia. Porém, é mais freqüente sua administração por via intramuscular em dose única (50mg/m$^2$), ou fracionada em dias alternados.

Atualmente, a abordagem cirúrgica de escolha da PE é a videolaparoscópica, que soma uma série de vantagens sobre a via laparotômica. Em centros que disponham de equipamento videolaparoscópico com equipe treinada, estando indicado o tratamento cirúrgico, a laparotomia estaria restrita apenas aos casos de instabilidade hemodinâmica e/ou comprometimento grave da função cardiopulmonar.

No tratamento cirúrgico conservador, a salpingostomia linear está indicada nas pacientes que desejam preservar sua capacidade reprodutiva. São estabelecidos alguns critérios para conduta cirúrgica conservadora, a saber: PE íntegra, condições hemodinâmicas favoráveis, títulos de hCG inferiores a 20.000mUI/mL e 6cm de diâmetro máximo do saco gestacional.

Antes de iniciada a salpingostomia propriamente dita, deve-se proceder à aspiração do hemoperitônio, quando presente, e à avaliação criteriosa da tuba acometida. A seguir, realiza-se a hemostasia preventiva por meio da injeção de solução de vasopressina no mesossalpinge, com o objetivo de obter uma constrição dos vasos que nutrem o saco gestacional.

Na salpingostomia realiza-se uma incisão longitudinal no terço proximal do hematossalpinge, utilizando-se energia monopolar, bipolar ou *laser*, no bordo antimesentérico. Com a abertura da tuba, os produtos da concepção já tendem a se exteriorizar. A seguir são realizadas a hidrodissecção e a aspiração do material trofoblástico. Deve-se assegurar a extração completa do ovo com ajuda de pinças delicadas. A cauterização excessiva deve ser evitada, pois aumenta o dano à mucosa. O orifício da tuba não é fechado, pois com grande freqüência o fechamento pode causar estenose e conseqüente diminuição da fertilidade.

A salpingectomia está indicada nos seguintes casos: pacientes com ectópica rota, prole constituída, gravidez ectópica prévia, gravidez ectópica persistente, lesão tubária extensa ou sangramento incontrolável na tentativa de salpingostomia. Alguns autores defendem a realização de salpingectomia bilateral em casos de comprometimento importante da tuba contralateral nas pacientes desejosas de engravidar, pois os resultados obtidos pelos métodos de fertilização assistida são melhores após esse procedimento.

Procede-se à salpingectomia laparoscópica no sentido do istmo para as fímbrias. Uma pinça de apreensão traciona a região ístmica da tuba, enquanto, sucessivamente, alternam-se a coagulação com a pinça bipolar e os cortes com microtesoura ao nível do mesossalpinge até a liberação completa da trompa. Para a retirada da peça é utilizado um *endobag*.

Tanto no tratamento conservador clínico como cirúrgico os títulos de hCG devem ser verificados a cada 48 horas, até sua negativação. A manutenção desses títulos de hCG indica persistência da PE e falha do tratamento conservador.

## ■ TRATAMENTO LAPAROSCÓPICO DA ENDOMETRIOSE PÉLVICA

A endometriose pélvica constitui a principal indicação de laparoscopia cirúrgica nos EUA, cuja incidência varia de 1% a 2% em mulheres férteis assintomáticas até 78% e 82% em mulheres submetidas à laparoscopia por dor pélvica e infertilidade, respectivamente. A laparoscopia possibilitou ao ginecologista um incremento no diagnóstico da endometriose, principalmente por promover o aumento da imagem e, conseqüentemente, por possibilitar a visualização de diminutas lesões que poderiam passar despercebidas em um procedimento laparotômico.

A indicação da abordagem cirúrgica laparoscópica da endometriose está confinada a seus principais sintomas: dor pélvica e infertilidade. Acrescentem-se, ainda, aquelas pacientes assintomáticas cuja propedêutica complementar (ultra-sonografia endovaginal, tomografia computadorizada e ressonância magnética) sugira endometriose pélvica, como, por exemplo, a endometriose do ovário.

Os achados laparoscópicos devem ser descritos com base em algum dos diversos sistemas de classificação existentes para endometriose. A classificação mais amplamente aceita é a proposta e revisada pela American Fertility Society (AFS), embora esta seja bastante criticada, por não considerar a profundidade e a distribuição da endometriose peritoneal. Nela, lesões peritoneais são classificadas de acordo com sua profundidade em: superficiais, invasão menor que 2mm; intermediárias, com invasão entre 2 e 5mm; e profundas, com invasão superior a 5mm.

Antes de iniciado o tratamento laparoscópico propriamente dito, é necessário o prévio conhecimento das lesões endometrióticas. A endometriose peritoneal pode apresentar-se sob a forma de vesículas, lesões amarronzadas, lesões em chama de vela, defeitos peritoneais e finas aderências no hilo do ovário ou em fundo-de-saco. As lesões também podem ser consideradas de acordo com sua evolução e idade. Uma lesão inicial translúcida evolui para a cor avermelhada (muito ativa), posteriormente adquire a cor preta (lesão menos ativa) e, por fim, torna-se branca (lesão cicatricial). Esta evolução dura em média sete anos, mas nem todas as lesões seguem esta evolução.

A endometriose ovariana pode apresentar-se como implantes endometrióticos superficiais (semelhantes aos anteriormente descritos para endometriose peritoneal) ou cistos de ovário de conteúdo espesso e coloração achocolatada. Com freqüência, a endometriose de ovário, independente de sua apresentação, permanece aderida ao ligamento largo e uterossacro, e quando bilateral, envolvida por processo aderencial importante, produz aspecto característico, conhecido como *kissing ovaries*. O diagnóstico laparoscópico deve ser realizado antes de se instituir qualquer tratamento, seja clínico, seja cirúrgico. Além de dimensionar a extensão da endometriose, a laparoscopia pondera os riscos e benefícios do tratamento cirúrgico. Nos casos de pacientes com endometriose mínima ou leve, portadoras de infertilidade, o benefício real do tratamento cirúrgico frente à conduta expectante é muito controverso. O tratamento das lesões peritoneais é realizado por meio da destruição ou excisão dos implantes endometrióticos. As lesões superficiais, com profundidade menor que 2mm, podem ser destruídas com eletrocautério ou *laser*, preferencialmente utilizando-se corrente bipolar, pois a corrente monopolar causa maior dano tecidual, podendo atingir tecidos sãos e lesar estruturas importantes. As lesões intermediárias, com profundidade entre 2 e 5mm, e as profundas, com invasão superior a 5mm, devem ser excisadas utilizando-se eletrocautério monopolar ou bipolar, microtesoura, bisturi ultra-sônico ou *laser*. O *laser* de $CO_2$ é o tratamento destrutivo mais seguro para a endometriose. O tecido é evaporado com maior precisão e com menor reação inflamatória local.

Nas lesões infiltrantes, é difícil a distinção entre o limite do tecido normal e do implante. Quando o fundo-de-saco posterior é acometido, deve-se ter cuidado na dessecação do septo retovaginal, pois pode ocorrer lesão do reto. Os ureteres também deverão ser isolados, especialmente nas ressecções extensas sobre os ligamentos uterossacros. Em casos de infiltração do fundo-de-saco anterior e invasão da musculatura do detrusor, pode ser necessária a ressecção parcial da parede vesical.

O tratamento proposto para a endometriose ovariana varia de acordo com a profundidade das lesões, que podem ser superficiais ou profundas. As lesões superficiais parecem ser as precursoras das profundas, que se originariam a partir da invaginação dos implantes superficiais no ovário. As lesões superficiais podem ser tratadas por meio da destruição com o eletrocautério, preferencialmente com corrente bipolar, ou vaporizadas com o *laser* de $CO_2$.

Os endometriomas também podem ser classificados de acordo com o tamanho: pequenos, até 1cm, médios, de 1 a 3cm, e grandes, acima de 3cm. Nos endometriomas pequenos, que medem até 1cm, realiza-se também a destruição da cápsula com o eletrocautério bipolar, ou com o *laser* de $CO_2$.

Nos endometriomas médios e grandes deve-se, preferencialmente, proceder à abertura da cápsula, à aspiração do conteúdo, à lavagem, ao exame do interior do cisto (ovarioscopia) e à retirada da cápsula do endometrioma. Esta abordagem se associa a menor taxa de recidiva. Nos casos de endometriomas muito grandes ou com cápsula extremamente aderida, podem-se realizar a abertura, a aspiração e a cauterização da cápsula do endometrioma, utilizando corrente bipolar ou *laser* de $CO_2$. O tratamento cirúrgico deverá ser necessariamente complementado com tratamento clínico, optando-se pelo emprego de análogos do GnRh por mais três a seis meses. Uma alternativa para os grandes endometriomas maiores que 5cm consiste em aspiração dos mesmos e no uso de análogo de GnRh por três a quatro meses, quando então é realizada uma segunda abordagem laparoscópica para a retirada da cápsula. O tratamento clínico deve ser completado em até seis meses.

A sutura ovariana, depois da retirada da cápsula, deve ser reservada apenas para casos especiais, onde exista grande distorção anatômica, ou quando a incisão resultante foi superior a 4cm. Utiliza-se sutura em pontos separados com fio inabsorvível monofilamentar, prevenindo a formação de aderências no pós-operatório.

O objetivo do tratamento cirúrgico conservador do endometrioma consiste em retirar o máximo possível de tecido acometido, com grande preservação dos tecidos sãos, especialmente em pacientes com desejo reprodutivo. Nas pacientes com prole constituída, na perimenopausa ou em casos de recidiva do endometrioma, deve-se considerar a possibilidade de ooforectomia.

É importante realizar o estudo histopatológico para confirmação da hipótese diagnóstica de endometriose, mesmo nos casos de processos endometrióticos pequenos, sendo descartada a possibilidade de um diagnóstico errôneo de neoplasia maligna.

Enfatizamos que o tratamento clínico isolado com análogo de GnRH para o endometrioma de ovário ou endometriose infiltrante não é um tratamento definitivo, estando indicado apenas como tratamento complementar para remissão de possíveis focos remanescentes.

O tratamento alternativo, por meio de punção guiada por ultra-som, está indicado apenas nos casos em que o diagnóstico não tenha sido firmado, quando houver contra-indicação cirúrgica, em casos de endometriomas recidivantes, ou quando a paciente recusa o tratamento cirúrgico.

## ■ MIOMECTOMIA LAPAROSCÓPICA

Patologia uterina benigna de maior incidência entre as mulheres no menacme, o mioma ocorre em cerca de 20% nas mulheres acima de 35 anos, embora grande parte seja assintomática. Sangramento uterino anormal, dor ou sensação de peso no hipogástrio, além de disfunções reprodutivas, são alguns sintomas ocasionados pelo mioma que merecem algum tipo de tratamento.

Fatores como tamanho, localização, idade, desejo reprodutivo, disponibilidade de equipamentos de videocirurgia, assim como uma equipe bem treinada, irão orientar a escolha do melhor tratamento.

A miomectomia laparoscópica está indicada na presença de um ou mais miomas de localização intramural/subserosa, cuja intensidade da sintomatologia justifique a intervenção.

Existem alguns critérios para indicação da via laparoscópica em detrimento da via laparotômica, embora o estado clínico do paciente, as condições técnicas locais, o instrumental disponível e a experiência da equipe cirúrgica sejam fatores corroboradores para escolha da melhor via cirúrgica.

Alguns dos critérios utilizados já estão bem estabelecidos e serão abordados a seguir:

- *Tamanho*: em caso de miomas intramurais únicos, o maior diâmetro não deve exceder 10cm. Quando múltiplos, o somatório dos diâmetros máximos também não deve exceder 10cm. Quando o mioma for subseroso, este limite poderá ser ultrapassado.
- *Número*: recomendam-se, no máximo, quatro nódulos. No Consenso Brasileiro de Videoendoscopia Ginecológica (2000), o número-limite estabelecido em votação foi de oito nódulos.

É indispensável a realização de exames pré-operatórios, como a ultra-sonografia endovaginal e, se possível, uma ressonância nuclear magnética, para uma avaliação precisa do número, da localização e do volume dos miomas. É recomendável, também, a realização de uma videoisteroscopia para melhor avaliação da cavidade uterina, descartando possíveis projeções de miomas para a cavidade, presença de miomas submucosos ou outra patologia intracavitária não diagnosticada previamente.

Nos miomas maiores de 6cm é recomendável o uso de análogo de GnRh por 12 semanas, com o objetivo de reduzir o volume do tumor, buscando uma redução mínima de até 40% e, conseqüentemente, a diminuição da perda sanguínea e da morbidade cirúrgica.

A incisão sobre o mioma pode ser feita longitudinal ou transversalmente com corrente elétrica monopolar ou *laser* de $CO_2$, dependendo de sua localização, procurando-se sempre preservar a inserção das tubas. Cada mioma deve ser abordado separadamente. Apreende-se o mioma com pinça denteada ou saca-mioma e, com movimentos de tração e contratração, tenta-se separar o mioma do miométrio, tentando não ultrapassar a pseudocápsula. Os vasos sangrantes devem ser imediatamente cauterizados com eletrocautério bipolar. Procede-se a uma cuidadosa sutura, especialmente em pacientes com desejo reprodutivo. A sutura deve ser realizada em um ou dois planos, a depender da profundidade do mioma, utilizando-se nós internos ou externos com fio de absorção lenta, por exemplo, vicryl-0. Nos miomas subserosos pediculados, a sutura pode ser dispensada. Procede-se à lavagem da cavidade com Ringer e à aspiração de coágulos e detritos, com rigorosa hemostasia posterior. Recomenda-se a proteção da sutura com membranas antiaderentes (Interceed®, Surgicel®) com objetivo de prevenir aderências pélvicas futuras.

A forma como a peça cirúrgica será exteriorizada da cavidade abdominal está na dependência do volume do mioma. Nos miomas pequenos, a retirada pode ser feita através do próprio trocarte. Se necessário, amplia-se uma das incisões dos trocartes e a peça é retirada com a ajuda de um *endobag*. Os miomas maiores podem ser fragmentados com tesoura ou com eletrocautério monopolar e ser retirados através da colpotomia posterior ou, ainda, recorrendo-se ao morcelador.

## ■ TRATAMENTO LAPAROSCÓPICO DOS TUMORES BENIGNOS DO OVÁRIO

Como os tumores benignos do ovário são mais freqüentes nas mulheres em idade fértil, a vantagem da cirurgia videolaparoscópica nesses casos já está bem definida. Vale ressaltar que não existe comprometimento da fertilidade após a laparoscopia para tratamento dos tumores benignos do ovário, pois ocorre traumatismo cirúrgico mínimo sobre as estruturas pélvicas. Dessa maneira, o tratamento laparoscópico é a primeira escolha frente às indicações cirúrgicas das massas ovarianas benignas. Em casos de suspeita de neoplasia maligna, a via laparotômica é a melhor opção, visto que a abordagem laparoscópica do câncer ovariano ainda não está bem estabelecida.

Entre as indicações da cirurgia laparoscópica ovariana podemos citar: neoplasias benignas (cistos dermóides, adenomas), tumores ovarianos não-neoplásicos (endometriomas, cistos simples maiores que 5cm no menacme e/ou não-responsivos à terapêutica clínica, cistos simples maiores que 3cm na pós-menopausa) e cistos paraovarianos.

Uma rigorosa avaliação pré-operatória é fundamental para seleção de pacientes de baixo risco para neoplasia de ovário. Um estudo ultra-sonográfico de qualquer massa palpável, de preferência pela via endovaginal, associado à dopplerfluxometria, assim como à ressonância magnética e aos marcadores tumorais, está bem indicado. A laparoscopia, antes de ser um procedimento terapêutico, representa um precioso instrumento de diagnóstico quando a propedêutica invasiva se faz necessária.

Uma vez iniciada a laparoscopia, procede-se à coleta do lavado peritoneal para exame citológico e a um minucioso inventário de toda a cavidade abdominal, em especial da pelve. Se houver qualquer evidência de malignidade, a cirurgia deve ser convertida para laparotomia imediatamente.

Deve-se evitar a aspiração do tumor, pois além de não fornecer material tecidual para estudo histopatológico, o líquido para estudo citológico está associado a uma taxa de até 60% de falso-negativos. A aspiração pode conduzir ainda à disseminação de células para a cavidade abdominal em caso de tumores malignos. A simples punção e a aspiração do tumor também estão contra-indicadas, pois podem resultar em recidiva.

Ao realizar-se a cistectomia, deve-se sempre tentar remover o cisto íntegro; para tanto, apreende-se o ovário e procede-se a uma incisão na túnica albugínea com corrente monopolar, preferencialmente no bordo antimesentérico, longe dos vasos do hilo ovariano. Com o auxílio da hidrodissecção ou emprego de movimentos de tração e contratração, o cisto é descolado do parênquima ovariano gradativamente. Depois da retirada do cisto, o interior do ovário deve ser irrigado e aspirado, e os vasos sangrantes coagulados com corrente bipolar. Nas pequenas incisões, não é necessário suturar o ovário, estando a sutura reservada apenas para incisões maiores, onde são usados fios inabsorvíveis (mononáilon 4-0) ou, ainda, cola biológica.

A retirada da peça será feita pelo próprio trocarte de 10mm, em caso de cistos pequenos. Nos cistos maiores, utiliza-se o *endobag*, antes da saída total da bolsa através da incisão do trocarte de 10mm, e o cisto é esvaziado sob visão direta, realizando-se então a extração total, com o tumor ainda dentro do *endobag*. Para prevenir futuras aderências é recomendável a utilização de membranas antiaderentes (Interceed®, Surgicel®), recobrindo a superfície do ovário.

## Ooforoplastia

Nos tumores sólidos ou mistos está indicada a retirada dos mesmos com preservação do ovário, ou seja, a ooforoplastia. A técnica é semelhante à cistectomia, devendo-se tentar retirar o tumor íntegro. A extração da massa do abdome é sempre realizada com ajuda da bolsa. Em caso de tumores sólidos ou mistos de maior volume, em que não é possível o esvaziamento completo, antes da retirada total do saco, amplia-se a incisão.

## Ooforectomia

Esta é a técnica de escolha quando o tumor ocupa todo o ovário, ou em mulheres na perimenopausa. Em pacientes menopausadas, é recomendável a ooforectomia bilateral. O ovário é apreendido por uma pinça e, com um bisturi bipolar, vai-se coagulando desde o ligamento infundibulopélvico até o ligamento uteroovariano, caminhando pelo seu meso, em sucessivos cortes com microtesoura e coagulação, até a liberação completa do mesmo. Os clipadores (*endoloops*) também podem ser utilizados. A retirada do ovário, semelhante às técnicas anteriormente descritas, é feita em uma bolsa. É indispensável o estudo histopatológico de qualquer tumor ovariano, independente de seu aspecto macroscópico.

## ■ CIRURGIAS TUBÁRIAS POR VIA LAPAROSCÓPICA

Até duas décadas atrás, cirurgia tubária laparoscópica era sinônimo de ligadura tubária; no entanto, a evolução tecnológica videocirúrgica permitiu que grande parte das patologias tubárias com indicação cirúrgica se tornasse passível de correção por via laparoscópica, com resultados semelhantes aos encontrados nas cirurgias convencionais.

## Ligadura tubária

Está indicada como método de contracepção definitiva em mulheres de prole definida ou em pacientes nas quais a gravidez represente risco de vida. A esterilização das tubas pode ser feita por punção única, com *kits* especiais, ou por punção dupla com o instrumental de laparoscopia. Podem ser usados os meios mecânicos ou energia elétrica.

Entre os meios mecânicos, podemos citar o anel de Yoon e os clipes de Hulka. Para a colocação do anel é necessário introduzir um aplicador específico que apreende a tuba, fazendo uma alça. A garra desse aplicador é retrátil, fazendo com que parte da alça da tuba penetre o cilindro da pinça. O acionamento da alça da extremidade proximal do aplicador faz com que o anel, que foi previamente colocado no cilindro da pinça, envolva a alça da tuba, promovendo obstrução mecânica. Com o passar do tempo, os 3cm da tuba que estão em constrição entram em necrose e os cotos se separam.

Os clipes de Hulka ou de Filshie são pequenas hastes duplas de plástico especial e titânio, respectivamente, que são aplicadas na porção ístmica da tuba, a 2cm da junção uterotubária, em um ângulo de 90 graus em relação à tuba. A compressão vigorosa do clipe, com auxílio do clipador, oclui a luz tubária.

A ligadura tubária utilizando corrente elétrica deve ser feita, preferencialmente, com coagulação bipolar, devido a menores chances de danos térmicos, quando comparada à corrente monopolar. A tuba é apreendida por pinça bipolar a 2cm da junção uterotubária e realizam-se três sucessivas coagulações com um gerador de 25W de corte. Mantém-se a tuba sem ressecá-la, pois a eficácia é a mesma, se comparada à de outros métodos.

## Salpingectomia

Procedimento de fácil realização, é indicado nos tratamentos radicais da PE e, principalmente, nos casos de salpingite aguda e crônica, com ou sem hidrossalpinge, principalmente quando a lesão da mucosa tubária é extensa e se pretende realizar fertilização *in vitro* (FIV).

Após a realização das punções abdominais, inicia-se a salpingectomia da porção ístmica para as fímbrias (técnica retrógrada) ou ao contrário (técnica anterógrada), conforme a conveniência. O mesossalpinge é exposto, sucessivamente coagulado (com pinça bipolar) e seccionado em posição bem próxima à da tuba, tentando-se preservar ao máximo a circulação ovariana, até que seja completada a retirada de toda a extensão da tuba. A retirada da peça é feita através do trocarte de 10mm ou, em casos de grande hidrossalpinge, aspira-se o conteúdo, e este é retirado pelo trocarte. Alternativas especialmente indicadas nas salpingectomias por PE são a retirada em *endobag* e a ampliação da incisão da pele, quando necessário.

## Salpingostomia

A salpingostomia ou neossalpingostomia é indicada nos casos de oclusão terminal das trompas, com ou sem hidrossalpinge, na tentativa de restabelecer a permeabilidade tubária.

A técnica da salpingostomia inicia-se com a cromotubagem com azul de metileno para distender a porção distal da tuba, facilitando a identificação de áreas avasculares que serão incisadas com tesoura, *laser* ou agulha monopolar. Realiza-se a salpingoscopia para avaliação do prognóstico. Incisões adicionais podem ser realizadas interessando todos os planos. A eversão da mucosa é feita com vicryl 5-0 ou 6-0, ou pela dessecação com corrente elétrica bipolar ou *laser*. O aspecto final das fímbrias deve ficar o mais próximo possível do normal.

Os benefícios da salpingostomia ainda são muito debatidos, principalmente devido à grande freqüência de prenhez ectópica (16,5%) após esse procedimento, assim como diante dos resultados alcançados pela FIV após a salpingostomia. No entanto, sua baixa morbidade cirúrgica, permanência hospitalar curta, razoáveis índices de gestações intra-uterinas (em torno de 30% a 40%) após salpingostomia laparoscópica ou laparotômica, associadas ao elevado custo da FIV, justificam a continuidade na realização da cirurgia.

## Fimbrioplastia

Tem o objetivo de reconstruir as fímbrias existentes em uma tuba parcial ou totalmente ocluída. Em alguns casos, a fimbrioplastia limita-se apenas à adesiólise nas aderências fimbriais, ou ainda à desaglutinação das fímbrias em casos de aglutinação parcial ou total das mesmas (fimose). Neste caso, a técnica consiste na introdução de uma pinça atraumática fechada no orifício de confluência das fímbrias. Realizam-se movimentos sucessivos de abertura da pinça até que se perceba maior amplitude na abertura das fímbrias. Algumas vezes é necessário realizar a secção da serosa com tesoura ou monopolar e alargamento do óstio tubário, evertendo-se as fímbrias com vaporização da serosa com $CO_2$, coagulação bipolar ou sutura com prolene 7-0.

A fimbrioplastia laparoscópica apresenta resultados similares aos obtidos por microcirurgia laparotômica para tratamento da oclusão fimbrial grave, representando uma alternativa para FIV.

## Reanastomose tubária

Um esclarecedor e detalhado aconselhamento pré-laqueadura tubária pode ser capaz de reduzir os pedidos de reversão. À medida que aumenta o número de ligaduras tubárias, aumenta proporcionalmente o número de pacientes que procuram os serviços de esterilidade em busca da recanalização das trompas. Alguns fatores estão diretamente vinculados à reanastomose tubária: mudança de parceiro, idade precoce na realização do procedimento, baixo grau de escolaridade, assim como o momento em que essa laqueadura foi realizada, logo após o parto, mais precisamente no momento da cesárea.

A reanastomose tem sido feita desde 1920, porém o advento da microcirurgia tem possibilitado taxas de gravidez que chegam a atingir 80%.

Antes de encaminhar uma paciente para realizar reanastomose tubária, cabe ao ginecologista considerar alguns fatores fundamentais:

- Desejo expresso do casal de gravidez futura.
- Esclarecimento quanto aos riscos cirúrgicos e de malformações fetais, em caso de gestação em idade mais avançada, e quanto às possibilidades de sucesso inerente ao ato operatório.
- Histerossalpingografia sugestiva de permeabilidade da porção proximal da trompa.
- Futura gestante elegível: com idade adequada, ciclos ovulatórios, hígida do ponto de vista clínico e ginecológico.
- Ausência de fator masculino.
- Técnica cirúrgica anteriormente usada na laqueadura tubária.
- Laparoscopia diagnóstica confirmando um bom prognóstico cirúrgico.

Uma vez preenchidos esses critérios e havendo condições para reanastomose, identificadas por meio da laparoscopia diagnóstica, procede-se ao ato reconstrutivo. A maioria dos autores propõe o emprego da microcirurgia por minilaparotomia assistida pela laparoscopia. Realiza-se uma incisão suprapúbica de aproximadamente 6cm de extensão, em que o útero e os anexos são exteriorizados, sendo mandatória a lise de aderências. As estruturas trabalhadas devem ser constantemente irrigadas, e as outras, cobertas com compressas umedecidas. O uso dessa técnica está indicado quando existe uma grande disparidade entre os segmentos tubários. Quando se pretende realizar a recanalização tubária por via laparoscópica, pode-se utilizar um trocarte suprapúbico, acrescido de dois trocartes laterais de 5cm, poupando-se a artéria epigástrica profunda. Procede-se a uma rigorosa inspeção da cavidade abdominal e da pelve e, principalmente, dos anexos. A injeção de substâncias vasoconstritoras no mesossalpinge não é recomendada. Procura-se sempre ressecar o mínimo possível da trompa, em média 2cm de extensão, preservando a circulação ativa e a integridade anatômica e estrutural.

O cateterismo tubário é realizado com cateteres de pequeno diâmetro, que podem ser aqueles empregados em anestesia peridural, segmento de fio categute ou sonda vesical fina. Por meio do cateterismo tubário injeta-se o azul de metileno, constatando assim a permeabilidade da trompa. Ainda injetando o azul de metileno, dessa vez diluído em soro fisiológico, através de cânulas intra-uterinas, pode-se identificar a luz do coto proximal.

A seguir, as trompas são avaliadas e medidas em seu comprimento, antes e depois da cirurgia, com o auxílio de pinças ou paquímetro metálico esterilizado. Uma vez viável, a reanastomose tubária é realizada em dois tempos: preparo dos cotos tubários saudáveis e anastomose conforme os preceitos básicos da microcirurgia.

No primeiro momento, o segmento distal é preparado através da secção perpendicular à tesoura da área a ser anastomosada, poupando-se os vasos da borda mesentérica, com hemostasia rigorosa. Após identificação da luz e da permeabilidade dos cotos tubários, os cateteres são introduzidos diretamente na luz do coto que está sendo preparado.

Em um segundo momento, o mesentério é aproximado com pontos dirigidos da face posterior para a anterior, na porção proximal da trompa, e da face anterior para a posterior, na porção distal da trompa. São dados tantos pontos separados com fio 6-0 ou 7-0 quanto forem necessários para debelar o defeito peritoneal, alinhando-se segmentos tubários e procedendo-se finalmente à reanastomose.

O ângulo da sutura deve ficar fazendo um ângulo de 90 graus. Podemos usar várias técnicas de sutura: técnica de um só ponto às 12 horas, técnica de dois pontos, um às 6 horas e o outro às 12 horas, técnica de três pontos, às 9, 12 e 15 horas, e ainda podemos usar a técnica de quatro pontos, o primeiro aplicado às 6 horas e atado, o segundo às 12 horas sem atar, o terceiro e o quarto às 9 e às 15 horas atando e, só após atar o de 12 horas.

Realizamos no nosso serviço a sutura conjunta das camadas muscular e serosa da trompa, a qual é importante para evitar a formação de aderências. Com o mesmo objetivo de prevenir as aderências, preconizamos a irrigação pélvica com 1L de Ringer Lactato aquecido, removendo coágulos sanguíneos e produtos de degradação de fibrina. Usamos ainda a heparina, na dose de 1.000 a 5.000 unidades por litro, e corticosteróide. Outros métodos alternativos de sutura usam a técnica de soldadura com *laser* de $CO_2$, cola biológica em combinação com suturas ou mesmo isolada. No nosso serviço, não utilizamos antibioticoterapia profilática. Quando necessário, optamos pela doxaciclina na dose de 100mg a cada 12 horas pelo período de 14 dias.

## Lise de aderências

Sabe-se que as aderências são diretamente proporcionais à agressão cirúrgica do peritônio, onde ocorrem perda de células mesoteliais e aumento da permeabilidade vascular, possibilitando o aparecimento de tecido fibroso neoformado, ligando dois órgãos ou tecidos normalmente separados. Sua etiologia está bem estabelecida, sendo a doença inflamatória pélvica, o traumatismo cirúrgico (ooforoplastia, ressecção em cunha dos ovários, miomectomia, ooforectomia, salpingectomia e apendicectomia) e a endometriose os principais implicados. O tratamento de eleição para as aderências recai sobre a videolaparoscopia, iniciando pela lise das aderências finas e avasculares e, depois, pelas mais densas; usamos a corrente bipolar e procedemos à secção das mesmas sob tensão, com pinças atraumáticas identificando os planos de clivagem. Deve-se ter cautela no momento da cauterização de sangramentos próximos aos órgãos nobres, como bexiga, alças intestinais e tubas uterinas. O ato cirúrgico exige uma série de recomendações: traumatismo mínimo, procurando-se preservar a integridade anatômica dos tecidos abordados, irrigação constante da cavidade pélvica, hemostasia rigorosa, evitar fios de sutura (se estritamente necessário, usar fios de sutura 6-0), lavagem exaustiva da cavidade abdominal para não deixar coágulos e cuidado com as luvas. Várias drogas, soluções viscosas e barreiras podem ser utilizadas na prevenção das aderências em cirurgias pélvicas, porém sua eficácia terapêutica não foi cientificamente comprovada. As principais complicações da adesiólise são a lesão de alças intestinais e hemorragias, que ocorrem com menor freqüência nas mãos de cirurgiões mais experientes.

# Capítulo 47

# Complicações da Cirurgia Videolaparoscópica

Luiz Carlos Santos
Sônia Regina Figueiredo
Vilma Guimarães

## ■ INTRODUÇÃO

O desenvolvimento da tecnologia foi o grande responsável pela evolução das ciências no final do século XX. Essa evolução teve suas influências nas ciências biológicas, chegando à medicina em suas diversas especialidades, sofisticando e criando vários aparelhos de uso na propedêutica e na terapêutica.

Com a fibra óptica e o desenvolvimento da microeletrônica, surgiu a cirurgia minimamente invasiva. A fibra óptica possibilitou a introdução de iluminação nas cavidades naturais, aumentando a luminosidade e eliminando a possibilidade de aquecimento. O desenvolvimento da microeletrônica introduziu a microcâmara nas cavidades corporais, com ou sem auxílio de expansão gasosa, obtendo-se uma imagem ampliada em um monitor.

Com o pneumoperitônio, realizado por meio de insufladores, conseguiram-se o afastamento de algumas vísceras e a introdução de trocartes e pinças para a execução dos procedimentos.

O procedimento videolaparoscópico diminui o trauma cirúrgico e, conseqüentemente, reduz as respostas endócrina e metabólica. Apesar de toda essa evolução, esse procedimento não está isento de complicações.

As complicações podem ser inerentes à confecção do pneumoperitônio, à inserção dos trocartes, à absorção do $CO_2$ usado no pneumoperitônio e às complicações do procedimento cirúrgico executado.

## ■ FORMAÇÃO DO PNEUMOPERITÔNIO

A confecção do pneumoperitônio pode ser realizada por meio da punção por agulha ou por punção aberta. Na realização da punção por agulha, uma pequena incisão é feita na região do umbigo, dando-se preferência à incisão longitudinal à esquerda, para não lesar o úraco, ou mediana infra- ou supra-umbilical. É de boa norma a apreensão da aponeurose com dois fios, para tracioná-la externamente, elevando-se a parede abdominal. Dá-se preferência à região umbilical, por ser a sua projeção o maior diâmetro da cavidade peritoneal, por ser área pouco vascularizada, por que sua espessura não ultrapassa 2cm e por que a cicatriz é pouco perceptível.

Após a incisão, é mandatória a realização de uma boa hemostasia do tecido adiposo. A punção com agulha de Veres é feita com uma inclinação de 45 graus em direção ao oco pélvico. Após a punção, será feita a aspiração pela agulha, que não deve dar saída a qualquer tipo de secreção líquida. Se houver saída de secreção digestiva, a agulha deve ser retirada e feita nova punção. No caso de aspiração de sangue, a agulha deve ser mantida e feita punção em outro local para, através de colocação de trocarte com a óptica, observar o motivo que ocasionou o sangramento. Se a aspiração for negativa para qualquer secreção, injetam-se 5mL de solução fisiológica, para verificar se a agulha está bem posicionada na cavidade peritoneal. Se o líquido não retornar, é porque a agulha está na cavidade.

Na técnica por punção aberta, após a incisão da pele, introduz-se o trocarte de Hasson sob visão direta, passando-se a óptica através dele, para certificar-se de que se atingiu a cavidade. Confirmada a posição correta, inicia-se a insuflação de gás carbônico.

Outra possibilidade de punção é realizada com a introdução da bainha de um trocarte de 10mm com a óptica em seu interior. Após a incisão da pele, faz-se uma bolsa com fio de Prolene zero, incisa-se aponeurose e introduz-se a bainha do trocarte com a óptica em seu interior. Com a identificação das vísceras intra-abdominais, inicia-se a insuflação.

Sandor (2000) advoga como rotina a inserção direta do trocarte umbilical com punção aberta. Relata que na revisão de 6.173 laparoscopias ginecológicas assim procedidas, identificou 0,06% de perfurações intestinais que necessitaram laparotomia. Nessa casuística não houve lesão vascular que indicasse a laparotomia.

Atualmente, dá-se preferência pela via aberta para a confecção do pneumoperitônio.

## ■ COMPLICAÇÕES NA CONFECÇÃO DO PNEUMOPERITÔNIO

Apesar de todos os cuidados tomados na confecção do pneumoperitônio, complicações podem acontecer.

Em geral, o pneumoperitônio é feito com agulha de Veress. A introdução da agulha deverá ser feita com movimentos delicados, sem penetração profunda, e realizados os testes já citados. Se na aspiração da agulha houver a saída de sangue, o procedimento já descrito deverá ser seguido, avaliando-se a extensão da lesão e a estabilidade hemodinâmica do paciente. Um sinal de alerta importante é a hipotensão arterial após punção. De acordo com a extensão da lesão, pode haver necessidade de se realizar a laparotomia. Em alguns casos, a correção da lesão poderá ser realizada pela veia cava inferior que, em geral, é um procedimento dramático. Esses acidentes ocorrem devido à não inclinação da agulha e a sua grande penetração. Em caso de insuflação, ocorrerá embolia gasosa com repercussões sistêmicas que se manifestarão por diminuição súbita e acentuada da pressão arterial, turgência jugular, sopro cardíaco, cianose e diminuição da saturação de $O_2$ e aumento da freqüência cardíaca. De imediato, deve-se suspender a insuflação, esvaziar o pneumoperitônio, colocar o paciente na posição de Trendelenburg ao redor de 30 graus e em decúbito lateral esquerdo, hiperventilando-o e, se possível, inserindo cateter venoso central para a aspiração do $CO_2$.

Saville (1995) relata casos de lesões vasculares em 0,1% dos procedimentos videolaparoscópicos, enquanto Geers (1996) apresenta uma casuística de 0,14%.

Quando o teste apresentar secreção gástrica, a agulha deverá ser retirada e inserido um cateter nasogástrico, com aspiração das secreções até seu esvaziamento. Uma nova punção deverá ser realizada com outra agulha. Se a agulha atingir o estômago e inadvertidamente for insuflado $CO_2$, o paciente apresentará ruídos que se assemelharão a eructações, e a conduta será semelhante à descrita anteriormente.

Nos pacientes que foram submetidos à laparotomia anteriormente, quando da realização de procedimento videolaparoscópico, a punção com agulha de Veress deverá ser feita afastada da cicatriz cirúrgica ou com trocarte de Hasson. Se no teste de segurança, quando se aspira a agulha, sair secreção entérica, a agulha deverá ser retirada e feita nova punção em outro local, com outra agulha.

A agulha também pode não ultrapassar o peritônio e ficar no espaço pré-peritoneal. Se for feita a insuflação, se formará enfisema local ou difuso.

Haverá formação de enfisema do omento, se este for puncionado e a insuflação iniciada. Quando isso ocorre, o omento apresenta um aspecto de esponja e dificulta a exploração da cavidade. Enfisema, pneumomediastino e pneumotórax poderão ocorrer e serão devidos a malformação, traumatismo cirúrgico ou aumento exagerado da pressão intra-abdominal. Esses enfisemas, o pneumomediastino e o pneumoperitônio, em geral, são absorvidos facilmente. O pneumotórax só será drenado se houver repercussão clínica importante.

## ■ COMPLICAÇÕES DO PNEUMOPERITÔNIO

Após ter sido realizada a punção com segurança, é iniciada a insuflação de $CO_2$ e conectada a mangueira do insuflador à agulha com o fluxo de 1L de $CO_2$/min, devendo a pressão intra-abdominal estar entre $-2$ e $+2$mmHg. Iniciada a insuflação, se a pressão estiver elevada, a punção deve ser repetida, porque provavelmente a agulha estará no espaço pré-peritoneal, no omento, em aderência ou em contato com alguma estrutura intra-abdominal. A simetria do abdome deve ser observada, assim como a modificação do timpanismo. Se houver assimetria abdominal, está sendo formado enfisema pré-peritoneal ou há aderências.

O pneumoperitônio pode ser responsável por alterações sistêmicas de origem ventilatória, circulatória, hormonal, renal, hepática, intestinal e peritoneal.

As alterações ventilatórias ocorrem naqueles pacientes com doença pulmonar. Os pacientes com essas patologias deverão realizar provas de função respiratória no pré-operatório. Se não tiverem o preparo necessário, durante a insuflação de $CO_2$ apresentarão hipercapnia e acidose respiratória, impedindo o procedimento. Alguns trabalhos mostram que pacientes normais podem apresentar hipercapnia com aumento da $paCO_2$ e do pH.

Os distúrbios circulatórios se manifestam por meio de hipotensão arterial, arritmias e choque. Quando a pressão intra-abdominal é superior a 20mmHg, podem ocorrer hipertensão arterial, aumento da pressão venosa central e taquicardia. Se a pressão intra-abdominal ultrapassar 30mmHg, haverá diminuição do débito cardíaco e redução do fluxo da veia cava inferior.

Quando a pressão intra-abdominal ultrapassa 15mmHg, o paciente responde com oligúria, podendo tornar-se anúrico quando a pressão atingir 30mmHg.

Nesse caso, ocorrendo essas pressões, o pneumoperitônio deverá ser diminuído, mantendo-se uma pressão que não traga esses distúrbios e dê condições de executar o procedimento.

Windberg (1999) conclui, em seu trabalho sobre o efeito da pressão intra-abdominal na hemodinâmica esplâncnica e pulmonar, que a baixa pressão, ao redor de 7mmHg, produz mínimos efeitos na perfusão esplâncnica. Relata também que a pressão de 14mmHg produz redução dos fluxos portal, hepático e intestinal.

## ■ INTRODUÇÃO DOS TROCARTES

Como a punção com agulha de Veress, a introdução dos trocartes deve ser feita com movimentos suaves, pois a introdução brusca leva a penetrações profundas, podendo ocasionar lesões. O primeiro trocarte é o que leva a maior perigo, pois os demais são introduzidos sob visão direta e com transiluminação da parede. Ao final da cirurgia, ao serem retirados os trocartes, deve-se fazer a revisão da parede. Quando da penetração do trocarte, pode ter havido lesão de um vaso que não sangrou devido à compressão exercida pelo trocarte. Com a persistência do sangramento, introduz-se um cateter de Foley pelo orifício até alcançar a cavidade e o balão é insuflado e tracionado para que haja compressão.

## ■ MUDANÇA DE DECÚBITO

Nos diversos procedimentos, para afastar algumas vísceras e facilitar as manobras cirúrgicas, faz-se necessária a mudança do decúbito do paciente. Alguns desses decúbitos são responsáveis por alterações nas dinâmicas cardíaca e respiratória.

A posição de Trendelenburg aumenta o retorno venoso e o débito cardíaco e diminui a capacidade vital. A capacidade vital é diminuída pela compressão diafragmática exercida pelo pneumoperitônio pelas vísceras nessa posição, ocorrendo principalmente nos obesos e nos pacientes que têm a função pulmonar alterada. Há uma menor pressão intradiafragmática, ocorrendo diminuição da pré-carga e do débito cardíaco com aumento do reflexo da resistência vascular sistêmica.

A posição do Trendelenburg invertida melhora as condições ventilatórias e reduz o retorno venoso e o débito cardíaco. Há elevação do diafragma e aumento da pressão intratraqueal, com diminuição da capacidade residual funcional e da relação ventilação/perfusão e aumento do *shunt* pulmonar. A pré-carga aumenta, o reflexo da resistência vascular sistêmica diminui e o débito cardíaco aumenta.

A estase venosa em decorrência da mudança de decúbito pode ser controlada, antes do início do pneumoperitônio, como uso de meias elásticas ou enfaixamento com ataduras de crepom dos membros inferiores.

## ■ ELETROCOAGULAÇÃO

A corrente elétrica é usada em cirurgia com a finalidade de cortar e coagular tecidos, o que ocorre devido ao efeito térmico que a corrente elétrica produz, a diatermia.

Para que esses efeitos sejam alcançados são usadas fontes monopolares ou bipolares de diatermia, podendo-se também usar fontes que geram raios *laser*.

A fonte monopolar tem sido empregada desde o século XIX. Na aplicação dessa fonte, o efeito é conseguido por meio de um eletrodo ativo, que pode ser uma pinça ou uma caneta de bisturi. A corrente que chega através de um eletrodo ativo sai dos tecidos através de um eletrodo neutro que fica externamente em contato com o paciente.

A fonte bipolar difere da monopolar porque a corrente elétrica passa entre dois eletrodos, um ativo e outro passivo, e esses eletrodos fazem parte do instrumento cirúrgico.

Na cirurgia videolaparoscópica, há instrumentos que utilizam ou a fonte monopolar ou a bipolar.

Quando se usa a fonte monopolar, a extensão da lesão tecidual é maior, por isso se deve ter cuidado com as estruturas nobres que se encontram ao redor. Ao ser feita, por exemplo, a dissecção do pedículo da vesícula biliar, é necessário muito critério na coagulação dos sangramentos. A extensão da lesão tecidual pode fazer com que se atinja o colédoco, lesando-o. Tem sido observado, em cirurgias tranqüilas, o aparecimento de fístulas no pós-operatório ou estenoses do colédoco, que seriam justificadas pela extensão da lesão tecidual. As lesões térmicas podem atingir o esôfago, o estômago, o intestino, a bexiga e o ureter, porém deverão ser diagnosticadas e tratadas assim que forem identificadas, revisando-se sempre, após a coagulação, as vísceras que estejam nas proximidades. Às vezes, são observadas lesões térmicas por desatenção ou negligência durante a coagulação dos tecidos.

Os instrumentos com fonte bipolar diminuem muito a possibilidade dessas lesões, pois o efeito diatérmico se dá entre os ramos da pinça, diminuindo a penetração da lesão tecidual.

A fonte de raio *laser* não usa a eletricidade, e sim a luminosidade, produzindo os mesmos efeitos. Essa fonte possibilita um melhor controle da profundidade.

Capítulo
# 48

# Avaliação Pré-operatória

Luiz Carlos Santos
Melânia Maria Ramos de Amorim
Vilma Guimarães

## ■ INTRODUÇÃO

Define-se como *pré-operatório* o período transcorrido desde a indicação da cirurgia até o momento de sua execução. Inicia-se, portanto, no ambulatório/consultório e só termina no centro cirúrgico, imediatamente antes da intervenção. Constitui etapa fundamental que influenciará decisivamente o prognóstico da paciente.

O presente capítulo reflete a experiência acumulada na Clínica Ginecológica do Centro de Atenção à Mulher (CAM) do IMIP, em que são realizadas anualmente cerca de 1.200 cirurgias. Os postulados aqui expostos resultam tanto da revisão da literatura especializada como da análise constante dos resultados dessas cirurgias, com discussão em reunião clínica e atualização freqüente das normas estabelecidas. Acreditamos, outrossim, que essa experiência possa ser adaptada a outros serviços e utilizada também em nível de clínica privada.

A *indicação cirúrgica* é o que demarca, na realidade, o início do período pré-operatório, e não será abordada neste capítulo. Embora a opção pelo tratamento cirúrgico seja tão importante para a preservação do equilíbrio biopsicossocial da paciente quanto o ato operatório *per se*, essa discussão é muito ampla e foge aos objetivos deste capítulo, quais sejam: (a) resumir a avaliação pré-operatória uma vez indicada a cirurgia; (b) comentar os exames laboratoriais; (c) apresentar os principais procedimentos pré-operatórios (preparo da paciente) adotados na Instituição.

## ■ AVALIAÇÃO PRÉ-OPERATÓRIA E EXAMES LABORATORIAIS

Estas etapas são inicialmente realizadas no ambulatório geral ou especializado (Patologia Cervical, Patologia do Corpo, Esterilidade, Mastologia, Climatério etc.), sob a responsabilidade do médico que indicou a cirurgia. Concluída essa avaliação, as pacientes são encaminhadas à Junta Médica para aprazamento e, na véspera da data marcada para a cirurgia, devem internar-se às 8 horas da manhã na Enfermaria de Ginecologia.

Algumas das normas básicas aplicáveis a todas as pacientes são descritas a seguir:

## Avaliação das condições gerais e esclarecimento da paciente

A cirurgia representa indubitavelmente uma situação de estresse para a paciente, que deverá, portanto, ser plenamente esclarecida sobre vários aspectos, como:

- Natureza do procedimento.
- Outras opções terapêuticas, caso existentes.
- Riscos e benefícios relacionados.
- Possível perda da função menstrual e/ou reprodutora em algumas cirurgias.
- Complicações possíveis e taxas de morbimortalidade.

O consentimento informado é regra no serviço, requerendo-se assinatura de documentos somente em circunstâncias especiais, como em caso de laqueadura tubária. Na maioria dos casos, as informações contidas no prontuário e a compreensão da paciente são suficientes, sendo irrelevante o consentimento por escrito.

## História e exame físico

Registram-se na ficha do ambulatório o interrogatório conciso, o exame físico geral e os exames ginecológicos pormenorizados, justificando a elaboração das hipóteses diagnósticas e a indicação cirúrgica. Nessa etapa deve igualmente ser pesquisada informação referente ao possível desenvolvimento de complicações cirúrgicas, em geral passíveis de prevenção. Assim, devem ser anotados:

- Passado mórbido (hipertensão, diabetes, infecções etc.).
- Uso de medicamentos (reposição hormonal no climatério, anticoncepcionais orais, aspirina, anticoagulantes, hipoglicemiantes, hipotensores etc.).
- Alergia a medicamentos.
- Procedimentos cirúrgicos prévios.
- Uso de álcool, drogas e/ou tabagismo.
- História familiar.
- Alterações detectadas no exame geral: hipertensão, obesidade, ausculta cardiorrespiratória anormal, dermatoses etc.
- Exame ginecológico: mamas, abdome, pelve e reto – com ênfase em situações extremamente freqüentes, como vulvovaginites e cervicite, cuja presença aumenta o risco operatório.

Deve ser lembrado aqui que, para a avaliação pré-operatória adequada, a anamnese responde por 70% das informações úteis, o exame físico por 20% e os exames laboratoriais por apenas 10%.

## Exames laboratoriais

Podem ser classificados em três grupos:

- *Exames indicados*: são os exames pertinentes à elaboração das hipóteses diagnósticas, indicados a partir dos achados da anamnese e do exame físico e/ou que seriam realizados de qualquer modo, mesmo se não houvesse a indicação cirúrgica. Incluem-se nesse grupo, por exemplo, a ecografia pélvica, para avaliação de tumores genitais, a urografia excretora, em caso de massas pélvicas volumosas, a hematimetria, para quantificação das perdas hemorrágicas, e a citologia oncótica, em diversas indicações de cirurgia ginecológica.

- *Exames de base*: exames solicitados visando à interpretação dos futuros exames relacionados às complicações operatórias mais freqüentes.
- *Exames de varredura – ou de screening*: motivo de extremas controvérsias, incluem a maior parte dos exames solicitados rotineiramente pelos cirurgiões com o objetivo de diagnosticar distúrbios subjacentes sem manifestações clínicas aparentes, que poderiam favorecer ou determinar o surgimento de complicações cirúrgicas. São os mais freqüentemente realizados: eletrocardiograma, coagulograma e glicemia (Quadro 48.1).

Apesar de extremamente populares e considerados imprescindíveis pela maioria dos cirurgiões (inclusive pelos pacientes), os exames de base e de varredura, utilizados indiscriminadamente, vêm sendo questionados nos últimos anos em vários artigos da literatura científica internacional. Evidências bem documentadas em estudos controlados têm demonstrado que grande parte desses exames é completamente inútil quando realizados na população em geral sem critérios bem definidos. É o caso do eletrocardiograma em pacientes jovens assintomáticos e do coagulograma na completa ausência de sinais e sintomas clínicos de discrasia sanguínea.

Tendo em vista as recomendações listadas no Quadro 48.1, abolimos no CAM-IMIP a maior parte dos exames de varredura, exceto em situações clínicas especiais. Atualmente, os exames pré-operatórios realizados são os seguintes:

- *Tipagem sanguínea*.
- *Hematimetria*: realizada ambulatorialmente, é repetida na véspera da cirurgia nos casos de laparotomia exploradora ou histerectomia (principalmente porque a maioria dessas indicações decorre de hemorragia genital).
- *Exame de urina tipo I (sumário de urina)*: considerado exame de indiscutível valor pela maioria dos autores devido à simplicidade, ao baixo custo e à possibilidade de identificação de diversas situações de risco, como infecção urinária, proteinúria etc.

**Quadro 48.1**
■ Recomendações da OMS* para realização de exames de varredura

| | |
|---|---|
| 1) | A condição testada deve ser assintomática e não evidenciada pela anamnese e/ou exame físico |
| 2) | Essa condição deve interferir significativamente no risco cirúrgico e/ou representar risco *importante* para a equipe médica envolvida no tratamento |
| 3) | O diagnóstico pré-operatório deve ser mais benéfico à evolução do caso do que sua realização no período trans- ou pós-operatório |
| 4) | Boas sensibilidade e especificidade dos exames empregados |
| 5) | A prevalência da condição testada deve ser suficientemente alta para que seja possível a detecção eficiente de um paciente assintomático (elevado valor preditivo do teste) |

* Organização Mundial de Saúde.

- *Testes luéticos*: são realizados em todas as pacientes do serviço, devido à alta prevalência de sífilis em mulheres não-grávidas atendidas na Instituição (7%). O *screening* é feito com o VDRL, e os casos *positivos* são submetidos à confirmação pelo teste treponêmico (FTA-Abs).
- *Glicemia de jejum*: embora de valor incerto, segundo alguns autores, a freqüência de diabetes em pacientes cirúrgicas no CAM-IMIP é elevada o suficiente para justificar sua realização sistemática.
- *Colpocitologia oncótica e colposcopia*: exames sugeridos pela quase totalidade dos autores, são exigidos em todas as pacientes não-virgens com indicação de cirurgia ginecológica, pois a freqüência de lesões intra-epiteliais cervicais (LIE) e de câncer cervical é extremamente elevada na população ginecológica do IMIP.

## Exames indicados em situações especiais

### PARECER CARDIOLÓGICO

- *Indicações*:
  - Mulheres com mais de 45 anos.
  - História pessoal de cardiopatia.
  - Queixa clínica relacionada ao aparelho respiratório ou cardiovascular.
  - História de hipertensão arterial sistêmica — independente do uso ou não de drogas hipotensoras.
  - Hipertensão arterial detectada pela primeira vez no serviço.

Em geral, realiza-se o ECG (eletrocardiograma). Em situações especiais (p. ex., acima de 60 anos) acrescenta-se a radiografia de tórax. O ecocardiograma é realizado apenas quando há suspeita clínica ou história de determinadas cardiopatias.

### SÓDIO, POTÁSSIO, URÉIA E CREATININA

- *Indicações*:
  - Pacientes hipertensas (especialmente se fazem uso de diuréticos) — realizar às vésperas da cirurgia.
  - Pacientes com idade > 60 anos.
  - Diabéticas.
  - Antecedentes de alteração da função renal.
  - Pacientes oncológicas.

### COAGULOGRAMA (TEMPO DE SANGRIA E COAGULAÇÃO, TEMPO DE PROTROMBINA E ATIVIDADE ENZIMÁTICA, TEMPO DE TROMBOPLASTINA PARCIAL ATIVADA, CONTAGEM DE PLAQUETAS)

- *Indicações*:
  - História de distúrbios da coagulação, sangramento excessivo pós-parto, depois de extração dentária, acidentes ou cirurgias.
  - Pacientes submetidas à radioterapia e/ou quimioterapia.
  - Exame físico sugestivo de discrasia sanguínea.

### TESTE DE GRAVIDEZ

Embora alguns autores realizem-no de rotina, só é indicado no serviço nas pacientes em idade reprodutiva com atraso menstrual.

**UROGRAFIA EXCRETORA**

- *Indicações*:
  - Massa pélvica volumosa com possibilidade de compressão ureteral ou distorção da anatomia.
  - Tumores malignos da pelve.
  - Rim pélvico.
  - Insuficiência renal sem causa aparente.

**ENEMA OPACO**

- *Indicações*:
  - Sintomas gastrintestinais, presença de sangue nas fezes.
  - Diagnóstico diferencial das tumorações pélvicas.
  - Determinadas neoplasias pélvicas.

## ■ CUIDADOS GERAIS

- *Identificação e tratamento adequado das vulvovaginites*: é essencial, uma vez que a presença de determinados microrganismos sobreleva a incidência de infecção pós-operatória. A vaginose bacteriana e a tricomoníase são bastante freqüentes em nosso meio.
- *Identificação e tratamento de doenças da pele*: algumas das quais se relacionam à infecção de ferida operatória. A escabiose (algumas vezes com infecção bacteriana secundária) representa a principal dermatose encontrada na clientela-alvo da Instituição.
- *Identificação dos casos de anemia e o tratamento ambulatorial*: com base em orientação dietética adequada e prescrição de hematínicos por via oral (sulfato ou fumarato ferroso). Em casos mais graves, em que a causa da anemia é geralmente a própria doença que indica a cirurgia (hemorragia genital por causas diversas) e a reposição de ferro é ineficaz ou há urgência na indicação cirúrgica, pode ser necessária a internação prévia para hemotransfusão.
- *Tratamento da sífilis com penicilina G benzatina de acordo com o estágio clínico (primário, secundário, latente ou tardio)*: a cirurgia pode ser realizada logo após o tratamento, uma vez que sua eficácia é bastante elevada e o primeiro VDRL para controle só será coletado três meses depois.
- *Reserva de sangue* (duas unidades ou mais de concentrado de hemácias) para as pacientes que irão submeter-se à laparotomia exploradora ou à histerectomia. Embora essa reserva seja confirmada na véspera da cirurgia, a partir da marcação a paciente já é orientada a procurar o hemocentro (HEMOPE) com os possíveis doadores para realizar doação específica.

## ■ SITUAÇÕES CLÍNICAS ESPECIAIS

### Hipertensão arterial sistêmica crônica

- *Diagnóstico*: pressão arterial sistólica ≥ 130mmHg ou pressão diastólica ≥ 85mmHg.

Distúrbio bastante freqüente na clientela do IMIP e na população em geral, assume especial relevância uma vez que os picos hipertensivos representam uma das principais causas de suspensão de cirurgia no Serviço. Embora seja desejável o controle ambulatorial adequado dos níveis tensionais, muitas vezes este não é possível, e a compensação da paciente tem de ser realizada na enfermaria (internamento). Do ponto de vista cirúrgico, o principal objetivo é manter a pressão diastólica abaixo de 110mmHg e a pressão sistólica abaixo de 180mmHg. As drogas hipotensoras são mantidas durante o internamento, sendo sua posologia reavaliada de acordo com a evolução dos níveis tensionais. A dose habitual é administrada na manhã da cirurgia (sem líquidos). Novo parecer cardiológico é realizado se as pacientes manifestam picos hipertensivos antes da cirurgia. As drogas pré-anestésicas podem ter sua dosagem reforçada.

## Anemia

Idealmente, nenhuma paciente deveria ser submetida a procedimento cirúrgico com hemoglobina abaixo de 10g%. No entanto, vários fatores interferem na avaliação do nível de hemoglobina pré-operatório, como idade da paciente, tipo de cirurgia, distúrbio subjacente, perda sanguínea prevista etc. Assim, em algumas circunstâncias, o ato operatório pode ser conduzido mesmo com níveis mais baixos.

Considerando-se insuficiente o nível da paciente, a compensação prévia com hematínicos é desejável, e as transfusões não devem ser utilizadas indiscriminadamente, devido ao risco de complicações transfusionais (inclusive AIDS). Todo esforço deve ser empreendido no sentido de evitar uma transfusão sanguínea. No entanto, às vezes é necessária a hemotransfusão se a cirurgia é inadiável, se a magnitude da anemia é importante e, em ginecologia, quando a causa do sangramento é a própria patologia cirúrgica.

Se a paciente necessitar de transfusão, recomenda-se que esta seja realizada pelo menos 24 horas antes da cirurgia, para que as hemácias transfundidas tenham tempo de regenerar o 2,3 DPG e, portanto, aumentar a disponibilidade de $O_2$ para os tecidos.

## Diabetes

- *Diagnóstico*: glicemia de jejum >140mg/dL em duas ocasiões descritas ou, na ausência de hiperglicemia de jejum, curva glicêmica (sobrecarga de 75 gramas de dextrosol) que apresenta glicemia com duas horas e qualquer outra amostra entre zero e duas horas (30, 60 e 90 minutos) acima de 200mg/dL.

O diabetes tem elevada freqüência na faixa etária em que se realiza a maior parte das cirurgias ginecológicas. Os efeitos adversos mais importantes relacionados ao diabetes incluem o aumento da susceptibilidade às infecções e a cicatrização deficiente.

São os seguintes os preceitos de abordagem da paciente cirúrgica com diagnóstico de diabetes:

- Manter a dieta adequada às vésperas do internamento.
- Checar controle glicêmico na véspera e em jejum, no dia da cirurgia.

## DIABETES COM DIETA

- Diabéticos em controle adequado (nível glicêmico < 250mg%): realizar cirurgia.
- Diabetes descompensado (nível glicêmico ≥ 250mg%) diagnosticado durante o internamento: iniciar controle com insulina de acordo com o hemoglicoteste (Quadro 48.2).

**Quadro 48.2**
■ Uso de insulina conforme o nível da glicemia

| Hemoglicoteste | Insulina simples |
| --- | --- |
| até 200mg% | – |
| 201 a 300 | 4UI |
| 301 a 400 | 8UI |
| > 400 | 12UI |

A partir de então, seguir conforme preconizado a seguir.

### DIABETES COM USO DE HIPOGLICEMIANTES ORAIS

- Suspender um dia antes da cirurgia.
- Se o nível glicêmico de jejum encontra-se abaixo de 250mg%, a cirurgia pode ser realizada. Na manhã da cirurgia é administrado, previamente, soro glicosado a 5% com uma taxa de infusão de 100mL/h.
- Nível glicêmico acima de 250mg%: adicionar 5 unidades de insulina a cada litro de soro glicosado a 5% administrado a 100mL/h.
- Cirurgias longas: monitorar glicemia a cada três a quatro horas durante a cirurgia. A meta é manter os níveis de glicose entre 100 e 200mg%.

### DIABETES EM USO DE INSULINA

- *Procedimento convencional*: instalar no dia da cirurgia soro glicosado a 5% – 100mL/h – e administrar um terço da dose habitual de insulina (se glicemia de jejum < 200mg%) ou metade (se glicemia de jejum > 200mg%), por via subcutânea (NPH + Simples).
- *Infusão intravenosa de insulina no soro glicosado*: procedimento adotado mais recentemente, consiste na infusão de soro glicosado a 5% a 10% com uma taxa de infusão de 100mL/h, adicionando-se 5, 10 ou até 15 unidades de insulina por litro, dependendo do nível inicial de glicose.
- *Durante a cirurgia*: monitorar glicemia a cada duas horas, tentando evitar hipoglicemia < 60mg% e hiperglicemia > 250mg%.

## Uso de medicamentos

- *Anticoncepcionais orais*: idealmente, deveriam ser suspensos 30 dias antes da cirurgia, com a finalidade de diminuir o risco de fenômenos tromboembólicos. No entanto, esse risco parece desprezível com os preparados de baixa dosagem.
- *Terapia de reposição hormonal (estrogênios, progesterona)*: a terapia de reposição hormonal é mantida até o internamento e reiniciada após a alta hospitalar.
- *Aspirina*: doses acima de 150mg/dia estão associadas a maior incidência de sangramento intraoperatório; assim, devem ser suspensas pelo menos três semanas antes da cirurgia.
- *Anticoagulantes*:
  - *Cumarínicos*: o procedimento cirúrgico pode ser realizado se o tempo de protrombina (TP) é 25% ou maior ou menor que 1,5 vez o valor normal. Se o alargamento do TP ex-

cede esses valores, a profilaxia com vitamina K, 5mg VO ou parenteral, é recomendada. Com o uso da vitamina K, espera-se que o TP caia até 40% em quatro horas e retorne ao normal em 24 a 48 horas. Se a reversão rápida e imediata é desejável, pode-se utilizar plasma fresco congelado.
- *Heparina*: a dosagem padrão de heparina mantém o tempo de coagulação (TC) em torno de duas vezes o valor normal por três a quatro horas, de modo que, aguardando-se além disso, o TC volta rapidamente ao basal. Quando doses elevadas de heparina são utilizadas e há indicação de cirurgia de emergência, o sulfato de protamina pode estar indicado.
- *Corticosteróides*: se o uso é prolongado (mais de uma semana de duração), utilizar dosagem adequada ao estresse cirúrgico:
  - *Hidrocortisona*: 100mg na noite de véspera, na manhã da cirurgia e, então, a cada oito horas.

## Varizes de membros inferiores

- Indicado uso de faixas de crepe antes da cirurgia (mantendo-se no intra- no e pós-operatório).

## Úlceras varicosas

Tratamento prévio sempre que possível. Em casos rebeldes com indicação inadiável de cirurgia, realizar curativo e uso de faixas de crepe.

## ■ DETERMINAÇÃO DO RISCO CIRÚRGICO

A avaliação do risco cirúrgico geralmente é realizada utilizando-se a classificação da ASA (American Society of Anesthesiologists) que, além de simples, é bastante conhecida e já foi validada por numerosos estudos prospectivos (Quadro 48.3).

**Quadro 48.3**
■ Risco cirúrgico – Classificação da ASA

| Classe | Descrição | Mortalidade* |
|---|---|---|
| I | Indivíduo normal e saudável | 0,08% |
| II | Paciente com doença sistêmica leve | 0,27% |
| III | Paciente com doença sistêmica grave, no momento não incapacitante | 1,82% |
| IV | Paciente com doença sistêmica grave, incapacitante, que o mantém em constante risco de vida | 7,76% |
| V | Paciente moribundo, não se esperando sua sobrevivência nas próximas 24 horas sem a cirurgia | 9,38% |
| E | Letra que se adiciona se a cirurgia é de emergência, o que dobra o risco nas classes I, II e III | – |

*Varia se a cirurgia é eletiva ou de emergência.

## ■ PREPARO PRÉ-OPERATÓRIO (PACIENTES INTERNADAS)
### Admissão à enfermaria

O internamento é, em geral, realizado na véspera da cirurgia, às 8 horas da manhã, exceto se um prazo maior é necessário em pacientes com doença clínica importante, para compensação do quadro.

Uma vez admitidas as pacientes, seguem-se os procedimentos realizados na enfermaria pelo médico-residente, com a supervisão do *staff*:

- Anamnese completa (ficha padrão).
- Exame físico geral e ginecológico.
- Reavaliação das hipóteses diagnósticas.
- Discussão da indicação cirúrgica.
- Checagem dos exames pré-operatórios.
- Ficha pré-cirúrgica.
- Prescrição e preparo pré-operatório.

### Reserva de sangue (2 unidades de concentrado de hemácias compatíveis)

Em todos os casos programados de:

- Laparotomia exploradora.
- Histerectomia abdominal ou vaginal.
- Cirurgia oncológica.

### Dieta

- Omitir sólidos por 12 horas e líquidos por oito horas no pré-operatório.

### Preparo intestinal

- Indicado na maior parte das cirurgias ginecológicas, seja por via vaginal, seja nas laparotomias com cirurgia de grande porte (histerectomia). O esquema utilizado é o seguinte:
  - *Antevéspera da cirurgia* – uso do bisacodil (Dulcolax®) – dois comprimidos.
  - *Enteróclise* – realizada no dia da cirurgia, com solução fisiológica ou solução hipertônica de fosfato de sódio (Fleet Enema®).

O preparo prévio do cólon poderá ocasionalmente estar indicado, como no caso de correção cirúrgica de rotura completa do períneo ou fístulas retovaginais.

### Sondagem vesical

Quando indicado, o cateter de Foley é inserido na sala de cirurgia, imediatamente antes do início do ato operatório, por um dos membros da equipe médica.

### Anti-sepsia – prevenção da infecção cirúrgica
#### PROCEDIMENTOS INICIAIS

- Preparação da vagina (embrocação vaginal com Povidine): embora seu benefício tenha sido questionado em vários trabalhos, é realizada no dia da cirurgia.

- Banho corporal prévio com limpeza da área a ser operada com água e sabão (no dia da cirurgia).
- Tricotomia: realizar apenas na área de atuação cirúrgica, e em prazo inferior a uma hora antes da cirurgia.

O procedimento de degermação prévia com soluções próprias e escovação da parede abdominal não é mais utilizado; evidências demonstram o acréscimo das infecções de pele devido às escoriações e inclusive formação de microabscessos.

## SALA DE CIRURGIA
- Preparo do campo operatório: solução de iodo-povidona (Povidine Degermante). Em pacientes alérgicas a iodo, pode ser utilizada solução de clorexidina.
- Aposição dos campos estéreis.

## Outros cuidados pré-operatórios
- Visita pré-operatória por um dos membros da equipe cirúrgica: tranqüilizar a paciente, verificar prontuário e checar exames.
- Vestuário adequado (bata).
- Remover próteses dentárias e cosméticas ungueais, labiais e faciais.
- Verificação dos sinais vitais antes da medicação pré-anestésica.
- Checagem do preparo pré-operatório (tricotomia, enteróclise etc.).

# ANTIBIOTICOPROFILAXIA

A eficácia da antibioticoprofilaxia é indiscutível nas cirurgias *contaminadas*, enquanto o uso em cirurgias *potencialmente contaminadas* é controverso, sendo dispensável nas cirurgias *limpas*. O grau máximo de proteção contra infecção é atingido quando se administra o antibiótico *antes* do acesso das bactérias aos tecidos.

As cefalosporinas de *primeira geração* têm sido as drogas de escolha para fins profiláticos em cirurgia ginecológica: são tão efetivas quanto as cefalosporinas de segunda e terceira gerações, têm menor espectro de ação, menor possibilidade de induzir a produção bacteriana de beta-lactamase e custo mais baixo.

## Indicações
- Laparotomia exploradora (exceto os casos de cirurgia anexial sem evidência de infecção preexistente).
- Histerectomia abdominal.
- Histerectomia vaginal.

A antibioticoprofilaxia não é utilizada de rotina nas cirurgias sobre vulva, vagina e períneo (embora sejam cirurgias potencialmente contaminadas, os estudos evidenciam que o uso profilático de antimicrobianos é ineficaz).

## Esquema preconizado
- *Cefazolina*: 1g EV por ocasião da indução anestésica. A dose deve ser repetida se a duração do procedimento ultrapassar três horas.

## PROFILAXIA DE TROMBOEMBOLISMO

- *Meias elásticas/faixas de crepe*: em pacientes de risco (idade > 45 anos, obesas, diabéticas, pneumopatia crônica, grandes cirurgias).
- *Heparina*: em baixas dosagens (5.000UI a cada oito ou 12 horas) nas seguintes indicações:
  - Wertheim-Meigs, vulvectomia radical e outras cirurgias de grande porte.
  - Cirurgias em pacientes oncológicas.
  - História pregressa de trombose venosa profunda.
  - Varizes de grosso calibre e úlceras varicosas em membros inferiores.
  - Pacientes com mais de 60 anos.

## CUIDADOS PRÉ-OPERATÓRIOS DE ROTINA

### Cirurgia vaginal/abdominal

- Laxativos (Dulcolax®): na noite da antevéspera da cirurgia.
- Dieta branda na véspera.
- Dieta zero oito a 12 horas antes da cirurgia.
- Enteróclise no dia da cirurgia.
- Tricotomia.
- Pré-anestésico.

### Cirurgia laparoscópica

- Dieta leve nos dois dias que antecedem a cirurgia.
- Laxante na noite da antevéspera.
- Dieta zero no dia da cirurgia.
- Limpeza prévia do umbigo.
- Enteróclise no dia da cirurgia.
- Pré-anestésico.

### PRÉ-ANESTÉSICO

- *Visita pré-anestésica*: avaliação pré-anestésica, informação e tranqüilização da paciente.
- *Diazepam* (10mg): administra-se um comprimido VO duas horas antes da cirurgia.
- *Hipertensas*: um comprimido de 10mg de diazepam é administrado VO na véspera da cirurgia. Midazolam (Dormonid®) injetável é aplicado (uma ampola IM) uma hora antes da cirurgia.

# Capítulo 49

# Transoperatório

Ana Laura Ferreira
Luiz André Lippo

## ■ INTRODUÇÃO

Neste capítulo serão abordadas as principais cirurgias ginecológicas. Aquelas cirurgias preconizadas para os casos de infertilidade, e algumas cirurgias uroginecológicas, serão abordadas em outros capítulos. Nos propomos, neste capítulo, a realizar uma descrição prática e objetiva das diferentes técnicas cirúrgicas empregadas no nosso serviço.

Antes de iniciarmos as descrições cirúrgicas propriamente ditas, achamos prudente descrevermos separadamente os tipos de incisão mais utilizados no nosso serviço. Dentre os tipos clássicos de incisão empregados em cirurgias laparotômicas ginecológicas por patologias benignas estão as incisões transversas e a incisão mediana infra-umbilical. A exemplo da primeira categoria, citamos a incisão de Pfannenstiel, extremamente familiar aos obstetras nas operações cesarianas.

## ■ TÉCNICA DE PFANNENSTIEL

A técnica de Pfannenstiel consiste na abertura transversa da pele, pouco acima do púbis, próximo à linha de implantação dos pêlos, aprofundando-a até atingir a fáscia aponeurótica. Esta fáscia tem seu bordo superior descolado do músculo reto do abdome e, simultaneamente, os vasos perfurantes cauterizados ou ligados com fio de rápida absorção (categute simples 2-0 ou 0).

Segue-se a divulsão longitudinal dos ventres dos músculos retos do abdome de modo a expor os peritônios viscerais, que serão também incisionados no sentido longitudinal (vertical). Essa incisão geralmente propicia um bom acesso à cavidade pélvica, podendo, se necessário, ser ampliada, modificando-a para a incisão de Cherney. O fechamento da parede abdominal deve ser feito utilizando-se fio de absorção tardia, como o Vicryl® 0 ou um fio sintético inabsorvível do mesmo tamanho, como o polipropileno (Prolene®). Outros fios, como o Maxon® (poligliconato), o PDS® (polidioxanona) e o Dexon® (ácido poliglicólico), são de custo elevado e seu uso fica restrito apenas a pacientes com alto risco para hérnia e evisceração.

A grande desvantagem da incisão de Pfannenstiel recai sobre o maior tempo necessário para abrir a cavidade, além de sua limitação em expor adequadamente a pelve de pacientes portadoras de volumosas massas tumorais (p. ex., leiomiomas). Um maior risco de formação de hematomas quando da secção dos vasos perfurantes subaponeuróticos também é atribuído a esse tipo de incisão. Essas desvantagens podem ser minimizadas ao longo do tempo nas mãos de um cirurgião mais experiente.

## ■ INCISÃO DE CHERNEY

Consiste na desinserção dos músculos retos do abdome em sua porção tendinosa inferior, próximo à sínfise púbica, proporcionando um amplo espaço para a abordagem pélvica. Essa técnica de desinserção evita a secção dos vasos epigástricos inferiores, minimizando assim as chances de formação de hematomas no músculo, além de diminuir a retração do mesmo, facilitando sua síntese durante o fechamento da cavidade.

## ■ INCISÃO DE MAYLARD

Descrita classicamente como uma incisão transversa verdadeira, em que todos os planos são seccionados transversalmente, porém a dessecação do bordo superior da fáscia aponeurótica do músculo reto do abdome não é realizada. A sutura para o fechamento da parede abdominal é realizada em bloco, com o peritônio, o músculo e a fáscia sendo suturados juntos, preferencialmente com pontos intermitentes, utilizando-se os fios usuais das incisões transversas.

Dentre as incisões transversas, é a que possibilita maior exposição da cavidade pélvica. Está contra-indicada em pacientes com comprometimento da irrigação sanguínea dos membros inferiores, pois a secção extensa de forma lateral leva à secção das artérias epigástricas inferiores, podendo ser esta a única fonte de irrigação colateral dos membros inferiores nessas pacientes, favorecendo, assim, uma isquemia nesse membro.

## ■ INCISÕES MEDIANAS

A incisão mediana infra-umbilical é realizada no sentido longitudinal, onde a espessura da parede abdominal é mais delgada, tornando-a, dessa forma, uma incisão mais rápida e simples. Dentre as diversas vantagens da incisão mediana, destacamos sua fácil exeqüibilidade, rapidez na abertura da cavidade abdominal e pélvica e excelente exposição da cavidade abdominal, podendo ser facilmente ampliada, quando necessário. A estética, sua maior associação com eviscerações e hérnias incisionais e cuidados técnicos mais rigorosos no fechamento da parede abdominal constituem algumas das desvantagens mencionadas pela maioria dos autores em relação à incisão mediana.

Atualmente, evidências científicas preconizam o não-fechamento do peritônio (visceral e parietal) em qualquer das técnicas anteriormente descritas, reduzindo-se o tempo cirúrgico, a incidência de aderências pélvicas, febre e infecções pós-operatórias devido à diminuição da quantidade de corpo estranho (fios de sutura) no organismo.

A seguir, iniciaremos a abordagem propriamente dita das principais cirurgias ginecológicas laparotômicas realizadas no nosso Serviço.

## ■ CIRURGIAS TUBÁRIAS

### Laparotomias exploradoras para prenhez ectópica

Nos últimos anos temos observado um incremento na freqüência de prenhez ectópica, sendo tal fenômeno associado ao aumento na incidência de doenças inflamatórias pélvicas em conseqüência de uma maior liberação sexual da sociedade moderna. O tratamento da prenhez ectópica evoluiu bastante, principalmente com o advento de tecnologias que possibilitam seu diagnóstico precoce.

Laparotomias de urgência por prenhez ectópica rota têm sido menos freqüentes, sendo o tratamento clínico (administração de metotrexato sistêmico, acompanhamento ultra-sonográfico posterior da regressão da lesão e injeções de algumas substâncias diretamente no saco gestacional ectópico) amplamente adotado. Na impossibilidade do tratamento clínico, as intervenções cirúrgicas têm seu lugar.

Dividimos as abordagens laparotômicas nos casos de gestações ectópicas em conservadoras e radicais. As conservadoras, por sua vez, subdividem-se de acordo com a localização onde está inserido o saco gestacional, a presença de ruptura do mesmo e/ou a instabilidade hemodinâmica da paciente. Tentaremos, a seguir, descrevê-las de forma concisa e prática:

- *Ordenha*: laparotomia através da técnica de Pfannenstiel e ordenha do saco gestacional, promovendo um "abortamento tubário".
- *Salpingectomia linear*: incisão linear da trompa na porção contralateral do mesossalpinge adjacente (porção superior da trompa), logo acima da tumoração, permitindo a extrusão de seu conteúdo e retirada do mesmo por meio de dessecação romba cuidadosa e hemostasia rigorosa. Em seguida, procede-se à síntese dos bordos cuidadosamente, incluindo a serosa e a camada muscular da tuba, evitando a endossalpinge, sob risco de ocorrer obstrução tubária permanente na mesma, o que anularia todo o esforço do procedimento conservador. Deve-se usar fio não-absorvível número 6-0 ou 8-0 (Nylon®) por provocar mínima resposta inflamatória local, diminuindo as chances de formação de granulomas que obstruiriam a luz do oviduto.
- *Ressecção segmentar*: realizam-se a exérese da tumoração e posterior reanastomose término-terminal das porções remanescentes da tuba, utilizando-se os mesmos cuidados com a sutura já descritos anteriormente.

Vale ressaltar que esses procedimentos conservadores são de difícil execução, exigindo habilidades técnicas especiais e experiência do cirurgião. Na prenhez ectópica rota, na qual o sangramento deve ser rapidamente controlado, a cirurgia radical é mandatória.

- *Salpingectomia*: consiste na realização de laparotomia para exérese da trompa. A escolha da incisão depende da gravidade do caso e da experiência do cirurgião. Eleva-se a trompa acometida e clampeia-se o mesossalpinge o mais próximo possível da mesma, estendendo-se até o corno uterino. Secciona-se toda a estrutura e procede-se à sutura com fio de absorção tardia número 0 ou 1 (categute cromado ou Vicryl®), utilizando-se a técnica tipo em 8 ou sutura contínua. Segue-se a limpeza exaustiva da cavidade pélvica e abdominal, com a finalidade de retirar todo o material trofoblástico nas mesmas e conseqüentemente evitar a implantação secundária com posterior possibilidade de desenvolvimento de gravidez ectópica na cavidade abdominal (gravidez abdominal).

Em casos de gravidez ectópica intersticial, a abordagem cirúrgica pode ser mais radical (histerectomia), ou se pode proceder à preservação uterina. A escolha do procedimento cirúrgico é feita no transoperatório e depende tanto do grau de acometimento miometrial como da prole da paciente.

Quando a prenhez ectópica se instala em outros órgãos, como ovário, cérvice uterina e cavidade abdominal, deve-se estabelecer uma investigação diagnóstica rigorosa, e a escolha da cirurgia deve ser individualizada caso a caso.

## ■ CIRURGIAS PARA TRATAMENTO DA HIDROSSALPINGE

A cirurgia indicada para remoção de hidrossalpinge é a salpingectomia simples, conforme descrita na prenhez ectópica. Podemos dispor das cirurgias conservadoras para desobstrução tubária, como a salpingostomia, a salpingólise e a fimbrioplastia, obtendo melhores resultados quando essas cirurgias conservadoras são realizadas pela via laparoscópica.

## ■ CIRURGIAS TUBÁRIAS PARA ESTERILIZAÇÃO

Várias são as técnicas que possibilitam as esterilizações tubárias cirúrgicas, divididas entre as vias laparoscópicas, laparotômicas e vaginal. Discutiremos aqui as principais técnicas por via laparotômica. Existem três oportunidades regulamentadas por lei para a esterilização tubária: no momento da cesárea, nas primeiras 48 horas após o parto ou no intervalo entre as gestações. Dentre as técnicas disponíveis, citamos:

- *Procedimento de Pomeroy modificado*: consiste na apreensão da porção média da tuba com auxílio de uma pinça atraumática, possibilitando a formação de uma alça de segmento da trompa. Procedemos à ligação da trompa com um fio de rápida absorção em volta dessa alça ou transfixação do mesossalpinge em uma área avascular logo abaixo da mesma. O segmento redundante da alça é seccionado e desprezado. Recomendamos o uso de um fio de absorção rápida, como categute simples, porque os cotos serão rapidamente afastados um do outro, impossibilitando assim a formação de uma fístula que resultaria em fracasso cirúrgico posteriormente. Quanto maior for a alça, maior será a porção seccionada e menores as chances posteriores de reversão cirúrgica através da recanalização tubária.
- *Método de Uchida*: técnica cirúrgica que se utiliza da injeção de líquido (soro fisiológico, água destilada ou até mesmo solução com vasoconstritor) na serosa da trompa, permitindo assim a separação da serosa da tuba de sua camada muscular. Essa serosa é seccionada, o oviduto é tracionado, e procede-se à retirada de um segmento de aproximadamente 2cm da trompa. Os cotos restantes são ligados com fio categute cromado 0 ou 2-0. Em seguida, é sepultado o coto proximal através de sutura da serosa, por cima do coto com um fio absorvível fino. Essa técnica cirúrgica de laqueadura tubária proporciona melhores chances futuras de recanalização do que a técnica de Pomeroy, sendo no entanto de mais difícil execução.
- *Técnica de Parkland*: técnica muito raramente utilizada no nosso serviço. Consiste na realização de uma janela na porção avascular do mesossalpinge, logo abaixo do segmento médio a ser seccionado com o auxílio de uma tesoura ou pinça hemostática. A seguir, transfixa-se um fio pela janela e as duas extremidades são ligadas, seccionando-se o segmento entre os dois nós. Utiliza-se fio de absorção rápida fino, como o categute cromado 2-0. Trata-se de um método fácil, com boa eficácia e de fácil reversão.
- *Eletrocoagulação*: podemos realizar também a laqueadura tubária por meio de bisturi elétrico e coagular as duas porções da trompa, seccionando o segmento entre elas.

A escolha da técnica adequada, assim como o tipo de incisão utilizada para a realização da laqueadura tubária, depende do momento de vida em que se encontra cada paciente em particular. No período gravídico pode-se aproveitar a indicação de cesárea para a realização da mesma ou realizá-la nas primeiras 48 horas após o parto normal, quando o útero está próximo à cicatriz umbilical. Recomenda-se uma incisão pequena semicircular ou transversa logo abaixo da cicatriz umbilical. Nos casos em que a paciente se encontra no período de intervalo interpartal, opta-se geralmente por uma incisão de Pfannenstiel pequena ou pela técnica de minilaparotomia. Nesta última, um manipulador é introduzido por via vaginal para mobilizar o útero anteriormente de encontro à parede abdominal, onde é realizada uma pequena incisão transversal de aproximadamente 2 a 3cm, permitindo uma abordagem adequada da trompa. O referido manipulador pode ser substituído por uma pinça de Pozzi, apreendendo a cérvice uterina por via vaginal, e posterior introdução cuidadosa de um histerômetro, permitindo assim a mobilidade uterina.

## ■ CIRURGIAS PARA PATOLOGIAS OVARIANAS BENIGNAS

As cirurgias laparotômicas estão indicadas nas tumorações benignas do ovário, torções, aderências, e nos casos de ovários policísticos. Atualmente, muitas dessas patologias benignas do ovário são resolvidas por meio da via laparoscópica. Nos centros que não dispõem de laparoscopia ou quando existem contra-indicações para a abordagem laparoscópica, podemos lançar mão da laparotomia. A escolha da incisão cirúrgica para melhor abordagem da cavidade pélvica é bastante individualizada para cada paciente e depende, também, do tipo de patologia em questão, porém, em geral, optamos pela incisão de Pfannenstiel. As técnicas disponíveis são:

- *Ooforoplastia*: é realizada a dessecação da cápsula da tumoração do parênquima ovariano sadio por meio de uma incisão elíptica no córtex ovariano. Procede-se à sutura do parênquima remanescente. A sutura pode ser contínua, tipo chuleio, ou usando-se pontos em x, com fio fino não-absorvível, não-reativo, de calibre 5-0, evitando ao máximo deixar espaço morto. A abordagem cirúrgica dessas patologias ovarianas deve ser feita de forma bastante cautelosa, pois o diagnóstico definitivo só é possível após o estudo anatomopatológico da peça cirúrgica. Portanto, recomendamos que o ovário e a cavidade pélvica sejam envoltos por compressas para prevenir contaminação da cavidade pélvica por rupturas acidentais da cápsula durante a dessecação da mesma.
- *Ooforoplastia para ovários multipolicísticos*: em virtude das opções de tratamento clínico existentes para a síndrome dos ovários policísticos, a cirurgia laparotômica está totalmente contra-indicada hoje em dia, assim como a ressecção em cunha dos ovários, amplamente empregada no passado. Atualmente, opta-se pela via laparoscópica, em que é realizada a fulguração do parênquima ovariano com bisturi monopolar de agulha fina, perfurando-se o córtex ovariano em seus vários pontos, onde são visíveis os cistos subcapsulares. Esse procedimento ainda pode ser efetuado em algumas pacientes inférteis que se submetem a laparoscopias diagnósticas.
- *Lise de aderências*: trata-se da simples dessecação cuidadosa das traves fibrosas de aderências entre o ovário e os órgãos adjacentes, como alças intestinais, útero e trompas.
- *Ooforectomia*: ressecção total do ovário acometido, quando sua conservação cirúrgica não é possível, ou em casos de suspeita de malignidade. Realizam-se a dessecação do mesossalpinge próximo ao infundíbulo, o clampeamento posterior do mesmo com duas pinças fortes, secção e ligadura com fio de absorção mais tardio (categute cromado ou Vicryl® número 0 ou 1). Recomenda-se a realização da salpingectomia homolateral, visto que a mesma fica sem função após a retirada desse ovário.

## ■ PATOLOGIAS UTERINAS BENIGNAS

Das tumorações benignas do útero podem ser citadas como exemplos: a adenomiose, os miomas e os pólipos uterinos. Dentre as diferentes opções cirúrgicas para o tratamento dessas patologias, enfocaremos a miomectomia e a histerectomia laparotômica. A histerectomia, por sua vez, pode ser total ou subtotal, associada ou não à salpingectomia e/ou à ooforectomia, dependendo da patologia abordada e da idade da paciente.

### Miomectomia

Consiste na incisão uterina e na dessecação dos nódulos miomatosos para sua retirada. O tipo de incisão da parede abdominal (transversal ou mediana) dependerá do volume uterino. Alguns autores sugerem como alternativa para a incisão mediana a incisão de Maylard, já descrita anteriormente. Após a abertura da cavidade abdominal pela via julgada conveniente, coloca-se a paciente em posição de Trendelenburg suave para afastar as alças intestinais da cavidade pélvica, podendo-se, para tanto, fazer uso de compressas. Para elevar e estabilizar o útero, devemos colocar compressas no fundo da cavidade pélvica (fundo-de-saco).

Alguns autores sugerem o uso de um garrote em torno do segmento inferior do útero, ao nível das tubas uterinas, para diminuir o sangramento e facilitar, assim, o procedimento cirúrgico. Aqueles que acham desnecessário o garroteamento realizam, após a dissecção dos miomas, a cauterização dos vasos com bisturi bipolar, o que possibilita uma precisa hemostasia do campo cirúrgico. O uso de análogos do GnRH ainda permanece bastante controverso no preparo pré-operatório de pacientes portadoras de miomas uterinos, pois pode dificultar a identificação do plano de clivagem entre o mioma e o útero, acarretando, conseqüentemente, maior sangramento. Outros autores defendem seu uso pré-operatoriamente para redução do volume da massa tumoral. Quando abordamos e preparamos o útero para a miomectomia, alguns pontos importantes devem ser considerados: localização e número de miomas, sua contigüidade com a cérvice e tubas uterinas, a seqüência dos miomas a serem abordados, bem como a reconstrução do miométrio que será realizada. Por fim, deve-se avaliar se a miomectomia é possível, ou se a histerectomia seria a melhor opção.

Ao iniciarmos uma miomectomia, devemos realizar o menor número possível de incisões, devendo as mesmas estar localizadas na parede anterior e o mais próximo possível da linha média do corpo uterino. Esta incisão deve ser feita no miométrio, em sua porção mais fina, superiormente ao mioma, até atingir seu plano de clivagem. A seguir, o nódulo miomatoso é apreendido com uma pinça forte com dente (pinça de campo ou Backauss), sendo dissecado cuidadosamente com o dedo, o cabo de bisturi e, às vezes, com a lâmina do mesmo ou a tesoura.

Preferencialmente, o maior mioma deve ser o primeiro a ser dissecado, ou mesmo aquele localizado em posição mais difícil. Depois de retirados todos os miomas possíveis, inicia-se a sutura por planos, podendo-se utilizar suturas contínuas ou intermitentes, com fios de absorção tardia número 1-0 ou 2-0, a depender do tamanho do leito do mioma e da espessura do miométrio. É importante lembrar que o miométrio é o principal plano da hemostasia; portanto, devem-se evitar os espaços mortos para prevenção de hematomas. A serosa da incisão deve ser suturada com fio de absorção tardia número 3-0, 4-0 ou 5-0, usando-se fios de reatividade mínima. Ao final da cirurgia pode-se apor ao leito da sutura uma malha absorvível hemostática tipo Surgicell®, que diminuirá a incidência de aderências com outras estruturas abdominais.

# Histerectomia

Consiste na retirada total (corpo e cérvice) ou parcial do útero (histerectomia subtotal). A escolha do tipo de incisão depende do volume uterino. Após definição da abordagem mais adequada à cavidade pélvica, iniciam-se a secção e a ligadura dos ligamentos redondos bilateralmente, com fio de absorção tardia número 0 ou 2-0 (categute cromado). Na histerectomia acompanhada de ooforectomia, disseca-se o ligamento largo próximo ao infundíbulo pélvico e procede-se a seu clampeamento, secção e ligadura com fio de absorção tardia número 0 ou 1. No caso de preservação dos ovários, faz-se o clampeamento ao nível do ligamento uteroovárico, o mais próximo possível do corno uterino. Não é necessário preservar a trompa em nenhuma das duas técnicas (total e subtotal), devendo-se realizar sempre a salpingectomia bilateral.

Posteriormente, o peritônio visceral anterior e posterior é dissecado e a bexiga rebatida inferiormente. Procede-se ao clampeamento e à secção dos ligamentos largos, margeando o útero até o nível dos ligamentos uterossacros. Segue-se com o clampeamento das artérias uterinas com uma pinça forte (Fawrey) e posterior secção e ligadura com fio de absorção tardia número 1 (categute cromado). Traciona-se o corpo uterino para cima e para frente, de modo a retesar os ligamentos uterossacros posteriormente e facilitar seu clampeamento e secção com fio de absorção lenta número 1, reparando-os com pinça hemostática.

Em seguida, palpa-se a cérvice uterina e clampeia-se lateralmente a mesma, incisando a cúpula e retirando a peça. Realiza-se uma sutura transfixante nos ângulos da cúpula com fio categute cromado número 1 e uma sutura contínua com fio absorvível 2-0 em sua porção média. Deve-se proceder à fixação da cúpula vaginal com os fios de categute do reparo dos ligamentos uterossacros, diminuindo as chances de prolapso de cúpula no futuro.

A peritonização da cúpula vaginal é questionada por alguns autores, sendo preconizada a realização de uma aproximação mínima dos bordos do peritônio visceral redundante, nos casos em que os ovários foram preservados, evitando que a peritonização espontânea aconteça por cima dos mesmos, tornando-os assim órgãos "retroperitoneais", o que pode ocasionar confusões diagnósticas no futuro, na presença de um cisto simples de ovário, por exemplo. Na histerectomia subtotal, o corpo uterino é seccionado na altura do istmo, logo acima da ligadura das uterinas, e o coto remanescente é suturado com fio de absorção tardia número 1, excluindo-se a secção dos ligamentos uterossacros. Existem muitas controvérsias sobre qual a melhor abordagem para a histerectomia em patologias uterinas benignas. Alguns autores indicam a retirada total do útero como forma de prevenir patologias cervicais malignas no futuro, outros acreditam que a cérvice uterina deveria ser preservada para dar maior estabilidade aos órgãos pélvicos remanescentes e prevenir prolapso futuro, propiciar uma melhor atividade sexual para a paciente, além de apresentar menos tempo cirúrgico e menor morbidade, quando comparada à técnica de retirada total. As principais desvantagens da histerectomia subtotal consistem na persistência de sangramentos genitais (endométrio remanescente próximo ao istmo) e na possibilidade de neoplasias cervicais futuras.

A ooforectomia profilática é outro tema controverso. Vários autores a preconizam, temendo a ocorrência de câncer de ovário no futuro. A literatura aponta vantagens nos casos de história familiar positiva para câncer de ovário ou de mama, porém não determina qual a melhor faixa etária para realizar o procedimento. Devemos considerar o importante papel que os ovários desempenham nas mulheres, especialmente naquelas pacientes que não apresentam fatores de risco para câncer de mama e de ovário. Em nosso Serviço, a idade preconizada para a ooforectomia profilática é de 48 anos para aquelas mulheres que irão submeter-se à histerectomia por patologias benignas.

## Operação de Manchester (Donald-Fothergill)

A operação de Manchester consiste na amputação do colo uterino e na realização dos pontos de Sturmdorf, revestindo o leito cruento da cérvice com um retalho da mucosa vaginal, após rebatimento da bexiga anteriormente (cura da cistocele). Devido ao advento e à difusão do conhecimento da técnica da histerectomia vaginal com e sem prolapso, sua indicação tem-se restringido aos casos em que apenas a cérvice está alongada e há, concomitantemente, uma cistocele. É importante lembrar que a amputação do colo uterino pode comprometer o porvir reprodutivo das pacientes.

A cirurgia consiste na apreensão do colo uterino com uma pinça forte ou pinça de Pozzi, seguindo-se a dilatação do mesmo para facilitar a realização dos pontos de Sturmdorf, secção da mucosa vaginal anterior, próximo à cérvice uterina, e rebatimento anterior da bexiga e lateralmente da mucosa vaginal dissecada, conforme a técnica descrita para a cura da cistocele. Posteriormente, realizam-se a secção dos ligamentos cardinais e a ligadura dos mesmos com fio de absorção tardia número 1 (categute cromado ou Vicryl®). A incisão inicial transversa da mucosa posteriormente é completada de modo a circundar todo o colo. A mucosa vaginal posterior é rebatida, recobrindo o leito cruento da cérvice exposta remanescente. É realizada, então, a secção da cérvice uterina no tamanho julgado adequado e procede-se o revestimento do lábio posterior da cérvice remanescente com o retalho da mucosa vaginal posterior através dos pontos de Sturmdorf. Estes pontos consistem na aproximação da borda da mucosa vaginal com a borda da cérvice, realizando-se toda a sutura com a agulha no sentido de baixo para cima por dentro do canal cervical, transfixando-se suavemente próximo aos bordos e mergulhando-se novamente dentro do canal endocervical até a mucosa vaginal posterior saindo distante do bordo, próximo de onde se começou. Após a sutura, realiza-se a fixação dos cotos dos ligamentos cardinais na face anterior da cérvice amputada para ajudar a fixação das estruturas pélvicas. A vagina é toda refeita anteriormente conforme a técnica habitual para cura cirúrgica de cistocele por via vaginal. Preferencialmente, a colporrafia anterior (após a sustentação da bexiga e ressecção do excesso de mucosa vaginal) deve ser iniciada pela borda anterior da cérvice, permitindo a realização da sutura de Sturmdorf também no lábio anterior do colo. Complementam-se os pontos de Sturmdorf com alguns pontos separados, laterais aos mesmos.

## Conização clássica

A conização clássica tem finalidades tanto diagnósticas como terapêuticas. Devido ao advento da cirurgia de alta freqüência (CAF) para as lesões precursoras do câncer de colo uterino, suas indicações tornaram-se mais restritas na ginecologia moderna, estando indicada geralmente como complementação de uma CAF com margens comprometidas ou nas lesões que penetram o canal endocervical.

A antiga técnica, que consistia na amputação parcial do colo uterino e na sutura com utilização dos pontos de Sturmdorf, foi completamente abolida, pois o recobrimento do colo portador de lesão pré-neoplásica por uma mucosa vaginal sadia prejudicaria o seguimento clínico do caso.

A técnica então foi modificada, sendo atualmente realizada no nosso serviço da seguinte forma: exposição do colo uterino com posterior realização do teste de Schiller e visualização da lesão, pinçamento do lábio anterior e posterior do colo com duas pinças de Pozzi, distantes da área acometida. Realiza-se a ligadura das artérias paracervicais (às 3 e às 9 horas) com fio de absorção tardia número 1 (categute cromado) para diminuição do sangramento trans- e pós-operatório.

Procede-se à histerometria do canal cervical e da cavidade uterina, onde introduzimos uma vela de Hegar (número 4) no canal cervical para facilitar o corte da peça cirúrgica. De modo a englobar toda a lesão, introduzimos o bisturi de lâmina fina com base suficientemente larga usando, de preferência, o colposcópio. A ponta do bisturi irá penetrar suficientemente o colo uterino até tocar na vela de Hegar previamente introduzida, circundando-a e formando o ápice da peça, que terá formato de um cone. Com um eletrocautério de ponta em esfera realiza-se a hemostasia e coloca-se um tampão vaginal, o qual deve ser retirado em até 24 horas.

Capítulo
# 50

# Cuidados Pós-operatórios

Leila Katz

## ■ INTRODUÇÃO

Os cuidados com a paciente no pós-operatório irão garantir que todo investimento feito nessa paciente no pré- e no transoperatório obtenha o resultado desejado. Esses cuidados envolvem toda a equipe multidisciplinar que trabalha com a cirurgia ginecológica (médicos, enfermeiras, auxiliares de enfermagem, psicólogas e nutricionistas).

Logo após o final da cirurgia, a paciente deverá permanecer na unidade de recuperação por um período que varia de acordo com o tipo de procedimento realizado, o tipo de anestesia empregado e o *status* hemodinâmico da paciente ao final da cirurgia.

A maior parte desses cuidados do pós-operatório serão incluídos na prescrição pós-operatória, que deve ser feita pelo residente do primeiro ano, orientado pelo residente do segundo ano e pelo *staff* que participou da cirurgia.

## ■ DIETA

Nas cirurgias perineais, nas quais não houve abertura da cavidade peritoneal, a dieta pode ser oferecida de acordo com a aceitação da paciente ao final do efeito anestésico. Nas cirurgias com abertura da cavidade abdominal, costumamos reiniciar a dieta após oito horas. Idealmente, dever-se-ia sempre auscultar o abdome da paciente, confirmando a presença de ruídos hidroaéreos, antes do início da dieta. A dieta deve ser inicialmente líquida de prova e progredir para branda e livre conforme a aceitação.

## ■ BALANÇO HÍDRICO

Na maior parte das cirurgias não é necessário um cálculo rigoroso da reposição hidroeletrolítica. Costumamos utilizar solução glicofisiológica, em uma quantidade de 30 a 50mL/kg, o que corresponde a cerca de 2.500mL, divididos entre solução glicosada e solução de Ringer Lactato. Este volume deve ser administrado nas primeiras 24 horas após a cirurgia e pode ser modificado de acordo com as condições da paciente (insuficiência cardíaca ou renal; neste caso, deve-se inserir cateter em veia central para melhor controle do volume a ser infundido) ou com as complicações pós-operatórias (desidratação ou distúrbios hidroeletrolíticos). Como a maior parte das pacientes irá reiniciar a dieta em, no máximo, oito a 12 horas de pós-operatório, não é necessária a reposição de eletrólitos.

## ■ MEDICAÇÕES

Para uma analgesia adequada no pós-operatório, costumamos prescrever:

- Dipirona 1g EV: diluída em água destilada até o volume de 20mL, feitos lentamente a cada seis horas (fixo).
- Diclofenaco sódico (Inflaren®) 50mg: pode ser deixado prescrito um supositório via retal a cada oito ou 12 horas, para ser administrado em caso de dor.
- Metoclopramida (Plasil®): uma ampola + água destilada endovenosa a cada oito horas devem ser prescritas em caso de vômitos nas pacientes que são submetidas a bloqueio regional; naquelas em que foi feita anestesia geral, é aconselhável deixar a medicação fixa.

## ■ SONDAGEM VESICAL

Nas histerectomias e laparotomias sem complicações, a sonda vesical pode ser retirada após as primeiras 12 horas de pós-operatório. Nesse período é importante sua manutenção para controle do balanço hídrico e em decorrência do risco de retenção urinária que pode resultar do uso da morfina.

Nas cirurgias para cura de incontinência urinária, a sondagem vesical deve ser mantida por 24 horas, devido ao maior risco de retenção, que pode ocorrer até mesmo por causa do edema acarretado pela manipulação da região durante a cirurgia.

## ■ SINAIS VITAIS

Devem ser avaliados a cada seis horas e anotados pelas auxiliares de enfermagem e enfermeiras nos gráficos destinados a esta função. Normalmente, solicita-se a avaliação da pressão arterial, da freqüência cardíaca e da temperatura. Em pacientes mais graves, acrescenta-se a avaliação da freqüência respiratória e da pressão venosa central, e o intervalo entre as avaliações pode ser diminuído para cada quatro ou duas horas.

## ■ DEAMBULAÇÃO

A deambulação precoce deve ser estimulada em todas as pacientes, de preferência após a paciente ter reiniciado a dieta.

## ■ DRENAGENS

Caso tenham sido deixados drenos, é importante registrar a drenagem a cada 12 horas. A orientação para que isso seja feito deve constar na prescrição.

## ■ CUIDADOS GERAIS

Aqui estão incluídos cuidados como limpeza da paciente, com retirada adequada de toda solução iodada utilizada para confecção do campo cirúrgico, cuidados com a ferida operatória, devendo ser observado se há sangramento excessivo e cuidados com a posição da paciente no leito. Qualquer anormalidade deve ser imediatamente informada ao médico de permanência ou ao plantonista.

## ■ COMPLICAÇÕES NO PÓS-OPERATÓRIO

### Febre

Uma hipertermia leve, menor que 38°C, pode ocorrer em até 40% das pacientes no pós-operatório. A maioria dos casos de febre que ocorrem no pós-operatório imediato não é decorrente de infecção. Nas primeiras 24 horas, a febre é geralmente decorrente da própria reação orgânica ao trauma; a partir daí, até cerca de três dias após, pode haver febre em decorrência de atelectasias; mesmo nesse período, a possibilidade de infecção deve ser descartada. Após o terceiro dia, a presença de infecção deve ser mais rigorosamente avaliada, devendo-se investigar, principalmente, os tratos urinário e respiratório e o sítio cirúrgico. Importante também é avaliar infecção no local de punção de cateteres centrais ou periféricos. Estes locais podem ser sítios de infecção, principalmente quando mantidos por períodos maiores.

### Hipotermia

A hipotermia pode acontecer nas pacientes que se submetem a cirurgias que envolvem abertura do abdome devido à exposição das vísceras e também à administração de solutos em temperatura inferior à do organismo, e ainda em decorrência da lavagem da cavidade com soluções frias. A hipotermia é perigosa, pois pode interferir com os mecanismos de coagulação, prolongando o tempo de coagulação. Esta complicação pode ser prevenida com o uso de soluções aquecidas para infusão e lavagem cavitária e utilização de cobertores no pós-operatório.

### Complicações respiratórias

A atelectasia é considerada comum na cirurgia geral, podendo causar febre no pós-operatório e prejuízo importante da função respiratória, o que pode levar ainda a acúmulo de secreções e pneumonias. No nosso serviço, essa complicação não é muito comum, já que a maior parte de nossas cirurgias envolve uma abordagem perineal ou no abdome inferior, e em grande parte das vezes utiliza uma incisão transversa, fatores estes que estão relacionados com menor incidência de atelectasias.

Para prevenir atelectasias, deve-se orientar a paciente para que realize inspirações profundas no pós-operatório imediato, não evite tossir, ou até mesmo tussa espontaneamente, e mude freqüentemente de decúbito. No tratamento da mesma, além dos mecanismos descritos na prevenção, pode-se lançar mão da fisioterapia respiratória. Não é necessário o uso de antibióticos.

Em geral, o quadro tem remissão rápida e se, após 72 horas, a paciente persistir com febre e tosse, a presença de pneumonia deve ser pesquisada. Em caso positivo, antibioticoterapia com cefalosporina de primeira geração venosa pode ser usada (utilizamos a cefalexina 1g EV a cada seis horas). Os exercícios respiratórios são mantidos, e pode ser feita nebulização com solução fisiológica.

## Complicações digestivas

Complicações digestivas leves, com a presença de náuseas e vômitos, ocorrem em grande parte das pacientes submetidas a cirurgia. Na maior parte dos casos são leves e podem ser controladas com as medicações prescritas de rotina.

O íleo paralítico ou adinâmico é uma complicação encontrada com certa freqüência entre nossas pacientes. Caracteriza-se por ausência de flatos, distensão abdominal (que pode ser importante e, além da dor que causa na paciente, pode prejudicar sua função respiratória) e constipação. Pode haver ainda náuseas e vômitos. No exame físico, além da importante distensão abdominal, que o torna bastante doloroso, há ausência de ruídos hidroaéreos e timpanismo à percussão. Devemos solicitar exame radiológico do abdome para diferenciá-lo de uma obstrução intestinal. No íleo, raramente se observará a presença de níveis hidroaéreos (RHA). Se existirem, serão todos no mesmo nível. Na maioria das vezes, essa condição é autolimitada e regredirá com repouso gastrintestinal. Durante esse tempo em que a dieta está suspensa, é importante um bom controle hidroeletrolítico. Quando do início dos RHA, pode ser útil a prescrição de supositório de glicerina ou *Fleet enema®*, para facilitar o início da eliminação dos gases. Em casos mais severos, uma sonda nasogástrica evitará a progressão da distensão e trará um certo alívio para a paciente. A dimeticona pode ser usada, pois diminui a tensão superficial do muco intestinal e libera o ar preso. Seu uso é, no entanto, controverso.

Uma condição relativamente comum e que pode levar ao íleo paralítico é a hipopotassemia, definida quando o potássio sérico está menor que 3,5mEq/L. Neste caso, devemos repor o potássio. Para o cálculo da quantia a ser reposta usamos a seguinte fórmula:

$$K \text{ desejado} - K \text{ encontrado} \times 40\% \text{ peso}$$

Encontrando-se o valor em mEq, calcula-se o gotejamento, sabendo que a concentração não deve ultrapassar 40 a 60mEq/L e que a velocidade de infusão não deve ser maior que 10 a 20mEq de K/h.

## ■ COMPLICAÇÕES VASCULARES

### Tromboflebite superficial

A complicação vascular mais comum pode ocorrer tanto em pontos de inserção de cateter, especialmente se estes são mantidos por tempo prolongado, como também nos membros inferiores. Nestes últimos temos como fatores favorecedores a posição ginecológica que pode ser mantida por longos períodos em pacientes que se submetem a procedimentos com acesso baixo, o repouso em decúbito dorsal mantido por longos períodos e a presença de varizes de membros inferiores, evento extremamente comum entre nossas pacientes.

A queixa da paciente é de dor no local (se esta for focal); no exame, observaremos a presença de hiperemia e hipertermia.

O tratamento da tromboflebite superficial é feito com repouso, com os membros inferiores elevados, e antiinflamatórios não-hormonais; logo que a paciente puder, deve ser estimulada a deambular.

### Trombose venosa profunda (TVP)

Aproximadamente 50% das TVP são totalmente assintomáticas; por isso, as medidas profiláticas se revestem de especial importância. Os fatores de risco e as formas de prevenção foram descritos anteriormente neste capítulo. No quadro clínico da TVP, além da dor, há edema unilateral, dilatação venosa superficial e, ao exame, observa-se sinal de Homan presente. Podem existir também manifestações sistêmicas, como taquicardia e hipertermia. Nesses casos, pode-se confirmar o diagnóstico com uma dopplerfluxometria do membro inferior ou pletismografia de impedância. Se não disponíveis, deve-se lembrar que a clínica é soberana, e que em casos sugestivos é melhor iniciar o tratamento. A tratamento é feito com heparina endovenosa, na dose de 1mg/kg de peso corporal. Na prática, utilizamos 1.000U/h em infusão contínua com bomba de infusão ou, se este equipamento não estiver disponível, fazemos 10.000UEV em *bolus* e, em seguida, mantemos com 5.000U a cada quatro EV. Antes do início do tratamento, solicitamos um TTPA como padrão, o qual é repetido diariamente – deve ser mantido em torno de 2 a 2,5 vezes o normal. Um cumarínico (warfarin) é iniciado junto com a heparina, os quais devem ser mantidos juntos o tempo suficiente para que o primeiro comece a atuar. A dose utilizada é de 10mg/dia, e o controle é feito com o TPAE (que deve ser mantido entre duas a três vezes maior que o normal) ou, idealmente, com o International Normalizator Reatio (INR) que é um marcador específico da atividade enzimática. Após três a quatro dias de terapia conjunta, ou a critério clínico, suspendemos a heparina, e o cumarínico é mantido por três meses, na maior parte dos casos, ou por seis meses, nos casos mais críticos. Não podemos esquecer, em todos os casos, as medidas adjuvantes descritas anteriormente.

### Tromboembolismo pulmonar

Esta é uma complicação rara, porém de extrema importância devido à extrema gravidade, podendo levar a paciente ao óbito. O quadro clínico nem sempre é típico, o que pode atrasar a suspeição e o diagnóstico. A tríade clássica descrita para essa doença – hemoptise, dor torácica e dispnéia – é poucas vezes encontrada. Taquipnéia é vista em cerca de 90% dos pacientes. Outras queixas observadas são tosse, sudorese, síncope, ruídos adventícios, febre, flebite, ritmo de galope e outros. Para a confirmação diagnóstica lança-se mão da gasometria, que irá mostrar importante hipoxemia. Uma radiografia do tórax é importante, porém extremamente inespecífica, podendo variar desde um exame completamente normal até a presença de infiltrados, efusões e atelectasias. Uma cintilografia de ventilação/perfusão poderia ser usada para confirmação do diagnóstico, porém não dispomos dessa tecnologia em nosso serviço. Quando a cintilografia é duvidosa, pode-se ainda realizar uma angiografia.

O tratamento é feito da mesma forma que para a TVP.

## ALTA HOSPITALAR

Após cirurgias de correção de distopias e cura de incontinência urinária de esforço (IUE), a paciente pode ter alta em 24 horas após a retirada da sonda vesical, se estiver urinando bem e sem outras intercorrências.

Após laparotomias, a alta é dada no terceiro dia pós-operatório DPO, se a incisão for à Pfannenstiel, e no quinto dia pós-operatório, se a incisão for mediana.

Na alta, agenda-se o retorno da paciente ao ambulatório de pós-natal para oito dias após a alta, e a paciente é encaminhada para acompanhamento no ambulatório da mulher.

Capítulo
# 51

# Complicações da Ferida Operatória

Luiz Carlos Santos
Sônia Regina Figueiredo
Vilma Guimarães

## ■ INTRODUÇÃO

Todo cirurgião tem de estar preparado para lidar com complicações pós-operatórias. Seu surgimento está ligado a inúmeros fatores, que vão desde o tipo da doença em curso até a cirurgia realizada e sua técnica, os cuidados pré- e pós-operatórios adotados, bem como os estados nutricional, clínico e psíquico do paciente.

Em todo o mundo, as complicações pós-operatórias têm como conseqüência um elevado custo sócio-econômico relacionado à incapacidade laborativa de pessoas em idade produtiva, ao desarranjo de sua vida familiar ou à dificuldade de relacionamento no ambiente de trabalho e na sociedade de um modo geral. Assim, todos os cuidados devem ser tomados para reduzir ao máximo a ocorrência das complicações da ferida operatória e identificar os primeiros sinais e sintomas de seu aparecimento, visando ao diagnóstico precoce e ao início imediato do tratamento.

## ■ CICATRIZAÇÃO DAS FERIDAS

### Relacionada com o trauma cirúrgico

Há muito tempo a fisiologia e o estudo da cicatrização das feridas são discutidos pela literatura médica mundial. Esses estudos permitem um melhor entendimento do processo de cicatrização das feridas, assim como facilitam a manipulação das diferentes fases da cicatrização, para que seja possível a obtenção de menores taxas de complicações pós-operatórias. Com isso é possível tratá-las com mais eficácia, e em um espaço menor de tempo.

O processo cicatricial envolve uma gama de acontecimentos celulares e moleculares, todos com um fim comum: o restabelecimento da estrutura e da função normal dos tecidos lesados.

A cicatrização das feridas pode ser primária (ferida suturada), secundária (segunda intenção) e terciária. Na cicatrização terciária, após desbridamentos de feridas contaminadas e antibioticoprofilaxia sistêmica e/ou tópica, o paciente é submetido a procedimentos cirúrgicos, como suturas ou enxertias, para aperfeiçoar a cicatrização dessas feridas.

Existem três fases principais pelas quais a ferida operatória vai passar para que ocorra a cicatrização: *fase inflamatória, fase proliferativa e fase de manutenção e remodelamento*. Durante os três primeiros dias após a injúria, há trombose vascular das estruturas lesadas e exsudação de linfa e de plasma para a lesão tecidual – *fase inflamatória*. Nessa fase, os linfócitos e polimorfonucleares serão úteis na prevenção da infecção. Após o terceiro dia, novos fibroblastos aparecem. Em torno do quinto ou sexto dia, esses fibroblastos começam a sintetizar colágeno, o que se estende por duas a três semanas – *fase proliferativa*. Após a terceira semana, o tecido hiperplásico da ferida em cicatrização começa a ser reabsorvido e tem início a *fase de manutenção e remodelamento*, na qual a síntese de colágeno diminui, mas não pára completamente. Essa fase se estende por aproximadamente seis meses, tendo como resultado final uma cicatriz.

A cicatrização é um resultado de forças opostas. É uma "batalha" entre síntese e lise. Vários fatores, como desnutrição protéico-calórica, infecção e inflamação, doenças degenerativas, imunodeficiências, endocrinopatias, hipovitaminoses, uso de drogas antiinflamatórias e que deprimem a síntese de colágeno, instabilidade clínica e hemodinâmica, doença pulmonar obstrutiva crônica, radiação, diabetes melito, nicotina e idade avançada, podem interferir e prejudicar a cicatrização das feridas, aumentando, assim, o risco de ocorrência das complicações da ferida operatória.

## COMPLICAÇÕES

### Dor local

A dor é a reclamação mais comum dos pacientes no pós-operatório. Na maioria dos casos, é decorrente da manipulação cirúrgica dos tecidos e é autolimitada, respondendo à analgesia simples. Ela pode persistir devido à resistência natural ao medicamento ou se intensificar, sendo necessário o uso de drogas mais potentes. Isso é comum nas cirurgias de grande porte ou quando ocorrem complicações na ferida operatória. A dor pode ainda cronificar-se, por lesões nervosas locais, com hiperplasia duradoura.

Muitas drogas e diferentes vias de acesso estão disponíveis para o tratamento da dor pós-operatória. Os agentes analgésicos comumente usados incluem a dipirona, o paracetamol, os antiinflamatórios não-esteróides, os opióides e os anestésicos locais. As vias de administração podem ser oral, parenteral, epidural ou intratecal. Nos pacientes com dor de pequena ou moderada intensidade, a escolha recai sobre a via oral. Quando não for possível a utilização da via oral, ou se a dor for de intensidade severa, a opção será pela via parenteral, com preferência pela via endovenosa. A intramuscular ou a subcutânea, além de apresentarem um período de latência maior, poderão causar a absorção insuficiente do medicamento.

Administração de anestésicos locais na ferida operatória antes ou depois do ato cirúrgico é uma boa alternativa, pois diminui a sensibilização dos receptores teciduais locais. A infiltração deve ser complementada no período pós-operatório com analgésicos, em função do tempo limitado do efeito anestésico decorrente dessa técnica.

A anestesia tópica é mais utilizada para a realização de pequenos procedimentos cirúrgicos, não tendo grande aplicação no controle da dor pós-operatória.

A analgesia neuraxial é uma alternativa eficaz, podendo ser utilizada pela via epidural ou intratecal. É realizada através de uma única aplicação antes do ato cirúrgico e por aplicações intermitentes ou contínuas durante ou após a cirurgia. Os opióides ou anestésicos locais são as substâncias administradas para se obter o efeito analgésico. Não é método isento de riscos, devendo o paciente ser monitorado no período pós-operatório em face da possibilidade de complicações graves, como a depressão.

## Coleções

A ocorrência de coleções no sítio cirúrgico no período pós-operatório é uma complicação comum, e vai variar de acordo com o tipo de cirurgia e o local abordado. A drenagem das feridas operatórias no período pós-operatório é um procedimento que precisa ser avaliado cuidadosamente antes de ser realizado. A drenagem cria uma solução de continuidade entre o meio externo, seus agentes agressores e o interior da incisão cirúrgica. Assim, em muitos casos, a drenagem será desnecessária e a realização do procedimento levará a aumento da incidência das complicações da ferida no pós-operatório.

A drenagem da ferida operatória deve ser realizada em cirurgias em que há maior risco de ocorrência de complicações pós-operatórias ou em situações nas quais a ferida já está infectada e há necessidade de abordagem cirúrgica – drenagem de abscessos ou desbridamentos de feridas infectadas. As cirurgias nas quais há grandes ressecções e manipulações de pele ou tecido subcutâneo, mastectomias, cirurgias em obesos, esvaziamentos ganglionares, hérnias ventrais volumosas e cirurgias oncológicas e de grande porte são situações em que a drenagem deve ser realizada, através de drenos com fluxo laminar ou aspiração contínua, reduzindo, assim, o acúmulo de líquido na cavidade abordada e a incidência de complicações da ferida operatória, como seromas, hematomas, deiscência e infecção (Quadro 51.1).

### COLEÇÃO SEROSA

Constituída por coleção de gordura liquefeita, plasma e fluido linfático sob a incisão cirúrgica, a coleção serosa é encontrada mais comumente no subcutâneo, logo abaixo da derme. Ocorre com maior freqüência em pacientes submetidos a cirurgias nas quais são realizadas grandes dissecções e manipulações da pele e do tecido subcutâneo, como nas mastectomias, esvaziamento ganglionar

**Quadro 51.1**
■ Fatores que inibem a cicatrização das feridas

1. Infecção
2. Isquemia tecidual
3. Diabetes melito
4. Radiação ionizante
5. Idade maior que 70 anos
6. Desnutrição
7. Hipovitaminoses (principalmente de A e C)
8. Deficiência de minerais (principalmente ferro e zinco)
9. Uso de drogas que prejudicam a cicatrização
10. Glicocorticóides
11. Má técnica (uso de suturas "em massa", tensão local)

axilar, hérnias ventrais volumosas e cirurgias em obesos. Traumas de partes moles também podem ser responsáveis pela formação de seromas.

Normalmente, o primeiro sinal de uma coleção serosa se manifesta como edema da ferida operatória, podendo ou não haver dor local associada. Pode haver drenagem espontânea pela ferida operatória de um líquido claro, amarelado e viscoso, caracterizando o seroma.

Em cirurgias com alto risco para a ocorrência de seromas, deverá ser realizada a drenagem preventiva da incisão cirúrgica. Devem ser utilizados drenos de fluxo laminar ou de aspiração contínua, dando-se preferência aos últimos. A drenagem será mantida por um tempo médio de uma semana após a cirurgia e, se houver necessidade, o paciente receberá alta hospitalar com o dreno, o qual será retirado ambulatorialmente. Caso haja a retirada precoce dos drenos, grandes acúmulos de secreção serosa podem ocorrer, levando à formação de seromas de difícil controle, infecção do sítio cirúrgico, deiscência e deformidade da cicatriz cirúrgica.

## COLEÇÃO PURULENTA

Ocorre quando há a presença de líquido purulento contido nas camadas da ferida operatória. Na maioria das vezes aparece após o quinto dia pós-operatório, sendo mais comum e precoce em cirurgias contaminadas e em traumas.

O aparecimento dessa complicação vai depender de diversos fatores, como as condições da sala de cirurgia, a técnica cirúrgica utilizada e o estado nutricional e clínico do paciente. Os sinais e sintomas são os clássicos dos processos infecciosos: dor, calor, rubor e edema, podendo haver drenagem espontânea da coleção. A exploração da ferida operatória e a drenagem adequada são obrigatórias, e o curativo será realizado diariamente. O tratamento com antibióticos sistêmicos deve ser avaliado de acordo com a extensão do processo infeccioso.

## HEMATOMA

O hematoma da ferida cirúrgica caracteriza-se por uma coleção anormal de sangue localizada na camada subcutânea de uma incisão recente. Ocorre com maior freqüência em pacientes com hipertensão arterial e cardiopatias ou com algum tipo de coagulopatia. Normalmente, o hematoma é resultado de um sangramento que deveria ter sido controlado durante o ato cirúrgico, antes do fechamento da pele. Em algumas situações, como hipotensão arterial, ação dos agentes anestésicos ou choque durante a cirurgia, o sangramento pode ocorrer após a sutura da pele, quando a pressão sanguínea for restabelecida. Em outros casos, há hemostasia inadequada no fechamento da ferida operatória, o que leva à formação de grandes hematomas e suas conseqüentes complicações, como infecção secundária, deiscência e insucesso da cirurgia realizada, assim como transtornos estéticos.

A presença de hematomas pode ser perigosa e trazer risco de vida, mesmo que a coleção seja pequena.

Quando há formação de hematomas imediatamente após o procedimento cirúrgico, a ferida operatória deve ser reaberta em condições de absoluta assepsia e anti-sepsia, para que a hemostasia seja realizada imediatamente e sob visão direta. Caso o hematoma ocorra tardiamente, o tratamento inicial consiste em estabilização clínica do paciente, correção das possíveis causas responsáveis pela formação da coleção sanguínea – hipertensão arterial, coagulopatia primária e secundária, infecção – e drenagem externa da coleção, por meio da retirada de alguns pontos da sutura da incisão cirúrgica. Caso o paciente piore clinicamente e ocorra aumento do tamanho da coleção, a drenagem e a exploração da ferida operatória serão realizadas na sala de cirurgia. Transfusões sanguíneas e de plaquetas e reposição de fatores de coagulação serão administradas de acordo com a necessidade de cada paciente.

## Deiscência da ferida operatória

Deiscência da ferida operatória é a separação ocorrida, no pós-operatório, de suas camadas fasciais. Existem diversas causas que levam a um desarranjo parcial ou total da síntese realizada nos diferentes planos da ferida cirúrgica. Pode haver necessidade, em alguns casos, de tratamento de urgência ou emergência. A deiscência caracteriza-se por uma falha na cicatrização da ferida, sendo mais grave quando ocorre no abdome, no tórax ou nas articulações.

Está associada a uma taxa de mortalidade de aproximadamente 20%, porém a incidência varia de acordo com o cirurgião, as condições clínicas do paciente e o tipo de cirurgia que foi realizada. Pacientes desnutridos, portadores de doenças crônicas ou imunocomprometidos, portadores de coagulopatia, de doença pulmonar obstrutiva crônica (DPOC), de infecções respiratórias ou da ferida operatória e de distúrbios que elevam a pressão intra-abdominal no pós-operatório estão mais predispostos à deiscência da ferida operatória. Nos casos em que são usadas técnicas insuficientes de assepsia e anti-sepsia, uma técnica e tática cirúrgicas inadequadas, com dissecções grosseiras, além de síntese dos planos cirúrgicos sob tensão, há maior chance de deiscência.

No abdome, a deiscência pode ser total ou parcial. A total pode levar à evisceração, necessitando tratamento cirúrgico de emergência. A parcial leva a eventração abdominal ou, mais tardiamente, ao aparecimento de uma hérnia incisional. A deiscência parcial é acompanhada de tumefação e dor no local cirúrgico, além da eliminação de grande quantidade de secreção serossanguinolenta ou acastanhada – aspecto de "água de carne" – na ferida operatória. Na evisceração, haverá a presença de um ou mais segmentos do intestino delgado ou outras vísceras intra-abdominais exteriorizados pela ferida cirúrgica.

Os pacientes eviscerados devem ser tratados o mais rápido possível.

Na sala de cirurgia, a conduta vai depender do estado das fáscias e aponeuroses a serem reconstruídas. Se essas estruturas estiverem preservadas, será realizada somente sua sutura, após desbridamento local. De preferência, essa síntese será realizada com pontos separados, utilizando fios monofilamentares e resistentes, incluindo todas as fáscias e aponeuroses da parede abdominal. O uso de pontos "em massa" ou captonados deve ser evitado, porque esse tipo de sutura provoca edema, isquemia e necrose tecidual, favorecendo a infecção, a necrose e a recorrência da evisceração.

Quando há evisceração e não é possível o fechamento da ferida cirúrgica, devido a diversas causas, como infecção importante intra-abdominal e destruição dos planos cirúrgicos da parede abdominal, duas condutas podem ser tomadas: podem ser realizados peritoniostomia ou desbridamento local, estimulando o fechamento da ferida cirúrgica por segunda intenção.

Se ocorrer precocemente deiscência parcial da ferida operatória associada à infecção, a abordagem cirúrgica tornar-se-á necessária, e a sutura dos planos cirúrgicos será realizada após o desbridamento local. O tratamento conservador também poderá ser adotado, com estímulo ao fechamento da ferida por segunda intenção.

## ■ INFECÇÃO DA FERIDA OPERATÓRIA

As infecções representam as complicações mais comuns no pós-operatório, tornando-se, assim, um desafio constante e, muitas vezes, uma frustração para o cirurgião. Apesar do grande avanço tecnológico da medicina, com o aparecimento de antibióticos mais potentes e de espectro mais amplo, de técnicas cirúrgicas e de anestesia mais apuradas e desenvolvidas e do diagnóstico precoce das complicações pós-operatórias por meio de equipes médicas bem-treinadas e experientes, as infecções pós-operatórias continuam a ocorrer.

A incidência pode ir de 1% a 25% ou mais. Isso vai variar de acordo com vários fatores, como condições clínicas do paciente no momento da cirurgia e o tipo de doença que o acomete, tipo de cirurgia que foi realizada, preparo do material cirúrgico e condições de assepsia e anti-sepsia do local onde a cirurgia foi realizada, preparo técnico da equipe cirúrgica e cuidados administrados ao paciente no pós-operatório.

Estima-se que 15% de todas as complicações cirúrgicas adquiridas pelos pacientes internados sejam decorrentes de infecção hospitalar e que cerca de 18% desses pacientes fiquem até seis meses impossibilitados de retornar às suas atividades laborativas e sociais.

Quando as infecções pós-operatórias estão relacionadas diretamente com o ato cirúrgico, são denominadas infecções cirúrgicas, podendo acometer a ferida operatória superficialmente (pele e subcutâneo), profundamente (fáscia e musculatura) ou a cavidade orgânica manipulada durante a cirurgia. Assim, o conceito de infecção da ferida operatória compreende os processos infecciosos localizados na incisão cirúrgica.

## Etiologia

As infecções cirúrgicas estão obviamente relacionadas à contaminação da ferida cirúrgica por bactérias. Essa infecção é determinada pela virulência e pelo número de bactérias, e quanto maior a virulência, menor será o número de bactérias necessário para que possa ocorrer o desenvolvimento de uma infecção.

As feridas operatórias também são classificadas de acordo com seu potencial de contaminação e infecção, sendo divididas em limpas, potencialmente contaminadas, contaminadas e infectadas.

O patógeno responsável pela infecção vai variar de acordo com o procedimento realizado. Assim, em cirurgias limpas, o *Staphylococcus aureus* e o *Streptococcus pyogenes* são os patógenos mais comuns. Nesses casos, a flora bacteriana endógena do paciente é provavelmente a fonte de infecção. Nas cirurgias contaminadas, o patógeno é aquele que se encontra colonizando as diversas vísceras abordadas durante o procedimento cirúrgico. Quando há manipulação do trato gastrintestinal, a infecção por *Escherichia coli* e enterobactérias é mais freqüente.

## Fatores predisponentes

Quando a cirurgia é eletiva, realizada em local adequado, com condições de assepsia e anti-sepsia ideais, com a utilização criteriosa e cuidadosa de técnicas de preparo pré-operatórias, tanto do ambiente cirúrgico como do paciente propriamente dito, com a utilização precisa de técnicas e tática cirúrgicas por equipe cirúrgica experiente e cuidados pós-operatórios adequados, a probabilidade de ocorrência da infecção é menor. Em contrapartida, determinadas situações levarão a aumento da incidência da infecção cirúrgica: cirurgia do trauma, cirurgias contaminadas e infectadas, locais inadequados para realização de cirurgias, trânsito excessivo de pessoas pela sala operatória durante a cirurgia, materiais cirúrgicos contaminados, pacientes com doenças crônicas e degenerativas – diabetes, DPOC, Alzheimer, insuficiência renal, hepatopatias, coagulopatia –, obesos mórbidos, pacientes imunodeprimidos, uma técnica cirúrgica inadequada e cuidados pós-operatórios insuficientes – curativo sujo e realizado de maneira incorreta, analgesia insuficiente ou uso inadequado da antibioticoterapia (Quadros 51.2 e 51.3).

**Quadro 51.2**
■ Classificação da operação de acordo com o potencial de contaminação e de infecção

| Classe | Características | Índice de infecção |
|---|---|---|
| Limpas | Cirurgias não-traumáticas, sem inflamação, sem infração técnica, não houve penetração nos tratos respiratório, geniturinário e digestivo | > 2% |
| Potencialmente contaminadas | Cirurgias do trato digestivo alto (exceto esôfago), das vias biliares e do intestino delgado, do trato urinário alto, da genitália interna e do trato respiratório baixo | 3% a 5% |
| Contaminadas | Cirurgias do intestino grosso, obstruções intestinais, cirurgias da genitália externa (vagina), das vias urinárias baixas e nas obstruções urinárias | 6% a 20% |
| Infectadas | Cirurgias inflamatórias, peritonites, feridas traumáticas com tecido desvitalizado | > 20% |

**Quadro 51.3**
■ Principais agentes etiológicos da infecção cirúrgica

| Localização | Microrganismo mais freqüente |
|---|---|
| Pele | *Staphylococcus aureus, Streptococcus pyogenes, Candida albicans* |
| Urinário | Enterobactérias, *Staphylococcus aureus, Cândida* sp. |
| Útero e anexos | *Escherichia coli, Streptococcus faecalis, Klebsiella* sp., *Staphylococcus aureus, Candida* sp. |

## Quadro clínico e diagnóstico

Quando a infecção da ferida cirúrgica é superficial, ou nos casos em que atinge as camadas mais profundas, o quadro clínico caracteriza-se inicialmente por hipertermia e dor local importante. Com a evolução do quadro clínico, entre o quinto e o décimo dia de pós-operatório, os sinais clássicos de infecção irão surgir: dor, calor, rubor e edema na ferida cirúrgica, havendo a presença de supuração e necrose nos casos mais graves. Podem estar presentes, nessa fase da doença, sinais e sintomas sistêmicos, como febre e náusea. O hemograma irá apresentar, de acordo com a gravidade da infecção, leucocitose e aumento do número de polimorfonucleares.

A ferida infectada vai evoluir com drenagem espontânea de secreção purulenta ou seropurulenta. Em alguns casos ocorrerão necrose local e acúmulo de secreção nas camadas mais profundas da incisão cirúrgica, tornando o diagnóstico e o tratamento mais difíceis.

Caso não haja identificação precoce dessa infecção, ou quando o tratamento administrado é inadequado ou ineficaz, o processo inflamatório local vai piorar, podendo ocorrer septicemia, com o agravamento do quadro clínico e aumento da morbimortalidade.

A infecção dos planos mais profundos pode evoluir de forma mais grave e muitas vezes fatal. Nesses casos, estudos mais complexos serão necessários para que o diagnóstico seja mais preciso. Exames de imagem, como radiografias, ultra-sonografia, tomografia computadorizada e ressonância nuclear magnética, serão úteis no diagnóstico e, em muitos casos, no prognóstico de uma infecção mais grave. Exames laboratoriais, como hemogramas, dosagem de marcadores inflamatórios (PCR e dosagem do ácido lático), glicemia e outros, deverão ser realizados com freqüência para acompanhamento da resposta ao tratamento, junto com uma avaliação diária do paciente por meio de exame físico detalhado. Em muitos casos haverá necessidade de exploração da cavidade orgânica operada para realização do diagnóstico.

## ■ FASCIITE NECROSANTE

Deve-se estar atento para a infecção que acomete as camadas profundas da parede abdominal, isto é, as fáscias e a musculatura. Esses processos evoluem para fasciites, em pacientes imunodeprimidos ou com doenças crônicas, tornando o pós-operatório catastrófico. O agente etiológico mais comumente envolvido nesse tipo de infecção é o *Clostridium* sp. Outros agentes causadores são *E.coli*, estreptococos β-hemolíticos e bactérias anaeróbicas. A rápida progressão de uma infecção de partes moles, uma resposta hemodinâmica severa a um processo infeccioso e pouca resposta ao tratamento inicial são sinais precoces de fasceites. Celulites com equimose, edema extenso ou crepitação podem ser sinais de necrose extensa subcutânea. Haverá, normalmente, extensa formação de áreas de necrose, sem limites precisos e com tecido são juntos com áreas de necrose. A crepitação ocorre graças à produção de gás pelas bactérias, o que determina maior gravidade da infecção. Em muitos casos, a infecção evolui sem que o paciente sinta dor importante. Isso ocorre porque esse tipo de paciente tem uma resposta inflamatória fraca e há grande destruição de partes moles e sua inervação.

### Prevenção

Há quatro cuidados básicos a serem tomados para prevenção da infecção cirúrgica:

- Realizar cirurgia limpa e com boa técnica.
- Tomar medidas para a redução da contaminação antes, durante e após a cirurgia.
- Melhorar as defesas do paciente no pré- e no pós-operatório.
- Antibioticoprofilaxia, quando necessária.

O paciente deve ser orientado a tomar um banho com sabonete anti-séptico na noite que antecede a cirurgia. O equilíbrio das condições clínicas e nutricionais, assim como dos distúrbios metabólicos, endócrinos e hematológicos, é de grande importância no pré-operatório.

Momentos antes da cirurgia, a pele deve ser bem preparada, com a realização de tricotomia suave e lavagem da superfície corporal a ser abordada com substâncias anti-sépticas. É necessário que os campos operatórios, assim como o instrumental cirúrgico, estejam rigorosamente esterilizados.

No pós-operatório, a maioria das feridas cirúrgicas pode permanecer sem curativos. Porém, as feridas sob maior risco de infecção permanecerão com curativo fechado nas primeiras 24 a 48 horas, período no qual a ferida é mais susceptível à contaminação.

Antes de qualquer procedimento cirúrgico, a real necessidade de antibioticoprofilaxia deve ser avaliada, não havendo necessidade do uso de antibióticos no pós-operatório.

A escolha do antimicrobiano será baseada na ação comprovada e na eficácia contra os patógenos comumente implicados na infecção.

Os princípios básicos da antibioticoprofilaxia envolvem considerações a respeito do momento da administração do antibiótico, seu período efetivo de ação, seus níveis teciduais, suas vias metabólicas e de eliminação, a duração da profilaxia, o procedimento cirúrgico realizado e sua duração, o uso ou não de próteses sintéticas e a habilidade da equipe cirúrgica. A antibioticoprofilaxia é realizada, de modo geral, com um único antibiótico. Devido a seu amplo espectro, baixo custo e baixa taxa de efeitos adversos, as cefalosporinas foram eleitas como drogas de escolha na maioria dos procedimentos cirúrgicos que necessitam profilaxia. Só serão usados outros antibióticos quando houver suspeita de contaminação polimicrobiana.

Algumas vezes é importante frisar que, para feridas infectadas, o uso do antibiótico é terapêutico, e não profilático. Sendo assim, o antibiótico será utilizado antes da cirurgia e pelo período de tempo necessário para o tratamento do doente em questão.

O momento de maior susceptibilidade à infecção se estende do início da incisão cirúrgica ate o fim da cirurgia. Por este motivo, a profilaxia com antimicrobianos deve ser iniciada antes que ocorra a contaminação. Assim, o antimicrobiano estará presente no tecido e em concentração adequada no momento em que é realizada a incisão. Para isso, ficou estabelecido, após vários estudos e ensaios clínicos, que o momento ideal para a administração dos antibióticos é o da indução anestésica, sendo a via ideal de administração a parenteral endovenosa.

A profilaxia é feita de acordo com o tipo de cirurgia realizada. Assim, em cirurgias limpas, devido ao baixo risco de infecção, a profilaxia com antibióticos não está indicada. Algumas exceções são: cirurgias em idosos com mais de 70 anos e em desnutridos imunodeprimidos e cirurgias de urgência ou prolongadas.

Nas cirurgias potencialmente contaminadas, como as cirurgias ginecológicas, há indicação de profilaxia.

Em cirurgias contaminadas, o risco de infecção é alto, variando entre 20% e 40%, sendo indicado o uso de antibióticos profilaticamente. Nas cirurgias infectadas, a profilaxia não é mais possível, porque a infecção já está instalada. O antibiótico deve ser utilizado de maneira plena e contínua após a cirurgia, para que o paciente seja beneficiado e tratado corretamente.

## Tratamento

O tratamento das infecções na ferida cirúrgica compreende drenagem ampla, exploração do local infectado com rompimento de possíveis lojas de pus, desbridamento local adequado e diário e abertura da ferida por meio da retirada de pontos – alternadamente ou na sua totalidade e Marlex ou enxertos. Caso haja grandes coleções purulentas ou formação de grandes cavidades decorrentes da infecção no tecido acometido, drenos com fluxo laminar serão utilizados para melhorar a drenagem. A ferida infectada deve ser lavada diariamente com soluções salinas, mantida úmida e com curativos leves.

A princípio, quando uma infecção da ferida é bem desbridada e drenada, há acometimento superficial e o diagnóstico é precoce, não há necessidade de tratamento antimicrobiano. Caso não ocorra melhora após as medidas iniciais ou a infecção seja muito extensa e grave, a terapia sistêmica com antibióticos será iniciada e direcionada de acordo com o tipo e o local da infecção.

Nos casos em que haja infecção atingindo a cavidade orgânica manipulada, uma revisão cirúrgica tornar-se-á necessária, assim como desbridamento necrótico e drenagem eficiente, associados a cuidados intensivos e antibioticoterapia sistêmica.

A fasceíte necrosante é uma emergência médica relativa, devendo o paciente ser levado para a sala de cirurgia o mais rapidamente possível. A ferida infectada será amplamente explorada e a necrose desbridada agressivamente. O paciente receberá tratamento inicial em unidade de terapia intensiva, com monitoramento contínuo e antibioticoterapia de amplo espectro, cobrindo germes gram-positivos, gram-negativos e anaeróbicos, além de hidratação venosa vigorosa e suporte clínico.

## ■ CICATRIZ HIPERTRÓFICA E QUELÓIDE

Após uma cirurgia, a ferida operatória passará por diversas etapas até que esteja completamente cicatrizada, o que leva aproximadamente seis meses. Durante esse processo, diversos fatores podem interferir na evolução da ferida operatória, tendo como conseqüência o aparecimento de uma cicatriz atrófica, hipertrófica ou de quelóide. É importante ressaltar que, na atualidade, grande importância é dada à estética e à cicatriz cirúrgica, o que mostra a necessidade da busca por resultados sempre melhores ao se realizar uma cirurgia, tanto no que se refere ao aspecto funcional como ao estético.

A extensão da lesão, traumática ou não, o grau de destruição dos tecidos, a presença de infecção e o respeito às linhas de força durante a síntese dos diversos planos da parede abdominal e da pele são os fatores que mais serão importantes na cicatrização das feridas. A cicatrização hipertrófica caracteriza-se por respeitar os limites da ferida cirúrgica original, enquanto o quelóide cresce além dos bordos dessa ferida. A prevenção é difícil, e na maioria das vezes, refratária ao tratamento cirúrgico.

A cicatriz hipertrófica pode acometer qualquer área do corpo. Regride espontaneamente em muitos casos e responde melhor ao tratamento clínico e cirúrgico, tornando mais fáceis a prevenção e o tratamento. A aplicação de injeções de corticosteróides localmente, caso haja história pregressa de cicatrização hipertrófica, o cuidado durante a cirurgia para que a cicatriz não fique tensa e o respeito aos planos cirúrgicos e às linhas de força, aliados a uma boa técnica cirúrgica, são as melhores estratégias para a prevenção da formação da cicatriz hipertrófica.

# Leituras Recomendadas

Acog Practice Bulletin. Clinical Management guidelines for Obstetrician-Gynecologists. Number 15, April 2000. Premenstrual Syndrome. *Obstet Gynecol* 2000.

Aldrighi JM, Petta CA (eds.). Anticoncepção: Manual de Orientação (Febrasgo). São Paulo: Editora Ponto, 2004.

American College of Obstetricians and Gynecologists Pratice Bulletin. Management of Herpes in Pregnancy. Number 8, October 1999. Clinical Management Guidelines for Obstetrician-Gynecologists. *Int J Gynaecol Obstet* 2000;68:165-73.

American College of Obstetricians and Gynecologists Committee Opinion: Primary and Preventive Care: Periodic Assessment. No. 229, December 1999, Washington, DC.

American Psychiatric Association. Diagnostic and Statistical Manual of Mental Disorders. 4th ed. Washington, DC: American Psychiatric Association, 1994.

Amorim MMR, Santos LC. Síndrome de Ovários Policísticos. *Femina* 2001; 29(9):571-7.

Andrade HHSM, Magalhães MLC. Abordagem Ginecológica da Criança e da Adolescente. In: Magalhães MLC, Andrade HHSM. *Ginecologia Infanto-juvenil*. 1ª ed. Rio de Janeiro: MEDSI, 1998.

Angst J, Sellaro R, Merikangas KR, Endicott J. The Epidemiology of Perimenstrual Psychological Symptoms. *Acta Psychiatr Scandinavia*, 2001.

Araujo TVB, Aquino EML. Fatores de Risco para Histerectomia em Mulheres Brasileiras. *Cad Saúde Pública* 2003; 19(Sup 2):407-17.

Bendich A. The Potential for Dietary Supplements to Reduce Premenstrual Syndrome (Pms) Symptoms. *J Am Coll Nutr* 2000;19:3-12.

Bhatia SC, Bhatia SK. Diagnosis and Treatment of Premenstrual Dysphoric Disorder. *Am Fam Physician* 2002; 66(7).

Boletim Epidemiológico Aidst. Ano XVIII, Nº 1 – Jan a Jun, 2004. Issn 15171159.

Canella P. Disfunções Sexuais e o Ginecologista. *Go Atual* 1998; 8:11-13.

Cartier R, Cartier I. Colposcopia Prática, 3ª ed. São Paulo: Roca, 1994.

Carvalho NS. Período Pré-operatório: Ponto de Vista Ginecológico. *In:* Halbe H. *Tratado de Ginecologia,* 2ª ed. São Paulo: Editora Roca, 1994.

Cavalcanti R. Disfunções Sexuais. *In: Tratamento Clínico das Inadequações Sexuais*, 2ª ed. São Paulo: 1996; 261-431.

Centers for Disease Control and Prevention. Sexually Transmitted Disease Treatment Guidelines. *MMWR Recomm Rep* 2002; 51:48-52.

Centers for Disease Control and Prevention. Guidelines for Treatament of Sexually Transmitted Diseases. *MMWR Morb Mortal Wkly Rep* 1998; 47:1-116.

Christensen AP, Board BJ, Oei TPS. A Psychosocial Profile of Women With Premenstrual Dysphoria. *J Affect Disord* 1992.

Clinical Gynecologic Endocrinology and Infertility. Williams & Wilkins, Baltimore, 1994:483-514. Revised 2003 Consensus On Diagnostic Criteria And Long-Term Health Risks Related to Polycystic Ovary Syndrome. Rotterdam Eshre/Asrm-Sponsored Pcos Consensus Workshop Group. *Fertil Steril* 2004.

Conselho Federal de Medicina (Brasil). Resolução CFM Nº 1246/88. Código de Ética Médica, 4ª ed. Brasília: CFM, 1996.

Costa AAR, Amorim MMR, Cursino T. Vaginal Hysterectomy Versus Abdominal Hysterectomy In Patients Without Uterine Prolapse: A Randomized Clinical Trial. *Rev Bras Ginecol Obstet* 2003; 25(3):169-76.

Coutinho EM, Segal SJ. Is Menstruation Obsolete? New York: Oxford University Press, 1999.

Delaney J, Lupton MJ, Toth E. The Curse: A Cultural History of Menstruation. New York: EP Dutton, 1976.

De Palo G. Colposcopia e Patologia do Trato Genital Inferior. Rio de Janeiro: MEDSI, 1993.

De Palo G, Chanen W, Dexeus S. Patologia e Tratamento do Trato Genital Inferior. Rio de Janeiro: MEDSI, 2002.

Diaz S, Peralta O, Juez GE. Fertility Regulation In Nursing Wornen Living In An Urban Setting. *Biosoc Sci* 1982; 14:329-341.

Dickerson LM, Mazyck PJ, Hunter MH. Premenstrual Syndrome. *Am Fam Physician* 67.

Endocrinology, Physiology, Patophysiology and Clinical Management. Philadelphia: WB Saunders Co., 1991; 576-630.

Farquhar C, Ekeroma A, Furness S, Arroll B. A Systematic Review of Transvaginal Ultrasonography, Sonohysterography and Hysteroscopy for the Investigation of Abnormal Uterine Bleeding in Premenopausal Women. *Acta Obstetricia et Gynecologica Scandinavica* 2003; 493-504.

Faundes D, Bahamondes L, Faundes A *et al*. T-Shaped DIU-S Move Vertically With Endometrial Growth and Involution During The Menstrual Cycle. *Contraception* 1998; 57: 413-7.

Febrasgo – Federação Brasileira das Associações de Ginecologia e Obstetrícia. Tratado de Ginecologia. Rio de Janeiro: Revinter, 2000.

Febrasgo – Federação Brasileira das Associações de Ginecologia e Obstetrícia. Malformações Genitais Sem Conotação com Intersexo. Manual de Orientação. Ginecologia Endócrina I. São Paulo; 2003.

Ferraz EM, Ferraz AAB. Antibioticoprofilaxia. *In:* Ferraz EM. *Infecção em Cirurgia*. Rio de Janeiro: MEDSI, 1997.

Figert AE. Women and the Ownership of Pms: The Structuring of a Psychiatric Disorder. New York: De Gruyter, 1996.

Fonseca AM, Ribeiro RM. Diferenciação Sexual. *In:* Bagnoli VR, Fonseca AM, Halbe HW, Pinotti JA. Malformações Genitais Congênitas. 1ª ed. São Paulo: Editora Roca, 1993.

Endocrinologia Ginecológica Clínica e Infertilidade – Leon Speroff International Symposium. Mauir, Hawai.

Fonseca FP, Rocha PRS. Cirurgia Ambulatorial. Rio de Janeiro: Guanabara Koogan, 1987.

Friedman RC, Hurt SW, Clarkin J *et al*. Sexual Histories and Premenstrual Affective Syndrome In Psychiatric Inpatients. *Am J Psychiatry* 1982.

Gender and Hiv/Aids, Uniaids Fact Sheet (2001). Disponível em: www.Unaids.Org/Fact

Givens JR. Hirsutism and Hyperandrogenism. *Adv Intern Med* 1976.

Halbe HW. Tratado de Ginecologia, São Paulo: Roca, 1993.

Halbe HW. Tratado de Ginecologia. São Paulo: Roca, 2000.

Hellberg D, Nilsson S, Mardh P-A. The Diagnosis of Bacterial Vaginosis and Vaginal Flora Changes. *Arch Gynecol Obstet* 2001; 265:11-5.

Jeffcoate W. The Treatment of Women With Hirsutism. *Clin Endocrinol (Oxf)* 1993; 39:143-50.

Kaplan HS. A Nova Terapia do Sexo. 5ª ed. Rio de Janeiro: Nova Fronteira, 1977.

Kawada C. Gynecologic History, Examination & Diagnostic Procedures. *In*: Decherney AH, Nathan L. *Current Obstetric & Gynecologic Diagnosis & Treatment*. New York: Mcgraw-Hill Companies, 2003:573-94.

Krieger JN, Tam MR, Stevens CE, Nielsen IO, Hale J, Kiviat NB *et al*. Diagnosis of Trichomoniasis. Comparison of Conventional Wet-Mount Examination With Cytologic Studies, Cultures, and Monoclonal Antibody Staining of Direct Specimens. *JAMA* 1988; 259: 1223-7.

Lethaby A, Hickey M. Endometrial Destruction Techniques for Heavy Menstrual Bleeding (Cochrane Review). *In:* The Cochrane Library, Issue 4, 2004. Oxford: Update Software.

Rodrigues L, Bonilha F, Pillicer A, Simon C, Remohi I. Manual de Reprodução Humana. *In*: Barros P. Atlas de Operações Ginecológicas, 3ª ed. Sarvier, 1986.

Masters EH, Johnson VE. Human Sexual Response. Boston: Little Brown, 1966.

Ministério da Saúde (Brasil). Programa de Saúde do Adolescente. Bases Programáticas. Brasília, 1996.

Ministério da Saúde (Brasil). Cadernos Juventude, Saúde e Desenvolvimento. Volumes 1 e 2. Brasília, 1999.

Mitwally MF, Kahn LS, Halbreich U. Pharmacotherapy of Premenstrual Syndromes And Premenstrual Dysphoric Disorder: Current Practices. *Expert Opin Pharmacother* 2002.

Monif GRG. Diagnosis of Infectious Vulvovaginal Disease. *Infect Med* 2001; 18: 532-53.

OMS. Breastfeeding and Child Spacing, What Health Workers Need to Know. Geneva, WHO, 1988.

OMS. A Joint Who/Unicef Statement Protecting, Promoting and Supporting Breast-Feeding: The Special Role of Maternity Services. Geneva, WHO, 1989.

Parry BL, Rausch JL. Premenstrual Dysphoric Disorder. *In:* Kaplan HI, Sadock BJ, Cancro R (eds.). *Comprehensive Textbook of Psychiatry*. 6th ed. Baltimore: Williams & Wilkins, 1995.

Rego RC, Silva FML, Silva FJL. Vulvovaginites em Paciente Adolescente. *Pediatria Atual* 2001; 14(5):11-12.

Rehme MFB. A Consulta Ginecológica da Criança. *Femina* 1998; 26(5):409-411.

Reid R. Premenstrual Syndrome. *N Engl J Med* 1991.

Reid R. Biology and Colposcopic Features of Human Papillomavirus-Associated Cervical Disease. *Obst. Gynecol Clin North Am* 1993; 123-151.

Reiter EO. Delayed Puberty. *Adolesc Med* 2002; 13(1):101-118.

Ribas JMM. Enfoque Atual da Adolescente pelo Ginecologista. *In:* Magalhães MLC, Andrade HHSM. *Ginecologia Infanto-juvenil*. 1ª ed. Rio de Janeiro: MEDSI, 1998.

Sanfilippo JS, Muran D, Dewhurst J, Lee PA. Pediatric And Adolescent Gynecology, 2ª ed. Elsevier, UK, 2001.

Santos LC, Faúndes A *et al*. Avaliação de uma Nova Estratégia de Orientação sobre Uso do Aleitamento Materno Associado à Amenorréia como Método para Prolongamento da Infertilidade no Período Puerperal. Apresentado na VI Jornada de Saúde Materno-infantil do IMIP. Recife, 1994.

Simões JA. Corrimento Vaginal: Um Guia Prático para o Manuseio. *Femina* 1999.

Sociedade Brasileira de Patologia do Trato Genital Inferior e Colposcopia. Manual de Normas e Rotinas em Patologia do Trato Genital Inferior e Colposcopia. Rio de Janeiro, 1998.

Soares TS. Puberdade Precoce e Retardada. *In: Manual de Diagnóstico Diferencial em Pediatria*, 1ª ed. Rio de Janeiro: MEDSI, 2002.

Souza AI, Pituba MC, Ferro RS. Corrimento Genital. *In:* Figueira F, Alves JGB, Bacelar CH. *Manual de Diagnóstico Diferencial em Pediatria*. 1ª ed. Rio de Janeiro: MEDSI, 2002.

Souza MCB, Henriques CA, Couto MFC. Avaliação dos Hábitos Higiênicos da Menina e Correlação com a Presença de Vulvovaginites. *Revista Brasileira de Ginecologia e Obstetrícia* 1989; 11(6):114-7.

Souza MCB, Henriques CA, Araujo MMV. Ginecologia Infanto-puberal e de Adolescentes. *Femina* 1991; 19 (10):804-12.

Speroff L, Glass RH, Kase NG. Dysfunctional Uterine Bleeding. *In:* _____. *Clinical Gynecologic Endocrinology and Infertility*, 6th ed. Baltimore: Lippincott Williams & Wilkins, 1999.

Speroff L, Glass RH, Kase NG. Clinical Gynecologic Endocrinology and Infertility. 6th ed. Baltimore: Lippincot Williams & Wilkins, 1999.

Stenchever MA, Droegemueller W, Herbst AL, Mishel Jr DL. History, Physical Examination, and Preventive Health Care. *In:* Stenchever MA, Droegemueller W, Herbst Al, Mishel Jr DL. *Comprehensive Gynecology.* 4th ed. Mosby: St. Louis, 2001:137.

Tratado de Ginecologia, Febrasgo. Vols. I e II. 1ª ed. Rio de Janeiro: Revinter; 2000:1301-6.

United Nations Development Programme/United Nations Population Found/World Health Organization/World Bank: Special Programme of Research, Development and Research Training In Human Reproduction, Task Force on Long-Acting Systemic Agents for Fertility Regulation: Study of the Effects of the Implantable Contraceptive Norplant on Lipid and Lipoprotein Metabolism. *Contraception* 1999; 59:31-38.

Vitiello N. O Ginecologista e a Sexualidade. *Go Atual* 1998; 8:14-26.

Zieman M, Guillebaud J, Weisberg E, Shangold G, Fisher AC, Creasy GW. Contraceptive Efficacy and Cycle Control With The Ortho Evra/Evra Transdermal System: The Analysis of Pooled Data. *Fertil Steril* 2002; 77 (2 Suppl 2):S13-8.

WHO. World Health Organization, Department of Reproductive Health and Research (Rhr), 2002. Http://www.Who.Int/Reproductivehealth/Gender/Sexual_Health.Html

Williams R, Elam G. Gynecology. *In:* Rakel RE. *Textbook of Family Practice*, 6th ed. Philadelphia: WB Saunders Company, 2002:667-86.

Williams Textbook of Endocrinology. 10th ed. St Louis: WB Saunders, Elsevier, 2003.

World Health Organization. Medical Eligibility Criteria for Contraceptive Use. 3rd. ed. Reproductive Health Research, World Health Organization, Geneva, 2004.

World Health Organization. Selected Practice Recommendations for Contraceptive Use. 2nd ed. Department of Reproductive Health and Research. Family and Community Health, World Health Organization, Geneva, 2004.

Wyatt KM, Dimmock PW, O'Brien PM. Selective Serotonin Reuptake Inhibitors for Premenstrual Syndrome (Cochrane Review). Update Software, Issue 4, 2004.

# Índice Remissivo

**A**

Abdome, exame do, 22
Ablação endometrial, 348, 351
- histeroscópica, 473
Aborto, 66
- ameaça de, 55
- criminoso, 245
- história de, 105
- incompleto, 78
- séptico, 456
Abscesso(s)
- subareolares, 127
- tubovariano, 231
- - drenagem de, 89
Absorção deficiente, síndrome de, 9
Absorvente, teste do, 304
Abstinência sexual, 246
Abuso sexual, 112, 171
Acantose, 225
Acetato
- de buserilin, 411
- de ciproterona, 187, 369, 447
- de leuprolide, 411
- de medroxiprogesterona, 188, 248, 348, 370
- de megestrol, 394
- de nomegestrol, 394
- de noretindrona, 394
ACHO, 121
Acidentes vasculares, 17
Ácido
- acético, 19, 45, 225
- - teste do, 461

- bórico, 216
- - tópico, 212
- gamalinolênico, 448
- isopropílico, 37
- lático, 524
- mefenâmico, 341
- tranexâmico, 348
- tricloroacético, 227
Acne, 82, 369
ACOG (v. *American College of Obstetrics and Gynecology*)
Acromegalia, 364
Addison, mal de, 9
Adenocarcinoma, 382
- endometrial mal diferenciado, 77
Adenomiomas, 70
Adenomiose, 70
Adesivo de etilenoestradiol, 279
Adolescência
- e infância, distúrbios ginecológicos comuns na, 166-180
- - abuso sexual, 171
- - AIDS, 179
- - amenorréia, 175
- - - primária, 175
- - - secundária, 177
- - coalescência de pequenos lábios, 170
- - condiloma acuminado, 172
- - contracepção, 179
- - da menstruação, 173
- - dismenorréia, 177
- - distrofia genital, 172

- - doenças sexualmente transmissíveis, 172
- - dor abdominal e pélvica, 173
- - métodos contraceptivos disponíveis, 179
- - prolapso de uretra, 171
- - queixas mamárias, 178
- - sangramento genital, 170
- - tensão pré-menstrual, 178
- - vulvovaginites, 166
- sangramento uterino disfuncional na, 337
- - avaliação, 338
- - - anamnese, 338
- - - exame físico, 338
- - - exames laboratoriais, 339
- - diagnóstico, 337
- - fisiopatologia, 337
- - tratamento, 339
- - - casos graves e recidivantes, 340
- - - casos leves, 339
- - - de manutenção, 341
- - - sangramento agudo intenso, com hemoglobina menor que 7g%, 341
- - - sangramento agudo, anovulatório, porém com paciente estável, 340
Adrenarca precoce, 182
Agenesia, 130
- cervical, 376
- da vagina, 152
- mamária, 130
Agentes
- antimuscarínicos, 318

533

- fixadores citológicos, 37
- sistêmicos, 216, 218
- tópicos, 215, 217
Agonistas
- do GnRH, 186, 348, 409
- - drogas utilizadas, 411
- - protocolo, 410
- - - curto, 410
- - - longo, 410
- - - ultracurto, 410
- dopaminérgicos, 122
Agulha, 311
- de trocarte, 311
- de Veress, 490
AIDS, 3, 146, 179, 239, 254
Albocresil, 227
Albumina, nível de, como marcador de sobrevida, 241
Alça diatérmica, conização com, 389
Álcool, 9
- consumo excessivo do, 9
- etílico, 37
- restrição do, 119
Aleitamento
- materno, 245, 251
- - bases fisiológicas para o efeito contraceptivo do, 282
- misto *versus* contracepção, 285
Alendronato, 445
Alprazolam, 121
Alterações
- da bexiga, 66
- da cavidade uterina, 103
- da vagina, 66
- das trompas de Falópio, 88
- do endométrio, 77
- - atrofia, 79
- - endometrite, 79
- - hidrometra, hematometra, 79
- - hiperplasia, 78
- - lesões malignas, 79
- - pólipos, 79
- - sinéquias, 79
- do fundo-de-saco posterior, 87
- do ovário, 80
- - cistadenoma e cistadenocarcinoma, 82
- - - mucinosos, 83
- - - serosos, 82
- - cistos, 80
- - - de inclusão peritoneal, 85
- - - hemorrágicos, 80
- - - ovarianos na pós-menopausa, 86
- - - paraovarianos, 85
- - disgerminomas, 84
- - doença dos ovários policísticos, 81
- - endometriomas, 85

- - fibromas, 83
- - metástase, 85
- - pseudomixoma peritoneal, 83
- - síndrome do ovário remanescente, 86
- - teratomas, 83
- - - císticos, 83
- - - imaturos, 84
- - torção, 86
- - tumores, 84
- - - de Brenner, 84
- - - de células da granulosa, 85
- - - endometrióides, 84
- do útero, 67
- - adenomiose, 70
- - anomalias congênitas, 71
- - câncer do colo uterino, 73
- - cistos de retenção, 74
- - deiscência de histerorragia, 74
- - doença trofoblástica gestacional, 76
- - incompetência istmocervical, 73
- - leiomioma, 67
- - lipoleiomioma, 71
- - miomas, 74
- - pólipo cervical, 74
- - menstruais e DIU, 271
Amenorréia, 175, 200, 376
- história de, 9
- primária, 175
- - roteiro de investigação de, na presença de caracteres sexuais secundários, 175
- - - bem desenvolvidos e idade acima de 16 anos, 175
- - - heterossexuais, 176
- - - hipodesenvolvidos ou ausentes e idade acima de 14 anos, 176
- secundária, 177
*American College of Obstetrics and Gynecology*, 114
Aminas, teste das, 208
Aminoglutetimida, 415
Amniorrexe prematura, 55
Ampicilina, 233
Amputação cônica do colo, 458
Analgésicos, 269
Anbigüidade genital, 199
Androgenicidade, 363
Andrógenios, 367
- síndrome de resistência periférica aos, 197
- tumores produtores de, 368
Anel
- de Yoon, 482
- vaginal, 277
- - benefícios e riscos, 279

- - características, 277
- - contra-indicações, 277
- - desvantagens, 278
- - efeitos colaterais, 278
- - eficácia, 277
- - mecanismo de ação, 277
- - modo de uso, 278
- - vantagens, 278
Anemia, 174, 240, 497
- falciforme, 255
- - perniciosa, 9
Aneuploidia, 225
Anexectomia, 141, 457
*Angelica sinensis*, 117
Angiomas, 463
Anomalias, 39
- congênitas do útero, 71
- das células epiteliais, 39
Anorgasmia, 152
Anosmia, 190
Anovulação crônica, síndrome de, 175, 323-332
- diagnóstico, 326
- - clínico, 326
- - - quadro clínico, 326
- - laboratorial, 327
- - - biópsia de endométrio, 328
- - - ultra-sonografia, 328
- - recomendações, 328
- etiopatogenia, 324
- - aspectos genéticos, 326
- - obesidade, 326
- - resistência à insulina, 324
- - secreção inapropriada de gonadotrofinas, 324
- incidência, 324
- orientação terapêutica, 332
- tratamento, 328
- - medidas gerais, 331
Ansiolíticos, 120
Antagonistas do GnRH, 409, 411
- droga utilizada, 411
- protocolos de administração, 412
Antibioticoprofilaxia, 501
Anticoagulantes, 9, 498
Anticoncepcional(is)
- hormonal(is)
- - combinados, 253, 257
- - injetáveis, 248, 255, 257
- - orais, 125, 246
- - prevalência de uso de, entre mulheres em idade fértil, 11
- vaginal, 273
- - características, 273
- - contra-indicações, 274
- - desvantagens, 274

- - efeitos colaterais, 274
- - eficácia, 273
- - mecanismo de ação, 273
- - modo de uso, 274
- - vantagens, 274
Antidepressivos, 120
- serotoninérgicos, 121
- tricíclicos, 318
Antiepilépticos, 9
Antifibrinolíticos, 348
Antígeno CA-125, 8
Anti-HBc IgM, 158
Anti-hipertensivos, 17, 153
Anti-HIV, 158
Antiinflamatórios não-hormonais, 122, 269
Anti-retrovirais, 242
Anti-sepsia, 500
Anuelle, implante subdérmico, 275
Aparelho *Papnet*, 42
Aplasia mülleriana, 201
Apolipoproteínas, 273
Artérias e veias, 65
Artralgias, 239
Artrite reumatóide, 9
Ascite, 83
Aspirina, 498
Assistência médica no climatério, 439
Assoalho pélvico, 136
- avaliação funcional do, 305
Astenia, 239
Atelectasia, 514
Ativação inibitória simpática, 319
Atividade sexual, 170
- candidíase vulvovaginal na paciente sem, 212
- vulvovaginites em adolescentes com, 170
- vulvovaginites em adolescentes sem, 170
Atresia, 201
- folicular, 435
- vaginal, 201
Atrofia endometrial, 77, 277
Auto-exame das mamas, 133, 178
- roteiro prático de orientação para o, 134
Avaliação ecográfica transvaginal no pós-parto, 89
Avaliação pré-operatória, 492-502
- antibioticoprofilaxia, 501
- cuidados, 496
- - gerais, 496
- - pré-operatórios de rotina, 502
- determinação do risco cirúrgico, 499

- e exames laboratoriais, 492
- - avaliação das condições gerais e esclarecimento da paciente, 493
- - história e exame físico, 493
- - indicados em situações especiais, 495
- - - coagulograma, 495
- - - enema opaco, 496
- - - parecer cardiológico, 495
- - - sódio, potássio, uréia e creatinina, 495
- - - teste de gravidez, 495
- - - urografia excretora, 496
- preparo pré-operatório, 500
- - admissão à enfermaria, 500
- - anti-sepsia, 500
- - dieta, 500
- - intestinal, 500
- - reserva de sangue, 500
- - sondagem vesical, 500
- profilaxia de tromboembolismo, 502
- situações clínicas especiais, 496
- - anemia, 497
- - diabetes, 497
- - - com dieta, 497
- - - com uso de hipoglicemiantes orais, 498
- - - em uso de insulina, 498
- - hipertensão arterial sistêmica crônica, 496
- - úlceras varicosas, 499
- - uso de medicamentos, 498
- - varizes de membros inferiores, 499
Aversão sexual, 151
Axilas, exame das, e fossas supraclaviculares, 131
Ayre, espátulas de, 19, 28, 156
Azitromicina, 270, 290
Azoospermia, 425
Azul de toluidina, 19, 461

**B**

Bacilo(s), 36
- de Doderlein, 36
- Gram-negativo, 230
Bacteriologia, 31
Bacterioscopia, 232
*Bacteroides fragilis*, 233
Balança antropométrica, 19
Balanço hídrico, 512
Banco de sêmen, 428
- e doadores, 427
Bartholinectomia, 457
Bastonetes Gram-positivos, 36
Bebidas alcoólicas, 27
Behçet, doença de, 463

Betametasona, valerato de, 173
Bethesda, classificação de, 382
Bexiga, 24, 55
- alterações da, 66
- hiperativa, 315
- tumores de, 66
*Biofeedback* EMG, 319
Biópsia
- cervical, 387
- cônica, 389
- de endométrio, 7, 328, 404
- de vulva, 460
- - teste de ácido acético, 461
- - teste de Collins, 460
- do colo uterino, 465
- pinças de, 19
Biovir, 290
Bisacodil, 500
Bisturi bipolar, 482
*Black cohosh*, 117
Brenner, tumores de, 84
Bromocriptina, 122
Bromoergocriptina, 360
Burch, método de, 314, 457
Buserilin, acetato de, 411

**C**

CA-125, antígeno, 8
Cabergolina, 360
Cálcio, dieta com teor reduzido de, 9
Calcitonina, 445
Camisinha, uso de, 248
Campimetria, 359
Canal, 55
- cervical, dilatação do, 55
- de Gartner, cistos do, 463
- de Nuck, cistos do, 463
Câncer
- cervical, lesões precursoras do, 381-391
- - conceito e nomenclatura, 382
- - epidemiologia, 384
- - HPV e NIC, 384
- - indicações e periodicidade dos exames, 390
- - propedêutica, 385
- - - biópsia cervical, 387
- - - biópsia cônica, 389
- - - colpocitologia oncótica, 385
- - - colposcopia, 387
- - - exame especular, 385
- - - teste de Schiller, 385
- colorretal não-polipóide hereditário, 7
- de colo uterino, 3, 18, 74, 73
- - grupos-alvo, 5

## Índice Remissivo

- - medidas preventivas, 5
- - - colposcopia, 6
- - - esfregaço de Papanicolau, 5
- - - triagem do HPV, 6
- de endométrio, 7, 77, 445
- - lesões precursoras do, 392-396
- - - clínica, 393
- - - diagnóstico, 393
- - - hiperplasias, 392
- - - manejo terapêutico, 394
- - - neoplasia endometrial intra-epitelial, 395
- - - pólipo endometrial, 395
- de mama, 5, 18, 257, 445
- - anterior, 124
- de ovário, 8, 257
- rastreamento do, de diversas localizações no climatério, 441
- - extragenital, 443
- - genital, 441
- - mamário, 442
Câncer de mama na ótica do ginecologista, 123-135
- diagnóstico clínico das lesões mamárias, 126
- - anamnese, 127
- - derrames papilares, 128
- - dor, 127
- - mastite, 127
- - nódulo, 128
- exame físico, 128
- - das axilas e fossas supraclaviculares, 131
- - expressão, 131
- - inspeção, 130
- - - dinâmica, 131
- - - estática, 130
- - palpação, 131
- fatores de risco, 124
- introdução, 123
- métodos diagnósticos complementares, 131
- - auto-exame, 133
- - estudo Doppler, 133
- - histológico, 133
- - mamografia, 131
- - - digital, 132
- - punção citológica, 133
- - ultra-sonografia, 132
*Candida*, 207, 229
- *albicans*, vulvovaginite por, 168
- sp., 167
Candidíase
- oral, 240
- recorrente, profilaxia da, 211
- vulvovaginal, 168, 210

- - em crianças e adolescentes, 212
- - na paciente sem atividade sexual, 212
- - recorrente, 211
- - resistente, 212
- - tratamento, 210
Cânula de aspiração de Karman, 156
Capacitação espermática, 426
Capronor, implante subdérmico, 275
Caquexia, 240
Carboidratos, 117
Carbono pirolítico, 312
Carcinogênese do colo uterino, HPV e, 222
Carcinoma, 8
- endometrial, 438
- ovariano epitelial, 8
Cariótipo, 196
- 46XX, 196
- 46XY, 196
Carúncula himenal, 306
Cateter de Foley, 490
Cauterização, 466
- do colo uterino, 466
- química, 466
Cavidade, 101
- peritoneal, 231
- uterina, 101
- - alterações da, 103
- - normal, 103
- - preenchida por líquido, 61
Cefaléia, 239, 276, 357, 452
Cefazolina, 501
Ceftriaxona, 233, 290
Celecoxib, 341
Células
- CD8, 238
- da granulosa, tumores de, 85
- de Leydig, hipoplasia das, 197
- de Schwann, 463
- de Sertoli, 195
- em fuso, 223
- epiteliais, anomalias das, 39
- escamosas, 382
- glandulares, 382
- granulosas, mioblastoma de, 463
- secretoras de mucina, 83
Cervicite, 232, 378
Cetoconazol, 211, 370
Cetrotide, 411
Chasteberry, 117
Cherney, incisão de, 504
Cherron, pinças de, 19
*Chlamydia trachomatis*, 230, 378
Ciatalgias, 302
Cicatriz hipertrófica e quelóide, 526

Cicatrização das feridas, 517
Ciclo menstrual, 16, 92
- espessamento do eco endometrial incompatível com a fase do, 101
- manipulação do, 118
- normal, avaliação no, 91
Ciclofenil, 448
Ciclopiroxolamina, 215
Cimetidina, 370
Cimicífuga racemosa, 117
Cindoe, técnica de, 376
Ciprofloxacina, 290, 378
Ciproterona, acetato de, 187, 369
Cirurgia(s)
- de Kelly-Kennedy, 314
- de LeFort, 141
- de Manchester, 141
- ginecológicas e suas indicações, 455-458
- - amputação cônica do colo, 458
- - anexectomia, 457
- - bartholinectomia, 457
- - cirurgia de Manchester, 458
- - colpoperineoplastia posterior, 458
- - cura de enterocele, 458
- - curetagem uterina semiótica, 455
- - fixação da vagina no ligamento de Cooper, 457
- - himenectomia, 458
- - histerectomias, 456
- - laqueadura tubária, 457
- - miomectomia, 456
- - ooforectomia, 457
- - ooforoplastia, 457
- - salpingectomia, 456
- - para patologias ovarianas benignas, 507
- - para tratamento da hidrossalpinge, 506
- tubárias, 482
- - para esterilização, 506
- - por via laparoscópica, 482
- - - fimbrioblastia, 484
- - - ligadura tubária, 482
- - - lise de aderências, 485
- - - reanastomose tubária, 484
- - - salpingectomia, 483
- - - salpingostomia, 483
- - videolaparoscópica, complicações da, 487-491
- - do pneumoperitônio, 489
- - eletrocoagulação, 490
- - formação do pneumoperitônio, 487
- - introdução dos trocartes, 490
- - mudança de decúbito, 490
- - na confecção do pneumoperitônio, 488

Cirurgia ambulatorial, 459-468
- da vagina, 464
- da vulva, 460
- - biópsia de vulva, 460
- - - teste de Collins, 460
- - - teste do ácido acético, 461
- - infecções, 461
- - lesões distróficas e displásicas, 461
- - sinéquia vulvar, 461
- - tumores benignos, 462
- - - císticos, 462
- - - sólidos, 463
- - tumores malignos, 463
- - - úlceras, 463
- - - vasculares, 464
- do colo uterino, 465
- - biópsia, 465
- - cauterização, 466
- - cirurgia de alta freqüência, 466
- - curetagem endocervical, 466
- - *laser*, 468
Cistadenocarcinoma e cistadenoma, 82
- mucinosos, 83
- serosos, 82
Cistite, 66
Cisto(s)
- da glândula
- - de Bartholin, 462
- - de Skene, 462
- da teca luteínica, 63
- de Gartner, 66, 464
- de inclusão peritoneal, 85
- de Naboth, 47, 379
- de retenção, 74
- dermóide, 84
- do canal, 463
- - de Gartner, 463
- - de Nuck, 463
- do colo uterino, de retenção, 75
- do corpo lúteo, 63
- epidermóide, 462
- foliculares, 63
- funcionais, 63
- hemorrágico, padrão mais freqüente, 80
- luteínicos, ovários aumentados de volume por causa de, 64
- ovariano(s), 184
- - hemorrágico, 80
- - - aspiração de, 81
- - na pós-menopausa, 86
- paraovarianos, 85
- sebáceos, 462
Cistocele, 137
Cistometria, 315

Citalopram, 120
Citocinas, 417
Citocromo P450, 415
Citrato de clomifeno, 97, 407, 425
Clamídia, 4
Classificação de Bethesda, 382
Climatério, 16, 48, 256, 433-448
- assistência médica no, 439
- avaliação, 443
- - da perda óssea, 443
- - do risco cardiovascular, 443
- classificação, 434
- conceitos básicos, 433
- em situações especiais, 449-452
- - cefaléia, 452
- - colelitíase, 451
- - depressão, 451
- - diminuição da libido, 451
- - endometriose, 341
- - epigastralgia, 451
- - hipertensão e história de tromboembolismo, 450
- - histerectomia prévia, 450
- - leiomiomas e tensão pré-menstrual, 451
- - mastalgia, 452
- - náusea, 451
- - pacientes fumantes ou com infarto agudo do miocárdio e AVC, 451
- epidemiologia e importância, 434
- propedêutica, 439
- - anamnese e exame físico, 439
- - exames complementares, 441
- rastreamento do câncer de diversas localizações no climatério, 441
- - extragenital, 443
- - genital, 441
- - mamário, 442
- riscos relacionados à terapia de reposição hormonal, 445
- - contra-indicações, 446
- - esquemas terapêuticos de reposição hormonal, 446
- - - esquemas terapêuticos mais acessíveis, 447
- - - preparações estrogênicas, 446
- - - progestágenos, 447
- - - tibolona, 447
- - indicações, 445
- - tratamento alternativo, 448
- sangramento uterino disfuncional no, 349
- - conduta, 350
- - - casos graves, 351
- - - casos leves, 350

- - diagnóstico, 349
- - - anamnese, 349
- - - exame físico, 350
- - - exames complementares, 350
- - tratamento, 443
- - doença cardiovascular, 445
- - exercícios, 444
- - nutrição, 443
- - osteoporose, 444
- - terapia de reposição hormonal, 444
Climatério, etiopatogenia e fisiopatologia, 434
- síndrome climatérica, 435
- - alterações dos anexos cutâneos, 438
- - distúrbios menstruais, 438
- - manifestações, 435
- - - geniturinárias, 436
- - - mamárias, 436
- - - metabólicas, 436
- - - neurogênicas, distúrbios vasomotores, 435
- - - psicogênicas, 436
- - - tegumentares, 437
- - sangramento pós-menopausa, 438
Clindamicina, 234
Clipadores, 482
Clipes de Hulka, 482
Clitóris, 151
- hiperplasia do, 176
- hipertrofia do, 151
- malformações, 202
Clomifeno, citrato de, 97, 425
Clomiparamina, 121
Clonidina, 153
Cloridrato, 318
- de imipramina, 318
- de oxibutinina, 318
Clotrimazol, 215, 217
*Clue-cells*, 30
Coagulograma, 174, 495
Coágulos intracavitários, 90
Coalescência de pequenos lábios, 170
Cocaína, 17
Coilocitose, 223
Colelitíase, 451
Colesterol, 9
- dosagem de, 443
- metabolismo do, 9
Coleta de material do colo uterino, 36
Colibacilos, 167
Collins, teste de, 26, 172, 225, 441
Colo uterino, 224
- anatomia do, 44
- câncer do, 3, 18, 73
- - grupos-alvo, 5
- - medidas preventivas, 5

--- colposcopia, 6
--- esfregaço de Papanicolau, 5
--- triagem do HPV, 6
- carcinogênese do, 222
- cirurgia ambulatorial do, 465
-- biópsia, 465
-- cauterização, 466
-- cirurgia de alta freqüência, 466
-- curetagem endocervical, 466
-- *laser*, 468
- cisto de, de retenção, 75
- coleta de material do, 36
- e HPV, 222
- estudos específicos do, 36
- irrigação arterial do, 375
- mioma no, 75
- patologia benigna do, 375-380
-- estenose cervical, 377
-- laceração cervical, 376
-- malformações, 376
-- perfuração cervical, 377
-- processo inflamatório, 377
--- quadro clínico, 378
--- tratamento, 378
--- vias de acesso, 377
-- tumores benignos, 378
--- cistos de Naboth, 379
--- endometriose, 379
--- hemangioma, 380
--- mioma cervical, 380
--- pólipo cervical, 378
-- ulceração, 377
- pinçamento e tração do, 26
Colo vesical, hipermobilidade do, 309
Coloração, 31
- de Papanicolau, 37
- pelo Gram, 31
Colpectomia, 141
Colpocele, 138
Colpocistocele, 138, 141
Colpocitologia oncótica, 34-42, 209, 344, 385
- anatomia cervical, 35
- automatização da leitura dos esfregaços cervicovaginais, 41
- citologia, 34
- classificação da citologia, 38
- coleta de material do colo uterino, 36
- esfregaço adequado, 37
- estudos específicos do colo uterino, 36
- informações clínicas necessárias, 38
- neoplasias que se prestam a um programa de rastreamento, 41
Colpoperineoplastia, 141, 458

Colporrafia, 314
Colposcopia, 6, 43-51, 224, 387
- critérios de Reid, 50
- indicações para a, 43
- insatisfatória, 46
- instrumental, 44
- introdução a anatomia do colo do útero, 44
- princípios da técnica, 45
-- com ácido acético, 45
-- de Schiller, 45
- princípios dos procedimentos dos exames de, 44
- técnica com solução salina, 45
- terminologia colposcópica, 46
-- achados colposcópicos, 47
--- anormais epitélio acetobranco, 47
--- normais, 47
-- alterações colposcópicas sugestivas de câncer invasivo, 48
-- insatisfatória, 48
-- miscelânea, 49
Colpossuspensão, 314
- à Burch, 314
- à Marshall-Marchetti-Krantz, 314
- videolaparoscópica, 314
*Comma-cells*, 32
Comportamento sexual e doenças sexualmente transmissíveis, 4
Comprimento vaginal total, 306
Condiloma(s), 49
- acuminado, 172, 220
- plano, 222
- puros, 225
Condom, 248
- feminino, 248
- masculino, 258
Conização, 389
- clássica, 510
- com alça diatérmica, 389
Consangüinidade, história de, 17
Consulta ginecológica, 13-27
- anamnese, 14
-- antecedentes, 17
--- familiares, 17
--- ginecológicos, 18
--- pessoais, hábitos, estilo de vida, 17
--- reprodutivos, 18
-- história, 15
--- da doença atual, 15
--- de abuso físico, psicológico e sexual, 19
-- identificação, 14
-- interrogatório sintomatológico, 16
-- queixa principal e duração, 15

- avaliação não-verbal, 13
- exame, 19
-- do abdome, 22
-- físico, 19
--- geral, 20
-- mamário, 21
- exame da genitália, 23
-- externa, 23
-- interna, 24
--- especular, 24
--- toque retal, 26
--- toque vaginal combinado, 25
- hipóteses diagnósticas, 26
- orientações gerais, 27
- outros tempos complementares, 26
- primeira consulta, 13
- subseqüentes, 26
Conteúdo vaginal anormal, 28
Contracepção, 179
- de emergência, 180, 256, 258
-- aconselhamento e orientação a usuária, 262
-- contra-indicações, 260
-- indicações, 259
-- por que usar, 259
-- profilaxia das DST/AIDS, 289-291
--- da infecção pelo HIV, 290
--- de doenças sexualmente transmissíveis, 290
--- de hepatite B, 291
--- progestagênio isolado, 289
- e hiperprolactinemia, 362
- na mulher HIV-positiva, 242
Contracepção hormonal, vias de, 273-280
- anel vaginal, 277
-- benefícios e riscos, 279
-- características, 277
-- contra-indicações, 277
-- desvantagens, 278
-- efeitos colaterais, 278
-- eficácia, 277
-- mecanismo de ação, 277
-- modo de uso, 278
-- vantagens, 278
- anticoncepcional vaginal, 273
-- características, 273
-- contra-indicações, 274
-- desvantagens, 274
-- efeitos colaterais, 274
-- eficácia, 273
-- mecanismo de ação, 273
-- modo de uso, 274
-- vantagens, 274
- implante subdérmico, 274
-- características, 274

- - critérios de elegibilidade, 275
- - desvantagens, 275
- - disponíveis no mundo, 274
- - efeitos colaterais, 276
- - eficácia, 275
- - mecanismo de ação, 275
- - modo de uso, 275
- - recuperação da fertilidade, 277
- - vantagens, 275
- sistema transdérmico, 279
- - características, 279
- - contra-indicações, 279
- - desvantagens, 280
- - efeitos colaterais, 280
- - eficácia, 279
- - mecanismo de ação, 279
- - modo de uso, 280
- - vantagens, 279
Contraceptivos orais à base de etinilestradiol, 289
Cooper, ligamento de, 310, 457
Corioamnionite, 456
Corpo
- estranho, vulvovaginites por, 169
- lúteo, 92
- - cistos do, 63
- perineal, 306
Corrimento vaginal, 274
Corticosteróides, 499
Cotonete, teste do, 303
Crack, 17
Creme a base de estrogênio, 179
Crescimento,187
- hormônio do, 187
- retardo constitucional do, e puberdade, 189
Criocauterização, 466
Critérios, 387
- de Kruger, 423
- de Soldan, 387
Cromatina, 383
Cuidados pós-operatórios, 512-516
- alta hospitalar, 516
- balanço hídrico, 512
- complicações
- - no pós-operatório, 514
- - - digestivas, 513
- - - hipotermia, 514
- - - respiratórias, 514
- - - vasculares, 515
- - - tromboembolismo pulmonar, 516
- - - tromboflebite superficial, 515
- - - trombose venosa profunda, 515
- cuidados gerais, 514
- deambulação, 513

- dieta, 512
- drenagens, 513
- medicações, 513
- sinais vitais, 513
- sondagem vesical, 513
Cultura, 32
- da secreção vaginal, 168
- meio de, de Thayer-Martin, 33
- para gonorréia, 33
- vaginal e cervical, 32
Cumarínicos, 498
Cumulus oophorus, 95
Cúpula vaginal, 66
Cureta de Kervokiam, 466
Curetagem
- endocervical, 466
- uterina, 344
- - pós-parto, 401
- - semiótica, 455
Cushing, síndrome de, 9, 268

## D

Danazol, 121, 262, 348, 471
Deambulação, 513
Deciduose, 49
Deficiência, 8
- da enzima 5α-redutase, 197
- de dopamina, 82
- de gonadotrofinas, 190
- estrogênica natural, 8
- hormonal, 151
Delegacias de Defesa da Mulher, 157
Denniston, dilatadores de, 156
Densidade mineral óssea, 8
Densitometria óssea, 359, 443
Depressão, 451
Derivados do ergot, 347
Dermatite persistente, 240
Derrames papilares, 128
Desconforto vaginal, 278
Desejo sexual hipoativo, 151
Desenvolvimento, 164
- dos pêlos, 164
- mamário, 164
- pubertário, variantes normais do, 182
Desmolase, 365
Desvios menstruais, caracterização dos, 335
Dexametasona, 370
Diabetes, 19, 497
- com dieta, 497
- com uso de hipoglicemiantes orais, 498
- com uso de insulina, 498

Diafragma, 179, 248
- pélvico, 136
- - acessório, 137
- - principal, 136
Diário miccional, 302
Dieta, 500
- com teor reduzido de cálcio, 9
- gordurosa, 7
Dietilbestiol, exposição intra-uterina ao, 376
Diferenciação sexual, determinação sexual e, 195
Digenesias gonadais, 199
Diidrotestosterona, 195
Dilatadores de Denniston, 156
Diltiazem, 153
Dimensão uterina, medidas da, 57
- coronal, 58
- sagital e ântero-posterior, 57
Dioscorea villosa, 117
Diploidia, 225
Disceratose, 223
Disfunção(ões)
- da excitação sexual, 152
- do sistema nervoso central, 240
- hipotalâmica, 365
- sexuais, 151
- - causas orgânicas das, 152
- - femininas, 151
Disgerminomas, 84
Dislipidemias, 17
Dismenorréia, 177, 267
Dispareunia, 152, 208, 437
Dispositivo intra-uterino, 61, 179, 249, 264-272
- avaliação do, 61
- - pré-inserção, 268
- características, 264
- conduta na presença de DIU com fios não visíveis, 272
- critérios de elegibilidade, 266
- de progesterona, uso do, 347
- desvantagens, 268
- duração do efeito contraceptivo, 268
- e alterações menstruais, 271
- e doença inflamatória pélvica, 271
- e gravidez, 271
- e prenhez ectópica, 272
- efeitos colaterais, 270
- eficácia, 267
- inserção do, 261
- localização do, entre miomas,101
- momento da inserção, 269
- - complicações, 270
- - técnica de inserção, 269
- - - analgésicos, 269
- - - antibioticoprofilaxia, 270

- riscos, 271
- seguimento, 270
- tipos e modelos, 264
- - mecanismos de ação, 265
- - - pós-fertilização, 265
- - - pré-fertilização, 265
- vantagens, 268
Distopias genitais, 136-143
- avaliação das, 306
- classificação das, 137
- colpocistocele e uretrocele, 141
- conceitos básicos, 136
- enterocele, 142
- etiopatogenia, 137
- inversão uterina, 142
- - aguda, 143
- - crônica, 143
- mecanismos de manutenção da estática pélvica, 136
- perfil vaginal, 139
- prolapso uterino, 140
- retocele, 141
- retroversoflexão uterina, 142
- rotura perineal, 142
- variedades e graus de prolapso genital, 137
Distrofia genital, 172
Distúrbio(s)
- disfórico pré-menstrual, 111
- do sistema nervoso central, puberdade precoce central por, 183
- menstruais, 242, 438
- - classificação de Seitz-Medina, 336
- - do climatério, 438
Distúrbios ginecológicos comuns na infância e na adolescência, 166-180
- abuso sexual, 171
- AIDS, 179
- amenorréia, 175
- - primária, 175
- - secundária, 177
- coalescência de pequenos lábios, 170
- condiloma acuminado, 172
- contracepção, 179
- da menstruação, 173
- dismenorréia, 177
- distrofia genital, 172
- doenças sexualmente transmissíveis, 172
- dor abdominal e pélvica, 173
- métodos contraceptivos disponíveis, 179
- prolapso de uretra, 171
- queixas mamárias, 178

- sangramento genital, 170
- tensão pré-menstrual, 178
- vulvovaginites, 166
- - alérgica, 169
- - diagnóstico, 166
- - em adolescentes, 170
- - - com atividade sexual, 170
- - - sem atividade sexual, 170
- - exame(s), 166
- - - complementares, 167
- - - físico, 166
- - fúngica ou candidíase vulvovaginal, 168
- - inespecífica, 167
- - por corpo estranho, 169
- - por *Gardnerella vaginalis*, 169
- - por gonococo, 168
- - por parasitos, 168
- - por tricomonas, 169
Disúria, 208, 437
DIU (v. Dispositivo intra-uterino)
Diuréticos, 122
DNA, 156, 222
D-norgestrel, 447
Doadores e bancos de sêmen, 427
Doença(s)
- cardiovascular, 9, 257, 445
- da mama benigna, 124
- da tireóide, 176
- de Behçet, 463
- de Paget, 461
- de Parkinson, 297
- de von Willebrand, 338
- do sistema nervoso central, 190
- dos ovários policísticos, 81
- endócrinas, 9
- gastrintestinais, 9
- hematológicas, 9
- hepática crônica, 9
- inflamatória pélvica, 88, 230-235, 241
- - avaliação da, 95
- - classificação, 231
- - definição, 230
- - diagnóstico, 232
- - e DIU, 271
- - etiologia e fisiopatologia, 230
- - tratamento, 233
- pulmonar obstrutiva crônica, 521
- reumatológicas, 9
- sexualmente transmissíveis, 3, 146, 172
- - adolescentes e adultos jovens, 4
- - comportamento, 4
- - - de alto risco, 4
- - - sexual, 4

- - grupos-alvo, 4
- - preservativos masculinos, 5
- - profilaxia de, 290
- trofoblástica gestacional, 76
Dong guai, 117
Dopamina, 282, 353
- deficiência de, 82
Doppler colorido, 91
- exame com, 91
- ultra-sonografia mamária associada ao, 133
Dor
- abdominal, 173
- de origem intestinal, 173
- na mama, 127
- pélvica, 173
- - crônica, 230
- retrorbitária, 239
Dosagem(ns)
- de colesterol, 443
- hormonais, 404
*Dot blot*, 226
Douglas, fundo-de-saco de, 137
Doxiciclina, 233, 270
Drogas
- antifúngicas, 215
- bloqueadoras do canal de cálcio, 318
- estimuladoras do processo de ovulação, 407
- - agonistas do GnRH, 409
- - antagonistas do GnRH, 409
- - citrato de clomifeno, 407
- ilícitas, uso de, 17
- serotoninérgicas, 117
DST (v. Doenças sexualmente transmissíveis)
Ductos de Muller, 71, 195, 375
- fusões incompletas dos, 201

E

Eco endometrial
- ecogênico, 78
- espessamento do, incompatível com a fase do ciclo menstrual, 101
- indefinição do, na ultra-sonografia transvaginal, 101
- medida do, 59
- mioma intramural na parede posterior, rechaçando um pouco o, 69
- trilaminar, 60
Ecocardiograma, 495
Econazol, 215
*Ecstasy*, 17
Educação sexual, 144-147 (v.t. Sexualidade)

- e a adolescente, 146
- educador, 145
- objetivos da, 145
- papel da família e da escola, 145
Efeito contraceptivo do aleitamento materno, bases fisiológicas para o, 282
Eixo hipotálamo-hipófise-ovário, 173, 337
Eletrocauterização, 466
- a *laser*, 378
Eletrocoagulação, 490
Eletroestimulação, 319
Emagrecimento, 9
Embriões fertilizados *in vitro*, 107
Emergência, contracepção de, 180, 256, 258
- aconselhamento e orientação a usuária, 262
- contra-indicações, 260
- indicações, 259
- por que usar, 259
- profilaxia das DST/AIDS, 289-291
- - da infecção pelo HIV, 290
- - de doenças sexualmente transmissíveis, 290
- - de hepatite B, 291
- - progestagênio isolado, 289
Endométrio, 58
- alterações do, 77
- - atrofia, 79
- - endometrite, 79
- - hidrometra, hematometra, 79
- - hiperplasia, 78
- - lesões malignas, 79
- - pólipos, 79
- - sinéquias, 79
- atrofia do, 79
- avaliação do, em usuárias de tamoxifeno, 101
- biópsia do, 7
- câncer do, 7, 77, 445
- - lesões precursoras do, 392-396
- - - clínica, 393
- - - diagnóstico, 393
- - - hiperplasias do endométrio, 392
- - - manejo terapêutico, 394
- - - neoplasia endometrial intra-epitelial, 395
- - - pólipo endometrial, 395
- - carcinoma do, mal diferenciado, 77
- - espessuras e aspectos do, 60
- - hiperplasia do, 78
- - lesões malignas do, 79
- - normal, histerossonografia, 103
- - proliferativo, 350
- - tumores de, 84

Endometriomas, 85, 405, 479
Endometriose, 66, 341, 463
- pélvica, tratamento laparoscópico da, 478
Endometrite, 79, 438
- asséptica, 265
Endotelina-1, 418
Enema opaco, 496
Enterocele, 24, 138, 142
- cura de, 458
Enurese, 308
Envelhecimento cutâneo, 437
Enzima 5α-redutase, deficiência da, 197
Epigastralgia, 451
Epitélio, 35
- colunar, 35, 47
- escamoso original, 47
- metaplásico, 35
Equipe multiprofissional, 155
ERA, estudo, 10
Ergot, derivados do, 347
Erosão, 49
*Escherichia coli*, 32, 522
Esclerose múltipla, 297
Escore de Nugent, sistema de, 32
Esfigmomanômetro, 19
Esforço, incontinência urinária de, 99
Esfregaço(s)
- adequado, 37
- cervicovaginais, automatização da leitura dos, 41
- de Papanicolau, 5
- endometrial, coleta de, 7
Espaço retropúbico de Retzius, 311
Espaniomenorréia, 365
Espátulas de Ayre, 19, 28, 156
Esperma, 156
Espermatozóide, 248
Espermograma, 401
Espironolactona, 369
Esplenomegalia, 23
Espondilite anquilosante, 9
Estafilococos, 167
Estenose, 55
- cervical, 101, 377
- vaginal, 55
Esterilização, 11
- cirurgias tubárias para, 506
- feminina, 11, 252
Esteróides sexuais, exposição prolongada a, 183
Esteroidogênse, 434
Estetoscópio, 19
Estilo de vida saudável, 116
Estimulação ovariana controlada *versus* inseminação artificial, 425

Estradiol, 174, 353
Estreptococos, 167
Estrogênio(s), 118, 246
- creme à base de, 179
- exógenos, 184
- uso de, 7
- - naturais, 91
Estrogenioterapia, 377
Estroma endometrial, 70
Estruturas pélvicas, 65
Estudo(s), 10
- Doppler, 91
- - avaliação
- - - da doença inflamatória pélvica, 95
- - - da síndrome de hiperestimulação ovariana, 95
- - - dos ovários polimicrocísticos, 95
- - - endometrial, 92
- - - na infertilidade, 95
- - - no ciclo menstrual normal, 91
- - - no pós-parto, 95
- - - ovariana, 92
- - - uterina, 91
- ERA, 10
- HERS, 10
- WAVE, 10
- WHI, 10
Esvaziamento ganglionar axilar, 519
Etinondrato, 445
Etoricoxib, 341
Eucometrina, 275
Exame(s)
- a fresco, 28-33
- - bacteriologia, 31
- - cultura vaginal e cervical, 32
- - indicações, 28
- - preparação, 29
- - - com KOH a 10%, 30
- - - com soro fisiológico, 29
- - resultados, 29
- - técnica, 28
- citológico, frascos para, 19
- com Doppler colorido, 91
- da genitália, 23
- - externa, 23
- - interna, 24
- - - especular, 24
- - - toque retal, 26
- - - toque vaginal combinado, 25
- da mama, 23
- de Papanicolau, 349
- de urina tipo I, 494
- do abdome, 22
- ecográfico transvaginal, 54
- endoscópico de videouretrocistoscopia, 308

- especular, 268, 385
- físico uroginecológico, 303
- ginecológico, instrumental utilizado no, 19
- neurológico simplificado, 305
- neuro-oftalmológico, 359
- pélvico bimanual, 8
Excitação sexual, disfunção da, 152
Exercícios, 444
- físicos regulares, 119
- perineais, 140
Exposição insuficiente ao sol, 9

F

Falópio, trompas de, 96, 107, 423
- alterações das, 88
Fasceíte necrosante, 524
- prevenção, 524
- tratamento, 525
Fator
- de crescimento endotelial vascular, 417
- inibidor da prolactina, 353
Federação Internacional de Patologia Cervical e Colposcopia, 46
Fenitoína, 9
Ferida operatória, complicações da, 517-526
- cicatriz hipertrófica e quelóide, 526
- cicatrização das feridas, 517
- coleções, 519
- - hematoma, 520
- - purulenta, 520
- - serosa, 519
- deiscência da ferida operatória, 521
- dor local, 518
- fasceíte necrosante, 524
- - prevenção, 524
- - tratamento, 525
- hematoma da, 520
- infecção da ferida, 521
- - diagnóstico, 523
- - etiologia, 522
- - fatores predisponentes, 522
- - quadro clínico, 523
Ferritina, 174
Fertilização *in vitro*, 95
Fibroma ovariano, 83
Fímbrias tubárias, 231
Fimbrioblastia, 484
Fístulas urogenitais, 298
Fitoestrogênio, 448
Flora vaginal, 230
- normal, 36
- restabelecimento da, 213
Fluconazol, 168, 211

Fluocitocina tópica, 212
Fluoxetina, 120
Flutamida, 370
Foley, cateter de, 490
Folículos ovarianos, 81
Foley, sonda de, 377
Formol, solução de, 19
Fossas supraclaviculares, exame das axilas e, 131
Fraturas ósseas, 8
Freqüência, 20
- cardíaca, 20
- respiratória, 20
Frydman, esquema de, 409
FSH recombinante, 414
- inibidores da aromatase, 415
- LH recombinante, 414
Fundo-de-saco de Douglas, 137

G

Galactorréia, 82, 354
*Gardnerella*, 207, 229
- *vaginalis*, 32, 169, 218
- - vulvovaginites por, 169
Gartner, cistos de, 66, 464
Gel lubrificante, 19
Genciana, violeta de, 216
- tópica, 212
Genitália
- ambígua, critérios diagnósticos para definir, 199
- externa, 166
- - exame da, 23
- - malformações da, 202
- interna, 24
- - e externa, diferenciação da, 195
- - exame da, 24
- - malformações da, 200
Gentamicina, 234
Germes anaeróbios, 231
Gestação, aleitamento e prolactina, 353
Givens, classificação de, 366
Glândula(s)
- de Bartholin, 457
- - cisto da, 462
- - marsupialização da, 457
- de Skene, cistos de, 462
- mamárias aberrantes, 130
- parauretrais, 462
- sudoríparas apócrinas, 463
Glaucoma de ângulo estreito, 318
Glicemia, 495
- de jejum, 495
- supositório de, 515
Glicocorticóides, 9

GnRH, 409
- agonistas do, 186
- efeitos colaterais, 187
- teste do, 186
Gônada, 195
- feminina, 195
- masculina, 195
Gonadotrofina(s), 174, 412
- deficiência de, 190
- drogas utilizadas, 413
- hipofisárias, 283
- hormônio liberador das (v. GnRH)
- menopáusica humana, 97
- secreção inapropriada de, 324, 365
- urinárias de mulher menopausada, 413
Gonal-F, 414
Gonococo, vulvovaginite por, 168
Gonorréia, 4
- cultura para, 33
Goserelina, 121, 411
Gradientes de Percoll, 426
Gram, coloração pelo, 31
Grandes lábios, malformações dos, 202
Grânulos queratoialinos, 223
Gravidez, 3
- de alto risco, 245
- e DIU, 271
- e hiperprolactinemia, 361
- ectópica, 78, 230
- - abordagem laparoscópica da, 476
- - e DIU, 272
- teste de, 233
- tópica, 61

H

Hatch-Ferriman-Gallway, classificação de, 366
Hegar, vela de, 156
Hemangioma, 380
Hematimetria, 350, 494
Hematocolpo, 73
Hematoma da ferida cirúrgica, 520
Hematometrocolpo, 73
Hemetométrio, 73
Hemianopsia bitemporal, 357
Hemorragia, 77
- endometrial disfuncional, 174
- miometral, 77
- pós-parto, 401
Hemotransfusão, 174
Heparina, 499
Hepatite, 233
- B, 27, 156
- - profilaxia de, 291

Hepatomegalia, 23
Hermafroditismo verdadeiro, 198
Herpes, 4
Herpes-zoster, 127, 240
HERS, estudo, 10
Hiato genital, 306
Hibridização, 225
- *in situ*, 225
- molecular, 225
Hidátide de Morgagni, 200
Hidrazina, 208
Hidroclorotiazida, 153
Hidrocolpo, 73
Hidrocortisona, 9, 173, 499
Hidrometra, 79
Hidrometrocolpo, 73
Hidrossalpinge, 88, 405
- cirurgias para tratamento da, 506
Hidróxido de potássio, 28
Hímen
- imperfurado, 202, 464
- malformações do, 152, 202
Himenectomia, 458
Himenotomia, 464
Hiperandrogenismo e hirsutismo, 363-371
- etiopatogenia e fisiopatologia, 364
- - secreção inapropriada de gonadotrofinas, 365
- hirsutismo idiopático, 370
- - características, 371
- - diagnóstico, 371
- - etiopatogenia, 370
- - tratamento, 371
- - manifestações de androgenicidade, 363
- quadro clínico, 365
- - avaliação da paciente com sinais e sintomas de hiperandrogenismo, 366
- - - avaliação clínica, 366
- - - avaliação laboratorial, 367
- - - outros exames, 368
- - - propedêutica complementar, 367
- tratamento, 369
- - antiandrogênico, 369
- - da acne, 369
- - medidas gerais, 370
Hiperatividade do detrusor, bexiga hiperativa/hiper-reflexia, 315
- avaliação complementar, 317
- classificação, 315
- conceito, 315
- diagnóstico, 316
- epidemiologia, 316
- etiologia, 316
- quadro clínico, 316
- tratamento, 318
- - cirúrgico, 319
- - fármacos, 318
- - fisioterápico/comportamental, 319
Hiperestimulação ovariana, síndrome da, 97
- avaliação da, 95
Hiperinsulinismo, 368
Hipermenorragia, 174
Hipermobilidade do colo vesical, 309
Hiperparatireoidismo primário, 9
Hiperplasia(s), 78
- congênita da supra-renal, 367
- do clitóris, 176
- do endométrio, 78, 392
- epitelial papilomatosa, 221
- supra-renal congênita, 176, 196
- - forma clássica, 187
- - - não-perdedora de sal, 196
- - - perdedora de sal, 187
- - forma não-clássica, 187
Hiperprolactinemia, 282, 352-362
- causas, 356
- conceito, 353
- diagnóstico, 357
- - diferencial, 358
- - - exames de imagem, 358
- - - outros exames, 359
- - hiperprolactinemia, 357
- - macroprolactinemia, 358
- - e contracepção, 362
- - e gravidez, 361
- - epidemiologia, 354
- - etiologia, 354
- - hiperprolactinemia idiopática, 355
- - prolactinomas, 355
- fisiologia e regulação da secreção de prolactina, 353
- fisiopatologia, 354
- manifestações clínicas, 357
- prolactina, gestação e aleitamento, 353
- tratamento, 359
- - cirúrgico, 361
- - clínico, 360
- - - bromoergocriptina, 360
- - - cabergolina, 360
- - - controle de cura, 361
- - radioterapia, 361
Hiperqueratose, 46
Hiper-reflexia do detrusor, 315
Hipertensão, 17
- arterial sistêmica crônica, 496
- e história de tromboembolismo, 450

Hipertrofia, 151
- do clitóris, 151
- e assimetria de pequenos lábios, 202
Hipoestrogenismo, 283, 309, 359, 436
- da menopausa, 301
Hipogonadismo, 176
- hipergonadotrófico, 176, 191
- hipogonadotrófico, 176, 190
- - funcional, 190
Hipopituitarismo, 361
- idiopático, 191
Hipoplasia, 197
- das células de Leydig, 197
- uterina, 201
Hiposmia, 190
Hipospadia, 309
Hipotermia, 514
Hipotireoidismo, 369
- primário, 184
Hirsutismo, 82, 177, 345, 363
- e hiperandrogenismo, 363-371
- - etiopatogenia e fisiopatologia, 364
- - hirsutismo idiopático, 370
- - manifestações de androgenicidade, 363
- - quadro clínico, 365
- - tratamento, 369
Histerectomia, 349, 456, 509
- abdominal, 501
- prévia, 450
- vaginal, 141, 501
Histeromat, 470
Histerômetros, 19
Histerorragia, deiscência de, 74
Histeroscopia(s), 344, 405
- cirúrgicas, complicações das, 475
- mioma intracavitário confirmado por, 78
Histeroscópio cirúrgico, 470
Histerossalpingografia, 401
Histerossonografia, 101-107, 343
- alterações da cavidade uterina, 103
- aspecto com uso de tamoxifeno, 105
- cavidade uterina normal, 103
- contra-indicações, 101
- endométrio normal, 103
- equipamento, 102
- indicações, 101
- mioma submucoso, 104
- pólipo endometrial, 104
- sinéquia endometrial, 106
- técnica, 102
- ultra-sonografia transvaginal tridimensional, 106

HIV, 167
- infecção pelo, na mulher, 236-242
- - contracepção na mulher HIV-positiva, 242
- - epidemiologia, 238
- - quadro clínico, 239
- - - geral, 239
- - - peculiaridades na mulher, 241
- - vulnerabilidade da mulher, 237
- - sorologia para, 233
hMG (v. Gonadotrofina menopáusica humana)
Hodgkin, linfoma de, primário, 242
Homeopatia, 227
Homossexuais, 236
Hormônio(s), 17, 153
- do crescimento, 187
- folículo-estimulante, 186, 412
- lactogênio placentário, 282
- liberador, 353
- - das gonadotrofinas (v. GnRH)
- - de tireotrofina, 353
- luteinizante, 186, 282, 412
- - teste do, 96
- masculinos, dosagem de, 367
- tireoestimulante, 174
HPV, 27, 172, 219-229
- características da infecção por, 220
- colo uterino, 222
- diagnóstico, 223
- e carcinogênese do colo uterino, 222
- epidemiologia, 219
- fatores de risco, 220
- localização, 222
- orientações propostas no CAM-IMIP, 228
- roteiro propedêutico e terapêutico da infecção cervical por, 226
- tipos de, 220
- - infecção, 220
- tratamento da infecção por, 227
- triagem do, 6
Hulka, clipes de, 482
Humegon, 414
*Hypericum perforatum*, 117

I

Ibuprofeno, 122
Idade óssea, 182, 185
IFCPC (v. Federação Internacional de Patologia Cervical e Colposcopia)
IgM, 158
Imipramina, cloridrato de, 318
IML, 157
Implante subdérmico, 274
- características, 274
- critérios de elegibilidade, 275
- desvantagens, 275
- disponíveis no mundo, 274
- efeitos colaterais, 276
- eficácia, 275
- mecanismo de ação, 275
- modo de uso, 275
- recuperação da fertilidade, 277
- vantagens, 275
Incisão
- de Cherney, 504
- de Maylard, 504
- de Pfannenstiel, 503
Incompetência istimocervical, 73
Incontinência urinária, 295-320
- conceito, 295
- de urgência ou urgeincontinência, 297
- diagnóstico, 298
- epidemiologia, 295
- etiologia, 296
- extra-uretral, 298
- hiperatividade do detrusor, bexiga hiperativa/hiper-reflexia, 315
- - avaliação complementar, 317
- - classificação, 315
- - conceito, 315
- - diagnóstico, 316
- - epidemiologia, 316
- - etiologia, 316
- - quadro clínico, 316
- - tratamento, 318
- - - cirúrgico, 319
- - - fármacos, 318
- - - fisioterápico/comportamental, 319
- mista, 297
- por transbordamento, 297
- psicogênica, 298
- reflexa, 297
- tratamento, 298
Incontinência urinária de esforço, 99, 298
- avaliação de, 100
- conceito, 298
- diagnóstico, 301
- - avaliação das distopias genitais, 306
- - - estadiamento, 308
- - avaliação funcional do assoalho pélvico, 305
- - diário miccional, 302
- - exame físico uroginecológico, 303
- - história clínica, 302
- - pesquisa da perda urinária, 303
- - - teste de esforço, 303
- - - teste do absorvente, 304
- - - teste do cotonete, 303
- - questionário sobre a qualidade de vida, 303
- fisiopatologia, 299
- tratamento, 309
- - cirúrgico, 310
- - - avaliação clínica, 313
- - - injeções periuretrais, 312
- - - *slings*, 311
- - - suspensões com agulhas, 310
- - - suspensões retropúbicas, 310
- - - via vaginal, 310
- - clínico, 309
Índice
- colposcópico, 50
- - combinado, 388
- - de Reid, 50
- - - predição colposcópica do diagnóstico histológico com o uso do, 51
- de massa corporal, 20
- de Pearl, 273
- menopausal de Kupperman, 440
Indinavir, 290
Indução da ovulação, 406-422
- drogas estimuladoras do processo de ovulação, 407
- - agonistas do hormônio liberador das gonadotrofinas, 409
- - antagonistas do hormônio liberador das gonadotrofinas, 409, 409
- - citrato de clomifeno, 407
- protocolos para estimulação ovariana controlada, 410
- - gonadotrofinas, 412
- - - drogas utilizadas, 413
- - - urinárias de mulher menopausada, 413
- - hormônio liberador das gonadotrofinas, agonistas do, 410
- - - drogas utilizadas, 411
- - - protocolo curto, 410
- - - protocolo longo, 410
- - - protocolo ultracurto, 410
- - hormônio liberador das gonadotrofinas, antagonistas do, 411
- - - droga utilizada, 411
- - - protocolos de administração, 412
- - hormônio foliculoestimulante recombinante, 414
- - hormônio luteinizante recombinante, 414
- síndrome de hiperestimulação ovariana, 416
- - etiologia e fisiopatologia, 416
- - fatores de risco, 418

- - prevenção, 419
- - quadro clínico, 418
- - tratamento, 420
- - - conduta nas pacientes pouco respondedoras, 421
- síndrome dos ovários policísticos e, 416
- técnicas de reprodução assistida, 406
Infância e adolescência, distúrbios ginecológicos comuns na, 166-180
- abuso sexual, 171
- AIDS, 179
- amenorréia, 175
- - primária, 175
- - secundária, 177
- coalescência de pequenos lábios, 170
- condiloma acuminado, 172
- contracepção, 179
- da menstruação, 173
- dismenorréia, 177
- distrofia genital, 172
- doenças sexualmente transmissíveis, 172, 179
- dor abdominal e pélvica, 173
- métodos contraceptivos disponíveis, 179
- prolapso de uretra, 171
- queixas mamárias, 178
- sangramento genital, 170
- tensão pré-menstrual, 178
- vulvovaginites, 166
Infarto do miocárdio, 9
Infecção(ões)
- associadas a vulvovaginites, 214
- bacterianas, 241
- cervicais, 229
- - por HPV, roteiro propedêutico e terapêutico da, 226
- da ferida operatória, 521
- - diagnóstico, 523
- - etiologia, 522
- - fatores predisponentes, 522
- - quadro clínico, 523
- fúngicas, 241
- parasitárias, 241
- pelo HIV, 290
- - na mulher, 236-242
- - - contracepção na mulher HIV-positiva, 242
- - - epidemiologia, 238
- - - quadro clínico, 239, 241
- - - vulnerabilidade da mulher, 237
- - profilaxia de, 290
- pélvica, 101
- por HPV, tratamento, 227

- vaginal, 28
- virais, 241
Infertilidade, 230
- avaliação na, 95
- de origem feminina, 424
- de origem masculina, 424
- inexplicada, 101
- por fator imunológico, 425
- sem causa aparente, 425
Infertilidade conjugal, 399-405
- anamnese, 400
- - antecedentes patológicos, 401
- - do parceiro, 401
- - exames complementares, 401
- - - biópsia do endométrio, 404
- - - dosagens hormonais, 404
- - - espermograma, 402
- - - histerossalpingografia, 403
- - - laparoscopia e histeroscopia, 405
- - - temperatura corpórea basal, 402
- - - teste pós-coito, 402
- - - ultra-sonografia, 404
- - história, 400
- - - menstrual, 400
- - - obstétrica, 401
- aspectos epidemiológicos, 399
- distribuição dos diversos fatores envolvidos na, 400
- roteiro de investigação, 399
- roteiro semiológico mínimo da, 400
Inflamação, 49
Inibidores, 153
- da aromatase, 415
- da monoaminoxidase, 153
- seletivos da recaptação da serotonina, 113
Inibina, 421
Injeção periuretral, 312
Inseminação, 423-430
- artificial, 424
- - banco de sêmen, 428
- - complicações, 429
- - doadores e bancos de sêmen, 427
- - métodos de, quanto ao local de depósito, 423
- - preparo de sêmen, 426
- - - capacitação por gradiente descontínuo, 427
- - - principais técnicas, 426
- - - principais indicações, 424
- - - indicação com sêmen de doador, 425
- - - infertilidade de origem feminina, 424
- - - infertilidade de origem masculina, 424

- - - infertilidade por fator imunológico, 425
- - - infertilidade sem causa aparente, 425
- - resultados, 429
- - intrafolicular, 424
- - intraperitoneal, 424
- - intratubária, 424
- - intra-uterina, 424
Inspeção da mama, 130
- dinâmica, 131
- estática, 130
Instituto Médico Legal (v. IML)
Insuficiência esfincteriana uretral, 309
- intrínseca, 311
Insulina, resistência a, 82, 324
*International Continence Society*, 304
Intersexo, 194-199
- classificação, 196
- conduta diante de um indivíduo intersexo, 198
- determinação sexual e diferenciação sexual, 195
- diferenciação da genitália interna e externa, 195
- digenesias gonadais, 199
- hermafroditismo verdadeiro, 198
- hiperplasia supra-renal congênita, 196
- introdução, 194
- pseudo-hermafroditismo, 196
- - feminino, 196
- - masculino, 197
Intestino, 65
Intróito vaginal, 99
Inversão uterina, 142
- aguda, 142
- crônica, 142
Iodo, 48
Irregularidade menstrual, 82, 174
Irrigação arterial do colo uterino, 375
Isoconazol, 168, 215
Itraconazol, 168, 216

**J**

Jadelle, implante subdérmico, 274
Junção
- escamocolunar, 35, 44
- uretrovesical, 299

**K**

Kallmann, síndrome de, 176, 190
Kaposi, sarcoma de, 240, 242
Karman, cânula de aspiração de, 156
Kava-kava, 117
Kelly-Kennedy, 141
- cirurgia de, 314
- pontos de, 141

Kervokiam, cureta de, 466
Klebsiella, 32, 167
Korotkoff, som de, 21
Kristeller, manobra de, 140
Krister, esquema de, 409
Kruger, critérios de, 423
Krukenberg, tumor de, 85
Kupperman, índice menopausal de, 440

**L**

Laceração cervical, 376
Lactação, 246
Lactância-amenorréia, método LAM, 281-288
- aleitamento misto versus contracepção, 285
- antecedentes, 281
- bases fisiológicas para o efeito contraceptivo do aleitamento materno, 282
- - anovulação, amenorréia e contracepção, 283
- complicações, 288
- eficácia contraceptiva, 283
- implicações para os programas de planejamento familiar, 285
- reinício das menstruações e eficácia contraceptiva em lactantes, 285
Lactantes, reinício das menstruações e eficácia contraceptiva em, 285
Lactobacillus, 213
- acidophilus, 32
Lactobacilos, 36
Lamivudina, 290
Laparoscopia, 405
Laqueadura tubária, 457
Laurence-Moon-Biedl, síndrome de, 191
LeFort, cirurgia de, 141
Lei de planejamento familiar, 11
Leiomiomas, 67, 342, 451
- uterino pedunculado, 83
Leiomiossarcoma, 70
Leptotrix, 31
Lesão(ões)
- cervical e HPV, 228
- distróficas e displásicas da vulva, 461
- do endométrio malignas, 79
- intra-epiteliais cervicais, 219
- mamárias, diagnóstico clínico das, 126
- - anamnese, 127
- - derrames papilares, 128
- - dor, 127
- - mastite, 127

- - nódulo, 128
- ovarianas benignas, 94
- precursoras do câncer cervical, 381-391
- - conceito e nomenclatura, 382
- - epidemiologia, 384
- - HPV e NIC, 384
- - indicações e periodicidade dos exames, 390
- - propedêutica, 385
- - - biópsia, 387
- - - colpocitologia oncótica, 385
- - - colposcopia, 387
- - - exame especular, 385
- - - teste de Schiller, 385
- precursoras do câncer do endométrio, 392-396
- - clínica, 393
- - diagnóstico, 393
- - hiperplasias do endométrio, 392
- - manejo terapêutico, 394
- - neoplasia endometrial intra-epitelial, 395
- - pólipo endometrial, 395
- uretral e HPV, 227
- uterina, localização da, 101
- vaginal e HPV, 228
Letrozol, 415
Leucemia, 9
Leucoplasia, 387
- pilosa, 240
Leuprolide, 121
- acetato de, 411
Levonorgestrel, 260
Leydig, células de, hipoplasia das, 197
Libido, diminuição da, 451
Ligadura tubária, 250, 252, 256, 258, 482
Ligamento(s)
- de Cooper, 310
- - fixação da vagina no, 457
- de Mackenrodt, 136
- infundibulopélvicos, 65
- ovarianos, 65
- pubovesicouterinos, 136
- uterossacros, 136
Linfadenopatia, 239
Linfoma, 9
- de Hodgkin primário, 242
Linfonodos, 22
- axilares, exame dos, 22
- supra- e infraclaviculares, 22
Linfopenia, 240
Lipoleiomioma, 71
Lipomas, 463
Lipoproteína de baixa densidade, 436

Líquido(s)
- cefalorraquidiano, 361
- de aspecto denso, heterogêneo, 87
- de aspecto homogêneo em fundo-de-saco, 87
- intraperitoneal, 98
- peritoneal, 99
- proteináceo, 85
Lise de aderências, 485
Lisuride, 361
Litíase, 66
Lombalgias, 302
Lubrificação vaginal, 151
Lubrificantes, 252
Lugol, 19
- solução de, 19, 45
- teste de, 45

**M**

Mackenrodt, ligamentos de, 136
Maconha, 17
Macroadenomas, 359
Macroprolactinemia, 358
Magnésio, 117
Mal de Addison, 9
Malformações do sistema genital, 200-203
- da genitália, 200
- - externa, 202
- - interna, 200
- diagnóstico, 203
- tratamento, 203
Mama(s), 21
- auto-exame das, 178
- - roteiro prático de orientação para o, 134
- desenvolvimento da, 164
- doenças benignas da, 124
- exame da, 21
- nódulos na, persistentes, 179
Mama, câncer de, 5, 18, 257, 445
- anterior, 124
- diagnóstico, 126
- - clínico das lesões mamárias, 126
- - - anamnese, 127
- - - derrames papilares, 128
- - - dor, 127
- - - mastite, 127
- - - nódulo, 128
- - métodos complementares de, 131
- - - auto-exame, 133
- - - estudo Doppler, 133
- - - histológico, 133
- - - mamografia, 131
- - - punção citológica, 133
- - - ultra-sonografia, 132

## Índice Remissivo — 547

- - exame físico, 128
- - - das axilas e fossas supraclaviculares, 131
- - - expressão, 131
- - - inspeção, 130
- - - dinâmica, 131
- - - estática, 130
- - - palpação, 131
- - fatores de risco, 124
- - introdução, 123
- - na ótica do ginecologista, 123-135
- Mamografia, 131, 135, 441
- - digital, 132
- Manchas cutâneas hiperpigmentadas, 185
- Manchester, cirurgia de, 141, 458, 510
- Manganês, 117
- Manobra
- - de Kristeller, 140
- - de Schultze, 142
- - de Valsalva, 23, 140
- - de Weibel, 26
- Mãos, radiografia de, e punhos, 185
- Marshall-Marchetti-Krantz, colpossuspensão à, 314
- Martin, retináculo periuterino de, 136
- Massa
- - cística multiloculada, 82
- - corporal, índice de, 20
- Mastalgia, 278, 452
- - cíclica, 179
- Mastite, 127, 179
- Mayer-Rokitansky-Küster-Hauser, síndrome de, 152, 201
- Maylard, incisão de, 504
- McCune-Albright, síndrome de, 184
- Mebendazol, 168
- Mecha dermóide, 83
- Medicamentos
- - inibidores das prostaglandinas, 347
- - uso de, e sexualidade, 153
- Medroxiprogesterona, acetato de, 188, 248, 348, 370
- Megestrol, acetato de, 394
- Meig, síndrome de, 83
- Meio de cultura de Thayer-Martin, 33
- Menacme, 393
- - sangramento uterino disfuncional na, 342
- - - conduta, 344
- - - casos graves, 346
- - - casos leves, 344
- - - casos moderados, 345
- - - diagnóstico, 343
- - - fisiopatologia, 342

- - outras medidas terapêuticas, 346
- - - ablação endometrial, 348
- - - agonistas do hormônio liberador das gonadotrofinas, 348
- - - antifibrinolíticos, 348
- - - derivados do ergot, 347
- - - histerectomia, 349
- - - medicamentos inibidores das prostaglandinas, 347
- - - uso do DIU de progesterona, 347
- Menarca precoce, 7
- Menopausa, 7
- - hipoestrogenismo da, 301
- - precoce, 9
- - tardia, 7
- Menostasia, 336
- Mesossalpinge, 483
- Metabolismo, 9
- - do colesterol, 9
- - lipídico, 273
- Metaprolol, 153
- Metástase nos ovários, 85
- Método(s)
- - contraceptivos disponíveis, 179
- - de Burch, 457
- - de inseminação artificial quanto ao local de depósito, 423
- - de Uchida, 506
- - LAM, 281-288
- - - aleitamento misto *versus* contracepção, 285
- - - antecedentes, 281
- - - bases fisiológicas para o efeito contraceptivo do aleitamento materno, 282
- - - anovulação, amenorréia e contracepção, 283
- - - complicações, 288
- - - eficácia contraceptiva, 283
- - - implicações para os programas de planejamento familiar, 285
- - - reinício das menstruações e eficácia contraceptiva em lactantes, 285
- - Yuzpe, 289
- Metrodin, 413
- Metronidazol, 217, 234, 290
- Metroplastia, 471
- - histeroscópica, 474
- Metrorragia, 174
- Mialgias, 127, 239
- Miconazol, 168, 215
- Microcâmera, 469
- Microprolactinomas, 361
- Midazolam, 502
- Mieloma múltiplo, 9
- Mielopatias, 297

- Minilaparotomia periumbilical, 252
- Minipílulas, 255, 257
- Mioblastoma de células granulosas, 463
- Miocárdio, infarto do, 9
- Mioma(s), 74
- - cervical, 380
- - intracavitário confirmado por histeroscopia, 78
- - intramural, 69, 103
- - - com calcificação semicircular, 67
- - - na parede posterior, rechaçando um pouco o eco endometrial, 69
- - no colo uterino, 75
- - submucoso, 70
- - - histerossonografia, 104
- - subseroso, 68
- Miomectomia, 456, 471, 508
- - histeroscópica, 471
- - laparoscópica, 480
- Miométrio mais externo, de ecogenicidade mais baixa, 56
- Mirena, 268
- MMR, vacina, 27
- *Mobiluncus*, 32
- Modulador seletivo dos receptores do estrogênio, 9
- Mondor, síndrome de, 127
- Monoaminoxidase, inibidores da, 153
- Monsel, pasta de, 465
- Morgagni, hidátide de, 200
- Motilidade tubária, alterações da, 273
- Mucina, células secretoras de, 83
- Muco cervical, 408
- Mucosa vaginal, 151
- Mulher
- - assistência a, vítima de violência sexual, 155-159
- - - atendimento, 155
- - - divulgação do serviço e integração entre os diversos órgãos que atendem as vítimas, 157
- - - equipamentos e instrumentos básicos, 156
- - - espaço físico para o, 155
- - - fluxo de, 157
- - - imediato, 158
- - - laboratório, 156
- - - publicidade e mídia, 157
- - - registro de dados, 156
- - - seguimento ambulatorial, 157
- - - sensibilização e treinamento de equipe multiprofissional, 155
- - infecção pelo HIV na, 236-242
- - - contracepção na mulher HIV-positiva, 242

- - epidemiologia, 238
- - quadro clínico geral, 239, 241
- - vulnerabilidade, 237
- na idade fértil, 17
Mulher, saúde da, 3-12
- câncer de mama, 6
- câncer do colo uterino, 5
- - grupos-alvo, 5
- - medidas preventivas, 5
- - - colposcopia, 6
- - - esfregaço de Papanicolau, 5
- - - triagem do HPV, 6
- câncer do endométrio, 7
- câncer do ovário, 8
- doença cardiovasculares, 9
- doenças sexualmente transmissíveis/AIDS, 3
- - adolescentes e adultos jovens, 4
- - comportamento, 4
- - - de alto risco, 4
- - - sexual, 4
- - grupos-alvo, 4
- - preservativos, 5
- osteoporose, 8
- planejamento familiar, 10
Müller, 71, 464
- ductos de, 71, 195
- - fusões incompletas dos, 201
- - paramesonéfricos de, 375
- tubérculo de, 464
Músculo detrusor, ausência de contração do, 297
*Mycoplasma*, 33, 208
- *hominis*, 230

## N

Naboth, cistos de, 47, 74, 379
Náusea, 357, 451
Necrose do tecido tubário, 231
*Neisseria gonorrhoeae*, 32, 108, 230
- vulvovaginite por, 168
Nelfinavir, 290
Neoplasia(s)
- cervical extensa, 55
- da vagina, 464
- - benigna, 464
- - maligna, 464
- - intra-epitelial, 221
- - cervicais, diagnóstico citológico das, 383
- - endometrial, 395
- - vaginal, 221
- que se prestam a um programa de rastreamento, 41
Nervo pudendo, 300
Nestorone, implante subdérmico, 275

*Nevus*, 463
Nictúria, 308, 316
Nifedipina, 153
Nimorazol, 217
Nistatina, 168, 215
Nódulos mamários, 128
- persistentes, 179
Nomegestrol, acetato de, 394
Nomenclatura colposcópica, 386
Norestisterona, 395, 447
Noretindrona, acetato de, 394
*Norplant*, 253
- implante subdérmico, 274
*Northern blot*, 226
Novak, cureta de, 466
Nuck, cistos do canal de, 463
Nugent, sistema de escore de, 32
Nuliparidade, 7

## O

Obesidade, 7, 82, 326, 363
Obstruções uterovaginais, congênitas ou adquiridas, 73
*Oenothera biennis*, 117
Ofloxacina, 233, 290
Óleo de prímula vespertina, 119
Oligoastenospermia grave, 428
Oligomenorréia, 177, 357, 365
Oligospermia grave, 428
OMS, 236, 265
Oócitos, 97
Ooforectomia, 457, 482, 507
Ooforoplastia, 457, 482, 507
- para ovários multipolicísticos, 507
Operação de Manchester, 510
Organização Mundial de Saúde (v. OMS)
Órgãos e estruturas pélvicas femininos que apresentam anatomia normal, 55
Osteocondrite external, 127
Osteoporose, 3, 8, 257, 444
- fatores de risco para, 9
Óstio tubário, 231
Ovário(s), 62
- alterações do, 80
- - cistadenoma e cistadenocarcinoma, 82
- - - mucinosos, 83
- - - serosos, 82
- - cistos, 80
- - - de inclusão peritoneal, 85
- - - hemorrágicos, 80
- - - na pós-menopausa, 86
- - - paraovarianos, 85
- - disgerminomas, 84

- - doença dos ovários policísticos, 81
- - endometriomas, 85
- - fibromas, 83
- - metástase, 85
- - pseudomixoma peritoneal, 83
- - síndrome do ovário remanescente, 86
- - teratomas, 83[
- - - císticos, 83
- - - imaturos, 84
- - torção, 86
- - tumores, 84
- - - de Brenner, 84
- - - de células da granulosa, 85
- - - endometrióides, 84
- aumentados de volume por causa de cistos luteínicos, 64
- câncer de, 8, 257
- características ultra-sonográfica do útero e dos, 185
- cistos de, 184
- - hemorrágicos, 80
- - - aspiração de, 81
- - na pós-menopausa, 86
- de textura usual em paciente não-menopausada, 63
- lesões do, benignas, 94
- policísticos, 81
- - doença dos, 81
- - síndrome dos, 81
- polimicrocísticos, avaliação dos, 95
- síndrome do, remanescente, 86
- torção dos, 86, 94
- tumor de, 184
- - benignos, tratamento laparoscópico dos, 481
- - metastáticos do, 85
- - seroso, 93
- - virilizante, 184
Ovócito, 95
Ovulação, 96
- indução da, 97, 406-422
- - drogas estimuladoras do processo de ovulação, 407
- - - agonistas do hormônio liberador das gonadotrofinas, 409
- - - antagonistas do hormônio liberador das gonadotrofinas, 409
- - - citrato de clomifeno, 407
- - protocolos para estimulação ovariana controlada, 410
- - - agonistas do hormônio liberador das gonadotrofinas, 410
- - - antagonistas do hormônio liberador das gonadotrofinas, 411
- - - gonadotrofinas, 412

- - - hormônio foliculoestimulante recombinante, 414
- - síndrome de hiperestimulação ovariana, 416
- - - etiologia e fisiopatologia, 416
- - - fatores de risco, 418
- - - prevenção, 419
- - - quadro clínico, 418
- - - tratamento, 420
- - síndrome dos ovários policísticos e, 416
- - técnicas de reprodução assistida, 406
- induzida, 97
- normal, 95
Oxibutinina, cloridrato de, 318
Oxiúros, 168

## P

PAAF (v. Punção aspirativa por agulha fina)
Paget, doença de, 461
PAISM (v. Programa de Assistência Integral a Saúde da Mulher)
Palpação da mama, 131
Pamoato de pirvínio, 168
Papanicolau, 5
- coloração de, 37
- esfregaço de, 5
- exame de, 349
Papilomavírus humano (v. HPV)
*Papnet*, sistema, 41
Parasitos, vulvovaginites por, 168
Parede torácica, tromboflebite das veias subcutâneas da, 127
Parênquima ovariano, 81
Parkland, técnica de, 506
Paroxetina, 120
Parto, trabalho de, 220
Pasta de Monsel, 465
Paternidade, prova de, 156
Patologias uterinas benignas, 508
- conização clássica, 510
- histerectomia, 509
- miomectomia, 508
- operação de Manchester, 510
Pearl, índice de, 273
Pêlos, 164
- desenvolvimento dos, 164
- pubianos, 182
Penicilina G cristalina, 234
Pequenos lábios, 170
- coalescência de, 170
- fusões de, 202
- hipertrofia e assimetria de, 202
- malformações dos, 202

Percoll, gradientes de, 426
Perda óssea no climatério, avaliação da, 443
Perfil vaginal, 139
Perfuração
- cervical, 377
- uterina, 270
Pergolida, 361
Pergonal, 413
Perimenopausa, 434
Peritônio pélvico, 231
Peritonite, 231
Pfannenstiel, técnica de, 503
pH vaginal, técnica para medir o, 30
Pílula(s), 11
- anticoncepcionais, 11
- - indicadas para uso clínico, 247
- de progesterona, 260
Pinça(s)
- de biópsia, 19
- de Cherron, 19
- de Pozzi, 19, 26, 376
Piossalpinge, 231
*Piper methirsticum*, 117
Piroxicam, 341
Pirvínio, pamoato de, 168
Placenta prévia, 19, 55
Planejamento familiar, 10, 245-263
- anticoncepcional hormonal oral, 246
- DIU, 249
- em situações especiais, 251
- - adolescência, 254
- - aleitamento, 251
- - climatério, 256
- - contracepção de emergência, 258
- - métodos, 252
- - - de primeira escolha, 252
- - - de secunda escolha, 253
- - - de terceira escolha, 253
- implicações para os programas de, 285
- injetáveis, 248
- introdução, 245
- lactação-amenorréia, 246
- lei de, 11
- métodos, 248
- - de barreira, 248
- - definitivos, 249
- - naturais, 246
Plasma seminal, 427
Pneumomediastino, 489
Pneumoperitônio, 489
- formação do, 487
Podofilina, 227
Polaciúria, 308, 437
Polidioxanona, 504

Polietileno glicol, 37
Polimenorréia, 342, 344
Polimerase, reação em cadeia da, 33, 226
Polipectomia, 379, 471
- histeroscópica, 473
Poliploidia, 225
Pólipo(s), 49, 103
- cervical, 74, 378
- endometriais, 79, 395
- - histerossonografia, 104
- menstruais, 404
Poliúria, 437
Pomeroy, técnica de, 506
Pontos
- de Kelly-Kennedy, 141
- de Sturmdoff, 141
Posição de Trendelenburg, 490
Pós-menopausa, 434
Potássio, hidróxido de, 28
Povidine, 500
Pozzi, pinças de, 19, 26, 376
Prader-Willi, síndrome de, 191
Prazosina, 153
Pré-eclâmpsia, 19
Pré-menopausa, 433
Preservativos, 5, 179
Prímula vespertina, óleo de, 119
Probenecida, 233
Progestagênio isolado, 289
Progestágenos, 447
Progesterona, 7, 118, 122, 174, 246, 253
- pílula de, 260
- teste da, 175
Programa de Assistência Integral a Saúde da Mulher, 245
Proiomenorréia, 438
Prolactina, 174, 282, 352
- gestação e aleitamento, 353
- regulação da secreção de, 353
Prolactinemia, 82
Prolactinomas, 355
Prolapso
- da cúpula vaginal, 306
- de uretra, 171
- genital, 136
- - variedades e graus de, 137
- uterino, 140
Propranolol, 153
Prostaglandinas, medicamentos inibidores das, 347
Proteína C-reativa, 232
Prótese valvar, 255
*Proteus*, 167
Prova de paternidade, 156

Prurido vulvar, 208
- crônico, 225
Pseudo-hermafroditismo, 196
- feminino, 196
- masculino, 197
Pseudo-hifas, 30
Pseudomixoma peritoneal, 83
Pseudopuberdade precoce, 183
- heterossexual, 197
Psicoterapia, 116
Pubarca, 182
Puberdade, 190
- precoce, 181-188
- - central, 182, 188
- - - constitucional, 183
- - - idiopática, 183
- - - por distúrbios do sistema nervoso central, 183
- - classificação, 181
- - completa, 182
- - incompleta ou periférica ou pseudopuberdade, 183
- - investigação da, 185
- - periférica, 188
- - - heterossexual, 184
- - - isossexual, 184
- - tratamento, 186
- - verdadeira, 182
- retardo constitucional do crescimento e, 189
- tardia, 189
- - causas, 190
- - tratamento, 192
Punção aspirativa, 133
- da vagina, 464
- por agulha fina, 133
Punhos, radiografia de mãos e, 185
Puregon, 414
Puresperm, 427

## Q

Queixas sexuais, abordagem das, pelo ginecologista, 149-154
- disfunções sexuais, 151
- - causas orgânicas das, 152
- - femininas, 151
- função sexual, 150
- uso de medicação e sexualidade, 153
Quelóide, 526
Queratose, 49
Quimioterápicos, 153
Quinagolida, 361
Quinolonas, 290

## R

Radiografia de mãos e punhos, 185
Radioimunoensaios, 186

Radioterapia, 361
Raloxifeno, 449
*Rash* cutâneo maculopapular, 239
Reação
- em cadeia da polimerase, 33, 226
- vasovaginal, 270
Reanastomose tubária, 484
Receptores, 9
- do estrogênio, modulador seletivo dos, 9
- serotoninérgicos, 113
Reflexo, 305
- anocutâneo, 305
- bulboclitoridiano, 305
- da tosse, 305
Reid, índice colposcópico de, 50
- predição colposcópica do diagnóstico histológico com o uso do, 51
Reiter, síndrome de, 463
Reparo paravaginal, 314
Reposição hormonal, 8, 125, 193
Reprodução assistida, técnicas de, 406
Reserpina, 153
Resistência à insulina, 324
Retardo constitucional do crescimento e puberdade, 189
Retináculo periuterino de Martin, 136
Reto, 137
Retocele, 24, 139, 141
Retroversoflexão uterina, 142
Retzius, espaço retropúbico da, 311
Risco cirúrgico, determinação do, 499
Ritonavir, 290
Rokitansky-Küster-Hauser, síndrome de, 73
Rotura perineal, 24, 139, 142
- classificação da, 139

## S

Saliências genitais, 202
Salpingectomia, 456, 477, 483
Salpingite, 231
Salpingostomia, 477, 483
Sangramento
- de meio de ciclo, 342, 344
- genital, 170
- intermenstrual, 274
- pós-menopausa, 438
- vaginal vultuoso, 55
Sangramento uterino disfuncional, 101, 333-351
- caracterização dos desvios menstruais, 335
- classificação, 335

- - na adolescência, 337
- - - avaliação, 338
- - - diagnóstico, 337
- - - fisiopatologia, 337
- - - tratamento, 339
- - na menacme, 342
- - - conduta, 344
- - - diagnóstico, 343
- - - fisiopatologia, 342
- - - outras medidas terapêuticas, 346
- - no climatério, 349
- - - conduta, 350
- - - diagnóstico, 349
- diagnóstico diferencial, 334
- incidência, 335
Sangue, reserva de, 500
Sarcoma de Kaposi, 240, 242
Saúde da mulher, 3-12
- câncer de mama, 6
- câncer do colo uterino, 5
- - grupos-alvo, 5
- - medidas preventivas, 5
- - - colposcopia, 6
- - - esfregaço de Papanicolau, 5
- - - triagem do HPV, 6
- câncer do endométrio, 7
- câncer do ovário, 8
- doenças cardiovasculares, 9
- doenças sexualmente transmissíveis/AIDS, 3
- - adolescentes e adultos jovens, 4
- - comportamento, 4
- - - de alto risco, 4
- - - sexual, 4
- - grupos-alvo, 4
- - preservativos, 5
- osteoporose, 8
- planejamento familiar, 10
Schiller, 25
- técnica de, 45
- teste de, 25, 45, 385
Schultze, manobra de, 142
Schwann, células de, 463
Secnidazol, 217, 290
Secreção
- inapropriada de gonadotrofinas, 324
- vaginal, cultura de, 168
Secretarias Municipais e Estaduais de Saúde, 157
Sêmen, 425
- banco de, 428
- de doador, indicação para inseminação artificial com, 425
- preparo de, 426
- - capacitação por gradiente descontínuo, 427
- - principais técnicas, 426

Septo vaginal, 203
- alto, 175
Serotonina, inibidores seletivos da recaptação da, 113
Serotoninérgicos, 117
Sertoli, células de, 195
Sertralina, 120
Sexualidade, 147 (v.t. Educação sexual)
- a igreja e a medicina, 147
- breves reflexões sobre a construção da, feminina, 147
- de Freud à antropologia e à sociologia, 147
- do biologismo ao ativismo, 148
- uso de medicação e, 153
Sífilis, 4
- sorologia para, 233
Sinal
- da ponta de *iceberg*, 83
- do colar de pérolas, 81
Síndrome(s)
- climatérica, 433, 435
- - alterações dos anexos cutâneos, 438
- - distúrbios menstruais, 438
- - manifestações, 436
- - - geniturinárias, 436
- - - mamárias, 436
- - - metabólicas, 436
- - - neurogências, distúrbios vasomotores, 435
- - - psicogênicas, 436
- - - tegumentares, 437
- - sangramento pós-menopausa, 438
- da imunodeficiência adquirida (v. AIDS)
- de absorção deficiente, 9
- de anovulação crônica, 175, 177, 323-332, 365
- - diagnóstico, 326
- - - biópsia de endométrio, 328
- - - clínico, 326
- - - laboratorial, 327
- - - quadro clínico, 326
- - - recomendações, 328
- - - ultra-sonografia, 328
- - etiopatogenia, 324
- - - aspectos genéticos, 326
- - - obesidade, 326
- - - resistência à insulina, 324
- - - secreção inapropriada de gonadotrofinas, 324
- - incidência, 324
- - orientação terapêutica, 332
- - tratamento, 328
- - - medidas gerais, 331

- de Cushing, 9, 268
- de hiperestimulação ovariana, 97, 407, 416
- - avaliação da, 95
- - etiologia e fisiopatologia, 416
- - fatores de risco, 418
- - prevenção, 419
- - quadro clínico, 418
- - tratamento, 420
- - - conduta nas pacientes pouco respondedoras, 421
- de Kallmann, 176, 190
- de Laurence-Moon-Biedl, 191
- de Mayer-Rokitansky-Küster-Hauser, 152, 201
- de McCune-Albright, 184
- de Meig, 83
- de Mondor, 127
- de Prader-Willi, 191
- de Reiter, 463
- de resistência periférica aos androgênios, 197
- de Rokitansky-Küster-Hauser, 73
- dos ovários, 81
- - policísticos, 81, 365
- - - e indução da ovulação, 416
- - remanescente, 86
- mononucleose-símile, 239
- pré-menstrual, 113
- - critérios diagnósticos para, 114
- - sintomas comuns de, 113
- Tietze, 127
- uretral, 437
Sinéquia(s), 77, 79
- endometrial, histerossonografia, 106
- uterinas, 475
- vulvar, 461
Sínfise púbica, 25, 100, 310
Sinusorragia, 437
Sistema(s)
- de escore de Nugent, 32
- genital, malformações do, 200-203
- - da genitália, 200
- - - externa, 202
- - - interna, 200
- - diagnóstico, 203
- - tratamento, 203
- hipotálamo-hipófise-ovário, 181
- límbico, 151
- nervoso central, 153
- - agentes do, 153
- - disfunção do, 240
- - distúrbios do, puberdade precoce central por, 183
- - doenças do, 190
- *Papnet*, 41

- renina-angiotensina, 417
- transdérmico, 279
- - características, 279
- - contra-indicações, 279
- - desvantagens, 280
- - efeitos colaterais, 280
- - eficácia, 279
- - mecanismo de ação, 279
- - modo de uso, 280
- - vantagens, 279
Skene, cistos de glândulas de, 462
*Slings*, 311
- aponeurótico, 311
- sintéticos, 311
Soldan, critérios de, 387
Solução
- de formol, 19
- de lugol, 19, 45
- salina, 45
Som de Korotkoff, 21
Sonda, 52
- de Foley, 377
- transvaginal, 52
- vesical, 500, 513
Sono, regularização do, 119
Sorologia, 233
- para HIV, 233
- para sífilis, 233
*Southern blot*, 225
*Spotting*, 344
*Staphylococcus*, 32
- *aureus*, 522
*Streptococcus*, 230
- *agalactiae*, 230
- *pyogenes*, 522
Sturmdoff, pontos de, 141
Substâncias lubrificantes, 252
Suplementos nutricionais, 117
Supositório de glicerina, 515
Supra-renal, tumor da, 184
Suspensões retropúbicas, 310
Sutura em bolsa de tabaco, 141
*Swin-up*, 426

**T**

Tabagismo, 9, 17
- abandono do, 119
Tamoxifeno, 7, 104, 449
- avaliação do endométrio em usuárias de, 101
Tanner, estágios de, 164
Tartarato de tolterodina, 318
TCu-380A, 268
Teca luteínica, cistos da, 63
Tecido tubário, necrose do, 231
Técnica(s)
- de Bloodgood, 22

- de Cindoe, 376
- de colpossuspensão retropúbica, 310
- de inseminação artificial, 428
- de inserção do dispositivo intra-uterino, 269
- - analgésicos, 269
- - antibioticoprofilaxia, 270
- de Parkland, 506
- de Pfannenstiel, 503
- de Pomeroy, 506
- de reprodução assistida, 406
- de Schiller, 45
- de Velpeaux, 22
Telarca precoce, 182
Temperatura basal, 253, 256, 402
Tensão pré-menstrual, 111-122, 178, 451
- diário de sintomas pré-menstruais, 114
- fisiopatologia, 112
- introdução, 111
- quadro clínico e diagnóstico, 113
- tratamento, 115
- - farmacológico, 117
- - não-farmacológico, 116
Terapia de grupo, 116
Terapia de reposição hormonal, 8, 121, 444
- riscos relacionados à, 445
- - contra-indicações, 446
- - esquemas terapêuticos, 446
- - - mais acessíveis, 447
- - - preparações estrogênicas, 446
- - - progestágenos, 447
- - - tibolona, 447
- - indicações, 445
- - tratamento alternativo, 448
Teratomas, 83
- císticos, 83
- imaturos, 84
Terconazol, 168, 215
Terminologia colposcópica, 46
- achados colposcópicos, 47
- - anormais epitélio acetobranco, 47
- - normais, 47
- alterações colposcópicas sugestivas de câncer invasivo, 48
- insatisfatória, 48
- miscelânea, 49
Teste(s)
- da progesterona, 175
- das aminas, 208
- de ACTH, 367
- de Collins, 26, 172, 225, 441, 460
- de esforço, 303
- de gravidez, 233, 495

- de Lugol, 45
- de Schiller, 25, 45, 385
- de Whiff, 28, 30
- do absorvente, 304
- do ácido acético, 461
- do cotonete, 303
- do hormônio, 96
- - liberador das gonadotrofinas, 186
- - luteinizante, 96
- luéticos, 495
- pós-coito, 402
- sorológicos para gestação, 343
Testosterona, 151, 367
Thayer-Martin, meio de cultura de, 33
Tiafenicol, 233
Tibolona, 447
Tietze, síndrome, 127
Tinidazol, 217, 290
Tioconazol, 215
Tireóide, doenças da, 176
Tireotoxicose, 9
Tiroxina, 9
Toluidina, azul de, 19
Toque
- retal, 26
- vaginal, 140, 268, 366
- - combinado, 25, 441
Torção dos ovários, 86, 457
Tosse, 240
- persistente, 240
- reflexo da, 305
Trabalho de parto, 220
Transoperatório, 503-511
- cirurgias, 506
- - para patologias ovarianas benignas, 507
- - para tratamento da hidrossalpinge, 506
- - tubárias, 505
- - - para esterilização, 506
- incisão, 504
- - de Cherney, 504
- - de Maylard, 504
- - medianas, 504
- - patologias uterinas benignas, 508
- - conização clássica, 510
- - histerectomia, 509
- - miomectomia, 508
- - operação de Manchester, 510
- - técnica de Pfannenstiel, 503
Traumatismo genital, 202
Trendelemburg, posição de, 490
Triazóis orais, 212
*Trichomonas*, 207, 214, 229
- *vaginalis*, 29, 41, 378
- - vulvovaginite por, 169

Tricomoníase, 4, 29, 212
Tricomonicidas, 217
Triptorelina, 411
Trocartes, introdução dos, 490
Trombocitopenia, 240
Tromboembolismo, 257
- profilaxia de, 502
- pulmonar, 516
Tromboflebite, 127
- das veias subcutâneas da parede torácica, 127
- superficial, 515
Trombose venosa profunda, 515
Trompa de Falópio, 96, 107, 423
- alterações das, 88
Tubérculo, 202
- de Müller, 464
- genital, 202
Tuberculose, 240
- genital, 401
- pulmonar, 240
Tumor(es)
- benignos, 378
- - cistos de Naboth, 379
- - endometriose, 379
- - hemangioma, 380
- - mioma cervical, 380
- - pólipo cervical, 378
- da bexiga, 66
- da vulva, 462
- - benignos, 462
- - - cisto da glândula de Bartholin, 462
- - - cisto epidermóide, 462
- - - cistos de glândulas de Skene, 462
- - - cistos do canal de Gartner, 463
- - - cistos do canal de Nuck, 463
- - - cistos sebáceos, 462
- - - endometriose, 463
- - - sólidos, 463
- - malignos, 463
- - - úlceras, 463
- - - vasculares, 464
- de Brenner, 84
- de células da granulosa, 85
- de Krukenberg, 85
- do ovário, 184
- - benignos, tratamento laparoscópico dos, 481
- - metastáticos, 85
- - seroso, 93
- - virilizante, 184
- endometrióides, 84
- hipofisário, 176
- produtores de androgênios, 368
- supra-renal, 184
TVT, 314

## U

Uchida, método de, 506
Úlceras, 377
- varicosas, 499
Ultra-sonografia, 132
- endovaginal, 442
- mamária, 132
- - associada ao Doppler colorido, 133
- pélvica, 173, 185, 339, 341
Ultra-sonografia transvaginal, 52-100, 270, 341
- alterações da bexiga, 66
- alterações da vagina, 66
- alterações das trompas de Falópio, 88
- alterações do endométrio, 77
- - atrofia, 79
- - endometrite, 79
- - hidrometra, hematometra, 79
- - hiperplasia, 78
- - lesões malignas, 79
- - pólipos, 79
- - sinéquias, 79
- alterações do fundo-de-saco posterior, 87
- alterações do ovário, 80
- - cistadenoma e cistadenocarcinoma, 82
- - - mucinosos, 83
- - - serosos, 82
- - cistos, 80
- - - de inclusão peritoneal, 85
- - - hemorrágicos, 80
- - - ovarianos na pós-menopausa, 86
- - - paraovarianos, 85
- - disgerminomas, 84
- - doença dos ovários policísticos, 81
- - endometriomas, 85
- - fibromas, 83
- - metástase, 85
- - pseudomixoma peritoneal, 83
- - síndrome do ovário remanescente, 86
- - teratomas, 83
- - - císticos, 83
- - - imaturos, 84
- - torção, 86
- - tumores, 84
- - - de Brenner, 84
- - - de células da granulosa, 85
- - - endometrióides, 84
- alterações do útero, 67
- - adenomiose, 70
- - anomalias congênitas, 71

- - câncer do colo uterino, 73
- - cistos de retenção, 74
- - deiscência de histerorragia, 74
- - doença trofoblástica gestacional, 76
- - incompetência istmocervical, 73
- - leiomioma, 67
- - lipoleiomioma, 71
- - miomas, 74
- - pólipo cervical, 74
- aspiração dirigida do folículo, 98
- avaliação do DIU, 61
- avaliação ecográfica transvaginal no pós-parto, 89
- contra-indicações, 55
- endométrio, 58
- - espessuras e aspectos do, 60
- equipamento, 52
- estruturas pélvicas, 65
- estudo Doppler, 91
- - avaliação da doença inflamatória pélvica, 95
- - avaliação da síndrome de hiperestimulação ovariana, 95
- - avaliação dos ovários polimicrocísticos, 95
- - avaliação endometrial, 92
- - avaliação na infertilidade, 95
- - avaliação no ciclo menstrual normal, 91
- - avaliação no pós-parto, 95
- - avaliação ovariana, 92
- - avaliação uterina, 91
- incontinência urinária de esforço, 99
- indicações, 55
- manuseio do transdutor, 53
- órgãos e estruturas pélvicas femininos que apresentam anatomia normal, 55
- orientação das imagens, 54
- ovários, 62
- ovulação, 95
- - induzida, 97
- - normal, 95
- preparo do transdutor, 52
- síndrome da hiperestimulação ovariana, 97
- técnica, 53
- tridimensional, 106
Unidades Básicas de Saúde, 157
*Uniplant*, implante subdérmico, 274
*Ureaplasma*, 33
- *urealyticum*, 230
Uretra, 24, 137, 300
- prolapso de, 171
Uretrite, 232
Uretrocele, 138, 141

Uretrocistoscopia, 317
Urografia excretora, 298, 308, 496
Útero, 24, 56
- alterações do, 67
- - adenomiose, 70
- - anomalias congênitas, 71
- - câncer do colo uterino, 73
- - cistos de retenção, 74
- - deiscência de histerorragia, 74
- - doença trofoblástica gestacional, 76
- - incompetência istmocervical, 73
- - leiomioma, 67
- - lipoleiomioma, 71
- - miomas, 74
- - pólipo cervical, 74
- arqueado, 73
- bicorno, 72
- câncer de, 5
- - grupos-alvo, 5
- - medidas preventivas, 5
- - - colposcopia, 6
- - - esfregaço de Papanicolau, 5
- - - triagem do HPV, 6
- características ultra-sonográficas do, e dos ovários, 185
- cavidade uterina preenchida por líquido, 61
- colo do (v.t. Colo uterino)
- - anatomia do, 44
- - carcinogênese do, 222
- - cisto de retenção do, 75
- - coleta de material do, 36
- - e HPV, 222
- - estudos específicos do, 36
- - mioma no, 75
- - pinçamento e tração do, 26
- - câncer de, 3, 5, 18, 73
- com volume aumentado, parede posterior alargada difusamente, 71
- didelfo, 72, 376
- dimensão uterina coronal, 58
- em retroversão, 54
- hipotônico, 90
- infantil, 201
- malformações do, 200
- medidas das dimensões uterinas sagital e ântero-posterior, 57
- septado, 73
- tabela de valores normais do volume uterino, 58
- unicorno, 72

## V

Vacina(s)
- antidiftérica, 27
- antigripe, 27

- antipneumocócica, 27
- anti-rubéola, 27
- antitetânica, 27
- MMR, 27
Vagina, 55, 137, 224
- agenesia da, 152
- alterações da, 66
- cirurgia ambulatorial da, 464
- fixação da, no ligamento de Cooper, 457
- formação da, 201
- malformações da, 200
- septos da, 203
Vaginismo, 152
- importante, 55
Vaginite atrófica, 31
Vaginose bacteriana, 29, 213
- critérios de Nugent para o diagnóstico de, 32
Valerato
- de betametasona, 173
- de estradiol, 448
Valsalva, manobra de, 23, 140
Varizes de membros inferiores, 499
Vascularização vaginal, 153
Vasectomia, 253
Vaselina, 19
Veias
- artérias e, 65
- subcutâneas da parede torácica, tromboflebite das, 127
Velas de Hegar, 156
Velpeaux, técnica de, 22
Veralipride, 448
Veress, agulha de, 490
Verruga genital, 220
Vias de contracepção hormonal, 273-280
- anel vaginal, 277
- - benefícios e riscos, 279
- - características, 277
- - contra-indicações, 277
- - desvantagens, 278
- - efeitos colaterais, 278
- - eficácia, 277
- - mecanismo de ação, 277
- - modo de uso, 278
- - vantagens, 278
- anticoncepcional vaginal, 273
- - características, 273
- - contra-indicações, 274
- - desvantagens, 274
- - efeitos colaterais, 274
- - eficácia, 273
- - mecanismo de ação, 273
- - modo de uso, 274

- - vantagens, 274
- implante subdérmico, 274
- - características, 274
- - critérios de elegibilidade, 275
- - desvantagens, 275
- - disponíveis no mundo, 274
- - efeitos colaterais, 276
- - eficácia, 275
- - mecanismo de ação, 275
- - modo de uso, 275
- - recuperação da fertilidade, 277
- - vantagens, 275
- sistema transdérmico, 279
- - características, 279
- - contra-indicações, 279
- - desvantagens, 280
- - efeitos colaterais, 280
- - eficácia, 279
- - mecanismo de ação, 279
- - modo de uso, 280
- - vantagens, 279
Videoisteroscopia cirúrgica, 469-475
- ablação endometrial histeroscópica, 473
- complicações das histeroscopias cirúrgicas, 475
- equipamento e instrumental, 469
- meio de distensão, 470
- metroplastia histeroscópica, 474
- miomectomia histeroscópica, 471
- polipectomia histeroscópica, 473
- sinéquias uterinas, 475
- uso de medicação pré-operatória, 471
Videolaparoscopia cirúrgica, 476-486
- abordagem laparoscópica da prenhez ectópica, 476
- cirurgias tubárias por via laparoscópica, 482
- - fimbrioblastia, 484
- - ligadura tubária, 482
- - *lise* de aderências, 485
- - reanastomose tubária, 484
- - salpingectomia, 483
- - salpingostomia, 483
- miomectomia laparoscópica, 480
- tratamento laparoscópico, 478
- - da endometriose pélvica, 478
- - dos tumores benignos do ovário, 481
Violência sexual, assistência a mulher vítima de, 155-159
- atendimento, 155
- - divulgação do serviço e integração entre os diversos órgãos que atendem as vítimas, 157

- - equipamentos e instrumentos básicos, 156
- - espaço físico para o, 155
- - fluxo de, 157
- - imediato, 158
- - laboratório, 156
- - publicidade e mídia, 157
- - registro de dados, 156
- - seguimento ambulatorial, 157
- - sensibilização e treinamento de equipe multiprofissional, 155
Violeta de genciana, 216
- tópica, 212
Virilização, 367
Vírus da imunodeficiência humana (v. HIV)
Vitamina E, 117
*Vitex agnus-castus*, 117
Volume uterino, tabela de valores normais do, 58
Vômitos, 357
Von Willebrand, doença de, 338
Vulva, 221, 225
- cirurgia ambulatorial da, 460
- - biópsia, 460
- - - teste de Collins, 460
- - - teste do ácido acético, 461
- - infecções, 461
- - lesões distróficas e displásicas, 461
- - sinéquia vulvar, 461
- - tumores benignos, 462
- - - cisto da glândula de Bartholin, 462
- - - cisto epidermóide, 462
- - - cistos de glândulas de Skene, 462
- - - cistos do canal de Gartner, 463
- - - cistos do canal de Nuck, 463
- - - cistos sebáceos, 462
- - - endometriose, 463
- - - sólidos, 463
- - tumores malignos, 463
- - - úlceras, 463
- - - vasculares, 464
Vulvectomia radical, 502
Vulvoscopia, 225
Vulvovaginites, 153, 166, 207-218
- alérgica, 169
- candidíase vulvovaginal, 210
- - em crianças e adolescentes, 212
- - na paciente sem atividade sexual, 212
- - recorrente, 211
- - resistente, 212
- - tratamento, 210
- diagnóstico, 166
- - diferencial, 209

- - e tratamento, 207
- - laboratorial na paciente assintomática, 214
- em adolescentes, 170
- - com atividade sexual, 170
- - sem atividade sexual, 170
- exame(s), 166
- - complementares, 167
- - físico, 166
- fúngica ou candidíase vulvovaginal, 168
- inespecífica, 167
- infecções associadas, 214
- por corpo estranho, 169
- por *Gardnerella vaginalis*, 169
- por gonococo, 168
- por parasitos, 168
- por tricomonas, 169
- preceitos gerais de abordagem diagnóstica, 207
- - anamnese, 207
- - conduta, 210
- - exame ginecológico, 208
- - testes diagnósticos, 208
- restabelecimento da flora vaginal, 213
- tratamento, 215
- tricomoníase, 212
- vaginose bacteriana, 213

**W**

WAVE, estudo, 10
Weibel, manobra de, 26
WHI, estudo, 10
Whiff, teste de, 28, 30
Wild yam, 117

**Y**

Yoon, anel de, 482
Youssef, fístula de, 298, 309
Yuzpe, método, 260, 289

**Z**

Zidovudina, 290